实用方剂现代临床解惑

主审　王会仍

主编　骆仙芳

中国中医药出版社

·北京·

图书在版编目（CIP）数据

实用方剂现代临床解惑 / 骆仙芳主编 . —北京：中国中医药出版社，2017.11（2019.2重印）

ISBN 978 - 7 - 5132 - 4447 - 3

Ⅰ . ①实⋯　Ⅱ . ①骆⋯　Ⅲ . ①方剂学　Ⅳ . ① R289

中国版本图书馆 CIP 数据核字（2017）第 237007 号

中国中医药出版社出版

北京市朝阳区北三环东路 28 号易亨大厦 16 层

邮政编码　100013

传真　010-64405750

三河市同力彩印有限公司印刷

各地新华书店经销

开本 787×1092　1/16　印张 25.5　字数 453 千字

2017 年 11 月第 1 版　2019 年 2 月第 2 次印刷

书号　ISBN 978 - 7 - 5132 - 4447 - 3

定价　75.00 元

网址　www.cptcm.com

社 长 热 线　010-64405720

购 书 热 线　010-89535836

维 权 打 假　010-64405753

微信服务号　zgzyycbs

微商城网址　https://kdt.im/LIdUGr

官 方 微 博　http://e.weibo.com/cptcm

天猫旗舰店网址　https://zgzyycbs.tmall.com

如有印装质量问题请与本社出版部联系（010-64405510）

序

　　中医药源远流长，是中华民族原创的医学科学，经过几千年的传承与不断创新，在世界传统的非主流医学中独具优势。其卓越的临床疗效，对当今位于主流地位的西方医学起着很好的互补性作用，对人类的生存和健康做出了巨大的贡献。

　　中医药最大的特点是医、药紧密结合，从不分家。中药及由其组成的方剂是中医学理论与临床实践的桥梁。方剂既是一门古老的学科，也是一门不断传承、创新和发展的学科。

　　新中国成立以来，在政府的关怀和支持下，中医药得到了空前的发展，中医药队伍不断壮大，科技成果不断涌现，为广大人民群众的健康和养生保健服务打下了坚实基础。目前，中医药文化已传播至 183 个国家和地区，并得到世界卫生组织（WHO）的肯定和推荐，这对我国中医药走向世界，无疑起到促进和推动的重要作用。不久前宣布的《中国的中医药》白皮书和政府颁布的《中华人民共和国中医药法》，为进一步保护和发展中医药的传承与创新，提供了强有力的保障。面对这难得的历史性机遇，中医药从业者更需要自立、自信、自强。坚持不懈，才能不断向前！

　　机不可失，时不我待。我们必须趁势而上，坚持"走出国门，走进去，走上去"的三步走方法，创新路、创品牌、创优势，力争中医药的国际话语权，使中医药在国际市场中更好地占有一席之地！

　　实现中医梦，是中医人梦寐以求的光荣任务。以实验医学为主的现代医学，占有微观优势，但微观并非完美，其诊断和治疗也并非万能，存在弊端并不罕见。中医药着眼于宏观调控的整体观点，提倡"天人合一"，虽着重于经验传承，但也不乏创新。近年来在汲取前人临床经验的基础上，努力发掘，不断提高，获得了长足的进步，与现代医学具有取长补短的作用。特别是中药及其复方，通过现代先进的科技手段，研究其药理作用，使之微粒化，可以提高疗效，减少和控制不良反应，成绩喜人。为此，我们在浩瀚的方书中将具有临床实用价值的方剂进行优化选择，去除已不具实用价值的催吐剂及杀虫剂，补入抗衰老剂和调经种子剂。在调经种子剂中，特别对男子不育的治疗，除强调了壮阳药的作用外，还对"房中养生术"做了适当的介绍，使这些宝贵的方剂在今后能得到充分的发扬光大。

我和我的名医工作室的学生和同仁们立案定规，以理论与临床相结合、中西医相结合、普及与提高相结合、古今医家观点相结合为撰写本书的宗旨，适当收入我的一些自验方。在骆仙芳教授的主持下，经过半年多的时间完成了编写工作。

"海阔凭鱼跃，天高任鸟飞。"传承中医药学，使其为人类的健康服务是中医人的重要使命。我素来认为，中西医都应该互相走近，互相协作，互相学习，取长补短，共同发展，共同提高；我们绝不能互相歧视，互相贬低，更不能互相排斥。中医界应当重视传承与创新相结合，不能孤独求"纯"，自我封闭，否则只会坐失良机，停滞不前。孤芳自赏不是中医药发展的途径。因此，我坚信，只要与时俱进，汲取精华，深入研究，继往开来，努力提高中医临床诊治水平，一定能使中医药走向世界，绽放异彩，创造更加灿烂辉煌的未来！

王会仍

2017 年 3 月于杭州

前　言

　　中医方剂或中药复方是中医学重要的组成部分，是历代中医学家久经考验的临床经验的结晶，也是中医药理论与临床相结合的桥梁。古人早就指出："上药养命，中药养性，下药治病。"但治病必有方，其组成是在中医"理、法、方、药"法则指导下进行的。所以，中医方剂是以其独特的疗效及安全性而受到广大群众的信赖而流传至今，并以此不断壮大，直至当今逐渐被越来越多的国家所认可，迈出国门，走向世界为全人类的健康服务。

　　中医方剂源远流长。从《汉书》经方十一家、《五十二病方》，一直到《伤寒杂病论》《肘后备急方》《备急千金要方》《太平惠民和剂局方》《圣济总录》《世医得效方》《普济方》《医方考》《本草纲目》等历代流传的方书，为后人留下了宝贵的财富和丰富的经验，是中医人用之不竭的知识源泉。

　　自新中国成立以来，由于政府的重视，中医药获得了新的发展。于20世纪50年代制定了中医政策，提倡中西医结合，并创建了中医药院校，培养了大批中医药人才。近年来，习近平主席非常重视中医药的继承、创新和发展，颁布了《中国的中医药》白皮书和《中华人民共和国中医药法》，使中医药如虎添翼。随着国力的增强，中医药国际化机遇的到来，目前已有为数不少的国家为交流中医药学术经验与我国中医界和中医药企业签约，共同为研究和发展中医药事业而努力。有鉴于此，我们必须集中精力，在中医药理论的指导下，应用现代先进的科技手段，以疗效和安全性为标准筛选中医传统方剂。

　　为满足人民群众治疗疾病和养生保健的需求，在骆仙芳教授主持下，得助于"王会仍名中医工作室"同仁们的支持及名老中医王会仍教授的亲自参与编写、修改和审定，在半年多的时间内完成了30余万字的书稿。为使选方定案能与时俱进，对已无现实意义的涌吐剂和杀虫剂不予列入，并根据当今需求，增入抗衰老剂和调经种子剂。本书分总论和各论两部分：总论按方剂源流与发展、中医治法与方剂、方剂的配伍和炮制、中医药组方用药的安全性和有效性、中医药创新及国际化等五章撰写；分论按解表剂、清热剂、祛湿剂、温里剂、和解剂、泻下剂、理气剂、活血剂、止血剂、补益剂、延缓衰老剂、调经种子剂、安神剂、治风剂、止咳化痰平喘剂、治燥剂、消导剂、开窍剂、固涩剂和王会仍自验方等二十章进行分述。内容以理论与临床相结合、中医与西医相结合、普及与提高相结合、古今医学名家观点与现代医药成就相结合、科普知识与养生保健相结合为原则，使本书能更好地满足中医及中西医结合医学界的实际需要，并能有益于中医药自学者和普惠于喜爱中医药知识的广大读者。

由于中医药历代名方众多，本书收录并不全面，挂一漏万在所难免，不足之处敬请各方名家及读者指正！

王会仍名中医工作室

2017 年 3 月于杭州

目录

上篇 总论

第一章 方剂源流与发展

　　方剂学是在中医辨证论治理论的指导下，由历代无数医家在临床实践中不断研究和总结而成的、系统而实用的一门学科，也是理论与临床相结合的产物，更是承古继今、不断创新和发展的一门学科。人类在茹毛饮血的原始社会，就开始与疾病做斗争，并在其中寻找有效的治疗药物。在方剂形成之前，治病的单一药物就先期出现。我国现存最早记载中药的典籍为《神农本草经》，书中记载了300多种药物，并首次将之分上、中、下三类，其中不少中药至今仍在沿用。这些中药临床应用生命力之强，当属所有药学史之最。这点应是不争的事实。

　　现知我国最古老的中医学方书当属战国时期的《五十二病方》，先于《黄帝内经》《养生方》《杂疗方》《胎产书》等古籍。此书记载了52类疾病（100多种病名），药物约247种。后继的《黄帝内经》载方13首，并创立了当今仍奉为圭臬的较为系统的理论体系，为中医学的发展做出卓越的贡献。其后，东汉时期，被誉为医圣的张仲景所著的《伤寒杂病论》，创造性地融理、法、方、药于一体，首次提出了"六经辨证"和"方药相应"的治法和方药，书中共记载方剂375首，为"方书之祖"。所传方剂至今未衰，组方用药精妙缜密，从简驭繁，药少而效卓，对中医界影响极其深远。这部巨著仍值得今后的中医学家继续深入研究。

　　魏晋、南北朝时期，东晋著名丹药学家葛洪所著的《肘后备急方》，记载方剂5300余首，其方剂特点是简、验、廉、便。现代著名中药学家屠呦呦就是取其书中用于治疗疟疾的青蒿，按其方法，并通过现代科技提取青蒿素，为全球研制治疟新药做出了重大贡献，从而成为了首位获得诺贝尔科学奖项的中国本土科学家。至唐代，著名医学大家孙思邈所著的《备急千金要方》和《千金翼方》共载方剂8000余首；王焘所著的《外台秘要》记载方剂6000余首，是第一部集唐代以前方剂大成之医书。宋代由翰林医官院组织编著《太平圣惠方》，共载方 16834 首；而后的《太平惠民和剂局方》则是宋代官府药局的成药配方范本，初载方 297 首，后增补到 788 首。其所载方剂系依据医局所藏北宋以前各种方书、各家验方经太医局亲验的有效方剂，属中国历史上第一部由政府组织编制的成药药典，对后世影响深远；南宋《圣济总录》也是由官方组织人员编写，是集宋代以前方剂之大成的医典。此外，钱乙所著的《小儿药证直诀》、陈言的《三因极一病证方论》及陈启明的《妇人大全良方》、严用和的《济生方》等均系当时名著；成无己的《伤寒明理论》，则是首次依据君臣佐使剖析组方原理的专书。宋代之后，学科迅速分化，内、外、妇、儿各科专著如雨后春笋，相继问世，从此开启了新的发展历程。嗣后的金元时期，号称金元四大家的刘完素、李东垣、张从正、朱丹溪等分别所著的《宣明论方》《脾胃论》《儒门事亲》和《丹溪心法》分别提出"寒凉""补土""攻下""滋阴"等重要观点，对后代学者影响深远。明代朱橚的《普济方》载方 61739 首，以及吴崑的《医方考》所载之方均有重要的参考作用。清代时期，吴谦的《医宗金鉴》、汪昂的《医方集解》，尤其继吴又可的《温疫论》后，温病学派的兴起，弥补了《伤寒论》之不足，使中医学取得了重大的突破性进展。由叶天士领衔所著的《临证指南医案》，创立了"卫气营血"理论，对指导温病的临床研究具有开创性的重大意义。吴鞠通所著的《温病条辨》，提出"温邪上受，首先犯肺"和"温热受自口鼻"之说，开创了疫病多从口鼻而入之新观点。随着温病学说体系的形成，临床医学更为丰富多彩。特别值得一说的，是王清任所著的《医林改错》，该书提出的瘀血理论及其治法方药，刷新和补充了前人未曾研究的领域。清末民初，由于西方医学东渐，使人耳目一新，中西汇通派也由此兴起，人人皆知，从之颇众，其中最著名的医家当属张锡纯及唐容川，在二人所著的《医学衷中参西录》和《血证论》中有不少创新方。新中国成立后，废除民国时期遏制中医的相关政策，积极提倡中西医结合，使我国传统医学得以弘扬和发展，中医药事业蒸蒸日上，并得到世界卫生组织（WHO）的肯定和推荐。近期颁布的《中华人民共和国中医药法》，更进一步保障和促进中医药发展。作为中医药工作者，一定要抓住机遇，掌握中医药的国际话语权，做好中医药的质量标准化，使之走向世界，更好地为全人类的健康服务。

（王会仍、骆仙芳）

第一节　治法与方剂的关系

中医治病的特点是辨证论治，辨证的关键是捕捉病机，论治重在确定治法，依法组方，随证遣药，所以辨证论治贯穿着理、法、方、药四个核心内容。

在方剂形成的最初阶段，人们治疗疾病只是简单的应用方药，且带有很大的盲目性，根本不存在理法。春秋战国时期，随着医药文化的发展，治病经验逐渐得到积累，方剂数量也由此而逐步增多。医者为了从大量的医疗经验和众多的有效方剂中寻找规律、研究理法以更好地指导临床处方用药，才归纳了治法，使组方用药有理可依。这些治法载于我国首部医学经典著作《黄帝内经》一书中："其高者，因而越之；其下者，引而竭之；中满者，泻之于内；其有邪者，渍形以为汗；其在皮者，汗而发之。"可见中医方剂之发展，始于实践而成于理论和治法，故有"法从方出"之说。从此，中医方剂才有理、法、方、药的优势和特色，使方与法辨证统为一体，形成互相依存、互相促进的关系。

中医治法内容繁多，有针对病因者，有针对症状者，有针对脏腑者，也有数者结合运用者。历代以来，公认有八种治法，即"汗、吐、下、和、温、清、消、补"，这八法至今仍沿用不衰。八法之中，吐法已不常用，因清洗胃内毒物或不洁食物，与现代医学相比较，显然已不具优势。

汗法：是通过解肌发汗，促使外感六淫之邪从表而解的一种治法。此法临床最常用于感冒、流行性感冒或传染病初期，使病邪截止于表，不至入里而发生变化。

吐法：是通过引起呕吐，使停留于咽喉、胸膈、胃脘等部位的痰涎、异物、宿食或毒物从口排出的一种催吐治法。应予指出的是，现代临床应用已不多。

下法：是通过荡涤肠胃，泻下通便，使停留的食积、燥屎、痰积、水饮、瘀血、肠痈等实邪从下而出的一种治法。

和法：是通过和解或调和的作用，使之消除病邪的一种治法。所谓和解者，是指其作用于解表和里，专用于治疗邪在半表半里的证候。这种治法在现代临床中已广泛应用于肝气郁滞等病证。

温法：是通过温里祛寒或回阳救逆等方法，使寒去阳复，多用于治疗里寒证或脉微欲绝、四肢厥冷等病症的一种治法。

清法：是通过清热解毒，从而消除邪热在里的一种治法，凡外邪入里化热或里热内蕴者都可以清法治之。

消法：是通过消导和散结的方法，对气、血、痰、食、水、虫等所结成的有形之邪，使之逐渐消散的一种治法。

补法：是针对人体阴阳气血，或某一脏腑组织虚损，以解除疲劳、提高人体适应能力、扶正御邪或延年益寿的一种治法。无病可防，有病可治。补法也是八法中应用最为广泛的治法。目前往往是养生保健、中医治"未病"的常用治法。

第二节　七方与十剂

一、七方

所说七方，是根据处方的组成进行分类的，称为"七方"。最早出自《黄帝内经》所载："治有缓急，方有大小。""君一臣二奇之制也，君二臣四偶之制也；奇之不去则偶之，是谓复方。"后人根据其意，定名为"七方"，此即成无己所说："制方之用，大、小、缓、急、奇、偶、复，七方是也。"七方之中除复方外，都属相对而言。其主要内容如下：

大方：①邪气盛，非大力不能克制者；②治下焦肝肾疾病，量多而顿服的方剂，亦称为大方。

小方：①邪气较轻，用量较轻的方剂；②治上焦心肺疾病，量轻而顿服的方剂，所谓"上焦如羽，非轻不举"者，也称为小方。

缓方：一般对慢性虚弱病症，不宜急切求效，需要应用药力缓和的方剂给予治疗者，如甘以缓之、丸以缓之及药味众多的缓方治疗方剂。

急方：病情危急重症，需要迅速急救的方剂。

奇方：由一味或多味药物，其药味由单数组成的方剂。

偶方：由两味或多味药物，其药味由双数组成的方剂。

复方：由两方或数方相合同用所组成的方剂。

七方是在临床治疗中根据患者病情的轻重缓急、病变部位的上下、症状的简单和复杂而进行组方的准则。

二、十剂

所谓十剂，则是根据处方的功效进行分类者，名为"十剂"。十剂出自北齐徐之才的"药对"，也有认为出自陈藏器的《本草拾遗》，说法不一。目前可作考证的资料是《圣济经》，分述于下：

宣剂：宣可去壅。

通剂：通可去滞。

补剂：补可祛弱。

泄剂：泄可去闭。

轻剂：轻可去实。

重剂：重可去怯。

滑剂：滑可去着。

涩剂：涩可去脱。

燥剂：燥可去湿。

湿剂：湿可去枯。

这种分类方法对各类方剂的不同功效做了最初的概述。后人又在十剂的基础上有所增加，另增寒剂、热剂，称为十二剂；又有增升剂、降剂为十二剂。张景岳则演变为补、和、攻、散、寒、热、固、因八阵；清代汪昂将之分为补养、发表、涌吐、攻里、表里、和解、理气、理血、祛风、祛寒、清暑、利湿、润燥、泻火、除痰、消导、收涩、杀虫、明目、痈疡、经产、救急 22 门，这种分类虽未完善，但确比前人之分类更具有参考价值。总之，方剂分类应与时俱进，符合现代要求，且更加完善。

（骆仙芳、蔡宛如）

第一节　方剂配伍及其注意事项

中医临床施药，绝大部分用的是由数味药物组成的复方制剂，也称方剂。这些方剂不是单个药物的简单罗列，它是以中医辨证论治理论为指导，通过各药味的相互配合、相互制约、紧密联系而组成的一个有机整体。方剂的核心在于药物的配伍，其特征就是讲究君、臣、佐、使，主次有别。同时，除按照药物的性味、归经及升降浮沉等性能外，还应有选择性地配合起来进行组方择药，如配伍适当则可增效或减毒，如配伍不当就会减效或出现不良反应。

一、君臣佐使

君臣佐使的说法，最早见于《黄帝内经》："主病之为君，佐君之谓臣，应臣之谓使。"历代医家对其含义各有解释，金元名家李东垣认为"主病之为君……兼见何病，则以佐使药分治之，此制方之要也。"明代的医家何柏斋却说："大抵药之治病，各有所主。主治者君也；辅治者臣也；与君药相反而相助者，佐也；引经及治病之药至病所者，使也。"可见"君臣佐使"的含义是经过历代医家的不断补充而逐渐完善的。方剂中的君药，或称主药，是针对疾病主证起主要治疗作用必不可少的药物，其药味较少，药量根据药力相对较其他药大；臣药，或称辅药，是协助君药，以增强治疗作用的药物；佐药是协助君药治疗兼证或次要症状，或抑制君、臣药的毒性和峻烈性，或起反佐作用的药物；使药则起引方中诸药直达病证所在，或调和方中诸药的作用。

二、中药的性能

中药的药性，广义是指中药与疗效有关的性质和性能，狭义是指四性、五味、归经、升降浮沉等内容。

1. 四气（性）

四气即寒、热、温、凉四种不同的药性。其实即寒（凉）和热（温）两大类，是古代医药学家根据中药作用于人体产生的作用而概括出来的，与所治疾病的寒热性质相对应，他们认为治疗热性病证的药物属于寒性或凉性；治疗寒性病证的药物属于热性或温性。在《黄帝内经》中早就有"阴病治阳，阳病治阴""治寒以热，治热以寒"之说。从中药治疗疾病的药理作用而言，温热药对机体功能的病理性衰退具有兴奋作用；寒凉药对机体功能的病理性亢进具有抑制作用。因此，温热药主要有兴奋机体的功能；寒凉药主要有抑制机体亢奋的功能。临床辨证施治时，必须根据中药的寒、热、温、凉四种不同的药性进行组方择药。

2. 五味

五味即辛、甘、酸、苦、咸，是中药性能的重要标志，主要是人们在实践中用味觉器官辨别出来的滋味。有些药味则是依据中药功能和药效归类所确定的，即《黄帝内经》所谓的："夫五味入胃，各归所喜，故酸先入肝，苦先入心，甘先入脾，辛先入肺，咸先入肾。"

五味的实质存在有三种观点：即滋味说——以口尝定味；功能说——以功能定味；物质说——以有效成分定味。目前的研究则看重于：①五味与化学成分之间的联系：药味主要是味觉对药物成分（分子）的直接感觉，成分不同，其味各异，作用有别，往往一味药有多种成分，其中含量高或理化特性强者易显示其味，但成分含量高者未必是有效化学成分；有些含量甚微虽不显其味，却是有效成分，如从附子中提取出来的消旋去甲乌药碱；②中药味感—化学成分—药理效应之间的关系：阐明不同药味化学成分所发挥的主要药理作用，如辛味药含有挥发油因而具有发汗解表等主要作用。

五味不同，其功效也各异。根据历代医家长期用药的经验，综合介绍五味的功效和用途如下：

辛味： 有发散、行气、活血、开窍、化湿等功效，常用于表证、气滞、血瘀、神昏、窍闭、湿阻等证。

甘味： 有益气、和中、缓急等功效，常用于虚证、胃脘不和、拘急疼痛等证。

酸味：有收敛、固涩的功效，常用于治疗虚汗证、久泻、遗尿、遗精、带下等证。

苦味：有泻和燥两方面的功效。泻的功效包括清热泻火、泻下或降泻肺气，常用于治疗热证、便秘、喘咳等证；而燥能燥湿，药物苦温能燥寒湿、苦而寒者能清热燥湿。

咸味：有软坚散结及泻下的功效。常用于治疗瘰疬、痞块、燥热便秘等证。

3. 归经

现代药理学认为，当中药被吸收后与机体的器官直接接触时，并不是对所有的组织或器官都发生同等强度的作用。大多数药物在适当剂量时，只对某些组织或器官发生明显的作用，而对其他组织或器官则作用很小或几乎无影响。中药的这种选择性作用是与其归经理论密切相关。中医认为，每一种病证都是脏腑或经络发病的表现。某药能治疗某脏腑、经络的病证，就归入某经。例如槟榔一药，既能使心脏搏动变慢，又能使胃肠蠕动加快，在《本草经解》中就已明确记载槟榔"入足厥阴肝经、手少阴心经、足阳明胃经、手阳明大肠经"；又如具有抗惊厥作用的中药钩藤、天麻、全蝎等 22 味药均入肝经，入肝经率为 100%，明显高于不具有抗惊厥作用的中药，后者入肝率仅 42%。可见归经学说是古人在对脏腑认识的基础上，着重说明药物作用的部位。近几年来，不少学者建议在不离开中医药完整理论体系的前提下，利用现代受体学说理论和先进科技手段从更深层次来研究和阐明中医药的作用机理及其归经理论。

4. 升降浮沉

升降浮沉是对中药作用的不同趋向而言，向上、向外作用称升浮，向内、向下作用称沉降。凡升浮者，有升阳、发表、散寒、温里、开窍的功效，多用于治疗泄泻、崩漏、脱肛及表邪不解等"降证"和"收证"；凡属沉降性之类的药物，有清热、泻下、利尿、渗湿、潜阳、息风、降逆、止咳、平喘、敛汗的功效，多用于治疗呕吐、咳喘、眩晕、自汗、盗汗等"升证"和"散证"。这些充分说明中药作用的不同趋向对相应的证候具有明显的特异性和选择性。

中医学认为，一切疾病的发生与发展过程都意味着人体阴阳邪正的消长过程。疾病的各种症状都是脏腑功能及阴阳稳态失常后反映出来的异常状态。药物作用的基本原理就在于调整脏腑的功能，消除阴阳偏胜偏衰的病理现象，使之恢复平衡。中药之寒热温凉四性、辛酸甘苦咸五味及升降浮沉等阴阳属性是中医临床实践中掌握和指导用药原则的重要理论依据。

三、配伍内容

方剂在临床应用时，多数都是有选择性地配合择药组方，如配合适当，可以增效减毒；如配合失当，不但会减效或无效，而且会产生不良后果。古代医家把中药的各种配伍关系概括为：相须、相使、相畏、相杀、相恶、相反六个方面。

相须：是指两种功效类似的药物，合用后能互相助长疗效。

相使：是指两种功效不同的药物，合用后能互相促进、互相协同而提高疗效者。

相畏：是指两种药物合用，一种药物受到另一种药物的抑制，减低或消除其峻烈性或毒性者。

相杀：是指一种药物能抑制或消除另一种药物的毒性或不良反应者。

相恶：是指两种药物合用后，一种药物能破坏另一种药物的功效，使其作用降低或药效消失者。

相反：是指两种药物合用后，可产生不良反应或剧毒作用者。

应予指出的是，相须、相使配伍，在药效上发挥了协同作用；相畏、相杀配伍，能减轻或消除不良反应；相恶配伍，在药效上起到了不同程度的拮抗作用；相反配伍，能产生毒性反应或出现较多的不良反应。因此，必须要充分了解方剂配伍的作用机理，做到合理用药，从而发挥最佳的治疗效果。

四、配伍的注意事项

现代研究认为，同一中药作用于不同受体，既可使机体亢进状态向正常状态转化，又可使低下状态向正常状态转化，即所谓"正常化作用"，也就是中医所说的由"阴阳失衡"而达到"阴平阳秘"的平衡状态。其特点在于同一中药可调节截然相反的两种病理状态，最终能使机体达到平衡状态，这就是中药的双向调节作用，此乃中药作用的重要特色，是药性研究的新进展。中药作用的双向性与所用的剂量大小、所含的不同化学成分和机体功能状态密切相关，如黄芪小剂量可使血压升高，大剂量至30克以上则可降低血压；人参小剂量能兴奋中枢，大剂量则抑制中枢，这在于人参中两种不同化学成分的人参皂苷，Rg 类兴奋中枢，而 Rb 则抑制中枢。中药对机体处于不同生理或病理状态下表现出不同作用，发挥平衡效应。中药的双向调节作用还与其加工炮制方法不同相关，后者也同样可使药性发生改变。所以，临床选药组方时，需要全面了解。

第二节　方剂配伍禁忌及其注意事项

禁忌是中药配伍应用时必须注意的事项，如有忽视，不但不能达到治疗的预期效果，而且会误病伤人，甚至致命。因此，必须熟识中药配伍禁忌、妊娠禁忌和服药禁忌等重要的内容。

一、配伍禁忌

凡两种药物配合后，药效减弱或消失，或发生剧烈的不良或毒性反应，如前所述的相恶、相反都是配伍禁忌。前人在中药配伍禁忌方面，提出"十八反""十九畏"。两者的歌诀应牢记："本草明言十八反，半蒌贝蔹及攻乌。藻戟遂芫俱战草，诸参辛芍叛藜芦。""硫黄原是火中精，朴硝一见便相争。水银莫与砒霜见，狼毒最怕密陀僧。巴豆性烈最为上，偏与牵牛不顺情。丁香莫与郁金见，牙硝难舍京三棱。川乌草乌不顺犀，人参最怕五灵脂。官桂善能调冷气，若逢石脂便相欺。"指出一些药物配合应用后可能会增加毒性或拮抗药效。这些药物的配伍，有的已经过初步动物实验，发现确实可以增加毒性反应，有的尚未显示毒性增加，今后应加强这方面的实验研究，以明确其在配伍中的关系。

二、妊娠禁忌

凡具有损害胎元、能引起堕胎流产的中药，在妊娠期间均应禁用、忌用或慎用。禁忌药多是剧毒药、峻下药和子宫收缩药，包括一些祛瘀通经和激惹药；慎用药，是一些香窜药、消导药和利尿药。一般而言，禁忌药在妊娠期间都不能使用，但如遇孕妇患有严重疾病，不用则不能解除危险、甚至致命时，则可根据病情需要并征得家属同意签字后慎重选用。

三、服药注意事项

服药期间，一般忌吃生冷、油腻等不易消化及有特殊刺激性的食物，如热证忌食辛辣，寒证忌食生冷，疮疖忌食鱼、虾、羊肉等发物。

第三节　炮制与剂型

中药炮制是根据药性理论制备中药的一项传统制药技术，其目的在于降低中药的不良反应或改变药性以提高药物的治疗效果。

一、炮制方法

修治：通过将药材进行纯净、粉碎、切片等方法，使之符合药用标准，以供制剂使用。

水制：通过用水或其他液体辅料处理药材的方法，采用漂洗、闷、润、浸泡、水飞等方法以清洁药物，起到润湿软化药物和减低药物毒性等作用。

火制：是将药材经火加热处理，或加入一定的辅料，采用炒、炙（制）、烫、煅、煨、炮等方法，使之符合药用标准，以供制剂使用。

水火制：是既用水又用火进行加工的方法，如煮、蒸、炖、焯（燀）、淬等，使之符合药用制剂的标准。

其他制法：除上述四种制法之外的加工方法还有法制、制霜、药拌、精制、发酵等，使之符合药用制剂标准。

二、剂型

汤剂：是将药物加水煎煮后，去渣取汁而成，为不经过精滤的混悬液体。药物在煎煮前应先以冷水浸泡，然后再以文火煎煮 2～3 次。每煎煮 1 次，粗取滤液 1 次，最后合并，再分次服用即可。煎煮时间约 20 分钟，解表剂可稍缩短，滋补药可稍延长。矿质、贝壳类药应先煎 15 分钟，再与其他药物合煎；一些质地轻薄、芳香有气味的药物又须后下少煎；贵重药物应另煎，后与汤液合并服用；某些贵重细料粉末药物不入汤煎，可和汤液分次冲服；胶质药物须另外炖蒸烊化，再和汤液合并分次冲服。汤剂最常用，容易吸收，奏效较快，适用于新病、急病，除供内服外，有的还可外用熏洗。

煎剂：是以汤剂浓缩而成，浓度高于汤剂 1 倍以上，有用量小而药力强的优势。

饮剂：为质地轻薄的药物或一般药物的粗粉，供沸水温浸而不需要煎煮的制剂，常代茶频饮。

酒剂：是用白酒或黄酒，浸出药物中可溶性成分而成的澄明液体制剂，有滋补、活血、祛风湿的作用。

酊剂：是用不同浓度的乙醇，浸出药物中可溶性成分而成的澄明液体制剂。

露剂：为芳香挥发性药物经水蒸气蒸馏而得到的澄明液体制剂，多作为清凉解毒或健胃矫味剂。

膏滋剂：本类制剂以水为溶剂，将药物中有效成分浸出后，经蒸发浓缩，加炼蜜或冰糖约1倍量以上，加热到沸，后用细筛过滤，冷却装瓶。一般多含补益成分，是适合长期调养的制剂。

散剂：本类制剂为一种或多种药物细粉，混合均匀而成的固体颗粒剂，可供内服，也可外用。其优点为制作简便，易于灵活调整、贮存，便于携带；缺点为服用不方便，芳香挥发性成分易挥发，含油性药物易酸败或吸湿潮解。内服散剂一般用开水调服或以黄酒送服。

丸剂：主要为水丸（水泛丸）、蜜丸、糊丸、浓缩丸。丸剂具有在体内缓慢崩解、缓慢吸收的特点，但制作工艺较为复杂。

锭剂：本类制剂是将药物细粉与糯米糊混合，用模具压制成方锭形的固体剂型。内服后，在体内崩解，吸收缓慢，多用制含毒性药物，或供口中含服，也可调水研磨成汁供外敷。

丹剂：为矿质药物经提炼加工，如升华、化合、分解或混合而成，可供内服或外用。后世为宣扬某些药剂疗效，多以"丹"命名，从而使丹剂泛化。

片剂：与锭剂相似，为原药材细粉或其提取物，经焙制粒、压片或加挂糖衣等工序，制成片形固体剂型。其含量、剂量较准确，具有质量较稳定、服用携带方便等优点。

软膏剂：是将药物研粉，与动物油脂、矿质油质混合调匀制成膏状剂型，一般供外用。

黑膏药：为中药与铅性油质皂化物熔合而成的硬膏剂，供外贴用。

注射剂：也称针剂，为经提取、精制、灭菌等步骤，采用现代先进工艺制成的中药液体制剂，供注射使用。具有使用方便、用量小、奏效迅速等优点，可用于临床急症。目前中药针剂尚无统一标准，使用时必须注意以有效、安全、稳定为前提。

（王会仍、骆仙芳）

第四章 中医药组方用药的安全性和有效性

第一节　安全用药

一、充分掌握中药毒性及毒药的应用

（一）中药毒性

中国古代对药物毒性早就有所认识。据文献记载，在周代时期，毒与药是不分的，混称为毒药，《周礼》上记载有"掌医之政令，聚毒以供医事"这种提法。直到明代，仍为一些医家所沿用，如汪机言："药，谓草木虫鱼禽兽之类，以能攻病，皆谓之毒。"秦汉时期，随着医药实践经验的积累，加之先秦诸子百家阴阳五行学说兴起并渗透到医药领域而提出了以四气五味为主要内容的药性理论，而毒则被认为是药物的这种气味偏胜之性。著名的医学经典《黄帝内经》将毒分为大毒、常毒、小毒和无毒；最早问世的药典《神农本草经》里则将药物分为上、中、下三品，指出下品药多毒，不可久服。明代医家张景岳在《景岳全书》里，对中药毒性的含义概括为："药以治病，因毒为能，所谓毒者，因气味之有偏也。"不管毒即药，或毒即药物偏性，都是药毒的广义之说。魏晋以后，药毒的含义逐渐变成专指那些药性强烈，服用之后容易出现不良反应，甚至致命者。如隋时巢元方的《诸病源候论》中提出："凡药物云有毒及大毒者，皆能变乱，于人为害，亦能杀人。"认为药毒与安全有关。直至明代，李时珍在《本草纲目》中首次将中药药毒列为专类，仅此就记载了 47 种有毒中药。中药药毒的现代含义多半指有毒成分，但迄今为止，不少有毒中药成分并没有十分清楚。中医药文献上常以"有毒、无毒、大毒、小毒"作为中药毒性的重要标志之一。一般来说，毒性包含两个涵义，一是中毒剂量与治疗剂量比较相近，应用安全系数小；二是指毒性对机体组织器官损害性大，可产生严重或不可逆转的后果。毒性也是药物的一种偏性，掌握中药的毒性，可以以偏治偏，以毒攻毒。同时针对毒药引起中毒的原因，完善毒药的炮制方法和制剂类型以减少不良反应，采取正确的配伍及服药方法。根据患者体质不同，严格掌握使用剂量以防止过量或蓄积中毒，对保证安全用药十分重要。

（二）中药药毒的相互转化关系

毒与药是两个不同的概念，但在中医理论的指导下，若辨证精准、配伍适当，不少药物显示出"毒与药"具有相互转化的关系。如剧毒药砒霜，在掌握准确制药的剂量下，则成为治疗不治之症白血病的有效药物；又如毒性很强的雷公藤，从中提取出来的有效成分雷公藤皂苷，已广泛应用于临床治疗风湿免疫性疾病。成书于战国时代的《神农本草经》载药 365 种。书中将之分为三类，即上药为君，主养命以应天，因属无毒，一般防治疾病可多服久服；中药为臣，主养性以应人，无毒有毒，斟酌其宜；下药为佐使，主治病以应地，多数有毒，不可久服。其中，即使是主养命无毒的上药人参，如服之不当，也同样会发生人参滥用综合征而不利于人体的健康。有句流行很广的医学谚语道："人参杀人无过，大黄救命无功。"可见，药物"毒与药"的相互转化是存在的。

（三）中药服用时间与蓄积性中毒事件

最具有教训意义的是 20 世纪 70 年代初期曾经风靡日本的小柴胡汤事件。据当年的报道，日本著名的津村顺天堂，是多年来一直从事汉方研究和制药的汉药企业。他们制成的小柴胡汤颗粒制剂经近畿大学东洋医学研究所主任有地滋教授通过四年研究认为对慢性肝炎有效，其论文发表后在日本引起轰动，呈现了空前的小柴胡汤热。自此以后，此方在日本成为使用最多的药物，估计每年有 100 万人服用，消费金额约 90 亿～ 130 亿日元。但由于长期服用且不加辨证施治，在小柴胡汤制剂广泛应用于治疗慢性肝炎的过程中，先后出现了引起患者间质性肺炎甚至死亡的报道。从而使名扬于日本的小柴胡汤，一夜之间地位几乎一落千丈。直至 20 世纪末，经反复研究论证，基本认定此方导致间质性肺炎属于误判。但有报道称以柴胡为主的类方，如柴苓汤等治疗慢性肾病，长期使用可出现无菌性尿路刺激症状，抗尿路感染药治疗无效，停药后能自动恢复。其实，用于急救的安宫牛黄丸、至宝丹、紫雪丹、苏合香丸、三物备急丸等都含有毒性药物，不能久服。日本的救心丸及由苏合香丸研创而制成的麝香保心丸，长期用于治疗冠心病，其中也含有少量具有毒性的蟾酥，但其安全标准可控，至今为止，均未出现不良反应。

由此提示，即使是有效中药，长期服用也可能有蓄积性中毒，尤其是一些毒性很强的中药，临床应用应予充分考虑。

二、中药质量和品种与安全性的关系

中药质量的好坏，直接关系到用药是否安全。近几年来，由于中药市场的开放，或因监管不严，常常存在药材经营单位、医疗单位以及不法药贩无证销售药材，药农不经传统方法加工就出售，或以次充好，甚至以假乱真，严重影响药材质量的情况；同时，中药若贮藏保管不当，极易发生霉变、变质、虫蛀、走油等情况，不但失去药效，还可能产生严重的不良反应，甚至危及生命。

中药品种混杂，药名缺乏统一命名，往往一药多名，各地称法不一，致使临床用药因之失当而出现各种不良反应。其实，中药材品种的多源性自古以来就存在。《本草纲目拾遗》云："三棱总有三四种"；《图经本草》《证类本草》中一药多图者颇有多见，柴胡有5图，黄精有10图；1990年版《中华人民共和国药典》所收录的524种中药材中，多源性药共141种，占总数的28.5%。木通来源于马兜铃科、毛茛科、木通科共计3科7个品种；又如防己常用品种也有两种，一为汉防己，一为木防己，前者为防己科多年生植物粉防己的根，后者为马兜铃科多年生缠绕草本植物广防己的根。近几年来，在临床应用中不断发现马兜铃及来自于马兜铃科的植物药均具有肾损害作用，可导致肾衰竭或发生泌尿系统肿瘤等不良反应。这些多源药材，来源不一、真伪易混、功效不同，很容易发生不良反应，必须引起足够的重视。当务之急，统一药名，积极种植道地中药材，防止造假已是刻不容缓的大事。

三、合理配伍关乎安全

所谓配伍是指有目的地将两味或两味以上药物配合同用。但配伍必须合理，保证在治疗过程中用药的安全，不出现或少出现不良反应。在配伍时，应按药物的有毒、无毒及大毒、小毒等不同性质选用。《神农本草经》中早就提出："若有毒宜制。"制就是指监制之意。如有强烈毒性药物，就必须通过配伍以制其毒。如附子有毒，陶弘景在《本草经集注》中记载"俗方每用附子，须甘草、人参、生姜相伍者，正制其毒故也"；《伤寒论》里也常见附子与甘草配伍。曾有动物实验发现，单用附子具有较大的毒性，而四逆汤中虽有附子，但经与甘草等组成复方制剂后，则其毒性大为降低，其原因是由于甘草中的主要成分甘草酸为三萜皂苷，可以与附子中所含的生物碱结合成难溶的盐类。附子也常与大黄、麻黄等药物配伍，如附子泻心汤、麻黄附子细辛汤等。大黄和麻黄中含有较多的鞣质，与附子配伍后可生成不为肠道所吸收的鞣酸乌头碱，从而达到解毒的目的。药物毒性较小者，通过配伍减毒更是常态，如《神农本草经》中记载的截疟药物常山，有小毒，单用服之，容易发生恶心、呕吐，但含有常山的截疟七宝散对鸽子的致吐作用却比单用常山小 3～4 倍。经拆方研究，方中槟榔是拮抗常山呕吐的主要药物，因槟榔含有 15% 的鞣质，常山的主要成分为多种生物碱，配伍后会生成鞣酸生物碱沉淀。这种通过中药的沉淀性配伍，达到抑制毒性的目的，在中药复方的例子中相当普遍。因此，在创制中药配伍组成的复方中，开展应用现代科技先进方法阐明减毒作用机理及提高配伍用药安全的研究，很有必要。

应予以重视的是，配伍还需参考前人总结的经验和教训。其中，最重要的配伍禁忌为"十九畏"及"十八反"。目前，临床对此尚有不少争议。现代实验研究工作虽然已进行了数十年，但矛盾仍然无法统一，使药政管理遇到很大困难。《中华人民共和国药典》1963 年、1977 年、1985 年版都采纳了"十八反""十九畏"的大部分内容。但从临床、实验研究所获得的互相矛盾的信息不断冲击着《药典》，以致《药典》内容也随之不断更新。如 1963 年版的《药典》明载甘草反海藻，海藻反甘草；1977 年版一度取消；1985 年版再次规定，海藻不宜与甘草同用，同时增加了昆布不宜与甘草同用的规定。1963 年版认为，丁香、母丁香畏郁金，郁金恶丁香、母丁香；1985 年版却取消丁香、母丁香与郁金间的配伍禁忌。1963 年及 1977 年版附子无反、畏配伍禁忌；1985 年版则增附子不宜与半夏、瓜蒌、贝母、白及同用。1963 年版认为红大戟反甘草；1977 年版，红大戟没有配伍禁忌；1985 年版再次规定红大戟不宜与甘草同用。显然由于中医临床意见不统一，以致国家制定的《药典》存在着一些前后互相矛盾的认识，所以亟须充分研究，尽快使之日臻完善。如果前人在特定的病理生理条件下观察到某些十八反、十九畏的不良反应，而在健康动物或健康人体中却未必能观察到，那么确认特定的病理生理条件，就成了当务之急。

随着中药在临床的广泛应用，实验技术的不断发展，人们对十八反、十九畏的认识也逐渐深入。已有报道证明，甘草分别与大戟、芫花、海藻配伍时，随着甘草相对剂量的增大，对小白鼠的毒性也越大，提示很可能存在所谓"相反"的药效学作用；也有报道认为，甘遂甾萜类化合物可与甘草酸形成分子复合物，使甘遂、甘草共浸毒性倍增，其原因与由于复合物的易溶性导致甘草酸对甘遂甾萜的溶出作用有关。这些实验研究虽不多，但不能不考虑，十八反、十九畏可能存在着物理、化学的机制。可以设想，其机制可能是多形式、多方面的，而不是单一、统一的的因素。有研究统计在 24 部文献记载中，至少有 118 对相反配伍，涉及 167 种中药。事实证明，葱、蜜相反，党参与藜芦相反、与五灵脂相畏，以及附子与乌头相反等研究并非全无意义，甚至还非常重要，对目前临床配伍禁忌具有充分的参考价值。

保障临床安全用药，还需考虑到药物的合理剂量，在实现其最好疗效的同时，应尽量减少不良反应。调控中药剂量，因药（质量、性能、质地、有毒无毒）、因证（病因、病机、病位、病势）、因人（体质强弱、男女老少）及因时地（季节、地域）等因素施以不同药量。前面已说过，中药作为天然产物，其质量与品种、产地、采收、加工、贮藏、炮制方法等密切相关，甚至有以次充好或假冒伪劣者，致使中药质量良莠不齐，故在临床上往往是质好用量宜少，质差用量宜多。质地是指药材的轻重、软硬、坚韧、疏松、致密、黏性、粉性、油润、角质、绵性、柴性、大小等特征。一般情况下，质轻用量轻，质重用量重。质轻的多为植物类的花絮、茎叶，因其化学成分易煎出，易吸收，故用量宜少。质地重的多为糖物质类，植物的根茎，动物的贝壳、骨骼，因不易煎煮且吸收较慢，故质重而用量宜重。而介于两者之间的植物的果实、根皮，其成分易煎出且充分，故用量居中。对于鲜品，因含水量高、有效成分较低，故用量宜大，而干品用量则宜少。还有一个注意事项，必须重视因人施量。除妊娠用量需按照禁忌且用量宜少外，患者之间因存在着年龄、性别、病情等方面的差异，临床用药剂量要掌握各类人群的生理和病理特点区分对待。尤其是一些患有慢性疾病的老年人，由于生理功能的减退，对药物的耐受性和敏感性下降，容易发生不良反应，所以药物宜酌情减量；儿童由于新陈代谢比成人旺盛，药物在体内吸收、分布、代谢和排泄的过程比成人快，但因其肝、肾器官发育尚不完善，酶系统、免疫系统也尚未成熟，发生药物不良反应的概率比成人较高，用药量也应酌减。

剂型是药物配伍应用的最后形式。同一个方剂的不同剂型，因为工艺或辅料不同可导致制剂药物含量的不同和溶解速率的差异，可能存在毒性成分不同的理化特性，如汤、丸、散、酊剂中，其所显示的毒性也不尽相同。习惯上认为含有毒性药物的剂型以丸、散为宜，实际上并不全面。这仅仅是控制毒性药物服用剂量而已，而不能达到消除毒性的目的。因此，具体药物在选择剂型时各有所宜，如乌头碱类药物，其毒性成分为易被水解的双酯型生物碱，所以入汤剂服用较安全。即使如此，剧毒药物的剂量也必须统一适当剂量，不能超量使用。散剂、酊剂容易中毒，使用宜慎，剂量宜小。另外，有些药物的有毒成分和有效成分并不是同一成分，且有毒成分不溶或难溶于水，如半夏的毒性表现出"戟人咽""令人吐"，但入汤剂后则无明显毒性。有些仅有小毒的药物，如细辛，《本草别说》记载："若单用末不可过半匕，多则闷塞，不通者死。"所以，历来就有"细辛不过钱"之说。其实，细辛入汤剂可不受此限。现代临床已有不少报道，入汤剂的剂量已大大超量，甚至高达30克以上，原因是其毒性成分在挥发油中，但也应强调的是，并不是人人适用。其他如巴豆、马钱子、蟾酥等药物毒性成分即为有效成分，为了便于严格控制剂量，以入丸、散剂为宜。

前人对毒药的煎服方法十分讲究，常常强调久煎，如《金匮要略》中的乌头汤，大乌头煎都是先以水三升，煮取一升，去渣后又"内蜜煎中更煎之"，附子传统上也是强调先煎。但有些有毒药物如山豆根，煎煮时间越长，毒性也越显著增加。至于服法上的讲究，主要是从剂量上对毒性药物进行严格控制。《神农本草经》中提出："若用毒药疗病，先起如黍粟，病去即止，不去倍之，不去十之，取去为度。"这是服用毒性药物的一个基本原则。张仲景也指出，服毒性药物要求"初服二合，不知，即服三合，又不知，复加至五合"，但更要注意到服用毒性药物的剂量要因人而异，如服大乌头煎时，"强人服七合，弱人服五合"，而且还要强调服药的间隔时间："不差，明日更服，不可一日再服。"这些都是前人应用毒性药物的宝贵经验，至今仍有一定的指导意义。

四、加强中药调剂师及临床药师的培训

（一）中药调剂是用药安全的重要保证

中药调配是中药临床应用的重要组成部分，是以中医药理论为基础，根据医师处方或患者要求，将中药饮片或中成药调配给患者应用的过程。中药调配工作质量的好坏直接影响到药物的安全和效果。

中药调剂主要是指饮片的调剂。制备汤剂可分为审方、计价、调配、复核及给药五个环节。调剂人员不仅要了解所调剂药品的品种和数量，还要能够辨识药品的真伪、清洁卫生程度、炮制方法是否存在问题，以及医师处方和使用方法是否正确等关于中

药合理使用的问题。中药调剂人员要擅长运用眼观、鼻闻、口尝、手摸等传统鉴别方法鉴定中药饮片的真伪优劣。为保证中药质量，中药调剂人员既要具备熟练的中药专业知识，又需具备中医药学理论基础知识。

在传统中医药体系中，中药调剂是药材从中药房交付到患者手中的最后一道关卡。但目前的调剂人员大部分未经过系统的培训便领证上岗，不但缺乏中医药理论基础知识，而且实践经验较少，这也是当前中药临床不良反应经常发生的重要原因之一。更令人担忧的是，目前中药调剂人才出现了断档的局面，不少中药销售机构中并没有专业的调剂人员。如果不能鉴别药品的真伪优劣，不了解剧毒药的限量标准和相关规定以及各种常用药物的剂量标准，不熟悉中药炮制原理及医生治疗处方的意图，即使能"照方抓药"，也无法保证用药安全。

（二）启动中医临床药师的规范化和科学化管理

中医临床自古至今的最大特点就是医药结合。药物治疗疾病是一把双刃剑，在取得疗效的同时，风险也是不可避免的。要有效降低用药风险，药师的参与至关重要。所谓用药风险，主要是指药物的不良事件和用药错误。在医师处方、药师审核处方和给患者服药的各个环节过程中，稍有不慎就会出错，给患者造成不可挽回的后果。我国国家药品不良反应监测中心公布的药物不良反应和事件报告显示，中药不良反应的报告比例从 2009 年的 13.3% 上升到 2015 年的 17.3%。近几年来，中药不良反应报告居高不下，原因是多方面的。这与临床中药师的缺少、部分中药师缺乏相关中医药基础理论知识及临床实践等因素密切相关。

推动中药临床药学工作的开展是避免中药药害事件、减少中药不良反应最有效的措施之一，是保障临床安全用药的有效手段。开展中药临床药学工作面临诸多实际困难，一是中药工作人员普遍起点低、知识面较窄、知识结构老化，而且缺少专业培训，整体素质有待提高；二是医疗机构普遍对中药临床药学重视不足，投入力度不够，导致中药临床药学工作的规模较小；三是无模式，缺乏系统参考，没有一种被公认的中药临床药学工作模式，也缺乏规范化的中药临床药师培训基地。因此，为了中药临床药学的安全性及消除药物不良反应的隐患，更好地解决中药合理用药问题，亟须培养一批中药临床药学人才，特别是将中医学和中药学有机结合的优秀中药临床药学专业人才。虽然有不少中医药大学设有中药专业，但远远满足不了中医药学发展的需求。所以，必须鼓励和提倡三级综合中医医院或中医机构积极建立中药临床药师培训基地，培养出更多具有执业资格证的中药临床药师。

中药临床药师的培养应与时俱进，既要具备临床药师的知识结构与技能，同时也要具备中医药相关基础知识与技能。按照现代临床药学模式和方法，以中药合理用药为核心，直接参与临床用药，促进药物合理应用，并对中药饮片炮制、贮存、调剂的全过程进行检测，真正实现来源可查、去向可追、责任可究，从而保障患者用药的安全，这也是药师的重要责任。

中医临床药师参与临床工作，不但能彰显其价值，更有助于遏制临床中医师处方中配伍不合理、用药过量等现象的发生，并能与患者多交流接触，加强监测与指导，从而有效控制和杜绝中药不良反应的发生。

（三）重视中西药混用可能存在的风险

中西药联合应用，最早见于清末民初时期著名医家张锡纯的《医学衷中参西录》。张氏常以石膏汤加西药阿司匹林治疗热性疾病。新中国成立后，在党与政府的重视和关怀下，中医药获得了快速的发展。20 世纪 50 年代以后，我国政府号召西医学习中医，进而出现了中西医结合医学并有了长足的进步，中西药联用日益普遍。时至今日，中西药联用或中西药联合组方制剂更是日益增多。合理的中西药联用，可以相互协同，增强疗效，具有单用中药或西药所不及的优点，还可以减少西药的不良反应。但也不可否认，有的联用不仅效果不理想，而且会出现不良反应，这不能不引起人们的关注。这些中西药联用所出现的不良后果，其原因是多方面的：一是患者体质强弱的不同，导致部分患者联用后难以耐受，反应较大，或出现过敏现象；二是医生用药的失当或误治而造成的药毒事件。

为杜绝中西药联合应用所引起的不良反应，医生至少应具备以下几个条件：

1. 熟悉中西药效学的基本理论知识　提倡中西医互相走近，做到知己知彼。在"纯中医"的医师中，因讲究"纯"，不懂西医，不用西药，当然就不存在中西药联合应用的问题。问题主要在于对中医药一知半解、并未系统学习过的医师，这类人为数不少，往往因患者的要求而两药联用，而所用的大半都是中成药，未能辨证施治，不良反应的发生也就比较常见。

2. 熟悉中西药联用不合理的配伍应用　目前对一些中西药不能联用的报道可谓不少，综合起来主要有以下四方面：

（1）不宜与麻黄合用的西药有：①单胺氧化酶抑制剂（痢特灵等），合用可导致机体大量释放去甲肾上腺素、多巴胺、五羟色胺（5-HT）等物质，它们能使血压明显升高，甚至出现高血压危象；②肾上腺素、去甲肾上腺素，合用也同样能诱发高血压；③强心苷（地高辛），合用对心脏有兴奋作用，可引起心律失常。

（2）不宜与甘草合用的西药有：①肾上腺皮质激素，合用可增强激素的不良反应如水肿、高血压；②双氢克尿塞、速尿等利尿药，合用可使排钾加强而增加发生低血钾症的风险；③强心苷，合用可使血钾降低而诱发洋地黄中毒；④利血平、安博诺等降血压药，合用反而可使降血压药失效，或可致高血压及低血钾症；⑤降血糖药，合用能促使糖原异生、血糖升高；⑥水杨酸类药物，合用能使消化道溃疡发生率上升；⑦碱性较强的生物碱如奎宁、利血平等，合用可产生沉淀，影响吸收而出现不良反应。

（3）不宜与大黄合用的西药有：①亚铁盐、苷类、西药生物碱、维生素 B_1 等，合用后易产生沉淀；②酶制剂，合用大黄可抑制酶的作用；③核黄素、烟酸、咖啡因、茶碱等，合用可降低大黄的抑菌效果。

（4）不宜与丹参合用的西药有：①抗癌药物，合用能促进癌细胞扩散和转移；②细胞色素 C，合用可生成络合物沉淀而产生不良作用。

总之，中西药联用所产生的不良反应，可能还远远不止于此，有待今后进一步深入临床实践和实验研究，从而更好地发挥临床中西药联合应用的互补性优势。

3. 避免中西药联用过度 临床中西药联合应用的目的在于发挥互相协同而起到的互补作用。因此，在中西药合用时，应充分了解两者的药理作用，特别是有毒、剧毒中药及西药是否存在较大的不良反应，两药合用是否会产生不良反应相加的效应。如应用于抗癌的中药多数都采用以毒攻毒的治法，显然这类中药都具有不同程度的毒性，而西药化疗的不良反应更是人人皆知，这就要求我们在化疗进行时，中药的合用则应着重于扶正。即使应用具有抗癌功效的中药，也应是无明显毒性作用的中药。如清热解毒、软坚散结的中药常具有双向调节作用，且有助于化疗的顺利完成；又如在哮喘的治疗中，已用具有支气管扩张作用的 β_2 受体激动剂者，麻黄类中药方剂应慎用或避免应用，即使需要，也须从小量开始。因麻黄含有麻黄碱，也同样具有 β_2 受体激动的效应，不仅能加速心率，或致心律失常，而且常影响睡眠，尤其患有心血管疾病及老幼体弱者，两药合用可能存在过度用药的风险。

五、加强药品监督管理，保证临床安全用药

我国古代早就开始关注和警惕药物的安全性问题，提出"是药三分毒"的观点，

也就是说，凡是药物，不论是治疗药物或是"药食同源"者，其安全性都不容忽视。在寻找食物以养生、药物以治病保命的过程中，民间耳熟能详的故事非神农氏莫属。人人皆知"神农尝百草，一日而遇七十害"，这个传说延续了几千年。其实，不要说尝百草，一日就尝一味野草毒物，即可丧命，因而所谓"尝百草而遇七十害"，当非一人而为，也非一代而为，而是长期积累下来的丰富经验。据考证，神农氏就是"炎帝神农"，距今已有五千年历史。炎帝神农氏是中华民族的始祖，应该说，炎帝神农氏并不是一个人，而是代表一个氏族。值得称赞的是，这个氏族最初的八代人，都居住在古称为上党的地方，今为山西省晋东南地区高平市神农镇的羊头山。神农氏是古代的领导家族，世代相传都为人类的生存而努力。他们在发现五谷的同时，又为解决疾病而亲自尝百草。据传，神农及三位太子长年累月接触各种味道苦涩难以下咽、含有毒性的草药，因服食之际，面部表情痛苦而变成畸形，所以留至现在的神农氏塑像丑怪异于常人是不足为奇的现实写照。当初炎帝神农氏其实并不知道药物有毒无毒、有效无效，他必须亲口尝试。现在，我们无法知道神农氏经过几代人，尝试过多少有毒草药，但却知道炎帝神农氏可能是由于尝"百足虫"伤及肠胃而中毒身亡。其世代所尝用的药食本草经后人总结为著名的古代药典《神农本草经》，并分类为上、中、下，而特别指出下品为具有毒性的药物，中品则混有有毒和无毒两类药物，直至当今仍有重要价值。

历代医家不但把《神农本草经》奉为圭臬，而且经过临床实践经验，他们认为含有毒性的药物虽可治病，但因其有毒，不能滥用，故应监管使用。历史上，宋代之前，药物并未由官方管理，所以最令人为之称赞的是宋代创立的官办管药机构。这是我国首个由官办造药、卖药、管药之所，始于北宋神宗熙宁年间，最具影响力的是"市易法"。其规定：药品贸易由政府控制，经营药品是政府的专利，不允许私人自制经营。该法旨在稳定药价、繁荣市场、增加税收等。据考证，宋代王朝由政府设立官药局初衷有二：一是防止药商投机控制医药市场；二是惠民防疫，通俗地说，就是国家让平民百姓买得起药、治得起病，所以药价低于民间药铺的三分之一。正是因为不以谋利为目的才使药品质量可靠，反而经营红火，短时间就收回成本。至宋徽宗政和四年（1114），尚书省向上奏曰："官药局获利过多，有违医药惠民之意。"宋徽宗立即令减药价，将"惠民局"更名为"医药惠民局"，将"和剂局"更名为"医药和剂局"。自此之后，药品质量更加可靠，为民所用，官方推力，使得各州县包括边疆镇寨多有设立，"官药完成包装后，分送京城内外各局，全国共有七十局"。

为避免制假售假，惠民药局的制药、售药均由朝廷派文武官员及士兵负责监管，职在监督其制药、售药，并负责守卫、巡逻和护送任务。并规定凡制造假药，伪造处方和官印者，要依"伪造条例"法办；辨验药材官作假者、修合官制药不合格者免职；偷药、虚冒者以偷盗论罪；保管不善造成霉变腐烂损失者要负责赔偿。而对办药局有功者则可提前晋升。最值得称道的是，两宋时期，太平惠民和剂局负责编写了世界第一部由官方主持编写的成药标准《太平惠民和剂局方》。另外，官药局还注重收集民间单方、验方，专门从事药物炮制配伍的研究，旨在总结前人的经验以改进和提高制药技术，使官药局兴盛于两宋，中成药配制技术达到了空前的高度，对后世影响极大，成为沿用至今而未衰的重要原因。可惜的是这一制度未能持久，以致后来消亡于明代万历年间，历时五百年。

自新中国成立后，政府设立了国家食品药品监督管理总局，实行食品监督、药品和新药的评审制度，使人民的食品和药物安全问题获得了可靠的保障。但也不能否认，由于中药市场化、私有化和监管的漏洞，以及因缺乏中药专业人员，经有关部门调查显示，我国四大中药材市场，存在造假、卖假、以次充好等不法行为并非罕见；中成药不合格的制药企业，据之前宣布的厂家就有数十家之多，而且销售者也多为无业游民或盲流，亟须对这些害群之马进行法治。

目前，中药材种植、炮制、是否道地、剂量等标准早已有《中华人民共和国药典》进行规定，过去几年都有新版，但临床用药总是各唱各调，有些参考书也常自定为是。就拿常用的甘草来说，有人误认为其调和诸药，不用限量。其实古人早已指出甘草虽能和中并起到解毒作用，却有满中的效应。现代药理研究也表明，甘草有类固醇药物作用，易发生水钠潴留及降低血钾的不良反应，服用不可量大，不可长服。日本汉方规定，甘草在需要长服的方剂中，其剂量限用在 5 克以内，但我国的药典却无此说明；还有附子，有时其应用剂量被无限扩大，甚至用至 100 克，更奇的是，还用在重危患者的抢救，而且疗效卓著。翻尽古书，却从未对此找到合理的阐述。我们只知道附子或乌头的有效成分与中毒成分相近，当然附子的效果有目共睹，关键是要因人、因地制宜，但近年由于此药炮制不到位，不少患者仅用 10 克就会出现中毒现象，因此临床不能无视中毒的后果。有的学者还采取神农氏自身试毒的亲尝方法，现代先进的检测方法难道还不及古代的试毒法吗？令人啼笑皆非；还有麻黄，其用量也要因人而异，有人甚至用到高达 30 克以上，当然用在利尿或平喘时可适当加大，但不适合于老幼体弱或有心脑血管疾病、失眠的患者，有的医书手册，不遵《药典》，自定标准，很难令人信服；另外，已经经过研究和临床证实的具有不良反应的药物，如马兜铃及含有马兜铃酸成分的木通、木防己、天仙藤、青木香之类的中药都应慎用或禁用。所有这些，均使中药的监管工作面临无所依从的局面。

如今，最令人兴奋的是政府已出台了《中华人民共和国中医药法》（以下简称《中医药法》），其中第二十二条、二十三条及二十六条规定："国家鼓励发展中药材规范化种植养殖，严格管理农药、肥料等农业投入品的使用。禁止在中药材种植过程中使用剧毒、高毒农药，支持中药材良种繁育，提高中药材质量"、"国家建立道地中药材评价体系，支持道地中药材品种选育，扶持道地中药材生产基地生态环境保护，鼓励采取地理标志产品保护等措施道地中药材"以及"在村医疗机构执业的中医医师、具备中药材知识和识别能力的乡村医生，按照国家有关规定可以自种、自采地产中药材并在其执业活动中使用"。这些都为医师在临床中合理用药提供了有力的安全保障。

第二节　疗效是临床治疗疾病的主旨

临床治病，一是安全用药，二是药物疗效，两者密切相关。如果药物没有药效，也就不可能存在于临床，这是人人皆知的事实，但有效的同时也必须保证用药安全。自古以来，历代医家都非常重视临床用药的问题。美国的食品药品监督管理局（FDA）是西方国家，也是全球影响力最大的药食管理机构。凡为FDA认可的药物，几乎所有国家都趋之若鹜。为了能更好地让自己的药品上市，他们不约而同地争相前往申请审批。FDA的审批程序很严格，要通过三期临床试验：第一期临床必须证明有效药物的安全性；第二期临床试验药物必须有效；除此之外，还要通过第三期即一段时间的观察证明药物的可行性，最后才能获得上市的批文。我国的中药及由中药组成的方剂绝大多数都是通过历代临床实践积累下来的经验结晶，这就是把中医药归属于经验医学的重要原因，也是我们不能脱离师承相传的传统学习方式的主要原因之一。这种师承方式，其优点是能继承上辈的宝贵经验，获得一方有效的技能，所以《中医药法》明文规定以孚众望，尤其是非中药治疗方式而具有理疗性质的治疗方法，如针、推、灸、拔罐、刮痧等，师承学习尤为突出。现代的治疗方法多种多样，我们必须与时俱进。医生的职责在于"救死扶伤""治病救人"，为人民的健康服务。在我国独特的医疗环境下，有人只强调师承才能够培养优秀的中医药人才，认为院校教育式的培养，往往倾向于西医，不利于中医药的发展，更不利于中医走向创新，走向世界，这是一面之词。不论西医还是中医，都必须注重用药的安全与疗效，这是颠扑不破的治疗原则。在保证中医药安全用药的前提下，我们必须讲究其疗效。中医药的有效与否，下述几方面应予以重视：

一、临床疗效取决于中药材质量

（一）提高疗效需要道地中药材

中医临床非常强调因地制宜，当然其内容涵义很广泛，但不排除道地中药材也是其重要的内容之一。众所周知，临床应用药物常带有地方之名，如北黄芪、浙贝母、杭白芍、杭菊、海沉香、潞党参、云茯苓、川椒目、京三棱、怀山药等。这些都是道地中药材，无可或缺，但目前市场上的中药，别说道地，甚至造假、售假也并非少见。

如临床常用的大黄，全世界共有 60 余种，我国占三分之二，并以质量最优闻名于世。公元前 114 年我国的大黄即销往欧洲。我国的大黄品种多样，其作用也有差异。医用分为两大类，一类为北大黄，包括掌叶大黄（又名天水大黄、葵叶大黄）和唐古特大黄（又名鸡爪大黄），其中以西宁产大黄品质最优，疗效最佳，且服后无腹痛之弊，被誉为道地药材。另一类为南大黄，又称为药用大黄，产地有四川、湖北、云南和贵州等省。中国《药典》1977 年版收载上述蓼科多年生草本植物掌叶大黄、唐古特大黄及药用大黄，前者当属道地中药材，后者也属于正品大黄；其他产地所产的大黄均非正品，均属山大黄，质量低劣，抑菌及泻下作用均较差。唐代《新修本草》已指出山大黄与正品不同；由于山大黄味苦而涩，服后可引起剧烈腹痛，故国内仅作外用或兽药用，主要供出口做染料之用。

又如补气药黄芪，原名黄耆，耆者，凭其字义即是"老"与"长"，意味服此药有健康长寿的效果。因其是否为道地中药材，疗效也有显著的不同。公认道地药材为山西产的绵黄芪，蒙古的库伦芪亦属上品，内蒙古产的黄芪为佳，但湖北产的属下品，可作为绵黄芪的代用品，缺货时可充用；而木黄芪和山岩黄芪，品质不佳，应弃药用。

近年，黄璐琦院士提出以科技手段研究传统道地药材，并指出道地药材是中药资源的核心，常用的 500 种中药中，道地药材占 200 种，用量占 80%。由此可见，道地中药材与临床疗效密切相关。道地药材的研究应着重从其生物学本质来认识，探讨道地中药材如何形成及保护，关注道地中药材的评价、机理和应用。

（二）疗效的提高与中药炮制和制药密切相关

炮制系指将中药通过净制、切制、炮炙处理，制成一定规格的饮片，是中药应用前必要的加工过程。炮制不仅能去杂、减毒、增效，而且还可以增加或改变中药原有功能，如延胡索醋制后止痛功能增强，并可减少临床应用剂量；再如川乌、草乌，经炮制后其毒性大大降低。

中药炮制，首先要把好真假关，要求药性优良，质量上乘，药效充足，其次炮制方法必须规范，只有这样方可保证疗效。中药炮制在没有新的方法问世之前，仍应严格遵循传统工艺加工炮制为妥。制药企业要充分认识到自己的责任，做好炮制加工工作，是提高临床疗效的重要保证。炮制工作的核心问题，归根结底还在于人才，老一辈中药制剂人员正在逐渐减少，传统工艺少有传承，不少具有特色的炮制工艺有失传的危险。即使有新的制作方法，但还代替不了传统的工艺技术，仍然还要借助于古法的指点。目前，已有不少中医学者担忧有朝一日会出现"失药存医"的局面。当下我们仍应认真思考如何做好中药的炮制工作，从根本上来说，还是应着力于人才的培养，使传统炮制技术后继有人。

（三）中药材有效成分的高低决定于种植和收集时间

在《中华人民共和国中医药法》第二十二条规定中，要求中药材规范化种植养殖，禁止在中药材种植过程中使用剧毒、高毒农药，支持中药材良种繁育，提高中药质量。这条规定对保障人民群众的健康和中药材的临床疗效极为重要。中药材的质量高低与种植和养殖密切相关，绝大多数中药材都来自于药农的收购，如果没有这条规定的约束，就可能使中药走入迷途，无法保证临床用药的安全性和有效性。

除了种植养殖外，中药的采集时间也极为重要。对于中药中有效成分含量的高低，历代药家都十分关注，最早可见于北宋科学家沈括撰写的《梦溪笔谈》。该书不但涉及天文、地质、物理、化学、生物、水利、建筑、历史、文学等诸多领域，还展现了关于中医药领域的杰出科学成就，并阐明了中草药须因地、因时采摘。沈括认为"古法采草药多用二月、八月，此殊未当"，指出此时采药者虽然便于识别草药，但并不是采药的最佳时间。因药用部位为根的植物，如果有隔年老根，必须在没有茎叶时采摘，这样精华都集中在根部，"欲验之，但取芦菔（萝卜）、地黄辈观，无苗时采，则实而沉；有苗时采，则虚而浮"；没有隔年的老根药物，要等到植株长成而尚未开花时采摘，则根部已生长充足又还没有衰老，"如今之紫草，未花时采，则根色鲜泽；花过而采，则根色黯恶，此其效也"。同时，又指出用花的药物在花开时采摘，用果实的药物在果实长成时采摘，都不能受限于固定时间进行采摘，因为地气有早晚、天时有变化。为了说明草药须适时采集，沈括还特意考察了植物生长规律、地势、气温、土壤及人工管理等各方面的因素，论证了因时因地采药的道理，可视为植物生理生态学和药材学的论纲。嗣后，明代著名医药学家李时珍的《本草纲目》对中药采集时间的论述则更为详尽。大文学家鲁迅先生曾在他的作品《药》中讥笑当时的名医何廉臣，称其用桑叶必须是经"霜"，用蟋蟀必须是雌雄成对的。当时新文化运动正当方盛之时，包括具有我国特色的中医药文化也被无情摧残，此文还曾收入语文课本之中，其影响可想而知。其实，桑叶经霜后有效成分含量更佳，药用所需成对的中药不止蟋蟀，还有蛤蚧等，也是需要雌雄成对的，这与中医阴阳学说理论相符，而且谁又能论断雌雄同用不具有"阴平阳秘"的作用？中医理论认为"偏阴偏阳为之疾"，选方用药就是以纠偏为目的。

（四）中药的质量在于包装和贮藏

中药材采集加工后，必须及时进行包装、贮藏才能保证其质量和药效。如处理不当，容易造成虫蛀、霉变、走油、变味等现象，不仅会失去药效，而且会产生不良反应。因此，对中药应根据其不同的特点进行分类，予以包装和贮存。

1. 含有淀粉类药材　山药、贝母、泽泻、葛根、大黄、北沙参等中药材多含有淀粉、蛋白质、氨基酸等多种成分，这类药材的保存通常要用双层无毒食用型塑料袋密封，然后放置在石灰缸、罐或坛内贮藏。

2. 含糖分类药材　党参、天冬、知母、玉竹、地黄、黄精、枸杞子等含糖分类药材，易吸潮而糖化发黏，以致遭受真菌感染而发生霉烂变质。因此，这类药材应先进行充分干燥，然后装入双层无毒食用型塑料袋内，放置在密封的缸、瓶、罐、坛内贮藏，也可以将塑料袋密封后放置在冰柜内冷藏。

3. 含有挥发性物质的药材　细辛、白芷、牛膝、木香、月季花、玫瑰花、佛手花等药材多含有挥发油，不宜长期暴露在空气中，否则受温度、湿度、氧化和光感等因素影响，容易引起变色、走气、走油而导致质脆易碎。因此，这类药材宜选用无毒食用型塑料袋包装，袋中放入少量木炭，置于避光、干燥处贮藏；也可置于容器内密封贮藏，以防潮、防干燥走油、防虫蛀霉变。

4. 果实、种子类药材 杏仁、巴豆、芡实、核桃仁、柏子仁、莲子肉等果实、种子类药材多含淀粉、脂肪、糖类、蛋白质等成分，在温度较高的环境下，其油分容易渗出，使药材表面出现油斑污迹，引起变质、腐败和走油。因此，这类药材不宜贮藏在高温场所，更不宜用火烘烤，应置于陶瓷罐、金属盒、玻璃瓶内贮藏。

二、合理配伍在提高疗效中的重要作用

配伍是中医方剂的基础和基本结构单元，方剂是中药复合的配伍，即指由两味或两味以上的中药在中医药理论的指导下，有规律地定向配合而成的复方制剂。

中医自古就认识到许多中药多有偏性，故在临床防治疾病中很少单用，多经配伍而组成方剂，是传统中医治疗疾病的主要手段。为了提高疗效，通过君臣佐使的合理配伍和加工制作，以发挥复方药物之间的相辅相加和相乘作用，或相反、相佐和相克作用，以克服药物偏性而起到增效减毒的效果。历代医家的医疗实践证明中药配伍组成的复方，其有效性及安全性是经得起考验的，故从张仲景的《伤寒杂病论》、晋代葛洪的《肘后备急方》、唐代孙思邈的《备急千金要方》、宋代的《太平惠民和剂局方》，到金元四大家的医著学说、明代李时珍的《本草纲目》以及清代的温病学家王清任的《医林改错》等古籍所留传的名方至今仍沿用不衰，而且疗效卓著。

配伍除了要保证中药的优质和标准的炮制方法外，也应充分重视用药的量－效关系。因配伍而影响量－效关系的一般有以下几种：一是药物单味应用时，用量可较大，但须注意药物本性、用量范围与标准，如人参在抢救垂危患者或抗休克时用量较大，但作为保健养生时则用量宜小。二是单味中药入复方应用时，应按配伍主、辅的规定，药量宜轻，不能过大。如白芍在桂枝汤中，桂枝为主药，白芍为辅，用量不可喧宾夺主，但在小建中汤中，白芍为主，桂枝为辅，则此时的白芍则须反客为主，用量就要大于桂枝；再如厚朴，在小承气汤中为辅，用量少，但在厚朴三物汤中其用量则增加四倍，故辅药剂量宜少宜轻。三是在一首方剂中，有时相对剂量的药性意义比绝对剂量的药性意义更深刻。四是依据方剂的大小或药味的多少选定用量，历代方剂的剂量均有所变化。总之，要因人、因时及因地制宜，老幼体弱不同，病情缓急有别，剂型、剂量也当有所不同。中医临床配伍的重要性在于变通，正所谓："读方三年，便谓天下无病可治；及治病三年，乃知天下无方可用。"中医临床关键在于变化。方剂是"死"的，病情却是千变万化的，只有合理变化的配伍处方，才能治疗不断变化的疾病。"变

化"是中医临床治病的"灵魂"。

当代不少学者认为，中药配伍应与时俱进。总的说来，受西方文化创新研究理念的影响，天然药物化学研究工作目前多注重单味药材的化学成分或者活性成分的研究，很少关注传承了千百年、融合了有效性和安全性、承载了博大精深传统中医药理论的中医复方制剂，对其有效物质基础及作用机理之研究成效并不明显。遗憾的是，这些传承了数千年行之有效、世界独有、博大精深、国人引以为豪的中医药文化和在治病中发挥中心作用的中药复方制剂产品迄今仍然鲜少走出国门、走向世界医药舞台。其原因可能在于中西医双方对药品的理念不同。在西方主流医学的主导下，下列条件则成为定义现代药物的共识：具有清晰的化学组成及明确的结构式，药物的量—效关系清晰，有效剂量明确。然而，即便是比较简单的现代化学药物质量控制问题依然不少，可想而知，现有的传统中药药品将更难达到西方主流医学对"现代药物"的上述要求。所以，我们必须在创新的过程中不断努力，向我国中西医结合药学家、诺贝尔奖得主屠呦呦学习，从中医药古方中发掘出可以造福于人类的有效中药及其合理的中药配伍方剂。这项任务，任重而道远。

三、中药煎煮方法及择时服药与疗效的关系

（一）煎药方法与疗效

中药汤剂是中医临床应用最广泛的一种剂型，具有吸收快，易发挥疗效，便于辨证加减，能较全面、灵活地满足每位患者的需要，或适合于各种病症特殊性要求等优点。因此，历代医家对汤剂的煎法都非常重视。徐灵胎曾在《医学源流论》中指出："煎药之法，最宜深讲，药之效不效，全在乎此。"目前由于部分医药人员对煎法不够重视，加之部分煎药人员未经正规培训以及患者本身对煎药容器、用水、火候、先煎、后下、包煎、烊化等知识的缺乏，使煎药质量并不能保证。如煎药应以陶器、砂器、银器为宜，部分患者由于缺少上述容器，医务人员又无特别嘱咐，患者便擅自改用铁器、铝器等进行煎药，而铁器可与中药中的鞣质、油脂、生物碱、蒽醌类、香豆素及其苷类等化学成分发生反应而影响药效。同时，煎药的时间也因药性的不同而异。

应强调的是，中药为何要有的先煎，有的后下？中药包括植物药、动物药和矿物药，由于药物质量不同，其中有效成分的含量和挥发程度也不同。为了充分煎出药物的有效成分，应对不同品质的药物采取不同的时间煎煮，使各种药物都能发挥其应有

药效。

质地坚硬者需煎煮时间长些，煎煮时间过短很难将有效成分煎出，即味厚者先煎，使其味出而缓行；具有发散作用的药物如果煎煮时间过长，会使药内有效成分被破坏或挥发，故味薄者须后下，使味不竭而先至；凡毒重者要先煎，去其毒而不伤人体。总之，先煎、后下，目的都在于增效减毒。

1. 先煎的药物

（1）矿石类、贝壳类、龟甲类药物：如生石膏、灵磁石、牡蛎、石决明、珍珠母、瓦楞子、海蛤壳、龙骨、龟甲、鳖甲、穿山甲等，可打碎下锅以猛火先煎煮 15 分钟。

（2）有毒药物：如乌头、附子、商陆等具有较大毒性的药物，需先煎 1 ~ 2 小时，达到减少或去除毒性的药用目的。

（3）某些植物类药：如天竺黄、火麻仁、石斛等，需先煎使其有效成分充分溶出。

2. 后下的药物

（1）富含有挥发油药物：这类药物具有芳香气味，有效成分极易挥发，需后下。如薄荷、藿香、木香、豆蔻、砂仁、檀香、沉香、青蒿等，一般在汤剂煎好前 5 ~ 10 分钟入药。

（2）质地疏松的植物药：这类药也不宜久煎，如钩藤、大黄、番泻叶等，需后下。

自改革开放以来，随着人们生活水平的提高，中医就诊患者大大增多，原有的煎煮方法相较落后，已难以满足广大人民群众的需求。目前绝大多数医疗单位已改用机器煎煮中药并袋装分送，虽然能满足患者需求，但也失去了中药传统的煎药特色，且不说先煎后下，不能分类煎药，而且药味窜杂、浓淡不一，难以保证药物的疗效。因此，当务之急，必须及早研究出解决机煎法弊端、提高药物疗效的办法。

对于中药汤剂剂型的改良，日本学者最早将中药制成浓缩颗粒剂推广于临床，并对外销售，现今已规模化和市场化发展，且收获甚丰。自我国江苏省江阴天江药业有限公司首家研制中药饮片成功以来，国内关于中药饮片的改革已开始跨入一个新时期，将来可望能解决煎煮法面临的困境，如能保证中药的疗效和安全性，其前景喜人。

（二）择时服药及其注意事项

不少人对中药的服用方法和禁忌知识可说是一知半解，但中药要发挥全部药效，就必须注意不同方药的药性和服用原则。只有重视服用的规定和注意事项，才能更好地吸收药物中的有效成分。服用中药要讲究方法，不同的中药有不同的服用方法，这样才能发挥出中药各自的效果。

四、守方和患者治疗依从性对疗效的影响

已故名老中医岳美中教授非常注重守方对慢性疾病增效作用的影响，他指出"有方，还须守方"，对慢性疾病不能急于求功，毕其功于一役。岳老这一经验总结得益于虚心请教于一位具有丰富临床经验的基层名老中医，留心老先生治疗慢性疾病的处方，以求博采其奇方秘诀，结果发现老先生对慢性疾病治疗的法宝在于"守方"。老先生说："治疗慢性病，除掉先认识到疾病的本质，再辨证准确，遣方恰当以外，守方要算是第一要着。"同时，他还特别强调："为了应对病人改方的心理性要求，有时还得适当改一改，方中改为 1～2 味功效相同的中药，归根结底，主药不变，辅药可改。"这种"守方"的认识一直都是该名老中医的治病秘诀。已故名医蒲辅周先生，在治疗反复感冒的患者时，经常采用玉屏风散少量、长期服用而取得良好的效果。其实，中医临床往往有"原方有效，再以守之"或"再守原法化裁"或"原方加减"等医用术语，这些显然是"守方"之义，但近年来由于多种因素，这种病案书写方式多已不复存在。

至于患者的依从性，不仅西医强调，中医也同样重视。尤其是治疗慢性疾病，由于有的汤剂口服时口感不易接受，长服尤难，所以患者的依从性较差。当然，有些较难治疗的慢性疾病或肿瘤疾病，中药复方只要有效，患者的依从性还是比较好的。今后我们应该努力创新，寻求中药汤剂的最佳口感，并研发可供长期服用的剂型，提高患者的依从性。

（王会仍、蔡宛如）

当前，全世界存在着两大类医药学模式，一个是公认为主流派医药学的现代医学，即所谓的西方医学；一个是非主流派经验医药学的传统医学。在传统医学中，我国的中医药学独占鳌头。其历史悠久，名家辈出，具备系统的科学理论体系，完整的药学体系和众多有效中药及其组成的复方，且疗效显著，与现代医学具有互补作用，因而越来越受到当代医药学界的关注。

第一节　中医药需要继承和创新

一、继承不泥古

中医药的继承或传承，首要需精通中医药理论，熟悉和掌握中医药历代以来经典著作的重要论述，善于将中医辨证论治理论与临床实践相结合。回顾中医药几千年的发展历史，自《黄帝内经》构建了中医药理论体系框架以来，其包括了阴阳学说、五行学说与精气学说的核心观念与象思维模式一直呈现"传承"的态势，并由这种形式为后世运用提供了良好的范式。历代各家学术理论、流派及学说都是在此基础上的延伸，但并非完全泥古，才使得中医学在继承或传承中更上一层楼。中医药学一方面在继承前贤理念的同时，一方面又不泥古。

例如元代医家朱丹溪就提出了"操古方以治今病，其势不能以尽合"的观点，他在实践中认识到当时通行的宋代著作《太平惠民和剂局方》之不足。为了弥补其缺陷，解决临床实践中的疑难问题，他"渡浙河，走吴中，出宛陵，抵南徐，达建业"，寻访名师，进而将刘完素、张从正、李东垣等医家的医理加以运用和完善，博采众长，宗古而不泥古，创立新说，提出"阴常不足，阳常有余""攻击宜详审，固本正气须保护"等学术观点，对后世产生重要影响，开创了治疗内伤杂病的新局面，与刘完素、张从正、李东垣并列为金元四大家。

明代的李时珍同样因质疑古代医药书中存在的谬误而发奋图强，毕一生精力，亲历实践，广收博取，对本草学进行全面的整理总结，撰写出《本草纲目》这一闻名于世的药物学巨著，对人类的健康和生存做出了卓越的贡献。

清代的名医王清任因有感于"医道无全人"的重要原因在于不明脏腑。他认为因"前人创著医书，脏腑错误；后人遵行立论，病本先失"，从而导致"病情与脏腑不符"。为追求真理，在当时他能甘冒天下之大不韪，突破封建礼教的束缚，亲临坟场、刑场翻查遗骸，细心求证，修改医学经典名著《黄帝内经》中关于人体解剖的自相矛盾之处，重新绘制人体解剖图谱 25 幅，总结 60 种气虚证、50 种血虚证、33 个治瘀方，历时 40 年，撰写《医林改错》一书，使之刊行于世，从而形成了活血化瘀法临床应用的完整体系。

二、创新不离宗

我国中医药学源远流长，虽然有不少精华，但也并非完美无缺。早在 20 世纪 50 年代，毛泽东主席就精辟地指出，中医药学是一个伟大的宝库，必须努力挖掘，加以提高，吸其精华，弃其糟粕。当代中医及中西医结合学界的精英们，都在历代的医典中积极汲取古代医家的经验和智慧，成绩喜人。

最值得人们称赞的是，多年来以不屈不挠的精神一直从事于中医药研究的著名科学家屠呦呦。她从中医药的宝库中寻找创新的源泉，从浩瀚的古代医书中汲取创新灵感，先后共参阅了 2000 多个中草药方。终如所愿，她从西晋葛洪《肘后备急方》治疟的处方中找到了灵感："青蒿一握，以水二升渍，绞取汁，尽服之。"同时，借助于先进的现代科学技术，她和她的研究团队成功地从青蒿中提取出青蒿素，并经动物实验证明青蒿素对疟原虫的抑制率达 100%，这是历经 190 次失败之后才获得的成果。最终制成的抗疟新药将使全球的千百万疟疾患者受益。四十年后，屠呦呦成功问鼎诺贝尔生理医学奖。

其实，在浩如烟海的中药古籍中，不乏类似的方药。如最早见于 900 年前《太平惠民和剂局方》用于救急的苏合香丸，是芳香温通法的代表方剂，为历代岐黄圣手治疗"卒心痛"首选的良药，该方剂在当时就已名震四方。后来众多的研究者发现该方具有缓解心绞痛的效果。复旦大学附属华山医院的终身教授戴瑞鸿于20世纪70年代与其同道们一起，运用现代药理研究方法，对其成分逐一进行筛选，去芜存菁，保留了原方中心血管活性成分，去除了药效不明显或有害成分后最终确定七味中药，并采用独特的微粒丸技术创制并命名为"麝香保心丸"。经反复的实验和临床验证，该丸药对治疗冠心病和心肌梗死有较好疗效，其创新科技已走在世界前沿，以麝香保心丸为代表的中药复方正受到世界的广泛关注。近期由天士力创制的复方丹参滴丸已成为第一例获得美国食品药品监督管理局认证的中药复方制剂。由此可见，创新不离宗是今后新药的努力方向和成功要诀。

三、古为今用，大力发掘未经关注的中医药学遗产

在未开发的中医药学中，特别值得一提的是古代房中养生术。可以认为，中国古代房中养生术是世界上对性知识及性科学开创最早的国家。该养生术历史悠久，几千年来代代相沿，衍生出千门百派，留下的文献积淀，系统而科学，丰富而精彩，与中医药学一样，是中华民族对全人类做出的重大贡献。

中国养生学的祖师爷是春秋时代思想家老子，房中养生学的理论就是由老子所开创。《老子》中指出，人能够深藏元精，生命就不会死亡。这个深藏元精的地方就称玄牝（男女生殖器官）。而且他还提出房中养生要"节欲保精"的精辟理论。精是人体生命的基础，精气充盈，生命力就旺盛，精衰生命就会死亡。从汉代开始，房中养生术的推广与道教有着特殊的渊源。道教是中国汉民族固有的宗教，东汉顺帝汉安元年（142）由张道陵所倡导，他在中国古代历史的道教和房中养生术方面都占有极为重要的地位。他不但是道教的传播者，也是房中养生术专家。张道陵给群众治病皆采取《玄女经》《素女经》，并有所成。其子张衡继续传道，孙子张鲁更了不起，在汉中建立起政教合一的政权有30年之久。史书所称的"三张"即指他们祖孙三人。汉、魏之时，房中养生术的流行达到高潮。晋代著名道士葛洪，是房中养生术的大理论家之一；南朝的陶弘景对后世影响也很大；至唐代的孙思邈也是一位房中养生术大师，所著的《备急千金要方》中有不少关于房中养生术的重要理论。由于历代帝王独尊儒家，房中养生术为儒家所谓的"礼"所不容，从此蒙上神秘面纱而逐渐衰落。

随着中医药学的发展，男科也随之兴起。男科许多疾病，特别是男性不育症及性功能障碍等，越来越需要寻找有效的中医药。自古以来曾被贬为失"礼"的房中养生

术才重新被一些中医药学者所关注，已有学者开始从事于实验和临床研究，努力发掘这一中医药宝贵遗产，并加以发扬光大，使之为全人类的健康做出贡献。

第二节　中医药走向国际化是时代的使命

不久前，我国颁布的《中国的中医药》白皮书及最近公布的《中华人民共和国中医药法》令人欢欣鼓舞，这为中医药传统文化走向国际提供了重要保障。

一、必须力争中医药国际"话语权"

我国是中医药的原创国，资源最多，方药也最多，历代医家创新出众，临床经验极其丰富，并具有现代化的科研水平，是当今世界不争的事实。目前，国际上各种思想交融、交锋频繁。西方科技独霸的现象以及科学主义的干扰，使我国居于领先地位的中医药文化，或被争夺，或被削弱，或被否定，使其在国际医药领域中处于弱势地位。鉴于这种不利的处境，我们必须争取中医药在国际上的话语权，这是中医药走向国际的重要工作。

争取国际话语权，第一要有实力，在这种实力包括经济实力，我国是当今世界第二经济大国，经济实力的增强是力争话语权的主要后盾；第二要有队伍，即要有当代有为的新型人才，他们不仅要具备深厚的中医药理论和丰富的临床经验，且应熟悉现代医药知识，因此必须培养综合型且创新型人才，以多学科研究方法为手段，以临床实践为重点，以实验研究为基础，以理论提升、新药研发为始终，以建立标准、形成方案作为价值体现，以培养人才作为核心任务，以提高临床疗效作为最高目标，开路架桥，使之成为切实可行的途径；第三要有平台，要设计好话语权的议题，把握好话语权导向，贴近话语权对象，其中新闻媒介是宣传先锋，应将国内中医药的优势和成就，有组织、有计划地由专门机构来落实和推广。

构建中医药国际化体系，应加强制定符合中医药特色的中医药标准、中医药从业人员资格认证审查标准、符合国际要求的标准，此事极为重要，不可等闲视之。

中国中医药产业正在大步走向世界，我们必须趁势而上。中药或中成药长期以来只能作为食品添加剂或保健品在西方国家杂货店出售，还没有一例中成药产品以处方身份出口到欧美等主流医药市场。近日，天士力自主研发的中成药复方丹参滴丸，完成了美国食品和药品监督管理局（FDA）三期临床试验，成为全球首例完成该试验的复方中药制剂，标志着中医药国际化取得了一次重大突破。万事开头难，只要按国际标准要求自己，一定会使中医药走向国际，为中华民族独具优势和特色的传统文化而争光！

争取中医药在西方药品标准体系下的话语权迄今为止一直是中国中医药界努力的方向。天士力在发展的过程中，总结和确立了现代中医药国际化"三步走"战略：走出去、走进去、走上去。"走出去"，即中医药走出国门，通过多元化模式进入国际市场；"走进去"指进入发达国家主流医药市场注册和研究体系，成为国际化药物；"走上去"是指走上高端，打造国际品牌，使中医药成为国际临床一线用药，被医保机构接纳，进入医疗保险用药体系。"走上去"的过程也是现代中医药全产业链优化升级的过程，包括中医药材产业全面创新、种植、加工、仓储、物流、质检等环节，从传统的松散粗放、集贸市场式的发展模式转变为规范化、标准化、数字化模式。只有这样，才具备有争取国际话语权意愿实现的可能。

二、讲疗效，创品牌，认定中医药国际化发展的方向

古往今来，任何一门学科都存在与其他学科相互渗透的问题。这种相互渗透、相互取长补短，常常是淘汰旧观点，形成、整合及创立新理论的过程。不论是西医或中医，都应与时俱进，顺势而为，随着科技的发展，适应时代的需要而不断求新，才能有前进的动力。因此，其实质必然是一场激烈的学术竞争。从长远来看，中医药国际化所面临的，就是这样一种求发展的竞争场面。对中药医界而言，能否从中医药国际化中汲取教益，了解别人，认识自己，定位自己，从而认定中医药自身的战略发展方向，将是一个关系到中医药前途的重要问题。

从鸦片战争起到新文化运动，由于西学东渐，一枝独秀的中医药文化从此备受折磨，难以为继。新中国成立之后，中医药得以重生，并不断得到发展。毛泽东主席最早就指出中医药发展的道路，并认为中国对世界贡献最大的就是中医和烹饪。最近以来，政府对中医药非常肯定和重视，并继而颁布国家中医药法，使得中医药的传承和创新大有希望，国际化的步伐也将越来越快。

在几千年的历史进程中，由于拥有与西医所不同的文化和哲学思维，中医学具备了特有的模式。由此因思维不同所产生的特有模式，不单单存在于中医学，就字、画、乐曲等方面也同样如此。应予指出的是，以实验医学为主流的现代医学，从显微镜发

明之日起，就占有微观优势。但微观论并非完美无缺，其诊断和治疗往往也随当代科学技术的进展而进展，由于过于拘泥于分子、基因与疾病之间的关系，有时也不免有所受限；中医药则着眼于宏观调控，提倡"天人合一""形神合一"，强调多因素的相互关联，更多地采用经验积累和传承、类比推理，通过中药方剂多种有效组分对机体多系统、多途径、多靶点地综合调节，以达到祛病养生的目的。中医药在汲取前人经验的基础上加以发掘，去芜存菁，近年来获得了长足的发展，不但发挥着着互补西医的作用，而且具有比肩主流现代医学的发展趋势。因此，中医药在国际化的过程中，应知己知彼，取彼之长补己之短，以己之长补彼之短。

20世纪末，当时法国总统密特朗曾邀请75位诺贝尔奖得主，以"二十一世纪的挑战和希望"为主题，在巴黎召开会议，并于会后发布《巴黎宣言》，其中指出："好的医生应该是使人不生病，而不是仅能把病治好的医生"，同时也指出，"医学不仅是关于疾病的科学，更应该是关于健康的科学"。这一观点其实我国唐代著名医家孙思邈早已提出，他在总结古代名医扁鹊的诊治经验和《黄帝内经》时就已提到："夫圣人不治已病治未病，不治已乱治未乱……夫病已成而后药之，乱以成而后治之，譬犹渴而穿井，斗而铸锥，不亦晚乎。"该理论判断上医、中医、下医的标准即第一是上医治国，第二是中医治人，最后是下医治病。下等的医生仅仅治病，中等的医生不但治病还治人，上等高明的医生不但治病、治人还治国、治理社会，并认为上医治未病之病，中医治欲病之病，下医治已病之病。由此看来，我国前贤在很早之前就提出关于养生保健的杰出论述，不能不令人叹服。因此，我们应继承前人未病先防、既病防变的"治未病"理论，加以整理和研究从而发挥中医药的优势，把中医生物—气象—心理—社会诸因素联系在一起，从而推进生物—心理—社会医学模式的转型之路。

中西医学虽然在思维上存在差异，但研究和服务对象是一致的。两种医学都是研究人体的生命、健康、疾病问题，虽然中医药学着重宏观，现代医学着重微观，但始终都是殊途同归。所以，目前仍然需要两者走近或结合，采取病证结合，药治从优，求同存异的方法，以提高临床疗效为目的。因此，中医药的科学性强求以现代医药学理论解释是不现实的，历代存世的中药方剂都是经过前人的临床实践而获得的宝贵经验，疗效是中医药最好的证明。中医药绝大多数都是以复方形式应用于临床，它的作用机理是在中医辨证论治理论指导下进行的，即使是单药，其有效成分的提取也相当复杂，往往一药有多种成分，所以不能像西药有效成分一样以化学结构式进行判断。近几年国内学者借助日本学者提出的血清药理学方法研究复方制剂并取得了一些进展。

该法是将复方制剂向动物灌胃给药后分离其血清进行体外药理活性研究，但收集足够量的含药血清，从中分离鉴定药物的化学成分，并非易事。

除了疗效之外，中医药的安全性也是国内外医学界非常关注的问题。例如以前国外对含马兜铃酸成分的一些中药导致肾毒性以致泌尿系统肿瘤事件的报道，还有因复方中危害人体的重金属超标等，都令人闻之生畏。所有这些问题经常会影响中医药走向国际化，应尽快研究加以解决。

机不可失，时不我待。目前不少国家对我国中医药的热情正在升温，国外不少主流医学杂志相继发表了一些中医药研究的学术文章；中医药企业的国际合作形式渐呈多样化。最近，中国中医科学院等单位与美国北卡罗来纳州立大学教堂分校医学院签订了《共建国家中医药创新研究平台合作意见书》，旨在建立一个创新合作的研究平台，融合临床医学、教育、培训、研究与相关产业的发展，其内容包括共同全面推进中医药产业发展，共同全方位提升中西医结合药物学水平，共同促进药学学科国际资源深度合作以及培养在中医药人力资源和临床方面的领导力。这是对我国中医药能否成功国际化的重要举措。我国中西医学界的学者们应该努力互助，务必排除互相蔑视的离心力。日本汉家、韩国东医学家在提倡其学术中，从未有其他学科学者的质疑和干扰，他们积极创新，参与学术交流，出口规模和经济收益却比原创中医药的我国更处于领先地位。日本汉药企业，近几年来以经方为主，创制出不少成药制剂，并作为可供旅游携带的药品，甚至常由我国出游日本的游客买入。他山之石，可以攻玉，医药科学是无国界的，学习别国的长处有益而无害。据相关报道，我国已有多种中医药正在美国 FDA 的审批中，如果能将中医药制剂打入国际市场，我们就有望在国际医学平台上大展拳脚。特别是在抗病毒感染方面，由吴以岭教授亲自建立的以岭药业集团所创制的莲花清瘟胶囊正被选用于抗禽流感病毒的实验与临床研究。

中医药国际化的形成和发展，是历史的必然选择。中、西方在医学领域中的互相渗透和竞争，必将导致整个医学理论和实践的重大变革。当今的中医药企业应重视创新，创研核心技术和增强自主知识产权。若不具有自主创新能力，就把握不了未来发展的主权。只有不断创新开发出疗效良好和安全性较好的新药，增强自主开发创新能力，掌握自主产权，提高企业的竞争力和抗风险能力，才能在国际上立足和发展。

其实，中医药本身早就在国际上与日本等国思维相近的汉方互有竞争。据资料透露，1895 年一个叫森下博文的日本军人，从台湾地区的民间学得用砂仁等中药制成清凉解暑方的本领后回到日本将之改进，制成仁丹，其组成为甘草、桂皮、茴香、生姜、丁香、益智仁、砂仁、木香、薄荷等中药成分，再加以芳香精油，制成小红丸，名为仁丹。由于其服用方便，且有一定疗效，1905年仁丹在日本成为畅销药和家庭备用药，开始向我国出口，一时颇为红火。嗣后，有个出身中医世家名叫黄楚九的青年人，从浙江余姚随家人到沪，也从中医古方"诸葛行军散"中取经，并参考家传秘方，反复研究而制成独此一家的国药，此方除有清暑解毒、和中止呕外，还有芳香开窍、健脾开胃的功效，其组成为薄荷脑、冰片、丁香、砂仁、麝香、桔梗、樟脑、小茴香等中药，制成红色小药丸，取名人丹，寓意为以人为本，并创立一家名为龙虎的公司，商标也用龙虎命名。人丹组方更为合理，完全国货，经销价格比仁丹便宜。人丹销售更为火爆，大有取代仁丹之势。当时仁丹药家，曾与人丹商家对簿公堂，人丹以胜诉告终，从此人丹销量经久不衰。由此可见，走向国际化，中医药必须面对竞争，只有更好地证明疗效和用药安全性，才能立足于国际市场。我国历代有很多著名方剂，如苏合香丸一药，几经研究，减毒增效，终于创制成用于治疗心血管疾病并具有显著疗效的中成药。而类似于芳香开窍的中成药并不少见，如一药难求、用于昏迷救急的安宫牛黄丸，若有一天能通过研究做到增效减毒，也许能使其获得突破性进展。因此，我们必须积极研究中医药，在加以提高的同时，也应认真分析和研究有关中医药国际化的种种问题，这无疑对于我们制定正确的中医战略发展方向大有裨益。

（王会仍、骆仙芳）

下篇　各论

解表剂是指以发散表邪、解除表证为主要作用的组方。中医临床用于治疗外感风寒或风热所致的表证。所谓"表证",是指外邪侵犯人体肌肤而引起的症候群,相当于现代医学的感冒、支气管炎、上呼吸道感染和一些传染病初期症状。

根据解表剂药物组成和功能主治的不同,一般将之分为辛温、辛凉、扶正三大类。解表药在性能和药理作用上具有共同特点:

1. 从性味而言,解表药除桑叶、菊花、蝉蜕外,大多数有辛味,不论是从含有挥发性成分的气味,还是从中医应用其发散功能来看都是辛散之品,且大多数有刺激局部兴奋或扩张血管的作用,所以有发汗、解热、镇痛、利尿、健胃、杀菌、祛痰等效果。由于这些药物在常温下极易挥发,加温煎熬更易损失,故解表药不宜久煎,以避免有效成分的耗损,至于扶正解表剂又须区别对待。

2. 从归经而言,解表药物的归经大多数入肺经。归经就是药物对于人体的选择性作用。这一理论,是以藏象、经络理论为基础的。解表药大多数入肺经,提示解表药能选择性地作用于肺经。中医学说中的"肺",主要是控制全身的气化功能,并且通过气化作用对人体其他脏腑诸多器官进行调整和治节,通过"肺朝百脉"将营卫之气运送至全身所需之处。卫气行于脉外,营气行于脉中,从而外营四肢百骸,内养肺腑,并能通调水道,下输膀胱而起到排废解毒的功效。此外,解表药多与清热药和止咳化痰药合用。一般来说,解表药禁用于"里证",不论"里虚"或"里实"均应慎用或禁用。总之,应强调中医"辨证施治"的原则。

第一节　辛温解表

麻黄汤 《伤寒论》

【组成】生麻黄 9 克，炙桂枝 15 克，杏仁 10 克，炙甘草 6 克。

【用法】水煎，每日 1 剂，分 2 次服用。

【功效】发汗解表，宣肺平喘。

【适应证】外感风寒表实证。表现为恶寒发热，头痛身疼，无汗而喘，舌苔薄白，脉浮紧。

【方解】本方用于外感风寒，卫阳被遏，营阴郁滞，肺气失宣之证，是太阳伤寒证的主方，亦是发汗散寒、解表逐邪之峻剂。本方以麻黄为君，味辛微苦、性温，主入肺经，善于宣肺气、开腠理、通卫气，有发汗解表、宣肺平喘的功效。桂枝味辛甘、性温，能解肌发汗、温通经脉。麻黄能解卫气之郁而发汗，以透营达卫的桂枝为臣药，两者相须为用，既能增强发汗散寒解表之力，又能除头身疼痛。杏仁为佐药，味苦性微温，为治咳喘要药。麻黄与杏仁，一味宣壅遏之肺气，一味降上逆之肺气，宣降结合，加强宣肺平喘之力。使药炙甘草起调和诸药之功，既缓解麻黄、桂枝相合之峻烈药性，使汗出不致过猛而耗伤正气，又调和麻黄、杏仁的宣降之力。四药配伍，解表散寒，畅通营卫，宣降肺气，诸症可除。

麻黄是一味作用广泛、疗效确切的中药，对其药理作用及临床应用归纳如下。麻黄为麻黄科植物草麻黄的干燥草质茎，性温、味辛微苦，具有发汗解表、宣肺平喘、利水消肿等功效。其有效成分主要为多种生物碱和少量挥发油及鞣质，生物碱中主要为左旋麻黄碱；其次为伪麻黄碱以及微量的 L–N– 甲基麻黄碱、去甲基麻黄碱、去甲基伪麻黄碱和麻黄次碱。经过几千年来的临床实践，发现此药有发汗作用，其有效成分为挥发油，这可能与中枢作用有关。这种作用可能是阻碍了汗腺导管对钠的重吸收而导致汗腺分泌增加，实验证明它可使动物血管通透性降低而呈抗炎作用，有助解热，其挥发油也有明显的抗流感病毒的良好作用。现代药理研究还发现麻黄具有拟肾上腺素作用及抗过敏作用，其机理是：①麻黄碱能促进神经和肾上腺髓质嗜铬细胞释放去甲肾上腺素和肾上腺素，从而间接发挥拟肾上腺素作用；②麻黄碱的结构与肾上腺素的化学结构类似，可直接与 α – 受体、β – 受体结合，使其兴奋，直接发挥拟肾上腺素作用；③抗过敏作用，其提取物或乙醇提取物能抑制过敏介质的释放，但对组胺等介质无对抗作用；④平喘作用，麻黄碱能促进去甲肾上腺素和肾上腺素的释放，间接发挥肾上腺素作用，并可直接兴奋 α – 受体、β – 受体，松弛支气管平滑肌，阻止过敏介质的释放以达到平喘的效果；⑤升压作用，其作用是通过产生拟肾上腺素促进 α – 受体兴奋，使皮肤、黏膜及内脏血管收缩，血流阻力增大；当 β – 受体兴奋时，心跳加速，收缩力加强，输出量增加，冠状血管、骨骼肌血管扩张，从而导致血压升高，其特点为缓慢、温和而持久。麻黄单味药若大剂量使用，可使排尿次数减少，甚至能产生尿潴留，有报道称其可用于儿童遗尿症。实验研究与临床实践证明，较大剂量的麻黄可兴奋大脑皮层和皮层下中枢，引起失眠、神经过敏、不安、震颤等症状，且在小儿身上尤易见之。桂枝能促进人体对麻黄碱和伪麻黄碱的吸收利用，提高药效以增强发汗之力，还可加快伪麻黄碱的吸收，减少它们在体内的蓄积，降低麻黄的不良反应，故两药常相须为用。

江苏名中医黄煌在研究《伤寒论》时发现：张仲景对麻黄的用量分多个阶段。六两麻黄用于水肿、无汗；三四两用于咳喘、无汗、身痛；二两麻黄常与附子、细辛配伍治疗少阴寒证；半两或一两则用于湿痒疮。此剂量比例可作为临床参考使用，但需注意的是，早年临床报道，麻黄 30 ～ 45 克可引起中毒，而近期《药典》标准则提出用量不可超过 10 克，故用量当慎重。

临床使用时，若头痛严重者，可加藁本、细辛等散寒止痛；鼻塞声重者，可加辛夷、白芷宣通鼻窍；咽喉肿痛者，可加桔梗清利咽喉；喘促明显者，可加厚朴降气平喘。

多数医家认为，本方为发汗峻剂，不可过服，"投之恰当，一战成功，不当则不戢而召祸"。且"汗血同源"，《伤寒论》对"衄家""亡血家""疮家""淋家"及外感表虚自汗者，其人虽有表寒证，亦要禁用，以免伤津亡阳。临床上，麻黄作为解表发汗药应用有限，而其平喘的应用却更为广泛，常用于缓慢性心律失常或周围血管病，如阳和汤、小续命汤等。

历代对桂枝在麻黄汤中的作用是发汗解表还是止汗治虚，一直颇有争议。如从麻黄而言，似可能是制约麻黄的过汗作用，也可有助麻黄通阳利水之功。这应该是使用桂枝较为合理的解疑。

【临床应用】现代药理研究认为，本方具有解热、发汗、抗炎、抗病毒、镇咳、祛痰、抗过敏、免疫调节、减充、抗高血糖、促进中枢神经递质释放、促进腺体分泌及抗癌细胞转移等多种作用，临床常用于感冒、流行性感冒、急性支气管炎、支气管哮喘、咳嗽变异性哮喘、风湿病、慢性肾衰竭、缓慢性心律失常、肝硬化腹水、产后尿潴留、小儿外感高热、小儿遗尿症、荨麻疹、过敏性鼻炎等多种疾病，属风寒表实证的治疗。

桂枝汤《伤寒论》

【组成】炙桂枝 10 克，白芍 10 克，生姜 10 克，大枣 15 克，炙甘草 6 克。

【用法】水煎，每日 1 剂，分 2 次服用。

【功效】解肌发表，调和营卫。

【适应证】外感风寒表虚证。表现为头痛发热，汗出恶风，鼻鸣干呕，苔白不渴，脉浮缓或浮弱。也可用治内伤杂病。

【方解】本方用于风邪伤表，卫气不固，营阴外泄，卫强营弱，营卫失和之证，"乃滋阴和阳，调和营卫，解肌发汗之总方"。桂枝为本方之君药，味辛甘、性温，有发汗解肌、通阳扶卫之功效，能解卫分之邪。芍药为臣药，味苦酸、性微寒，能敛阴止汗、滋阴和营。桂枝、芍药相须为用，一发汗，一止汗，相反相成，解表和里，调和营卫。生姜为佐药，味辛性微温，与桂枝相合，能增强发散风寒而解肌之功效。大枣同为佐药，味甘、性温，能佐芍药补津液而养营阴。炙甘草为佐药，能与桂枝、生姜辛甘化阳而助卫气，又能与芍药、大枣酸甘化阴以滋营阴；同时炙甘草也为使药，能调和诸药。五药配伍，君臣佐使，各司其职，解肌祛风，调和营卫，发汗止汗，发中有补，散中有收，阴阳并调。本方不仅解表，而且有通阳利水、调和营卫、温通心阳、温中散寒、舒筋活血等多种功效。本方药用历史悠久，配伍严谨，疗效显著，故沿用至今未衰。不少医家亦指出，应重视在服用桂枝汤方后"糜粥自养"的服法，以补胃气，助汗源。

现代药理研究表明，桂枝所含的桂枝油能扩张血管，促进血液循环，从而发汗散热；同时桂枝醛又能解热降温；桂枝醇提取物还对金黄色葡萄球菌、肺炎球菌、伤寒杆菌、霍乱弧菌、流感病毒等均有抑制作用。白芍煎剂在体外抗菌作用强、抗菌谱广，对变形杆菌、百日咳杆菌、乙型副伤寒杆菌、幽门螺杆菌等有抑制作用，所含白芍总苷有直接抗病毒作用；白芍苷亦有较弱的解热效果。总而言之，桂枝汤具有良好的抗炎、抗过敏、镇痛作用，还能影响心血管功能，增强心肌血流量，直接兴奋心脏，增强心肌功能，减轻心脏前后负压。另外，桂枝汤还能改善胃肠功能，能有效抑制幽门螺杆菌、幽门弯曲菌，促进胃肠黏膜局部血液循环，且对汗腺分泌、体温、血压、肠蠕动功能等均具有双向调节作用。

本方是《伤寒论》中出现频率最高的方剂，根据原书记载，本方可应用于：①太阳中风表证；②太阴病，兼有表证未解者；③自汗，属于营卫不和证者；④伤寒病发汗后，复有烦躁且脉浮之证；⑤脾肾阳虚，运用温里法后，表邪未解者；⑥妇人妊娠期呕吐；⑦产后中于风邪之证。

医家常有"桂枝汤加减治万病"的说法，足以说明桂枝汤化裁之灵活。在《伤寒论》和《金匮要略》中，有非常完备的关于本方加减化裁的论述，例如："太阳病，下之微喘"，用桂枝加厚朴杏子汤，临床试验证明对于治疗感冒后咳嗽、咳嗽变异性哮喘、风心病左心功能衰竭等疾病均有显著疗效；"太阳病项背强，汗出恶风"，用桂枝加葛根汤，现代常用于治疗颈肩疾病、药物性皮疹、药物性肝损伤、面神经麻痹以及糖尿病周围神经病变等疾病；"太阳病，发汗，遂漏不止，恶风，小便难，四肢微急，难以屈伸"，用桂枝附子汤以治疗表邪未尽，阳气不固之证，在临床上可用于治疗更年期综合征、带下病、遗尿、鼻后滴流等疾病；"太阳病下之后，脉促胸闷者"，用桂枝去芍药汤，常用于治疗胃下垂、腹胀、胁痛等病。桂枝去芍药加附子汤，临床可用于治疗心律不齐属心阳虚证者，桂枝汤加芍药加饴糖即小建中汤能温中和胃补虚，临床证实能治疗慢性胃炎。

桂枝汤的加减运用，体现于张仲景的"辨证论治"伤寒和各类内伤杂病的思路和方法，故又称桂枝汤为"群方之祖"。上述方剂也是治疗营卫不和、阳气虚弱所引的不同病症的基本方，此即《伤寒论》所云"知犯何逆，随证治之"之义也，也使得辨证论治成为了中医治疗疾病的基本方法。

【临床应用】现代研究表明，桂枝汤具有抗菌、抗病毒、抗过敏、降低血糖、纠正高脂血症脂质代谢紊乱、改善胃肠黏膜缺血和缺氧状态等作用，临床还广泛应用于感冒、发热、产后或病后低热、产后汗证、心律失常、萎缩性胃炎、支气管哮喘、慢性肾衰竭、更年期综合征、植物神经功能紊乱、甲状腺功能亢进、梅尼埃病、慢性疲劳综合征、子宫肌瘤、颈椎病、肩颈疼痛、腰部急性扭伤、肋间神经痛、风湿性关节炎、类风湿关节炎、面神经麻痹、妊娠恶阻、小儿厌食症、小儿遗尿症、荨麻疹、消化不良、雷诺病、冻疮、荨麻疹、过敏性鼻炎等多种疾病。本方能明显抑制胰腺炎相关蛋白（PAP mRNA）的表达，故对慢性胰腺炎有显著的防治效果。

九味羌活汤 《此事知难》

【组成】羌活9克，防风9克，苍术9克，细辛3克，川芎6克，白芷6克，生地黄 6 克，黄芩 6 克，甘草 6 克。

【用法】水煎，每日 1 剂，分 2 次服用。

【功效】发汗祛湿，兼清里热。

【适应证】外感风寒湿邪，内有蕴热证。表现为恶寒发热，无汗，头痛项强，肢体酸楚疼痛，口苦微渴，舌苔白或微黄，脉浮。

【方解】本方证由外感风寒湿邪，兼内有蕴热所致。风寒湿邪侵犯肌表，郁遏卫阳，闭塞腠理，阻滞经络，气血运行不畅，故恶寒发热、肌表无汗、头痛项强、肢体酸楚疼痛；里有蕴热，故口苦微渴；苔白或微黄，脉浮是表证兼里热之佐证。治当发散风寒湿邪为主，兼清里热为辅。方中羌活辛苦性温，散表寒，祛风湿，利关节，止痹痛，为治太阳风寒湿邪在表之要药。防风辛甘性温，为风药中之润剂，祛风除湿，散寒止痛；苍术辛苦而温，功可发汗祛湿，为祛太阴寒湿的主要药物。两药相合，协助羌活祛风散寒，除湿止痛。细辛、白芷、川芎祛风散寒，宣痹止痛，其中细辛善治少阴头痛、白芷擅解阳明头痛、川芎长于止少阳厥阴头痛，此三味与羌活、苍术合用，为本方"分经论治"的基本结构。生地黄、黄芩清泄里热，并防诸辛温燥烈之品伤津。甘草调和诸药。九味配伍，既能统治风寒湿邪，又能兼顾协调表里，共成发汗祛湿，兼清里热之剂。正如《顾松园医镜》所说："以升散诸药而臣以寒凉，则升者不峻；以寒凉之药而君以升散，则寒者不滞。"

【临床应用】现代药理研究表明，本方具有解热镇痛及镇静作用，给药 2 小时后就能见效；此外，还有抗炎、抑菌及提高机体免疫的功能，且能够明显促进抗体生成，加速机体对内毒素的清除。因其配伍特点，不但能解利伤寒，还对诸多杂病均有疗效，临床常用于治疗感冒、急性肌炎、风湿性关节炎、头痛、偏头痛、溃疡性结肠炎、面神经炎所致面瘫、三叉神经痛、颈椎病、腰肌劳损、带状疱疹后神经痛、疖肿、中耳炎、慢性鼻炎、硬皮病、白癜风、牙痛、过敏性鼻炎、荨麻疹、肩周炎等多种疾病。

葛根汤 《伤寒论》

【组成】葛根 15 克，炙麻黄 12 克，炙桂枝 12 克，白芍 12 克，生姜 12 克，大枣 15 克，炙甘草 6 克。

【用法】水煎，每日 1 剂，分 2 次服用。

【功效】发汗解表，升津舒筋。

【适应证】风寒之邪束表，太阳经输不利，发热头痛，无汗恶风，项背强痛，舌淡红，苔薄白，脉浮而紧。

【方解】葛根汤方由桂枝汤减少桂、芍用量，加葛根、麻黄而成。方中葛根为主药，升津液，舒筋脉；桂枝汤减少桂、芍而加麻黄者，一则解肌发表，调和营卫，再则欲发汗解表，以治恶风无汗之表实。《医宗金鉴》云："太阳主后，前合阳明；阳明主前，后合太阳。今邪壅于二经之中，故有几几拘强之貌也。太阳之强，不过颈项强；此痉之强，则不能俯仰，项连胸背而俱强，故曰项背强几几也。无汗恶风，实邪也，宜葛根汤发之，即桂枝汤加麻黄、葛根，两解太阳、阳明之邪也。"本方能发汗生津，且方中白芍、生姜、大枣均健胃补津液，以助汗源，故无麻黄汤过汗之虞。所以在现代很多情况下，葛根汤甚至可以代替麻黄汤，作为治疗外感风寒表实证的基础方广泛运用，一般都能取得立竿见影的疗效。

同时，现代医家尤其注重葛根汤条文中"项背强几几"的描述，由此认为葛根汤可以治疗颈椎病、肩颈综合征等以项背部痹痛、酸麻为主要表现的疾病。许多临床报道也表示，本方对消除神经根炎性水肿、缓解肌肉痉挛、增强肌肉张力、改善小关节功能确实有明显的作用。

葛根一味，乃本方精华之所在。中医认为葛根具有解肌退热、疏散透疹、生津止渴、升阳止泻等功效。在张仲景的《伤寒论》一书中，葛根主要用于治"痉"病或表现有"瘛疭"危症者；在《素问病机气宜保命集》中的葛根续命汤，即"小续汤"加葛根、桂枝、黄芩，能治疗中风；此外，葛根还可用于腹泻和痢疾，是中医治疗急性腹泻的经典药物。葛根近年来备受关注，被广泛应用于防治心脑血管疾病。现代研究表明，葛根中所含的黄酮类物质能增加脑及冠状动脉的血流量，对预防心肌缺血有显著的效果；现代技术所提取的葛根有效成分即葛根素已普遍用于脑供血不足或脑梗死的治疗。另外，葛根还有抗心律失常、抑制血小板聚集、降血压、降血糖、解热镇痛、抗炎、松弛胃肠道平滑肌等作用，临床上常用于治疗心律失常、高血压、糖尿病、耳源性突发性耳聋、感冒、流感、麻疹、带状疱疹、偏头痛、眼底疾病、肠道感染、跌打损伤等疾病。

但有医家根据《神农本草经》中记载的葛根"起阴气"，提出"葛根劫胃汁"的观点，认为葛根升津舒筋的机理在于将胃中津液上启，久而久之则会导致胃中津亏，故提倡在使用葛根时配伍石斛、玉竹、麦冬等清养胃阴之物。以上观点亦可在应用时稍作参考。在古代，葛根还是用于治疗消渴的调理药，常在消渴方中以葛根配伍补气药，特别是人参，两药相伍具有增效减毒的作用。葛根的甘凉可抑制人参的温燥，同时人参的补气固涩可以抑制葛根的发散之力，两药相辅相成，相得益彰。野葛的花亦能入药，可解酒毒，是治表也治里的良药。

临床使用时，如遇咳喘明显者，可加厚朴、苦杏仁降气止咳；如遇肩颈疼痛明显者，可加化橘红、延胡索等理气通经止痛；如遇气虚明显者，或伴水饮泛溢者，可加黄芪补中虚、散水气，且黄芪葛根汤在治疗糖尿病方面的作用也成为近年科研的热门方向之一。

【临床应用】本方在抗炎、镇痛、抗流感、抗血栓、抗过敏等方面都有应用，特别适用于颈椎病、肩颈综合征等证属风寒表实型，本方还可治疗胃下垂、消化不良、肠易激综合征、低血压、糖尿病、小儿病毒性肠炎、腔隙性脑梗死、冠心病等疾病。

越婢汤 《金匮要略》

【组成】麻黄 12 克，石膏 25 克，生姜 9 克，甘草 6 克，大枣 15 枚。

【用法】水煎，每日 1 剂，每日 3 次。

【功效】宣肺泄热，散水消肿。

【适应证】风水夹热证。风水恶风，一身悉肿，自汗不渴，无大热，脉浮。

【方解】本方为治疗风水而肺胃有郁热的重要方剂。风水为患乃因风邪外袭，肺气失宣，水道失调，风水相击于肌表所致。方中麻黄为君药，发汗解表，宣肺利水；佐以生姜、大枣以增强发越水气之功，不仅使风邪水气从汗而解，尤可藉宣肺以通调水道之力，使水邪随小便而去；因肺胃有热，故加石膏以清其热；甘草为使药，与大枣相伍，则和脾胃而运化水湿之邪。五药组合精妙，发越水气，并清泄郁热，药到病除，疗效显著。

历代医家对本方主治风水证，具有发汗利水的功效，均无疑义，并为临床实践所证实。方药虽简，但疗效快捷，尤其是针对浮肿有热表现为表阳实热患者，往往一剂和，二剂已。但在浮肿消退之后，应随之予茯苓、白术、薏苡仁等健脾渗湿药以巩固疗效，否则易因患外感疾病而复发。

关于越婢汤，古今医家对其命名及"婢"字之涵义颇有疑惑，与张仲景其余经方或以方药为名，或以功用表示的命名原则不符，疑虑颇多。成无己释为"发越脾气"；喻昌释"婢"为"柔缓之性"；也有人认为"婢"乃"脾"传写之误，或释为"治越人之婢而得救者"。日本人森立之所著的《枳园丛考》中指出，"越婢汤"当为"越痹汤"，此释似相对可信。此外，日本现代汉方学家矢数道明认为，本方是由大青龙汤去桂枝、杏仁，及由麻杏石甘汤去杏仁加大枣、生姜而衍生的方剂。因方中麻黄、石膏配伍，故能治虽有表邪，然无发热、恶寒的状态，而有口渴、自汗症状，本方虽治喘鸣的效果不大，但其去浮肿和利尿则效果显著。由此可见，对患有浮肿而喘者，不妨用本方一试。

本方加白术可衍生为越婢加术汤，可发汗散水，兼清里热，健脾除湿，也是常用于治疗皮水的妙方。《备急千金要方》称此方可治肉极，症见消瘦体乏、下肢软弱者可予选用；越婢加半夏汤，为越婢汤加半夏以治肺胀，黄元御认为越婢加半夏汤中"半夏降逆而下冲也"，对咳嗽、喘息、面目肿胀、脉浮大者，也可使用。

【临床应用】本方主要用于治疗肾炎，一般用于急、慢性肾炎，可治疗肢体水肿，外感风寒湿邪致肺失宣降，上不得宣发水津，下焦水道为瘀热所阻而导致水肿。越婢汤宣肺行水清热，肺、脾、肾三脏同调，对于肺、脾、肾三脏功能的失调导致的水肿有良好的疗效。慢性肾小球病的患者，常伴有呼吸道感染，此时多伴有发热、畏寒、咳嗽、气促等症，里饮兼夹外邪侵袭，致肺气失于宣降，津液凝滞，须以辛温解表，辛寒清热，甘温和中，诸法为用，既能发散搏结之饮热，又可调补脾胃，助气血津液之化生，临床上以越婢汤治疗慢性肾小球肾炎疗效亦颇为显著。由于食物或药物过敏、寄生虫感染，风夹湿热毒邪侵犯人体，初可见发热恶寒、脉浮数等症；紫癜性肾炎属风毒侵袭，致肺卫失调，水液潴留，热伤血络，应以清热止血、祛风解毒、利水消肿为治疗大法，以越婢汤为基础方，治疗效果显著，值得借鉴。

大青龙汤 《伤寒论》

【组成】麻黄 18 克，桂枝 6 克，甘草 6 克，杏仁 6 克，生姜 9 克，大枣 3 枚，石膏 24 克。

【用法】水煎，每日 1 剂，每日 2 次。

【功效】发汗解表，兼清里热。

【适应证】外感风寒，内有郁热证。恶寒发热，头疼身痛，或身不疼但重，无汗，烦躁，口渴，脉浮紧者。

【方解】本方为外解风寒、内清里热的名方，为麻黄汤与越婢汤药味的相合，在《伤寒论》中主治太阳伤寒，外寒内热证。又治饮水流行，归于四肢，当汗出不汗出，身体疼重之溢饮。风寒束表，则恶寒发热，头疼身痛，卫阳被遏则躁烦，热伤津液则身重、无汗、口渴，正邪交争于表可见浮紧脉。方用麻黄宣发卫阳，原方中以六两麻黄合桂枝、生姜辛温发汗,其发汗之力峻猛独盖群方,再以杏仁配麻黄,一宣一降,解郁平喘。甘草、生姜、大枣甘温补脾胃,和中气,补热伤之津,以充汗源。石膏甘寒,清解里热,与麻黄相合,亦能透达郁热。诸药配伍,寒热并用,升降相因,表里同治,诸法合一。重用麻黄,是侧重于"在表者,汗而发之",发中寓补,汗出有源,祛邪而能扶正。《黄帝内经》云肺之合皮也,以辛温复以辛凉,为发表祛邪、养津布液之峻法,使邪气与汗液并从皮肤而出,非有邪实不可用也。但若过用则可能会劫夺津液,使脏腑内燥而致病情恶化,不可不知。

【临床应用】现代药理研究表明,本方具有解热、抑菌、提高巨噬细胞吞噬功能等作用。体外抑菌实验显示其对溶血性链球菌、金黄色葡萄球菌、肺炎球菌及大肠杆菌有较好的抑制作用。临床常用于治疗感冒、高热、无汗症、慢性支气管炎、支气管哮喘、急性肾炎、过敏性鼻炎、乙型脑炎、流行性脑脊髓膜炎、病毒性心肌炎、阑尾炎、丹毒、风湿性关节炎等疾病。另外,本方在治疗痤疮、汗腺闭塞症等皮肤类疾患中亦有成功案例,临证时可借鉴为用。

香薷饮 《太平惠民和剂局方》

【组成】香薷 10 克,白扁豆 10 克,厚朴 5 克。

【用法】将香薷和厚朴剪碎,白扁豆碾碎,水冲服,作茶饮,每日 2 剂;或水煎,每日 1 剂,分 2 次服用。

【功效】解暑化湿,和中健脾。

【适应证】阴暑。发热恶寒,无汗,身重体痛,腹痛吐泻,肢倦少气乏力,舌淡苔薄白或腻,脉濡。

【方解】香薷饮,又称香薷散,辛温解表与芳香化湿并行,是治疗因暑湿侵袭在先,后又感受寒邪所致的病证,是治疗夏日饮冷露卧所致中暑的代表方。方中香薷辛温发散解表,芳香醒脾化湿,为君药。臣以厚朴燥湿下气除满,助香薷化湿运脾,气化有常。白扁豆为佐,温能化湿,健脾和中,且无燥热伤津之弊。三药相伍,外可解表散暑邪,内能化湿健中焦。

著名医药学家李时珍在《本草纲目》一书中记载:"世医治暑病,以香薷为首药。然暑日乘凉饮冷,至阳气为阴邪所遏,遂病头痛、发热、恶寒、烦躁口渴,或吐或泻,或霍乱者,宜用此药,以发越阳气,散水和脾。"又道:"香薷乃夏月解表之药,如冬月之用麻黄,气虚者尤不可多服。"现代药理研究证实,此药含有香芹酚等成分,具有发汗解热、刺激消化腺分泌及胃肠蠕动等作用。方中厚朴行气宽中、化湿除滞，《药性论》称其"主疗崩溃宿食不消，除痰饮，去结水，消化水谷，止痛"，大量研究证明，此药有抗菌、抗病毒、镇痛止泻等功效；而方中白扁豆健脾化湿、和中消暑，《本草纲目》称其能"止泄泻，消暑，暖脾胃，除湿热，止消渴"，现代药理研究证实，此药对食物中毒引起的急性肠胃炎具有抗菌解毒及提高免疫力的功能，有补脾和中、化湿不燥的良好效果。

中医用药有"用寒远寒，用热远热"的特点，故亦有医家认为，解表者，冬春宜麻黄，暑夏宜香薷。此外，有文献称热服香薷易引起呕吐，故宜冷服。

现代药理研究对香薷挥发油类成分的研究颇多，临床已将其制成多种剂型，包括香薷丸、香薷油润喉片、油滴涂鼻剂、栓剂等，用于发热感冒、咽喉疼痛、中暑等疾患。中医讲究药食同源，老百姓善于在粥中加入香薷三两片，做香薷粥，供夏日解暑。

另有一方新加香薷饮，乃此方加上金银花、连翘，于辛温药中佐入辛凉之品，在祛暑化湿的基础上更添清热解毒之效，对暑温夹湿、复感外寒者尤为适宜。

【临床应用】本方除解热镇痛、抗菌、抗病毒的作用外，还有调节胃肠功能及促进红细胞糖酵解作用，临床常用于治疗中暑、空调病、高热、胃肠型感冒、急性肠胃炎、小儿上呼吸道感染、小儿消化不良、痢疾等疾病。

第二节　辛凉解表

银翘散《温病条辨》

【组成】金银花 15 克，连翘 10 克，淡竹叶 9 克，荆芥 8 克，牛蒡子 10 克，淡豆豉 10 克，薄荷 6 克，甘草 6 克，桔梗 9 克，芦根 30 克。

【用法】水煎，每日 1 剂，分 2 次服用。

【功效】辛凉透表，清热解毒。

【适应证】温病初起。发热无恶寒，咳嗽，咳痰色白或黄，咽干咽红肿痛，口微渴，大便干结，唇红，舌红苔薄白或黄，脉浮数或细数等。

【方解】本方是辛凉解表的首选方剂，也是多年来用于温病初起的经典良方。方中疏风祛邪、清热解毒药相配伍，《温病条辨》称其为辛凉平剂，为温病初起之代表方。

方中金银花、连翘相须为用，甘寒清热，苦寒泻火，乃外感风热之常用药对，在透邪外出的同时，亦可清解内蕴之热毒，避免邪毒逆传入里，二者共为君药；臣以牛蒡子辛散苦泻，寒可清热，外可宣肺透疹，若兼有大便秘结者尤为适宜；淡豆豉疏散外邪，以增君药解表之力；温邪致病，常伤及津液，"留得一分津液，便有一分生机"，故借芦根、淡竹叶之甘寒质润，既可清泄肺胃之热，又能生津止渴除烦；桔梗开宣肺气，与牛蒡子呈一宣一降之妙；荆芥发表散风，善治外感风寒或风热表证之头痛；薄荷清热利咽，俱为佐药；甘草调和诸药为使，亦有利咽止咳之效。

上海名医夏应堂认为，中医有板方，患者无板病，运用古方应因地因人。"桑叶常用，而菊花则必须有头目症状者才用，若湿重者更不宜用，以服后每易引起口淡乏味"。

药理研究显示，银翘散具有较好的解热镇痛作用，能解除致热源对温度敏感神经元的作用，此原理与解热镇痛类药物不同。此外，本方能够增强病灶巨噬细胞的吞噬能力，对多型变态反应有明显的抗过敏作用，且其对炎性肿胀有一定的抑制作用。

【临床应用】现代药理研究认为，本方具有发汗、解热、抗炎、抗菌、抗病毒、抗过敏、镇痛、提高机体免疫功能、抑制肠蠕动亢进、降血糖、降血压等作用。其临床应用广泛，常用于治疗感冒、急性上呼吸道感染、病毒性上呼吸道感染、急性扁桃体炎、咽炎、流行性脑脊髓膜炎、急性支气管炎、肺炎、病毒性心肌炎、流行性乙型脑炎、流行性出血热、带状疱疹、痤疮、风疹、疱疹性口腔炎、角膜炎、急性乳腺炎、扁桃体炎或腮腺炎、小儿猩红热、小儿急性肾炎、川崎病等疾病。

临床上还可用于治疗小儿口疮、颈部疮疡、血小板减少性紫癜、小儿咽结膜热、小儿疱疹性口炎、青少年麻疹样病毒疹、病毒性角膜炎等疾病，治疗范围颇为广泛。

桑菊饮 《温病条辨》

【组成】桑叶 9 克，菊花 10 克，桔梗 10 克，连翘 10 克，杏仁 10 克，甘草 6 克，薄荷 3 克，芦根 30 克。

【用法】水煎，每日 1 剂，分 2 次服用。

【功效】疏散风热，清肺止咳。

【适应证】风温初起证。咳嗽，痰白清稀，身微热或无热，咽红不适，口渴，偶有头晕，舌红苔白，脉浮数。

【方解】本方为治疗风温初起之代表方，乃辛凉轻剂，是辛凉解表剂的代表方剂。吴鞠通有云："肺为清虚之脏，微苦则降，辛凉则平，立此方所以避辛温也。"

方中桑叶甘寒入肺，轻清疏散，清肺热之时亦能润肺化燥；菊花味辛疏散，体轻透表，疏散风热，二药相须为用，深谙"治上焦如羽，非轻不举"之理，兼入肝经，清肝明目，共为君药。臣以杏仁味苦，降气平喘；桔梗性散上行，宣肺化痰，一宣一降，气道得通，则清气入而邪气出。连翘清热解毒，助君药清散肺热，本品外可疏散风热，内可清热解毒，病到卫气或是营血皆可用之；芦根清热泻火，生津止渴，咽喉肿痛者尤宜用之；薄荷辛凉解表，助君药疏风散热之力，三者共为佐药。甘草调和诸药为使。上八味相合，风热去而病自舒。

其之所以为轻剂者，一是言其药性之轻，桑叶、菊花性皆微寒，善疏散表热，而无清解内热之力；一是言其药量之轻，原方诸药相加仅一两二钱六分。故临床使用本方时，剂量不应过重，药味加减以精简为宜。

桑叶最早记载于《神农本草经》，书中云其可以"除寒热，出汗"；后世医家亦明确提出其治法，如《丹溪心法·盗汗》中提到"青桑第二叶，焙干为末，空心米饮调服，最止盗汗"；近代上海名老中医颜德馨便有以桑叶治盗汗的经验，临床可参考用之。

【临床应用】现代药理研究表明，本方具有抗炎、抗菌、解热、发汗、抑制肠蠕动亢进、增强机体免疫功能等多种作用；近年，有实验研究报道，本方对禽流感有一定的防治作用。临床常用于治疗上呼吸道感染、外感咳嗽、急性咽炎、妊娠咳嗽、肺炎、喉源性咳嗽、急慢性支气管炎、化脓性扁桃体炎、带状疱疹、头痛、结膜炎、角膜炎、急性肾炎、小儿感冒、小儿肺炎支原体感染、小儿多发性抽动症、水痘、过敏性鼻炎、鼻窦炎、鼻衄、肺热型痤疮、急性湿疹等多种疾病。

临床上有报道显示，桑菊饮加减治疗慢性支气管咳嗽具有显著疗效，有效率可达93.75%。现代药理研究发现，桑菊饮水煎液似可通过降低脑脊液 cAMP 含量而介导降温作用，同时其对急性实验性炎症有较强的抑制作用。

柴葛解肌汤《伤寒六书》

【组成】柴胡6克，葛根10克，羌活6克，白芷6克，黄芩10克，白芍10克，生石膏15克，桔梗6克，甘草5克，生姜3克，大枣12克。

【用法】水煎，每日1剂，分2次服用。

【功效】辛凉解肌，清泻里热。

【适应证】外感风寒，郁而化热证。身热炽盛，略有寒热往来，无汗，头痛，目痛，鼻干，心烦不眠，眼眶痛，舌苔薄黄，脉浮微洪者皆可适用。

【方解】本方用于风寒表邪未解而又入里化热，是为三阳合病，治宜辛凉解肌、清里泄热。方中主药柴胡、葛根，前者为少阳经药，味辛性寒，善于透表退热、外透郁热，为解肌要药；后者入阳明经，因其味辛性凉，能外散肌热、内清热邪，太阳之邪入里化热而郁于阳明肌腠者，每多用之。清凉发散，泄阳明热，非葛根莫属。清代温病学家曾有"柴胡劫肝阴，葛根劫胃液"之说，予以此二药合用，生津护阴甚妥。羌活能解太阳之表，与白芷相配合，有助于加强主药发表解肌、宣痹通窍、祛风止痛之功效；黄芩、石膏清泄里热；芍药、甘草甘酸化阴，和营泻热；桔梗宣利肺气、理气宽胸，以助疏泄邪气；姜、枣调和营卫，且能护中。君臣佐使，各司其职，共奏解表清里之功。

现代药理研究证明，柴葛解肌汤最典型的特点是具有广谱抗病原微生物的良好作用，特别是抗流感病毒，不仅可以退热、抗炎、抗过敏、镇痛、镇静、止咳化痰，还具有改善微循环及扩张心脑血管的功能，并有抗氧化及调节机体免疫功能的作用。

本方另一最大的特色是寒温并用、表里同治。以往医书的阐述多着重于单味药的性味功效，很少涉及从配伍、协同的观点去理解其内涵。明代陶华创立本方，其高明之处在于以药对的形式浓缩五个复方之精华，暗含而不露，引而不发。其药对是：羌活对石膏，辛温配辛寒，师大青龙汤法，取其发散恋表之风寒，清透内郁之实热；葛根对白芷，轻清扬散，颇有升麻葛根汤意，善解阳明之里热；柴胡对黄芩，寓小柴胡汤意，解少阳之表里，引邪热外出；桔梗对甘草，乃《伤寒论》中的甘草桔梗汤也，轻清上浮，除胸膈之痰滞；白芍对甘草，乃芍药甘草汤，取其酸甘化阴，和营泄热。由此可见，立方继承仲景法，又有创新以往之不逮。此方之精妙，值得推广。

本方主要用于治疗风寒感冒后，致病因素由寒性转为热性，并逐渐传里，即在中医所称的"表寒未解，入里化热，邪热初犯阳明"的阶段最宜应用，若无阳明经见证（前额及眼眶痛），不宜使用，以防变证。在应用本方进行加减法时，方中柴胡、石膏、葛根、羌活为必用之药。如表寒甚者，去黄芩加防风、荆芥、苏叶，以加强发散之力，苏叶在此尤为重要；除夏季可用香薷外，春、秋、冬均需慎用；口渴明显者可加天花粉、知母，以清热生津止渴。据报道，本方应用于小儿上呼吸道感染致高热不退者，48 小时内可迅速退热，其有效率高达 96%，且无复燃。并强调方中羌活 3～10 克，生石膏不少于 30 克，两者比例 1:5～1:10；柴胡不少于 25 克，葛根不少于 30 克，其余为常规用量，只要剂量得当，煎服得法，就能获得良好效果。

【临床应用】本方是外感热病的常用方剂。凡伤寒、温疫均可用之。现代多用于上呼吸道感染、流行性感冒、鼻窦炎、牙龈炎及小儿外感发热等疾病。

第三节　扶正解表

荆防败毒散《摄生众妙方》

【组成】荆芥 10 克，防风 5 克，茯苓 15 克，独活 10 克，羌活 10 克，柴胡 10 克，前胡 10 克，川芎 10 克，枳壳 10 克，桔梗 9 克，薄荷 6 克，甘草 6 克。

【用法】水煎，每日 1 剂，分 2 次服用。

【功效】发散风寒，解表祛湿，消肿败毒。

【适应证】外感风寒夹湿证。恶寒发热，无汗，头痛如劈，肌肉关节酸痛，舌苔白腻，脉浮或浮紧。亦可用于痢疾、疮痈初起而有表寒证者。

【方解】在历代医书中有十余首名为"荆防败毒散"的方剂，其中以明代《摄生众妙方》最为著名，其方组成多大同小异，"风、寒、湿"均为主要病机。方中羌活、独活辛温发散，祛一身上下之风寒湿邪，通利关节而止痹痛，共为君药。柴胡辛散，解肌退热；川芎辛温，行血祛风，两者助君药解表散邪、通络止痛，为臣药。枳壳降气，桔梗轻宣，前胡祛痰，茯苓渗湿，合以畅气机而宽胸膈，除痰湿并止咳嗽，共为佐药。甘草和中调药，兼助益气；薄荷辛凉，助散外邪，为佐使。全方疏散透邪效强，力达表里。

现代药理研究表明，荆芥挥发油的主要成分薄荷酮、胡薄荷酮等具有抗流感病毒的作用，对于流感的防治有重要意义。防风中主要含有色原酮类、香豆素类等物质，有解热镇痛、抗炎抗菌、抗肿瘤、抗凝血、提高机体免疫力等多重作用，是治疗感冒头痛、关节疼痛、破伤风最常用的传统中药。另外，羌活、独活的挥发油均有显著的抗炎镇痛作用，且本方所含其他药物如柴胡、前胡、川芎、桔梗、茯苓、薄荷、甘草等都有确切的抗炎效果。故全方的解热、抗炎、镇痛之作用都得到了现代药效学的验证。

临床上，本方也可以和许多方剂进行合方，如玉屏风散合本方可治疗急性上呼吸道感染，银翘散合本方加减组成羌银解毒汤可治疗病毒性上呼吸道感染发热，麻黄汤合本方治疗上呼吸道感染属风寒表实证者。

【临床应用】临床上荆防败毒散的运用十分广泛，可用于各类上呼吸道感染、流行性感冒、急性支气管炎、痤疮、湿疹、风湿性关节炎等证属外感风寒夹湿者，另外还有本方化裁治疗牙痛、产褥热等的临床报道，与本方的抗炎作用不无相关。

麻黄附子细辛汤《伤寒论》

【组成】麻黄9克，淡附子6克，细辛3克。

【用法】水煎，每日1剂，分2次服用。

【功效】助阳解表。

【适应证】心肾阳虚，外感风寒之邪。症见表证初期无汗恶寒较甚，发热或微热头痛，脉沉细。

【方解】本方是助阳解表的常用方剂。方中以麻黄解表散寒，发散太阳之表寒，为主药。附子入里，温经助阳，扶正祛邪，鼓邪外出，通散表里之寒，为辅药。细辛温散少阴之里寒而通彻表里，助附子内散少阴之寒，助麻黄外解太阳之表，为佐使药。若只用麻黄、细辛发汗而不用附子助阳，一则阳虚不能鼓邪外达，再则阳气随汗而泄，则有亡阳之虑；麻黄、附子并用，则发散有补，使其解表而不损阳。三药配伍同用，相辅相成，是助阳解表的妙方。

当代不少医家指出，本方不但能助阳解表，还可用于治疗心悸、胸痹、晕厥、脉迟及脉结代等症。根据这些临床表现，目前已用于缓慢性心律失常的治疗，包括窦性心动过缓、病态窦房结综合征、房室传导阻滞等在内的心律失常。中医认为该病都属阳气衰微、阴寒之邪内侵、心阳不振所致，治疗宜温经散寒以振奋心阳，故本方是用于治疗本类疾病的代表方剂。

【临床应用】现代药理研究证实，本方具有解热镇痛、抗炎、抑制变态反应、增强免疫功能、止咳平喘、抗氧化等作用。临床除用于助阳解表，应用于治疗缓慢性心律失常外，还可应用于扩张型心肌病、慢性肺源性心脏病、风湿性心脏病、咳嗽变异性哮喘、糖尿病周围神经病变、低血压、血管神经性头痛、脉管炎、坐骨神经痛、慢性腰腿痛综合征、顽固性重症肌无力、过敏性鼻炎、冻疮、寻常型银屑病等疾病的治疗。由此可见，本方应用于临床，其选择性极为广泛，既可治表，又可治里，乃表里兼用的良方。

加减葳蕤汤 《重订通俗伤寒论》

【组成】生葳蕤（玉竹）9克，生葱白9枚，桔梗6克，白薇3克，淡豆豉12克，薄荷5克，大枣12克，炙甘草6克。

【用法】水煎，每日1剂，分2次服用。

【功效】滋阴清热，解表发汗。

【适应证】素体阴虚，外感风热证邪。头痛发热，微恶风寒，无汗或微汗，口渴心烦，咽干咳嗽，舌红，脉细数者。

【方解】本方是滋阴发汗解表的常用方剂。方中以玉竹滋肺肾之阴，启汗之源，为方中主药；葱白、淡豆豉、薄荷发汗解表，以疏散外邪，为辅药；桔梗宣肺化痰止咳，但易伤阴，配以白薇苦咸降泄以除伏热，清热和阴，清而能透，为佐药；葱白宣通阳气，甘草、大枣甘润和中，并辅助玉竹以养阴增液，为使药。如此配伍合用，既可滋阴清热，又可发汗解表，两者兼顾，发汗而不伤阴，滋阴而不留邪，本方颇适宜于治疗"痨病"。值得注意的是，加减葳蕤汤为外感风邪初起，兼见阴虚而设，若无阴虚证候，不宜使用，以免留邪。

【临床应用】现代药理研究显示，本方具有发汗退热、抗菌、抗病毒、抗氧化、镇咳祛痰、保肝护胃、增强人体免疫功能、改善心肌缺血、降低血脂、缓解动脉粥样硬化斑块形成、改变血液循环及控制心力衰竭等作用。临床常用于肺结核合并感冒或上呼吸道感染患者的治疗，也广泛用于急性扁桃体炎、急性和慢性咽炎、口腔溃疡、单纯性疱疹、小儿咳嗽、冠心病、病毒性心肌炎等疾病的治疗。此外，本方还被认为是老年人及产妇感冒的专方，抓住阴虚外感的特点辨证施用可取效。

（邝浩丹、杨德威、徐哲昀）

第
二
章

清
热
剂

清热剂是指以清解里热为主要作用的一类方剂。这类方剂所选用药物药性均属寒凉，其对机体的病理性亢进能起到抑制作用。根据"热者寒之"的治疗原则，这类方剂临床一般用于治疗热证。

所谓"热证"是根据中医理论，阴阳失衡而出现阳盛于阴的状况下表现在临床上一系列的病象称为热证，阴不虚而阳盛者称为外热或实热；由于阴虚而造成阳相对偏盛者称为内热或虚热。在临床上，热证分为实热和虚热两大类。

实热多因外感而起。由于阳盛于阴，病势急速，病程较短，多有高热、面红目赤、口渴心烦、喜冷饮，甚则抽搐、谵语、昏迷、小便短赤、大便干结，苔黄糙生刺、脉洪数等症，主要表现为热量过剩，或重则水、电解质紊乱等一系列症状。

虚热多为内伤所致。由于机体阴精偏虚而致阳气偏亢，病势缓慢，病程相对较长，常见潮热盗汗、午后颧红、虚烦失眠、口干咽燥、耳鸣健忘、腰酸遗精、神疲乏力、舌质红绛少津或光剥无苔、脉细数等症，主要表现为机体植物神经功能失调、内分泌功能紊乱及免疫功能低下的一组症状，也可能见于慢性炎症或慢性消耗性疾病。

清热剂都是由具有清热功能的一类药物所组成。但由于清热力量强弱不一，对热邪致病的不同阶段选用也不一致。一般而言，清热力强的药物有石膏、寒水石、知母、西瓜皮、黄芩、黄连、黄柏、龙胆、穿心莲、白花蛇舌草、重楼、三叶青、犀角（水牛角）、紫草、金银花、连翘、大青叶、板蓝根等；清热力中等的药物有淡竹叶、栀子、夏枯草、苦参、紫花地丁、一枝黄花、蒲公英、败酱草、大血藤、白头翁、鸦胆子、马齿苋、地锦草、射干、山豆根、牡丹皮、玄参、赤芍、地骨皮、青蒿等；清热力较弱的药物有莲子心、芦根、决明子、谷精草、夜明砂、青葙子、胡黄连、赤茯苓、马勃、生地黄、白薇、银柴胡等。同时，还应强调的是，清热类药物的功效根据其性味不同而异，性苦寒者居多，此类药物具有清热泻火、降气平喘、涩肠止痢、燥湿等作用，多用于实热，如热毒、湿热、暑热之证；还有一部分甘寒性质者，其功效是具有清热生津作用，常用于治疗热病伤津或肺胃燥热的病证；此外，还有些辛寒、咸寒、酸寒类药物，为数不多，可视热病的临床表现予以酌用。

现代药理研究证实，清热剂所选用的清热类药物大致有以下作用：

1. 抗感染：临床可见的热证多属于感染性发热，清热类药物所组成的清热剂大多数具有抗击和杀灭包括细菌、螺旋体、支原体、衣原体、真菌等在内的病原微生物感染的功效，同时还有清除微生物所致内毒素的作用。

2. 抗肿瘤：清热剂中的清热解毒及清热散结类药物，具有一定的抗恶性肿瘤及清除局部红肿热病的功效。对带瘤生存、术后、放疗或化疗后也有较好的辅助作用。

3. 增强机体抗病能力：清热剂中有部分清热类药物具有增强网状内皮系统、促进白细胞吞噬能力，提高机体免疫力及抗感染的双重作用。

4. 纠正水、电解质失衡：清热剂中的清热生津类药物具有纠正因热伤津而导致水、电解质失调的效果。

临床应用清热剂时须注意以下几点：

1. 使用清热剂治疗热证，首先应辨清虚实，其次是病位，是腑热还是脏热，还须辨明其病变阶段属卫气还是营血，正确应用，才能见效。

2. 清热剂虽能治疗热证，但易伤阳气，特别是苦寒之品，可伤胃气，故莫过量，不宜久服，中病即止。同时也应视患者体质而定，如阴虚之体，治宜清中护阴，酌用清补类药；阳虚之体不可过用寒凉之药而伤阳气。

3. 辨析证候的真假，如属真寒假热，不可误用清热剂；如属假寒真热的实热证，则应不失时机投以清热剂，切莫延误病情。所谓："至虚有盛候，大实有羸证。"不可犯虚虚实实之戒。

4. 对于虚热者，常有正虚邪恋而热退未净，选用甘寒类清热剂时，适当酌用扶正类药，以助扶正祛邪。

5. 妇女经期产后素体阳虚者，清热剂尤应慎之，确属病情需要，应适当配伍，中病即止，切切勿过用。

第一节　清实热

一、清气分热

白虎汤《伤寒论》

【组成】石膏 30 克，知母 12 克，炙甘草 6 克，粳米 9 克。

【用法】水煎，每日 1 剂，分 2 次服用。

【功效】清热生津。

【适应证】气分热盛证。壮热面赤，烦渴引饮，汗出恶热，脉洪大有力。

【方解】本方原为治阳明经证的主方，后世温病学家又以此作为治气分热盛的代表方剂。凡伤寒化热内传阳明之经，或温邪由卫及气，皆能出现本证。里热炽盛，故壮热不恶寒；胃热津伤，乃见烦渴引饮；里热蒸腾，逼津外泄，则汗出；脉洪大有力为热盛于经所致。气分热盛，但未致阳明腑实，故不宜攻下；热盛津伤，又不能苦寒直折，唯以清热生津法最宜。方中君药生石膏，辛甘大寒，入肺、胃二经，功善清解，透热出表，以除阳明气分之热。臣药知母，苦寒质润，一以助石膏清肺胃之热，一以滋阴润燥救已伤之阴津。石膏与知母相须为用，可增强清热生津之功。佐以粳米、炙甘草益胃生津，亦可防止大寒伤中之弊。炙甘草兼以调和诸药为使。四药相配，共奏清热生津、止渴除烦之功，使其热清津复诸症自解。

　　白虎汤是清实热的主要方剂之一，其适应证在辨治中应严加掌握。临诊时，要排除"伪白虎汤证"的存在。其应用指征除《伤寒论》所列举的证候外，日本汉方学家汤本求真认为应详询是否有呼吸臭秽、口舌干燥、尿赤等症状；同时，应进行腹诊，即"腹胀，按之有力坚满，复手压之，觉胸腹肌发热……"应予指出的是白虎汤证与"伪白虎汤证"的区别。前者主要特点是其持续高热不为汗出而减轻，后者是高热不退并症见大便溏薄或腹泻。已故名老中医学家岳美中教授认为如出现这种临床表现，应属于"葛根芩连汤证"的重要指征；有名家认为"伪白虎汤证"还可表现为"血虚发热"之证候，其见证甚似白虎汤证，所不同者，只是其人脉搏在轻取时虽然显得洪大，可在重按之下便显得软而无力了，这就可能属于"血虚发热证"的范畴。

在用药方面，主要是石膏的应用问题。众所周知，石膏是天然矿物硫酸钙的晶体。最早在《神农本草经》及其后历代医书中均认为石膏是治疗热性疾病的重要药物之一。但如何使用，则有明确的规定。一是用法，内服退热用生品，不可煅用。二是用量，古人所称石膏之"膏"，具有滋润之意，故用于热病津伤，多主张大剂量使用，常多至100克以上，不少于30克。近年也常用于肿瘤发热者甚效，且无碍胃、腹泻的不良反应。但也有报道认为，生石膏发挥退热作用的有效成分不是纯粹的石膏，而是所含的其他杂质，并认为用量之多少，应决定于其发热程度，不可一味追求大剂量。

【临床应用】本方常用于感染性疾病，如大叶性肺炎、流行性乙型脑炎、流行性出血热、牙龈炎、小儿夏季热、糖尿病及风湿性关节炎等属气分热盛者。本方仅由四味药物组成。近年，对本方拆方的实验研究显示，方中不配伍粳米，并无明显的抗感染、退热作用。有报道推测，粳米是富含淀粉的食品，在此用之，目的可能是使杂质微粒在煎煮时能吸附在淀粉上，从而增加其煎出率。故用粳米同煎，石膏能被更好地吸收。从中医理论而言，粳米与甘草配合，有护胃保脾的功效。还有一个特点，就是石膏与知母的配伍。两药都有退热、利水、治消渴的重要作用，显而易见，两药相配加上甘草，则大大有助于本方增效减毒，提高疗效的作用。

人参白虎汤（又称白虎加人参汤）《伤寒论》

【组成】石膏 30 克，知母 12 克，炙甘草 6 克，人参 9 克，粳米 9 克。

【用法】水煎，每日 1 剂，分 2 次服用。

【功效】清热泻火，益气生津。

【适应证】伤寒或温病，气分热盛而气阴不足。症见发热，烦渴，口舌干燥，汗多，脉大无力；暑病津气两伤，汗出恶寒，身热而渴。

【方解】本方所治为气分热盛而津气不足之证，故在白虎汤清热生津的基础上，加用了人参。人参滋补阴津，同时以此扶助正气，防邪深入，又防寒药伤及脾胃。加用人参后，帮助石膏化解内热、益气生津，使药力盘旋于上焦，能使深部的邪热气息托出。人参与石膏相得益彰，所用石膏量不必大，而退热之力则大大增强。同时，对于伏气化热所致温病，或外感之热内迫所致女子下血、痢疾等症，皆用白虎加人参汤化裁，益其气而清其热，以拔除病根。著名医家张锡纯先生特意提示，人参用党参即可，辽参性热不宜用。所以用白虎加人参汤，不需要用红参、生晒参、高丽参等价昂之品，党参即足以胜任，也是十分经济实惠。

【临床应用】研究表明，本方的药理作用主要有解热、免疫调节、保护心肌细胞及抗炎抑敏的作用。可用于治疗中枢性高热、肿瘤性发热、各类感染性发热（如乙型脑炎、大叶性肺炎、小儿急性吐泻、带状疱疹等气阴虚而发热者）、糖尿病、糖尿病酮症酸中毒、各种口渴症、皮炎、脓疱病及皮肤瘙痒等疾病。

桂枝白虎汤（又称白虎加桂枝汤）《金匮要略》

【组成】石膏 50 克，知母 20 克，炙甘草 6 克，粳米 6 克，桂枝 10 克。

【用法】水煎，每日 1 剂，分 2 次服用。

【功效】清热通络止痛。

【适应证】温疟。症见其脉如平，身无寒但热，骨节疼烦，时呕，风湿热痹，壮热汗出，气粗烦躁，关节肿痛，口渴，苔白，脉弦数。

【方解】本方是白虎汤的加味方，从方证来看，当为白虎汤证又兼桂枝汤证。故在白虎汤基础上加桂枝。温疟为冬令感受风寒之邪，伏藏于骨髓间，至夏季复感暑热，引动伏邪而发病者。邪热壅闭于骨节之处，阻滞经脉之气，气血不得宣通，周身骨节烦疼，邪热炎上，扰动胃气上逆，故时时恶心作呕，其脉和平者，邪气久伏无新感之象也。邪热内伏，耗伤真阴，阴虚阳盛，故但热不寒。治疗宜驱邪外出，清热保津，故以白虎汤甘寒清热不伤阴津，以桂枝辛温发散，解肌退热，领邪外出。著名医家吴鞠通言："单桂枝一味，领邪外出，作向导之官，得热因热用之妙。"桂枝另有通行血脉之功，故骨节烦疼者用之尤佳。

【临床应用】结缔组织疾病如风湿热、风湿性关节炎（活动期）、变异性亚败血症、类风湿关节炎、结节性红斑、系统红斑狼疮等出现发热、汗出恶风、关节疼痛时多有应用本方的机会。其他还可用于疟疾、肺炎、乙型脑炎、中暑、骨膜炎、湿疹、成人异位性皮炎、产后发热等疾病。

苍术加白虎汤（又称白虎加苍术汤）《伤寒类证活人书》

【组成】石膏 50 克，知母 18 克，炙甘草 6 克，粳米 6 克，苍术 9 克。

【用法】水煎，每日 1 剂，分 2 次服用。

【功效】清热祛湿。

【适应证】湿温病。症见身热胸痞，多汗，舌红苔白腻。

【方解】方中甘草佐苍术，知母佐石膏，刚柔相济，用以燥湿清热，不伤脏腑之正气。前白虎加桂枝汤，治寒化为热，乃太阳阳明同治之方；此苍术加白虎汤，治湿化为热，乃太阴阳明同治之方，以白虎汤清解温热之邪，加苍术入太阴以燥湿。虽一味之转旋，其义各有微妙。

【临床应用】白虎加苍术汤临床上可用于风湿热、成人斯蒂尔病、败血症、小儿高热等见于湿温之症。

竹叶石膏汤 《伤寒论》

【组成】淡竹叶 6 克，石膏 50 克，半夏 9 克，麦冬 20 克，人参 6 克，甘草 6 克，粳米 10 克。

【用法】水煎，每日 1 剂，分 2 次服用。

【功效】清热生津，益气和胃。

【适应证】伤寒、温病、暑病余热未清，气津两伤证。症见身热多汗，心胸烦闷，气逆欲呕，口干喜饮，或虚烦不寐，舌红苔少，脉虚数。

【方解】竹叶石膏汤为白虎汤去知母加人参、麦冬、淡竹叶、大枣而成，因大热已去，故减苦寒之知母。全方药仅七味，共奏清热生津、益气和胃之功。方中淡竹叶配石膏清透气分余热，除烦止渴为君。人参配麦冬补气养阴生津为臣。半夏降逆和胃以止呕逆为佐。甘草、粳米和脾养胃以为使。全方清热与益气养阴并用，祛邪扶正兼顾，清而不寒，补而不滞，为本方的配伍特点。本方实为一首清补两顾之剂，使热清烦除、气津得复，诸症自愈。本方由白虎汤化裁而来。白虎汤证为热盛而正不虚，本证为热势已衰，余热未尽而气津两伤。热既衰且胃气不和，故去苦寒质润的知母，加人参、麦冬益气生津，淡竹叶除烦，半夏和胃。其中半夏虽温，但配入清热生津药中，则温燥之性去而降逆之用存，且有助于输转津液，使参、麦补而不滞，此善用半夏者也。

竹叶石膏汤和白虎加人参汤均具有清热生津益气的功效，但竹叶石膏汤由为甘寒的石膏、淡竹叶清气分之余热，以甘寒淡竹叶代替苦寒知母，足以说明本方适用于虚热之证而不像白虎加人参汤之气分实热证，并且加麦冬、人参气阴两固，半夏和胃降逆，甘草、粳米调和诸药护卫中气，使该方呈现出清补特色而非白虎加人参汤之大寒为主的施治之法。

【临床应用】竹叶石膏汤为热病愈后调养之妙方。依据气津两伤、痰热内扰、余热未清这一病机，目前该方已拓展应用于不同证型的发热、上呼吸道感染、肺部感染、病毒性心肌炎、急性放射性食管炎、脑出血伴呃逆、Ⅱ型糖尿病等，特别对夏季热等疾病的治疗，具有显著的临床效果，且与古代医家对病位不同的认知类似，足以说明本方适合于虚热之证。本方清凉质润，如内有痰湿，或阳虚发热，均应忌用。

升降散 《伤寒瘟疫条辨》

【组成】 白僵蚕 12 克，蝉蜕 10 克，广姜黄 6 克，生大黄 6 克。

【用法】 共研细末，和匀。据病之轻重，分 2～4 次服，用黄酒、蜂蜜调匀冷服。中病即止。

【功效】 升清降浊，疏风清热，化痰泻火。

【适应证】 温病表里三焦大热。其症不可名状者，用于治疗温疫等高热性疾病。

【方解】 方中以僵蚕为君，蝉蜕为臣，姜黄为佐，大黄为使，米酒为引，蜂蜜为导，六法俱备，而方乃成。僵蚕味辛苦气薄，喜燥恶湿，得天地清化之气，轻浮而升阳中之阳，故能胜风除湿，清热解郁，以治膀胱相火，引清气上朝于口，散逆浊结滞之痰也；蝉蜕气寒无毒，味咸且甘，为清虚之品，能祛风而胜湿，涤热而解毒；姜黄气味辛苦，性温，无毒，祛邪伐恶，行气散郁，能入心、脾二经，建功辟疫；大黄味苦，大寒无毒，上下通行，亢盛之阳，非此莫抑；米酒性大热，味辛苦而甘，令饮冷酒，欲其行迟，传化以渐，上行头面，下达足膝，外周毛孔，内通脏腑经络，驱逐邪气，无处不至；蜂蜜甘平无毒，其性大凉，主治丹毒斑疹，腹内留热，呕吐便秘，欲其清热润燥，而自散温毒也。盖取僵蚕、蝉蜕，升阳中之清阳；姜黄、大黄，降阴中之浊阴，一升一降，内外通和，以顿消杂气之流毒。

一般认为，升降散是清代医家杨栗山所创。其实，此方可能见于明代张鹤腾所著的《伤暑全书》。此书收集了历代医家治暑良方，升降散便是其中之一。张氏指出："凡患温疫未曾服他药，或一二日，或七八日，或至月余未愈者，皆可用之。"杨氏虽非所创，但发扬此方，使之广泛应用于临床，且疗效甚著，功不可没，并非过言。杨氏认为，温病怫热在里，由内达外，内之郁热为重，外感为轻，治当"非泻即清，非清即泻"，若用辛温解表则为抱薪救火，轻者必重，重者必死。因此，杨氏师法刘河间、王安道，以双解散、凉膈散、三黄石膏汤等为主方的同时，倡导温疫名家吴又可"温病下不厌早"之说，指出"温病治法，急以逐秽为第一义。上焦如雾，升而逐之，兼以解毒；下焦如渎，决而逐之，兼以解毒"，创立了以"轻则清之"的治则，先后创制神解散、清化汤、芳香饮、大凉膈散、小凉膈散、大复苏饮、小复苏饮、增损三黄石膏汤等八方；以"重则泻之"为治则创建的增损大柴胡汤、增损双解散、加味凉膈散、加味六一顺气汤、增损普济消毒饮、解毒承气汤等六方，加上升降散，共 15 方。综观杨氏十五方，共用药 50 味，均僵蚕、蝉蜕为主药，取其轻清宣透，以升阳中之清阳；黄连、黄芩、黄柏、大黄等苦寒之品仅次于僵蚕、蝉蜕，取其清热解毒、攻下逐秽，以降阴中之浊阴。后世医家对杨氏温疫十五方，尤其是升降散评价极高。现代已故著名医家蒲辅周曾赞其曰："治疗急性病，尤其是急性传染病，要研究杨栗山的《伤寒瘟疫条辨》，余治温疫多灵活运用杨氏温疫十五方，而升降散为其总方。"

【临床应用】现代医学研究证明，本方及其衍生方的药理作用主要有解热降温、抗菌消炎、免疫调节、抗过敏、抗惊厥、镇静安神等，可应用于流行性感冒、各种炎症性疾病、流行性腮腺炎、脑炎、过敏性紫癜、流行性出血热、荨麻疹、肾炎、带状疱疹、肺炎、气管炎、胆囊炎、精神分裂症、鼻窦炎、化脓性中耳炎、急性咽喉炎、痤疮等多种疾病。该方加减用法应根据疾病的临床表现而定，方中药物用量也应有所不同，如高热者，一般姜黄 6～12 克，僵蚕 12～15 克，大黄 6～10 克，蝉蜕 10～12 克；畏寒明显者重用姜黄，并加荆芥、防风；表证明显者则姜黄可轻用，一般 3 克即可，并加金银花、连翘；咳嗽、痰黄者可加鱼腥草、金荞麦、鲜芦根。

二、清营凉血

清营汤 《温病条辨》

【组成】犀角 30 克（水牛角代替），生地黄 15 克，玄参 9 克，竹叶心 3 克，麦冬 9 克，丹参 6 克，黄连 5 克，金银花 9 克，连翘 6 克（说明：因犀牛是国家级保护性稀有动物，其角奇缺，属禁用之品，改用水牛角代替，功效相似）。

【用法】水煎，每日 1 剂，分 2 次服用。

【功效】清营解毒，透热养阴。

【适应证】热入营分证。症见身热夜甚，神烦少寐，时有谵语，目常喜开或喜闭，口渴或不渴，斑疹隐隐，脉细数，舌绛而干。

【方解】本证多由邪热内传营分，耗伤营阴所致。治疗以清营解毒，透热养阴为主。邪热传营，伏于阴分，入夜阳气内归营阴，与热相结，故身热夜甚；营气通于心，热扰心神，故神烦少寐，时有谵语；邪热深入营分，则蒸腾营阴，使血中津液上潮于口，故本应口渴但不渴；邪热初入营分，气分热邪未尽，见身热口渴；斑疹隐隐，乃热伤血络，血溢脉外之征。方中犀角清解营分之热毒，故为君药。生地黄凉血滋阴，麦冬清热养阴生津，玄参滋阴降火解毒，三药共用，既清热养阴，又助君药清营凉血解毒，共为臣药。温邪初入营分，故用金银花、连翘、淡竹叶清热解毒，使营分之邪外达，此即"透热转气"之具体应用。黄连清心解毒；丹参清热凉血、活血散瘀，可防热与血结。以上五味药均为佐药。本方以清营解毒为主，配以养阴生津和"透热转气"，使入营之邪透出气分而解。

吴鞠通在其著作中从未谈及"透热转气"，但是由于其创立的清营汤源于叶天士《临证指南医案》中治"暑久入营，夜寐不安，不饥微痞，阴虚体质"的方药，故后世均把清营汤作为"透热转气"的代表方剂，而其中的金银花、连翘、淡竹叶被认为是"透热转气"的专药。赵绍琴在《温病纵横》中言："透热转气，并非单指金银花、连翘、竹叶三味药而言。凡营分证而兼气机不畅者，皆应在清营的同时，配入宣通气机之药，以求营分热邪有外泄之路。"

【临床应用】清营汤在现代临床中多用于急性传染性、感染性疾病，只要出现身热夜甚、口干反不甚渴或竟不渴、斑疹隐现、舌红绛无苔、脉细数等典型的清营汤证，就可使用。随着近年来研究的进展，其应用范围和所治病症不断扩大，对一些西药不敏感的危重病症也有较好的疗效。①皮肤病：清营汤在皮肤病的治疗中应用较广，除以前经常报道的紫癜外，还有药物性皮炎、银屑病、疥疮、接触性皮炎等皮肤病。②病毒性脑炎：病毒性脑炎病程中见高热不退、神志不清、肢体抽搐、舌红绛干燥少苔、脉细数等热入营分、营阴受损、热闭心包、引动肝风等表现，且在镇静止痉、激素、消炎药治疗不敏感时，以清营汤送服牛黄丸或紫雪散可收到较好的治疗效果。③免疫性疾病：如急性紫癜性肾炎，见高热、紫癜、血尿、少数便血、心烦口渴、便秘、舌红、苔薄黄、脉细数等症，治疗以清营汤加牡丹皮、大黄、茅根、石膏等清热解毒、凉血止血。④其他感染性疾病：上呼吸道感染见高热、面色红赤、胸腹红疹、烦躁不安、口渴、壮热便秘、舌红绛而干、脉细数，为风温气营同病，用清营汤加板蓝根等凉营解毒，透热养阴。⑤其他出血性疾病：新生儿出血症，由于胎热炽盛、热入营血而致肌注后流血不止；放射性膀胱损伤，因阴虚火旺、热郁营血所致鲜红血尿；小儿鼻衄，多发于感冒后；胃溃疡出血等。

清宫汤《温病条辨》

【组成】玄参9克，莲子心2克，竹叶卷心6克，连翘6克，犀角30克（水牛角代），连心麦冬9克。

【用法】水煎，每日 1 剂，分 2 次服用。

【功效】清心解毒，养阴生津。

【适应证】温病液伤，邪陷心包证。症见发热，神昏谵语。

【方解】本方所治属太阴温病。方中犀角、玄参清心解毒养阴为君；连翘、竹叶卷心以清心热为臣；莲子心、连心麦冬补养心肾之阴，共为佐使药。诸药合用，共奏清热养阴之功。

吴鞠通汲取易学"损刚益柔"思想并结合卦象理论解析清宫汤方药配伍及方义，并在《温病条辨·上焦》第十六条原文中阐述清宫汤方论时指出："火能令人昏，水能令人清，神昏谵语，水不足而火有余，又有秽浊也。且离以坎为体，玄参味苦属水，补离中之虚；犀角灵异味咸，辟秽解毒，所谓灵犀一点通，善通心气，色黑补水，亦能补离中之虚，故以二物为君。莲子心甘苦咸，倒生根，由心走肾，能使心火下通于肾，又回环上升，能使肾水上潮于心，故以为使。连翘象心，心能退心热，竹叶心锐而中空，能通窍清心，故以为佐。"吴鞠通以易学"损刚益柔"思想详细阐述清宫汤的方义，并以"离""坎"二卦的卦象形象解析玄参与犀角的配伍意义。

【临床应用】根据清宫汤清心热、养心阴之功效，其临床应用较为广泛，本方除应用于温病邪陷心包证外，还可应用于心动过速、甲状腺功能亢进、口腔溃疡、病毒性肝炎及更年期失眠等心阴耗损证。

犀角地黄汤 《小品方》

【组成】犀角 30 克（水牛角代），生地黄 24 克，芍药 12 克，牡丹皮 9 克。

【用法】水煎，每日 1 剂，分 2 次服用。

【功效】清热解毒，凉血散瘀。

【适应证】热入血分证。①热扰心神，身热谵语，舌绛起刺，脉细数。②热伤血络，斑色紫黑、吐血、衄血、便血、尿血等，舌红绛，脉数。③蓄血瘀热，喜忘如狂，漱水不欲咽，大便色黑易解等。

【方解】本方治证由热毒炽盛于血分所致。心主血，又主神明，热入血分，一则热扰心神，致躁扰昏狂；二则热邪迫血妄行，致使血不循经，溢出脉外而发生吐血、衄血、便血、尿血等各部位之出血，离经之血留阻体内又可出现发斑、蓄血；三则血分热毒耗伤血中津液，血因津少而浓稠，运行涩滞，渐聚成瘀，故舌紫绛而干。此际不清其热则血不宁，不散其血则瘀不去，不滋其阴则火不熄，正如叶天士所谓"入血就恐耗血动血，直须凉血散血"。治当以清热解毒，凉血散瘀为法。方用苦咸寒之犀角为君，凉血清心而解热毒，使火平热降，毒解血宁。臣以甘苦寒之生地黄，凉血滋阴生津，一以助犀角清热凉血，又能止血；一以复已失之阴血。用苦微寒之赤芍与辛苦微寒之牡丹皮共为佐药，清热凉血，活血散瘀，可收化斑之功。四药相配，共成清热解毒、凉血散瘀之剂。本方配伍特点是凉血与活血散瘀并用，使热清血宁而无耗血动血之虑，凉血止血又无冰伏留瘀之弊。

方中芍药一般为赤芍，若热伤阴血较甚者，可用白芍。同时尚可根据不同的病情，酌配相应方药以为辅佐。如热盛神昏者，可配用紫雪丹或安宫牛黄丸以清热开窍；热盛动血者，尚可配伍止血之品，如吐血者加白茅根、侧柏叶、墨旱莲，便血者加地榆、槐花，尿血者加白茅根、小蓟，发斑者加紫草等。

本方与清营汤均以水牛角、生地黄为主，以治热入营血证。但清营汤是在清热凉血中配以金银花、连翘等轻清宣透之品，寓有"透热转气"之意，适用于邪初入营尚未动血之证；本方配伍赤芍、牡丹皮泄热散瘀，寓有"凉血散血"之意，用治热入血分而见耗血、动血之证。

【临床应用】犀角地黄汤出自《小品方》，原方由犀角、生地黄、芍药、牡丹皮组成，功效清热解毒、凉血散瘀，为热伤血络、蓄血留瘀、热扰心营而设。历代医家多认为其为温病血分证之代表方，主要用于治疗外感温热病证。近年来，一些医家在辨证和辨病相结合的基础上，突破古人多用于外感病证的局限，应用犀角地黄汤治疗多种内伤杂病，甚至在一些疑难杂症和急危重症等的治疗中也取得较为满意的疗效，显示出此方具有较大的临床实用价值。如全身炎症反应综合征、败血症、糖尿病周围神经病变、重症肝炎、肝性脑病、弥散性血管内凝血、尿毒症、过敏性紫癜、急性白血病等属血分热盛者。

三、气血两清

清瘟败毒饮《疫疹一得》

【组成】生地黄 10～30 克，黄连 3～12 克，黄芩 12 克，牡丹皮 15 克，石膏 30～240 克，栀子 10 克，甘草 6 克，淡竹叶 9 克，玄参 12 克，犀角 30～240 克（水牛角代），连翘 15 克，芍药 15 克，知母 10 克，桔梗 9 克。

【用法】水煎，每日 1 剂，分 2 次服用。

【功效】清热解毒，凉血泻火。

【适应证】温疫热毒，气血两燔证。大热渴饮，头痛如劈，干呕狂躁，谵语神昏，视物错瞀，或发斑疹，或吐血、衄血，四肢或抽搐，舌绛唇焦，脉沉数，或沉细而数，或浮大而数。

【方解】清瘟败毒饮是由白虎汤、犀角地黄汤、黄连解毒汤三方加减而成，其清热泻火、凉血解毒的作用较强。方中重用生石膏直清胃热。胃是水谷之海，十二经的气血皆禀于胃，所以胃热清则十二经之火自消。石膏配知母、甘草，有清热保津之功，加以连翘、淡竹叶，轻清宣透，清透气分表里之热毒；再加黄芩、黄连、栀子（即黄连解毒汤法）通泄三焦，可清泄气分上下之火邪。诸药合用，目的为清气分之热。犀角、生地黄、赤芍、牡丹皮共用，为犀角地黄汤法，专于凉血解毒、养阴化瘀，以清血分之热。以上三方合用，则气血两清的作用尤强。此外，玄参、桔梗、甘草、连翘同用，还能清润咽喉；淡竹叶、栀子同用则清心利尿，导热下行。综合本方诸药的配伍，对疫毒火邪、充斥内外、气血两燔的证候，确为有效的良方。

清瘟败毒饮首载于清代余师愚《疫疹一得》，为余氏于乾隆五十七年至五十九年京城大疫中所创之经验方，收效甚好，活人无数。历代均释之以清热解毒、气血两清之方，用治瘟疫热毒、气血两燔之证。余师愚释义本方为"十二经泻火药也……重用石膏，直入胃经，使其敷布于十二经，退其淫热，佐以黄连、犀角、黄芩，泻心肺火于上焦；牡丹皮、栀子、赤芍，泻肝经之火；连翘、玄参，解散浮游之火；生地黄、知母，抑阳扶阴，泄其亢甚之火而救欲绝之水；桔梗、淡竹叶，载药上行；佐以甘草，和胃也……"本方为大寒解毒之剂，集白虎汤、凉膈散、黄连解毒汤、犀角地黄汤于一体，白虎汤清阳明经大热，凉膈散、黄连解毒汤泻火解毒，犀角地黄汤清营凉血，共奏清热解毒、凉血救阴之功。凡属热毒炽盛、气营两燔之证，症见大热渴饮，头痛如劈，干呕狂躁，谵语神昏，或发斑，或吐血、衄血，或四肢抽搐、厥逆者皆可用之，诚如余师愚所释"凡一切火热，表里俱盛，狂躁烦心，口干咽痛，大热干呕，错语不眠，吐血衄血，热甚发斑，不论始终，以此为主方"。

中药剂量乃"千古不传之秘"，但余霖根据自己的临证经验，通过调整石膏、生地黄、犀角、黄连的剂量将本方分为大、中、小之剂。其中生石膏大剂六两至八两、中剂二两至四两、小剂八钱至一两二钱；生地黄大剂六钱至一两、中剂三钱至五钱、小剂二钱至四钱；犀角大剂六钱至八钱、中剂三钱至五钱、小剂二钱至四钱；黄连大剂四钱至六钱、中剂二钱至四钱、小剂一钱至一钱半。他还提出疫证初起，恶寒发热，头痛如劈，烦躁谵妄，身热肢冷，舌刺唇焦，上呕下泻，六脉沉细而数者用大剂，脉沉而数者用中剂，脉浮大而数者用小剂。此方的确立，为温热病的辨证施治开拓了新的境界，并对中医急证、热证的研究具有重要临床意义。

【临床应用】从药物化学成分上来看，清瘟败毒饮的药物分五组：①相当于广谱抗生素类药，如知母、栀子、黄芩、黄连、连翘等；②具有抗病毒类药，如连翘、玄参、石膏；③具有调节内分泌激素类药，如生地黄、玄参、犀角、知母、甘草；④具有挥发油类药，可透邪解表退热，如桔梗等；⑤具有扶正气，增强免疫机制类药，如生地黄、玄参、甘草等。现代研究结果表明，该方具有以下作用：①对发热具有明显的抑制作用；②改善家兔注射内毒素后白细胞呈先降低后升高现象，并能拮抗血小板降低；③拮抗高黏综合征（血瘀），具有解聚、降黏、稀释血液（凉血化瘀）作用；④该方抑制家兔气血两燔证发热效应的同时，具有调整 cAMP、cGMP 比值的作用；⑤病理形态学表明，该方具有保护内脏器官、减轻脏器组织病理损害的作用。总体研究来看，清瘟败毒饮具有解热、抗血小板聚集、降低血液黏度、抗炎、镇痛、镇静、抗菌、抗病毒、保肝、解毒、强心、利尿、增强免疫功能等药理作用。基于其以上药理学作用，临床上清瘟败毒饮可用于治疗多系统疾病。如各种急性传染病，如流行性出血热、肠伤寒发热、传染性单核细胞增多症、钩端螺旋体病、传染性非典型肺炎（SARS）、暴发型流脑、流行性感冒、登革热、麻疹、慢性乙型肝炎等，还有各种感染性疾病，如急性肝性脑病、败血症、脓毒血症、脑炎、病毒性脑炎、髋关节炎、流行性腮腺炎等，疗效显著。本方还可用于治疗急性重症皮肤病：如别嘌呤醇药疹、红皮病型银屑病、脓疱型银屑病、中毒性表皮坏死松解症等。本方在外科疾病中的应用也比较常见，外科病中热毒最多，热毒易夹他邪，如风热、湿热、瘀热。内邪致虚，外邪易侵。故外科病症中热毒炽盛兼夹阴虚火旺者在临床中并非少见。临证时凡见火热表里俱盛，伤阴致瘀者，均可用清瘟败毒饮随证加减，只要针对病机，必收良效。此外，清瘟败毒饮还可用于治疗产后发热、红斑狼疮、痛风性关节炎等疾病。

化斑汤 《温病条辨》

【组成】石膏 30 克，知母 12 克，生甘草 10 克，玄参 10 克，犀角 60 克（水牛角代），白粳米 9 克。

【用法】水煎，每日 1 剂，分 2 次服用。

【功效】清热凉血，滋阴解毒。

【适应证】温病邪入营血之高热口渴、身发红斑、神昏谵语、汗出脉洪等症。

【方解】本方以石膏清肺胃之热，知母清金保肺，而治阳明独胜之热，甘草清热解毒和中，粳米清胃热而保胃液，白粳米阳明燥金之岁谷也。本论独加玄参、犀角者，以斑色正赤，木火太过，其变最速。但用白虎燥金之品，清肃上焦，恐不胜任，故加玄参，启肾经之气，上交于肺，庶水天一气，上下循环，不致泉源暴绝也。犀角咸寒，禀水木火相生之气，为灵异之兽，具阳刚之体，主治血毒蛊注，邪鬼瘴气，取其咸寒，救肾水以济心火，托斑外出，而又败毒辟瘟也。再病至发斑，不独在气分矣，故加二味凉血之品。

【临床应用】主要应用于外感热病及传染病的温病发斑阶段。现代有医家将其用于治疗黄褐斑，其病因多为七情内伤、肝郁气滞、气血瘀阻，以致气机紊乱，气血失和，脏腑功能紊乱，浊气停滞面部使其失去气血荣润。感染可引起多脏器损害及 DIC 形成，本方为首选清热方剂之一。

四、清热解毒

黄连解毒汤《外台秘要》

【组成】黄连 9 克，黄芩 6 克，黄柏 6 克，栀子 9 克。

【用法】水煎，每日 1 剂，分 2 次服用。

【功效】泻火解毒。

【适应证】三焦火毒证。大热烦躁，口燥咽干，错语不眠；或热病吐血、衄血；或热甚发斑，或身热下利，或湿热黄疸；或外科痈疡疔毒，小便黄赤，舌红苔黄，脉数有力。

【方解】黄连解毒汤首载于葛洪《肘后备急方·卷十二·治伤寒时气温病门》，但始冠名见于唐代王焘《外台秘要·卷一》引《崔氏方》，主治一切实热火毒、三焦热盛之证。本方证乃火毒充斥三焦所致。火毒炽盛，内外皆热，上扰神明，故烦热错语；血为热迫，随火上逆，则为吐衄；热伤络脉，血溢肌肤，则为发斑；热盛则津伤，故口燥咽干；热壅肌肉，则为痈肿疔毒；舌红苔黄，脉数有力，皆为火毒炽盛之证。综上诸症，皆为实热火毒为患，治宜泻火解毒。方中以大苦大寒之黄连清泻心火为君，兼泻中焦之火；臣以黄芩清上焦之火；佐以黄柏泻下焦之火；栀子清泻三焦之火，导热下行，引邪热从小便而出。四药合用，苦寒直折，三焦之火邪去而热毒解，诸症可愈。

【临床应用】黄连解毒汤主要含有生物碱、黄酮、环烯醚萜类三大类成分。药理作用主要有：①降血脂，抗动脉粥样硬化；②保护心肌细胞，抗心律失常；③降血压；④抗血栓；⑤保护脑神经元细胞；⑥保护肝脏；⑦降血糖、改善糖尿病并发症；⑧抗炎；⑨抗氧化；⑩抗肿瘤。黄连解毒汤的应用广泛，从循环系统和神经系统疾病，到全身的各个系统病变，如败血症、脓毒血症、痢疾、肺炎、泌尿系感染、流行性脑脊髓膜炎、乙型脑炎以及感染性炎症等属热毒为患之证。

纵观黄连解毒汤临床应用的文献研究，可将其所治之热毒分为外毒与内毒两类。但其各种病症都有"热毒"的特性，外毒的基本特征表现为"热毒"的特性及所感时邪的特性，如风热时毒、温热时毒、湿热时毒等。故治疗时在清热解毒的基础上配伍或祛风，或祛湿，或通腑之药。内毒为"热毒"的特性及所依附的体内病理产物的特性，如痰饮、血瘀、湿热等，治疗时在清热解毒的基础上配伍或化湿，或化瘀，或化痰，或凉血的方法。

普济消毒饮《东垣试效方》

【组成】黄芩15克（酒炒），黄连15克（酒炒），陈皮6克，甘草6克（生用），玄参6克，柴胡6克，桔梗6克，连翘3克，板蓝根3克，马勃3克，牛蒡子3克，薄荷3克，僵蚕2克，升麻2克。

【用法】水煎，每日1剂，分2次服用。

【功效】清热解毒，疏风散邪。

【适应证】大头瘟。症见恶寒发热，头面红肿焮痛，目不能开，咽喉不利，舌燥口渴，舌红苔白兼黄，脉浮数有力。

【方解】方中重用酒连、酒芩清热泻火，祛上焦头面热毒为君。以牛蒡子、连翘、薄荷、僵蚕辛凉疏散头面风热为臣。玄参、马勃、板蓝根有加强清热解毒之功；配甘草、桔梗以清利咽喉；陈皮理气疏壅，以散邪热郁结，共为佐药。升麻、柴胡疏散风热，并引诸药上达头面，且寓"火郁发之"之意，功兼佐使之用。诸药配伍，共收清热解毒，疏散风热之功。

普济消毒饮出自《东垣试效方》，卷九中论述谓："治大头天行，初觉憎寒体重，次传头面肿盛，目不能开，上喘，咽喉不利，口渴舌燥。"本方由黄芩、黄连、陈皮、甘草、玄参、柴胡、桔梗、连翘、板蓝根、马勃、牛蒡子、薄荷、僵蚕、升麻组成，诸药共奏清热解毒、疏风散邪的功效，用以治疗大头瘟。汪昂在其《医方集解》中论述为："芩连苦寒，泻心肺之热，为君；玄参苦寒，橘红苦辛，甘草甘寒，泻火补气，为臣；连翘、薄荷、鼠黏辛苦而平，蓝根甘寒，马勃、僵蚕苦平，散肿消毒定喘，为佐；升麻、柴胡苦平，行少阳阳明二经之阳气不得伸，桔梗辛温为舟楫，不令下行，为载也。"

临床应用本方时，如见表证明显、里热不重者，可酌减芩、连用量，再加防风、桑叶、荆芥、蝉蜕之类；伴惊风者，可加入钩藤、蝉蜕；体虚者，可加人参；大便干结者，可加大黄；使用本方时，还可适当配合外治法，局部外敷如意金黄散、青黛等，以增加清热解毒、消肿止痛的作用。

【临床应用】本方常用于：①传染性疾病，如流行性腮腺炎、传染性单核细胞增多症、水痘等；②呼吸道疾病，如急性扁桃体炎、急性咽喉炎等；③皮肤科疾病，如带状疱疹、痤疮、扁平疣及丹毒等；④口腔科疾病，如牙周炎、牙菌斑等。普济消毒饮对传染性疾病、呼吸道疾病、皮肤科疾病、口腔科疾病疗效显著，而且还可用于治疗病毒性角膜炎、乳腺癌、病毒性脑膜炎、急性胰腺炎、流行性感冒、面神经炎，因而需要更深入地对普济消毒饮进行研究。

四妙勇安汤《验方新编》

【组成】金银花 30 克，玄参 30 克，当归 20 克，甘草 9 克。

【用法】水煎，每日 1 剂，分 2 次服用。

【功效】清热解毒，活血止痛。

【适应证】热毒炽盛之脱疽。患肢暗红微肿灼热，溃烂腐臭，疼痛剧烈，或见发热口渴，舌红，脉数。

【方解】本方是清热解毒、散结止痛的内外科均可应用的常用基本方之一，凡火毒内蕴、寒湿化热、血行不畅、气血瘀滞、溃烂红肿痛甚者皆可用之。方中金银花清热解毒，玄参凉血解毒，历代医家认为前者为"痈疽溃后之圣药"，后者则是"直走血分而通血瘀，亦能外行于经隧而清散热结之痈肿"。脱疽一证，因瘀化热，热在血分，故金银花与玄参配伍，其清热、凉血、解毒之功尤佳；血脉不通为疼痛、溃烂之根源，佐以当归，活血通脉以解疼痛；加上甘草不仅能缓急止痛，而且能和解热毒。四药同用，使热清、毒解、血行、痛止，乃功效之所在。

【临床应用】本方是中医治疗热毒所致脱疽的主要方剂，也是治疗血栓脉管炎的基本方。外科常用于皮肤感染、阑尾炎等；内科常用于高热性、感染性疾病，如肺炎、急性扁桃体炎、慢性咽炎、副鼻窦炎、败血症等的辅助治疗，有抗菌消炎、改善微循环、消除内毒素、消肿止痛、提高机体免疫功能等作用。

中医临床应用的清热解毒方剂众多。一般常用的清热剂有黄连解毒汤、五味消毒饮、清瘟败毒散、仙方活命饮、内疏黄连汤等都各具特色。简而言之，黄连解毒汤和五味消毒饮是单纯配伍解毒剂的典范；仙方活命饮在疏散风热外，兼配行气、活血、化痰、软坚之品，是属于消法中的清热解毒剂；本方是以清热解毒和凉血解毒同用为特色的方剂。应用时应注意用量宜重，轻则效果欠佳。还须指出的是，治疗脱疽，本方是为热毒炽盛而设；而一切阴证脱疽则选用阳和汤，两者截然有别，不可不辨。

六神丸 《雷允上诵芬堂方》

【组成】珍珠粉 4.5 克，犀牛黄 4.5 克，麝香 4.5 克，雄黄 3 克，蟾酥 3 克，冰片 3 克。

【用法】每服 5 ～ 10 丸，1 日 2 ～ 3 次，亦可外用。

【功效】清热解毒，消肿止痛。

【适应证】用于烂喉丹痧、咽喉肿痛、喉风喉痛、单双乳蛾、小儿热疖、痈疡疔疮、乳痈发背、无名肿毒。

【方解】方中以牛黄、麝香为主药，清热解毒、消肿散结，辅以冰片加强清热解毒、化腐消肿之功，同时配以蟾酥加强解毒消肿止痛之力，佐以珍珠解毒化腐生肌，雄黄解毒散结。诸药合用，共奏清热解毒、化腐消肿止痛之功，是治疗热毒所致咽喉肿痛、痈疽疔疮的良药。

【临床应用】现代研究表明，珍珠敛疮生肌，牛黄含胆固醇、胆（酯）的卵磷脂胆红素、维生素 D 及铜、铁、锌等，能抑菌、解毒、镇静、止痛；麝香含麝香酮、脂肪、蛋白质、胆固醇、无机盐等，能行经通络、消肿止痛；雄黄含二硫化砷，对皮肤真菌有抑制作用，能解毒杀虫；冰片的主要成分为右旋龙脑，能抑制金黄色葡萄球菌及大肠杆菌，有清热解毒、止痛生肌的作用；蟾酥含华蟾蜍毒素和华蟾素，二者均有强心和局部麻醉作用，能攻毒、消肿、开窍、止痛。以上药物合用有清热解毒、活血通络、镇痛、止痛、祛瘀生新、消肿敛疮的功效。虽雄黄、蟾酥有毒，但其在六神丸中含量较小，孕妇禁用，脾胃不足及虚弱者慎用。现代研究表明，本方具有抗炎、收敛、杀虫解毒、抗肿瘤及强心等作用，主要应用于各类咽喉肿痛或溃疡、白喉、扁桃体炎、口疮、痈疽、疔疮、口腔溃疡、肿瘤等疾病。

梅花点舌丹《外科全生集》

【组成】乳香900克（炙），雄黄900克，沉香450克，蟾酥18克（酒化），没药900克（炙），血竭900克，白梅花4500克，朱砂900克，硼砂900克，葶苈子900克，生石决明540克。

【用法】上为细末，每13590克细末兑入牛黄450克，珍珠粉（豆腐炙）270克，冰片450克，麝香270克，熊胆270克，研极细末，混合均匀，用冷开水泛为小丸，每30克分为400丸，用金箔为衣。每30克用金箔5张。每服2～3丸，每日2次，黄酒送下，温开水亦可。外敷用醋化开，敷患处。

【功效】清热解毒，消肿止痛。

【适应证】疔毒恶疮，痈疽发背，疮疖红肿。

【方解】方中白梅花之酸平，解疔疮毒，除痰热壅滞；蟾酥之温，散热消肿，解疔疮之毒；配乳香、没药、血竭行瘀活血止痛；冰片、朱砂、雄黄清热解毒消肿，石决明镇肝散血热，硼砂散瘀解疮毒，沉香行气化结，葶苈子利水泻热，加牛黄、熊胆清心肝烦热、凉血解毒，麝香、珍珠止疔毒疼痛、托里消肿。

【临床应用】用于各种疮疡初起、口舌诸疮、皮肤疱疹等热毒证；中医外科临床常用于疔疮走黄，即相当于皮肤严重感染性疾病，或因而致败血症者。由于抗生素的广泛应用，目前本药失于生产，临床罕见应用。

五、清热解暑

六一散《黄帝素问宣明论方》

【组成】滑石粉60克，甘草10克。

【用法】做成散剂，调服或煎服，一次6克，一日1～2次。

【功效】清暑利湿。

【适应证】暑湿证。症见身热烦渴，小便不利，或泄泻。

【方解】本方是清暑利湿的常用方剂之一，既可用于临床治疗，又可作为预防用药。本方在古代以滑石6分，甘草1分（即6:1比例）研为散剂投服，故取名为六一散。方中滑石味淡性寒，质重而滑，淡能渗湿，寒能清热，重能下降，滑能利窍，故能上清水源，下利膀胱水道，除三焦内蕴之热，使从小便而出，以解暑湿之邪；少佐甘草和其中气，并可缓和滑石寒之性。二药相配，共奏清暑利湿之效。本方药虽两味，但构思巧妙，有清热而不留湿，利水而不伤正之功。

清末民初的名医张锡纯认为，若暑不兼湿，甚至兼燥，本方应予变通，可用滑石、生石膏各半，与甘草配制，方为适宜。此外，小便不利若非湿热引起，而是由阴虚津亏所致，此方亦不适宜。

【临床应用】现代研究表明，该药不仅具有利尿作用，还有抗菌及保护黏膜的作用。滑石对伤寒杆菌、副伤寒杆菌有抑制作用，且对脑膜炎双球菌有轻度抑制作用；滑石的主要成分硅酸镁有吸附和收敛作用，能保护肠道，止泻而不引起鼓肠；滑石粉细腻光滑，可在黏膜、皮肤处形成薄膜，起到保护皮肤和黏膜的作用，另外滑石散布创面形成被膜，有保护创面、吸收分泌物、促进结痂的作用。本方内服用于暑热身倦，口渴泄泻，小便黄少；外治痱子刺痒等皮肤湿疹疾病。该药也可用于治疗膀胱炎、尿道炎、膀胱结石、药物致皮肤过敏、黄疸型肝炎、糜烂性胃炎等多种疾病。

益元散《伤寒直格》

【组成】滑石 600 克，甘草 100 克，朱砂 30 克。

【用法】作散剂，调服，一次 6 克，一日 1～2 次。

【功效】清暑利湿。

【适应证】用于感受暑湿，症见身热心烦、口渴喜欢、小便短赤。

【方解】方中滑石为君药，其味甘淡性寒，质重而滑，淡能渗湿，寒能清热，滑能利窍，既能清心解暑热，又能渗湿利小便。甘草味甘性平，能益气和中泻火，与滑石配伍，使小便利而津液不伤，且可防滑石之寒滑重坠以伐胃。朱砂甘寒，有毒，归心经，寒能清热，重能镇怯，镇心安神。三药配用，共奏清暑利湿之功。

【临床应用】本方能清三焦湿热，可用于治疗小儿神经性遗尿、风湿性关节炎、小儿肠炎、秋季腹泻等疾病。朱砂在煎煮过程中能游离出金属汞，使毒性增加，所以多入丸、散服用，不宜入煎剂。本散剂有毒，不宜大量服用，也不宜少量久服，肝肾功能不全者禁用。

碧玉散《伤寒直格》

【组成】滑石 36 克，甘草 6 克，青黛 10 克。

【用法】调服或外用。

【功效】清暑热，平肝火。

【适应证】暑热蕴积，烦渴引饮，肝火旺盛，小便短赤。

【方解】方中滑石为君药，其味甘淡性寒，质重而滑，淡能渗湿，寒能清热，滑能利窍，既能清心解暑热，又能渗湿利小便；甘草味甘性平，能益气和中泻火，与滑石配伍，使小便利而津液不伤；青黛清肝泻火。

青黛味咸苦、性寒，清热凉血，入营化斑，清瘟解毒，泻肝火炽盛，疗口疮咽肿。青黛与板蓝根、大青叶三者大体同出一源，功效亦相近，青黛更优于清肝定惊。大青叶经石灰水之初提取后成为青黛，据现代药理研究报道，其有效成分经再提取名为"靛蓝"和"靛玉红"，在治疗白血病方面，取得了可喜的成果。

【临床应用】用于暑热身倦、口渴泄泻、小便黄少、温毒发斑、血热吐衄、胸痛咯血、口疮、疰腮、喉痹、小儿惊痫等病症。现代研究表明内服可治疗慢性砷中毒、尿路感染、手足口病等，外敷可用于流行性腮腺炎、幼儿湿疹等疾病。

鸡苏散《伤寒直格》

【组成】滑石36克，甘草6克，薄荷15克。

【用法】调服。

【功效】疏风解暑。

【适应证】暑湿证兼微恶风寒，头痛头胀，咳嗽不爽者。

【方解】方中滑石为君药，其味甘淡、性寒，质重而滑，淡能渗湿，寒能清热，滑能利窍，既能清心解暑热，又能渗湿利小便；甘草味甘、性平，能益气和中泻火；薄荷疏风解表。

【临床应用】暑湿证兼表证。

清暑益气汤《温热经纬》

【组成】西洋参5克，石斛15克，麦冬9克，黄连3克，淡竹叶6克，荷梗15克，知母6克，甘草3克，粳米15克，西瓜翠衣30克（原书未著用量）。

【用法】水煎，每日1剂，分2次服用。

【功效】清暑益气，养阴生津。

【适应证】暑热气津两伤证。身热汗多，口渴心烦，小便短赤，体倦少气，精神不振，脉虚数。

【方解】本方治证乃暑热内侵，耗伤气津所致。暑为阳邪，暑热伤人则身热；暑热扰心则心烦；暑性升散，致使腠理开泄，而见汗多；热伤津液，故口渴、尿少而黄；暑热耗气，故见体倦少气、精神不振、脉虚。治宜清热祛暑，益气生津。方中西瓜翠衣清热解暑，西洋参益气生津、养阴清热，共为君药。荷梗助西瓜翠衣清热解暑；石斛、麦冬助西洋参养阴生津，共为臣药。黄连苦寒泻火，以助清热祛暑之力；知母苦寒质润，泻火滋阴；淡竹叶甘淡，清热除烦，均为佐药。甘草、粳米益胃和中，为使药。诸药合用，具有清暑益气、养阴生津之功，使暑热得清，气津得复，诸症自除。

清暑益气汤，首创于金代李杲，乃为治疗"长夏湿热困（脾）胃"之证而设立。东垣在《脾胃论》中曰："暑邪干卫，故身热自汗，以黄芪甘温补之为君；人参、橘皮、当归、甘草，甘微温，补中益气为臣；苍术、白术、泽泻渗利而除湿；升麻、葛根，甘苦平，善解肌热，又以风胜湿也。湿胜则食不消而作痞满，故炒曲甘辛，青皮辛温，消食快气；肾恶燥，急食辛以润之，故以黄柏苦辛寒，借气味泻热补水；虚者滋其化源，有以人参、五味子、麦冬，酸甘微寒，救天暑之伤于庚金为佐，名清暑益气汤。"而王孟英反对"暑必夹湿"之说，认为东垣方中药多辛燥，为治疗暑证所不利。孟英以"夏暑发自阳明"，"暑湿初起在手太阴"立论。太阴属肺，敷布津液之官，阳明属胃，为气血津液化生之源。暑热既伤，气津受损，故治疗一要清其暑热，二要益其气津。因此，王氏用西瓜翠衣、黄连、知母、淡竹叶、荷梗清热涤暑；西洋参、麦冬、石斛、粳米、甘草益气养阴生津。方中以西洋参、西瓜翠衣为君，二药性凉而滋补，清暑热，益气津；以荷梗、麦冬、石斛为臣，三药均多汁增液之品，具清热解暑、养阴生津之功；佐以黄连、知母、淡竹叶，清热除烦、泻火解暑；使以甘草、粳米益气调中和胃。此方用于夏月感病，伤津耗气之证，多见体倦少气、口渴汗多、尿赤短、脉虚数。若伤暑兼有湿者，则为本方所不宜。这是王氏方与李氏方不同之处。除了反对"暑必夹湿"之说外，与当时就医者多为富贵之家，柔弱好色，大都为阴虚之体，一旦感受暑邪，每易与伤阴有关。此外，当时不少医家滥用温燥，造成偏弊。为此，孟英大声疾呼，力辩其非。可见，王氏在实践中，补充和发展了东垣的理论，使暑伤元气的治法得到进一步完善。

【临床应用】本方用于夏月伤暑，气阴两伤之证。临床应用以体倦少气、口渴汗多、脉虚数为辨证要点。现代实验研究表明，清暑益气汤能有效对抗内毒素血症的发生，这与本方能直接抑制细菌生长与代谢，减少内毒素产生，并使大量内毒素和细菌排出体外有关。现代临床应用主要有：①夏季热。夏季热又称暑热症，是婴幼儿在暑天发生的一种特有性季节性疾病。②中暑合并多器官功能障碍综合征（MODS）。中暑并发 MODS，表明患者素体不足，脏腑功能衰弱。暑为阳热之邪，其性炎热、升散，易耗气伤津。暑令当时，机体不耐热扰，脏腑功能失调而患病。因此，速除炽盛之热为第一要务，急则治标，邪去则人安。本方既可速除热邪，又能顾护中焦，为一举两得之剂。③夏季哮喘、暑热咳嗽。夏季哮喘多因素体阴虚阳亢，至夏阳盛之际，两阳相加，暑伤气阴，热蒸津聚，壅阻肺气而发哮喘。本方益气养阴以扶正，清热祛暑以祛邪，标本兼顾，故能控制哮喘发作，是未治喘而喘自平。④小儿厌食症。⑤慢性肾脏疾病。⑥干燥综合征等。王氏清暑益气汤是一首扶正祛邪、标本兼治的方剂。既能清热解暑、益气养阴，又能宽胸通气。它的临床应用范围非常广泛，除了能治疗夏季暑热炽盛、气津两伤证，还能治疗消化、呼吸、循环、神经等系统多方面的疾病。因此，本方的应用只要符合阳热偏盛、气阴两亏，或兼素体正气不足、脏腑功能衰弱的病机时，都可酌情加减使用。并不局限于夏季暑令当时或患暑热病证时才可应用。

六、清脏腑热

泻心汤《金匮要略》

【组成】大黄 10 克，黄连 5 克，黄芩 5 克。

【用法】水煎，每日 1 剂，分 2 次服用。

【功效】泻火解毒，燥湿泄热。

【适应证】治邪火内炽，迫血妄行，吐血，衄血，便秘溲赤；三焦积热，眼目赤肿，口舌生疮，外证疮疡，心胸烦闷，大便秘结；湿热黄疸，胸中烦热痞满，舌苔黄腻，脉数实者。

【方解】方中黄芩泻上焦火，黄连泻中焦火，大黄泻下焦火。三焦实火大便实者，诚为允当。《金匮要略》泻心汤主症是吐血、衄血，其病机为胃火亢盛而气逆，仲景治以泻心汤，取苦寒之三黄泄降胃火，降火即是降气，降气即是降血止血，使邪去病除。本方名泻心，实则泻胃，"胃气下泄，则心火也有所消导，而胃中之热气，亦不上壅，斯气顺而血不逆矣"。原文所指"心气不足"很可能是对出血后出现的烦躁、心悸、面色发白等症状的概括。

【临床应用】①上消化道出血：用本方加海螵蛸 20 克，白及 10 克。柏油便量多时加槐花、地榆；血热加生地黄、牡丹皮；呕吐加枳壳、半夏；腹痛加白芍、甘草；胁痛加延胡索、川楝子、青皮；失血过多伴休克者予以输液，也可将本方加三七、白及、海螵蛸制成粉剂，每次 3 克，每日 3 次服用。②支气管咯血：生大黄 6 克，黄芩 3 克，黄连 2 克，水煎服。③痤疮：用本方加知母、黄柏各 10 克。伴囊肿者加夏枯草、皂角刺、牡丹皮；脓疮者加野菊花、连翘。④急性细菌性痢疾。⑤肠道易激综合征。⑥高血压。⑦精神分裂症。⑧复发性口腔溃疡等。

附子泻心汤 《伤寒论》

【组成】大黄 12 克，黄连 6 克，黄芩 6 克，附子 10 克（炮，别煮取汁）。

【用法】水煎，每日 1 剂，分 2 次服用。

【功效】温经回阳，泄热消痞。

【适应证】治阳虚于外，热结于胃。心下痞满，而复恶寒、汗出者。

【方解】方中附子温经扶阳，以治肌表之恶寒；大黄、黄连、黄芩之苦寒，以麻沸汤浸渍，取其味薄气轻，清泄上部之邪热，以治胸部之痞结。

从《伤寒论》条文内容分析，"心下痞"属热痞，"恶寒、汗出"为表阳虚，故本证热痞兼阳虚，可以看作是"寒热痞"，属上热下寒证。即上、中焦出现热证，下焦则见虚寒现象，此本邪实正虚，故治疗既要清热，又要温阳，取攻补兼施、寒热并用法，以附子泻心汤扶阳泻痞。本证寒热错杂，虚实并见，若仅用三黄泄热消痞会使恶寒更甚，单用附子温经扶阳则痞热不除，故用此方寒温并投、邪正兼顾，达到泄热消痞、扶阳固表的目的。这里仲景用附子泻心汤而不用桂枝汤，显然不是为了解表而是为热炽于里，表阳、卫阳复虚于外的复杂病机而设。卫阳根于下焦，下焦肾阳虚，卫阳得不到肾阳的温煦，也自然会不足。

【临床应用】主治上热下寒证，临床应用于复发性口腔溃疡、上消化道出血、慢性肾功能不全、神经性头痛等疾病。

龙胆泻肝汤 《医宗金鉴》

【组成】龙胆 6 克（酒炒），黄芩 9 克（炒），栀子 9 克（酒炒），泽泻 12 克，木通 6 克，当归 3 克（酒炒），生地黄 9 克（酒炒），柴胡 6 克，生甘草 6 克，车前子 9 克。

【用法】水煎，每日 1 剂，分 2 次服用。

【功效】清泻肝胆实火，清利肝经湿热。

【适应证】①肝胆实火上炎证。症见头痛目赤，胁痛，口苦，耳聋，耳肿，舌红苔黄，脉弦数有力。②肝经湿热下注证。症见阴肿，阴痒，筋痿，阴汗，小便淋浊，或妇女带下黄臭等，舌红苔黄腻，脉弦数有力。

【方解】本方证是由肝胆实火上炎或肝胆湿热循经下注所致。方中龙胆大苦大寒，既能泻肝胆实火，又能利肝经湿热，泻火除湿，两擅其功，切中病机，故为君药。黄芩、栀子苦寒泻火、燥湿清热，加强君药泻火除湿之力，用以为臣。湿热的主要出路，是利导下行，从膀胱渗泄，故又用渗湿泄热之泽泻、木通、车前子，导湿热从水道而去；肝乃藏血之脏，若为实火所伤，阴血亦随之消耗；且方中诸药以苦燥渗利伤阴之品居多，故用当归、生地黄养血滋阴，使邪去而阴血不伤，以上皆为佐药。肝体阴用阳，性喜疏泄条达而恶抑郁，火邪内郁，肝胆之气不舒，骤用大剂苦寒降泄之品，既恐肝胆之气被抑，又虑折伤肝胆生发之机，故又用柴胡疏畅肝胆之气，并能引诸药归于肝胆之经；甘草调和诸药，护胃安中。二药并兼佐使之用。本方的配伍特点是泻中有补，利中有滋，降中寓升，祛邪而不伤正，泻火而不伐胃，使火降热清，湿浊得利，循经所发诸症皆可相应而愈。

历代本草所记载的木通，包括古方书中龙胆泻肝汤所用木通，大都是指木通科植物五叶木通的木质茎，目前很少见用。同科植物三叶木通的木质茎，也称为木通，又叫白木通，药理研究有利尿、抗菌和镇痛作用，没有毒性，现仅在少数地区（云南、贵州、四川）自产自销。目前应用最普遍的是关木通，为马兜铃科植物木通马兜的藤茎，主产于东北、陕西、甘肃等地，药理研究其有利尿、抗菌、抗肿瘤、心脏兴奋等作用，其成分含马兜铃酸（木通甲素），是一种很强的肾毒性物质。临床报道，服用关木通过量可引起中毒乃至死亡。由于本方木通来源混杂，品种繁多，教材与《药典》的误导，特别是由于现代关木通产量大，市场占有率高等原因，从而使临床应用本方时也就自然选用关木通，导致出现全球声讨"中草药肾病"的不良报道，严重威胁了中草药在世界的信誉，当然也殃及国内，限制了本方的应用。国家已经发出通知停止生产含有关木通在内的任何龙胆泻肝丸、胶囊、颗粒等制剂。目前可代替关木通的有淮木通、川木通等。川木通为毛茛科植物小木通的藤茎或毛茛科植物绣球藤的藤茎，主要产于四川、陕西、湖北、安徽等地，药理作用主要是利尿，没发现有何毒性，《四川中药杂志》中有服用后"小便过多、遗尿、滑精，气弱者及孕妇忌用"的报道。

【临床应用】现代实验研究，本方具有抗炎、抗过敏、抑菌和免疫调节作用，常用于治疗顽固性偏头痛、头部湿疹、高血压、急性结膜炎、虹膜睫状体炎、外耳道疖肿、鼻炎、急性黄疸型肝炎、急性胆囊炎，以及泌尿生殖系炎症，如急性肾盂肾炎、急性膀胱炎、尿道炎、外阴炎、睾丸炎、腹股沟淋巴结炎、急性盆腔炎、带状疱疹等病属肝经实火、湿热者。

当归龙荟丸《黄帝素问宣明论方》

【组成】当归 100 克（酒炒），龙胆 100 克（酒炒），芦荟 50 克，青黛 50 克，栀子 100 克，黄连 100 克（酒炒），黄芩 100 克（酒炒），黄柏 100 克（盐炒），大黄 50 克（酒炒），木香 25 克，麝香 5 克。

【用法】入丸剂，一次 6 克，每日 2 次。

【功效】泻火通便。

【适应证】用于肝胆火旺，症见心烦不宁、头晕目眩、耳鸣耳聋、胁肋疼痛、脘腹胀痛、大便秘结。

【方解】本方最早见于金代刘完素的医著。方中龙胆、大黄、芦荟共为君药，龙胆直入肝经，清泻肝经实火，大黄、芦荟通下大便，凉肝泻火。黄连、黄芩、黄柏、栀子、青黛合用清泻肝火，为臣药。当归和血养肝，木香、麝香芳香走窜，行气止痛，共为佐药。诸药合用，共奏泻火通便之功。

【临床应用】本方临床用于习惯性便秘、老年性便秘、痤疮、原发性高血压伴便秘，特别是慢性粒细胞白血病及高血压证属肝经火盛者尤宜。

1966 年，中国医学科学院血液病研究所血液病医院邀请祖传老中医聂元赏病房坐诊。这位老中医运用"泻肝经实火"的治则，采用本方治疗慢性粒细胞白血病，获得了可喜的疗效。研究其有效成分后，发现方中的青黛是由大青叶加石灰炮制而成，成分复杂。通过分析，青黛中含大量无机盐，其有效成分靛玉红只占 0.3%。其后经临床多家医院 400 余例慢性粒细胞白血病的研究观察证实，靛玉红有效率可达 84%。靛玉红作用机理很独特，大量的动物实验证明白血病患者即使口服大剂量靛玉红，也未发现对骨髓和免疫系统有明显的抑制作用。Hoessel R 等法德英研究人员合成了 3 种靛玉红衍生物，通过 25 种不同激酶试验，发现只对 5 种细胞周期蛋白依赖激酶（CDK）有抑制作用，是 CDK 有效的抑制剂。经敏感细胞表型分析，证明其可致包括白血病细胞在内的 8 种肿瘤细胞停止增殖，凋落而亡。除能抑制 CDK 外，靛玉红衍生物对糖原合成酶激酶 -3β、信号传导和转录激活因子 -3、Jak-STAT 信号途径等，都有明显的抑制或调节作用。这些激酶和信号途径是治疗许多疾病的靶点。

泻青丸《小儿药证直诀》

【组成】龙胆 50 克，大黄 50 克（酒炒），防风 50 克，羌活 50 克，栀子 50 克，川芎 75 克，当归 50 克。

【用法】入丸剂，一次 7 克，每日 2 次。

【功效】清肝泻火。

【适应证】用于耳鸣耳聋，口苦头晕，两胁疼痛，小便赤涩。

【方解】方中龙胆大苦大寒，直泻肝火为主药；配大黄、栀子引导肝经实火从二便下行；肝火炽盛每易耗伤阴血，故用当归、川芎养血；肝有郁火，单持清肝泻火一法，其火难平，故配羌活、防风升散之品，以疏肝经郁火。

泻青丸出自《小儿药证直诀》，是由宋代著名医家钱乙在五脏辨证的基础上，针对肝经实热证所创的代表方剂。泻青丸中的"龙脑"，即是"冰片"，但后世医家引用本方时多作"龙胆"。其原因可能是原方中"龙脑"的用量较大，且以"火焙"，违反了冰片的炮制规范，故多改为龙胆。目前临床上用此方者也多用龙胆。方中虽无大寒之物，但清热息风之功显著，全方在性味上苦辛寒，温润燥相合，药势上表里上下前后分消，功效上能泻、能补、能散、能收，从而使全方泻肝而不伤肝气，升散而不助火势，可谓泻肝之善法。

【临床应用】用于小儿情感交叉擦腿综合征、小儿夜啼、惊风、热惊厥、带状疱疹等肝经火旺证。

清胃散《脾胃论》

【组成】生地黄 6 克，当归身 6 克，牡丹皮 9 克，黄连 6 克（夏月倍之），升麻 9 克。

【用法】水煎，每日 1 剂，分 2 次服用。

【功效】清胃凉血。

【适应证】胃火牙痛。症见牙痛牵引头疼，面颊发热，其齿喜冷恶热，或牙宣出血，或牙龈红肿溃烂，或唇舌腮颊肿痛，口气热臭，口干舌燥，舌红苔黄，脉滑数。

【方解】方用苦寒泻火之黄连为君，直折胃腑之热。臣以甘辛微寒之升麻，一取其清热解毒，以治胃火牙痛；一取其轻清升散透发，可宣达郁遏之伏火，有"火郁发之"之意。黄连得升麻，降中寓升，则泻火而无凉遏之弊；升麻得黄连，则散火而无升焰之虞。胃热盛已侵及血分，进而耗伤阴血，故以生地黄凉血滋阴；牡丹皮凉血清热，皆为臣药。当归养血活血，以助消肿止痛，为佐药。升麻兼以引经为使。诸药合用，共奏清胃凉血之效，以使上炎之火得降，血分之热得除，于是循经外发诸症，皆可因热毒内彻而解。

【临床应用】本方常用于口腔炎、牙周炎、三叉神经痛等属胃火上攻者。

泻白散 《小儿药证直诀》

【组成】地骨皮 30 克，桑白皮 30 克（炒），甘草 3 克（炙）。

【用法】水煎，每日 1 剂，分 2 次服用。

【功效】清泻肺热，止咳平喘。

【适应证】肺热喘咳，气喘咳嗽，皮肤蒸热，日晡尤甚，舌红苔黄，脉细数。

【方解】肺气失宣，火热郁结于肺所致，治疗以清泻肺热、止咳平喘为主。方中肺气失宣，故见喘咳；肺合皮毛，肺热外蒸于皮毛，故皮肤蒸热（轻按觉热，久按若无，由热伏阴分所致）。方中桑白皮甘寒性降，专入肺经，清泻肺热、止咳平喘，为君药。地骨皮甘寒，清降肺中伏火，为臣药。粳米，炙甘草养胃和中，为佐使药。

泻白散方中的地骨皮是历代医家常用于清虚热的一味良药。地骨皮为枸杞的干燥根皮，性味辛、寒，归肺、肝、肾经，具有凉血除蒸、清热降火之功效。金代著名医家张元素在《珍珠囊》一书中称此药有"解骨蒸肌热，消渴，风湿痹，坚筋骨，凉血"之效，常与知母、鳖甲、银柴胡等配伍以治疗阴虚发热；宋代名著《圣济总录》中也记载了地骨皮汤；元代太医院御医罗天益所著的《卫生宝鉴》中，将此药与秦艽、鳖甲配伍，创制了"秦艽鳖甲散"并传之于世。所有这些含有地骨皮的著名方剂都常用于清虚热，特别是适用于小儿肺热咳嗽、气逆不降、肌肤蒸热等患者的治疗。

【临床应用】可用于小儿麻疹初期、肺炎或支气管炎等属肺中伏火郁热者。

桑白皮汤（散）《古今医统大全》

【组成】桑白皮 15 克，半夏 10 克，苏子 10 克，杏仁 10 克，贝母 15 克，山栀 10 克，黄芩 12 克，黄连 5 克（原文各 2.4 克）。

【用法】水煎，每日 1 剂，分 2 次服用。

【功效】清肺降气，化痰止嗽。

【适应证】肺经热甚，喘嗽痰多。

【方解】本方桑白皮泻肺平喘，山栀、黄芩、黄连清热泻火，苏子、杏仁降气平喘，半夏、贝母止咳化痰。历来医家多重用桑白皮、黄芩，辅以浙贝母、杏仁，以清肺化痰，热退则痰去、咳喘自除，忌食油腻、辛辣之品。在其后期治疗中，热邪日久伤津，损耗气机，故见气阴两虚或复感外邪之象，宜适当辅佐益气养阴，或抵抗外邪、扶助正气之品。

【临床应用】临床可用于哮喘、慢性阻塞性肺病、肺炎、百日咳等呼吸系统疾病的痰热壅肺证。凡临床表现为痰热壅肺之象者：发热、咳痰黄稠、喘促、烦躁、舌质红、苔黄腻、脉滑数，均可加减应用于临床上，不必拘泥于古，当师古而不泥古。

白头翁汤 《伤寒论》

【组成】白头翁 15 克，黄柏 12 克，黄连 6 克，秦皮 12 克。

【用法】水煎，每日 1 剂，分 2 次服用。

【功效】清热解毒，凉血止痢。

【适应证】热毒痢疾。腹痛，里急后重，肛门灼热，下痢脓血，赤多白少，渴欲饮水，舌红苔黄，脉弦数。

【方解】本方证是因热毒深陷血分，下迫大肠所致。热毒熏灼肠胃气血，化为脓血，而见下痢脓血、赤多白少；热毒阻滞气机则腹痛里急后重；渴欲饮水，舌红苔黄，脉弦数皆为热邪内盛之象。治宜清热解毒、凉血止痢，俾热毒解，则痢止而后重自除。故方用苦寒而入血分的白头翁为君，清热解毒、凉血止痢。黄连苦寒，泻火解毒、燥湿厚肠，为治痢要药；黄柏清下焦湿热，两药共助君药清热解毒，尤能燥湿治痢，共为臣药。秦皮苦涩而寒，清热解毒而兼以收涩止痢，为佐使药。四药合用，共奏清热解毒、凉血止痢之功。

【临床应用】现代药理显示，白头翁汤可影响机体异常细胞因子、体液免疫及氧自由基，有效降低血清 IgA、IgG、IL-6 含量，降低丙二醛含量，提高 SOD 含量，具有较强修复溃疡及杀菌抗炎作用。本方常用于阿米巴痢疾、细菌性痢疾属热毒偏盛者。

左金丸 《丹溪心法》

【组成】黄连 180 克，吴茱萸 30 克。

【用法】入丸剂，每次 3 ～ 6 克，一日 2 次。

【功效】清泻肝火，降逆止呕。

【适应证】肝火犯胃证。症见胁肋疼痛，嘈杂吞酸，呕吐口苦，舌红苔黄，脉弦数。

【方解】方中重用黄连为君，清泻肝火，使肝火得清，自不横逆犯胃；黄连亦善清泻胃热，胃火降则其气自和，一药而两清肝胃，标本兼顾。然气郁化火之证，纯用大苦大寒既恐郁结不开，又虑折伤中阳，故又少佐辛热之吴茱萸，一者疏肝解郁，以使肝气条达，郁结得开；二者反佐以制黄连之寒，使泻火而无凉遏之弊；三者取其下气之用，以和胃降逆；四者可引领黄连入肝经。如此一味而功兼四用，以为佐使。二药合用，共收清泻肝火，降逆止呕之效。

本方的配伍特点是辛开苦降，肝胃同治，泻火而不至凉遏，降逆而不碍火郁，相反相成，使肝火得清，胃气得降，则诸症自愈。

左金丸的"左金"之意，指该方有平肝降火的功效，又名"回令丸"，喻其方疗效之佳捷。左金丸中的黄连和吴茱萸，寒温相舍，苦降辛开，相反相成，其中的黄连既能通过"实则泻其子"清心火而达降肝火之效，也有直接泻肝火之功。左金丸黄连与吴茱萸的用量配比不必拘泥于六一比。

【临床应用】本方多应用于治疗消化系统疾病，如幽门螺杆菌感染性胃炎、糜烂性胃炎、胆汁反流性胃炎、食管炎、消化性溃疡、幽门梗阻、肠梗阻、功能性腹痛、上腹饱胀综合征、肠易激综合征、慢性结肠炎、急性阑尾炎术后肠粘连、急慢性肝炎、急性胆囊炎及胆石症等肝火犯胃者。另外，消化道肿瘤及其化疗、手术后患者，症状丛生，若肝郁化火，胃气上逆明显者，可用本方加味治疗。现代实验发现，左金丸对人胃癌细胞具有抑制其生长活性和诱导凋亡的作用。临证时左金丸多用于复方，如治胃热气滞湿阻证时，本方加黄连温胆汤；肝郁血滞而脘腹胁肋痛甚者，本方合金铃子散和芍药甘草汤；伴经前乳胀、情绪波动者，合柴胡疏肝散等。

香连丸《太平惠民和剂局方》

【组成】黄连 800 克（吴茱萸制），木香 200 克。

【用法】入丸剂，每次 3～6 克，一日 2～3 次。

【功效】清热燥湿，行气止痛。

【适应证】用于湿热痢疾，症见里急后重、腹痛泄泻。

【方解】自宋代之后，本方多以黄连（吴茱萸制）与木香 4:1 制成丸剂，黄连苦燥湿，寒胜热，直折心脾之火，故以为君；用吴茱萸同炒者，取其能利大肠壅气，且以杀大寒之性也。里急由于气滞，木香辛行气，温和脾，能通利三焦，泄热以平肝，使木邪不克脾土，气行而滞亦去也。一寒一热，一阴一阳，有相济之妙。

【临床应用】香连丸中木香为菊科植物云木香的根，其挥发油主要含去氢木香内酯、木香烃内酯，含量达50%，还含木香内酯、二氢木香内酯等多种活性成分。具有抗溃疡、抗菌作用，能扩张支气管平滑肌，有轻度升压、降血糖作用；黄连的主要成分为生物碱类，主要是小檗碱，其次为黄连碱、甲基黄连碱、巴马汀、药根碱、非洲防己碱、表小檗碱、5-羟基小檗碱、木兰花碱。近年来发现它的药理作用如下：抗菌、抗病毒和抗内毒素作用；改善糖尿病及心脑血管疾病、降血压；抗癌、调节免疫及抗血小板聚集等作用。现代药理研究表明，香连丸具有抗溃疡、抗腹泻、抗溃疡性结肠炎、抗菌及胃肠功能调节作用，目前多用于治疗浅表性胃炎、消化道溃疡、肠炎、痢疾等疾病。

苇茎汤 《外台秘要》引《古今录验方》

【组成】苇茎40克（鲜芦根），薏苡仁30克，冬瓜仁30克，桃仁9克。

【用法】水煎服。先将鲜芦根煎汁，诸药共捣碎为粗末，入于芦根汁中，水煎，每日1剂，分2次服用。

【功效】清肺化痰，逐瘀排脓。

【适应证】肺痈。症见咳吐腥臭黄痰、脓血，或痰中带血，胸中隐隐作痛，肌肤甲错，脉滑数，舌红或苔黄腻。

【方解】本方是历代常用于治疗肺痈的主要方剂。方中鲜芦根清肺泄热，是治疗肺痈的主药；以薏苡仁清利湿热，桃仁活血化瘀，冬瓜仁化痰排脓。四药合用，共同清肺化痰、逐瘀排脓、解毒驱邪，药虽少而效著，组方精妙，故沿用至今未衰。

说起芦根，最引人注意的是，它不但是一味"药食同源"的中药，而且其文学底蕴也很丰富。苇茎即现代所用芦根，在未药用之前，是与男女寻找"佳人"相关联之物，最早见于《诗经》，但其名不称苇茎，而美称为"蒹葭"，即传颂千古名诗："蒹葭苍苍，白露为霜，所谓伊人，在水一方……"三国时期的诗人嵇康也有一句名诗："谁谓河广，一苇可航。"指"在水一方"的伊人可借一苇到达彼岸以了却心愿，我国民间以此作为情感的表达方式。但它作为药物来防治疾病最早已记载于《神农本草经》这本古老的著名药典365味中药之列。芦根的药用历史悠久，自《神农本草经》之后，《名医别录》《本草纲目》等历代名著对其都有论述，对苇茎和芦根的优劣有过一些争议，唐代的苏颂强调"其根取水底味甘辛者。其露出及浮水中者，并不堪用"；而李时珍则认为"芦中空虚，故能入心肺，治上焦虚热"；一般而言，因苇茎浮水之上，较之芦根其主升发透邪作用可能稍强。其实，两者的差别是微小的，最终医家统一为芦根。所以，汤名虽称"苇茎"，但处方付药共用"芦根"，至今未改。

本方除芦根之外，薏苡仁、桃仁也是历来最为常用的药物，前者不论在《伤寒论》还是《温病条辨》中，都是一味健脾利湿的必用药，而今则被开发为抗肿瘤药而饮誉海内外。但令人疑惑的是，妊娠则须慎用或忌用，推测可能与其致畸作用有关。方中桃仁，具有活血化瘀功效，其应用更为广泛，不但是心脑血管疾病的主要用药，在抗衰老、抗肿瘤等方面也均为不可或缺的治疗药物。冬瓜仁，也是一味清肺化痰的佳药，以往曾作为抗血吸虫病药物进行临床研究，但未有明确结论。

【临床应用】本方为唐代著名医学家孙思邈所创，传统用于热毒壅滞、痰瘀互结的肺痈主方。现代药理研究认为，本方有抗病原微生物作用，可活化机体巨噬细胞系统，具有增强机体免疫能力、抗寒冷、抗疲劳的适应原样作用以及降低血小板聚集、改善微循环障碍等良好效果。临床常用于肺炎、肺脓肿、支气管扩张、渗出性胸膜炎、慢性阻塞性肺病、肺癌、急性咽炎、扁桃体炎、鼻窦炎、小儿支气管肺炎、百日咳、上气道咳嗽综合征等疾病的治疗，也可与其他具有清肺化痰作用的方药配伍以提高其临床疗效。

栀子豉汤 《伤寒论》

【组成】山栀子 10 克，淡豆豉 9 克。

【用法】水煎，每日 1 剂，分 2 次服用。

【功效】清宣郁热，消除虚烦。

【适应证】虚烦不得眠，心中懊恼，伤寒汗、吐、下后热邪郁结胸膈，胸中痞闷等症状者。

【方解】本方是治疗虚烦不得眠、心中懊恼的基本方剂。方中栀子，性味苦寒，体轻上浮，既可宣胸膈郁热，又可导火热下行；豆豉气味轻薄，既能解表宣热，又能和降胃气，也是清宣胸膈郁热，以治虚烦懊恼的良药。前者为主药，后者为辅佐药。其实，两者主辅兼具，相辅相成，互相为用，是火郁清之的良方。

所谓"烦"者，"热"也。此指病症为热扰心神而言，故"烦"者有二层含义，一是指病因，一是指病症；"虚"是说明病变的性质，具有鉴别诊断的意义，此指之

"虚"，非指正气虚，不能理解为虚实之"虚"，这是指本症无实邪之谓，此与有形之"实"邪相对而称。汗、吐、下后，邪热虽然内留，但并未与有形之物相结，只是无形邪热留扰胸膈，蕴郁上焦，故称"虚烦"。其二，指意在与胃实之腹胀硬满致烦，结胸之水与痰结致烦等实烦相对有别而言。虚烦虽无实邪，但却有火热之郁，所以亦称"郁烦"。

值得注意的是，仲景开火郁，用栀子而不用黄连；治少气用甘草而不用党参；治呕用生姜而不用半夏，这种用药独具特色，须仔细体会。《伤寒论》用栀子者，一为本方，一为茵陈蒿汤。前者清热、泻火、凉血，治在血分；后者则用清热除湿，截然有别，不可不知。

【临床应用】本方药理研究认为，栀子含有栀子苷、栀子内酯以及栀子黄酮三种成分，对改善睡眠有效。本方多用于反流性食管炎、糖尿病食管炎、精神障碍、更年期综合征、痤疮、胃肠神经官能症、梅尼埃病、长期低热、睡惊症等疾病的治疗。

第二节　清虚热

秦艽鳖甲汤《卫生宝鉴》

【组成】地骨皮 30 克，柴胡 30 克，鳖甲 30 克，秦艽 15 克，知母 15 克，当归 15 克（煎药时加青蒿 5 叶，乌梅 1 个）。

【用法】水煎，每日 1 剂，分 2 次服用。

【功效】滋阴养血，清热除蒸。

【适应证】风劳病。症见骨蒸盗汗，肌肉消瘦，唇红颊赤，午后潮热，咳嗽困倦，脉象微数。

【方解】风，阳气也，故在表则表热，在里则里热，附骨则骨蒸壮热，久蒸则肌肉消瘦，无风不作骨蒸。本方中柴胡、秦艽，风药也，能驱肌骨之风；地骨皮、知母，寒品也，能疗肌骨之热；鳖甲能为诸药之向导，阴以养阴，则能退阴分之骨蒸；乌梅味酸，能引诸药入骨而收其热；青蒿苦辛，能从诸药入肌而解其蒸；复有当归，一以养血，一以导诸药入血而除热于阴尔。

【临床应用】常用于肺结核、小儿反复发热等阴虚骨蒸之证。也有医家用于阴虚肺燥型顽固性咳嗽，收到不错效果。

青蒿鳖甲汤《温病条辨》

【组成】青蒿 6 克，鳖甲 15 克，细生地黄 12 克，知母 6 克，牡丹皮 9 克。

【用法】水煎，每日 1 剂，分 2 次服用。

【功效】养阴透热。

【适应证】温病后期，邪伏阴分证。症见夜热早凉，热退无汗，舌红苔少，脉细数。

【方解】本方出自吴鞠通《温病条辨·下焦篇》："夜热早凉，热退无汗，热自阴来者，青蒿鳖甲汤主之。"本方所治证候为温病后期，阴液已伤，而余邪深伏阴分。人体卫阳之气，日行于表，而夜入于里。阴分本有伏热，阳气入阴则助长邪热，两阳相加，阴不制阳，故入夜身热。早晨卫气行于表，阳出于阴，则热退身凉；温病后期，阴液已伤，加之邪热深伏阴分，则阴津益耗，无以作汗，故见热退无汗；舌红少苔，脉象细数皆为阴虚有热之候。此阴虚邪伏之证，若纯用滋阴，则滋腻恋邪；若单用苦寒，则又有化燥伤阴之弊。必须养阴与透邪并进。方中鳖甲咸寒，直入阴分，滋阴退热，入络搜邪；青蒿苦辛而寒，其气芳香，清中有透散之力，清热透络，引邪外出。两药相配，滋阴清热，内清外透，使阴分伏热有外达之机，共为君药。即如吴瑭自释："此方有先入后出之妙，青蒿不能直入阴分，有鳖甲领之入也；鳖甲不能独出阳分，有青蒿领之出也。"生地黄甘寒，滋阴凉血；知母苦寒质润，滋阴降火，共助鳖甲以养阴退虚热，为臣药。牡丹皮辛苦性凉，泄血中伏火，以助青蒿清透阴分伏热，为佐药。诸药合用，共奏养阴透热之功。

【临床应用】青蒿鳖甲汤在临床上广泛用于多种疾病的治疗，均取得一定的效果，如外科术后发热、肿瘤和血液病发热、原因不明的发热、各种传染病恢复期低热、慢性肾盂肾炎、肾结核等属阴虚内热、低热不退者。

清骨散《证治准绳》

【组成】银柴胡 5 克，胡黄连 3 克，秦艽 3 克，鳖甲 3 克，地骨皮 3 克，青蒿 3克，知母 3 克，甘草 2 克。

【用法】水煎，每日 1 剂，分 2 次服用。

【功效】清虚热，退骨蒸。

【适应证】肝肾阴虚，虚火内扰证。症见骨蒸潮热，低热日久不退，形体消瘦，唇红颧赤，困倦盗汗，或口渴心烦，舌红少苔，脉细数。

【**方解**】本证多由肝肾阴亏，虚火内扰所致，治疗以清虚热、退骨蒸为主。阴虚生内热，虚热蕴蒸，故见骨蒸劳热、心烦口渴；虚火上炎故见唇红颊赤；虚火迫津外泄，故见夜寐汗出；阴液亏损，无法濡养肌肤，故见形体消瘦。方中银柴胡清虚热，退骨蒸；地骨皮、胡黄连、知母内清阴分之热；青蒿、秦艽除肝胆之热；鳖甲滋阴清热，退骨蒸；甘草调和诸药。全方共奏补肾而滋阴液之功，使骨蒸潮热得以清退。

【**临床应用**】用于各类虚劳发热。在临床用此方治疗发热病人，如感染性发热（结核、细菌等）、非感染性发热（癌性发热、术后发热等），不论有无阴虚之候，只要未见表证，即可拟本方加减治疗。

（何　飞）

祛湿剂是由化湿、利湿，或燥湿之类的药物组成，具有化湿利水、通淋泄浊等作用，用于治疗水湿内停所致的水肿、淋浊、痰饮、泄泻、湿温、癃闭等证的一类方剂。

所谓湿邪为患，其临床表现多种多样。但从中医观点而言，可归纳为外湿和内湿。内湿的形成，多因饮食失节，如恣食生冷、酒酪、肥甘，或饥饱失常，损伤脾胃，脾失运化，津液转输受困，故致湿从内生，聚而为患，或为泄泻，或为癥瘕积聚，或为饮邪，或为水肿。因此，内湿既是病理产物，又是致病因素。外湿是指六淫外湿邪侵入人体而致病，多犯脾胃而致脾失健运。外湿与内湿，在发病过程中互相影响，互为因果。

湿为阴邪，其性重浊黏腻，是六淫中唯一有形之邪。湿邪伤人，或从外入，或自内生。从外入者，渐渍于脏腑；自内而生者，泛溢于肌表，此人所易知。但也有湿邪与温热之气合而从口鼻入者，则肺胃俱病。又有湿原在里，复感风寒湿气为病者，亦可病初起便表里证同见。由此而见，湿邪常与他邪合病，病位可上可下，可表可里，变化多端。

现代药理研究认为，祛湿类方剂具有健胃、助消化、利胆护肝、利尿消肿、解热、祛痰、抗炎、镇静、镇痛、调节免疫功能等多种作用，临床常用于急慢性肠炎、胃肠型感冒、细菌性痢疾、胃溃疡、肝炎、胆囊结石、泌尿系统感染、淋病、前列腺炎、慢性充血性心力衰竭，特别是慢性肾炎、隐匿性肾炎、蛋白尿及肾病综合征及早期肾功能不全等疾病的治疗，其效果尤为显著。

第一节 芳香燥湿

平胃散 《简要济众方》

【组成】陈皮9克，厚朴9克，甘草6克，苍术10克，生姜3克，大枣12克。

【用法】水煎，每日1剂，分2次服用。

【功效】燥湿运脾，行气和胃。

【适应证】传统用于脾胃不和，不思饮食，脘腹胀满，吞酸嗳气，或口淡乏味，恶心呕吐，肢体沉重，倦怠乏力，大便溏薄，或常多自利，舌苔白腻，脉缓者。

【方解】本方为治疗湿滞脾胃的基本方剂。方中苍术苦辛温燥，最善燥湿健脾，重用为君药；厚朴苦温芳香，行气除满，助苍术化湿运脾，是为臣药；陈皮理气化滞，合厚朴以复脾胃之升降；炙甘草、生姜、大枣调补脾胃，和中气以运化，均为佐使之药。诸药合用，可起到燥湿运脾、行气和胃的功效。

【临床应用】本方原为散剂，现代改为汤剂。古代医家认为，本方是"治脾圣药"。后代有许多方剂都在此方的基础上扩展演变而来，公认是治疗脾胃病的祖方。其实，本方不但可用于治疗脾胃不和之证，也可作为和胃消食的保健药。其组方特色是从辛、从燥、从苦，能散、能消、能化，对中焦有湿而受阻滞者确有良效。但要注意的是，其重点乃适用于实证，为祛湿之剂。故有医家指出，本方不宜作为健脾补虚常用之品，临床应用必须随证加减，且因方中药物多为苦辛温燥，易耗阴血，故孕妇慎用；对于老弱阴虚者，也非所宜。

柴平汤 《内经拾遗方论》

【组成】银柴胡6克，黄芩9克，人参15克，半夏9克，甘草6克，陈皮9克，苍术9克克，厚朴9克。

【用法】水煎，每日1剂，分2次服用。

【功效】和解少阳，化湿和胃。

【适应证】古人原用于治疗湿疟、食疟等病证。症见一身尽疼，手足沉重，寒多热少，脉濡等。今用于肝胆气郁兼脾胃湿、食、痰邪郁滞之证，临床辨证要点为两胁胀痛、中脘痞满、恶心口苦、舌苔腻、脉弦等。

【方解】《增补内经拾遗》引《宦邸便方》中言："此方用小柴胡汤以散风寒，平胃散以消饮食，故曰柴平。"

小柴胡汤出自汉代张仲景所著《伤寒杂病论》，为和解之剂，具和解少阳之功。主治伤寒少阳病证，邪在半表半里，症见往来寒热、胸胁苦满、默默不欲饮食、心烦喜呕、口苦、咽干、目眩、舌苔薄白、脉弦。亦可用于妇人热入血室，经水适断，寒热往来发作有时者。另外，疟疾、黄疸等内伤杂病而见少阳病证者亦适用。方中柴胡苦凉，入肝胆经，透邪解热，疏通少阳经气；黄芩苦寒，清泄邪热，清少阳之郁火；半夏为和中降逆之品；再佐以人参、炙甘草扶助正气，生姜、大枣和胃生津。服之可使上焦得通，津液得下，胃气因和，从而汗出热解。

平胃散首见于《简要济众方》，方后注之："常服调气暖胃，化宿食，消痰饮，辟风寒冷湿四时非节之气。"方中苍术为君药，其性辛香苦温，入中焦，有燥湿健脾之功效，使湿去而脾运有权，脾气健运则湿无以生。湿邪亦阻气机，气不行则津液不行而湿聚，故气行则湿化。于方中臣以厚朴，芳香苦燥，长于行气除满，化湿之力亦强。与苍术相伍，行气以除湿，燥湿以运脾，使气得行，湿得去。佐以陈皮，理气和胃、燥湿醒脾，以助苍术、厚朴。再以甘草为使，调和诸药、益气健脾和中。生姜温散中焦寒湿，大枣补脾健胃益气，以助甘草培土制水之功，姜、枣相合亦能调和脾胃。

今两方相合，以小柴胡汤解肝胆气火之郁，以平胃散化湿和胃消食，共治肝胆气郁兼脾胃湿、食、痰邪郁滞之证。

【临床应用】刘渡舟老先生善以柴平汤治疗慢性胃炎、慢性肝炎、慢性胆囊炎等有情志、湿滞、饮食等三大病因，符合肝胆气郁兼脾胃湿、食、痰邪郁滞病机者。用小柴胡汤疏利肝胆，调畅少阳气机，用平胃散化湿和胃消食，气舒而湿去，食消而脾胃自健。柴平汤不仅妥当地针对了情志、湿滞、饮食三种致病因素，而且方中之人参、炙甘草、大枣健脾益气，顾护脾胃，也考虑了疾病后期往往导致脾胃气虚的病机。

藿香正气散《太平惠民和剂局方》

【组成】大腹皮 30 克，白芷 30 克，紫苏 30 克，茯苓 30 克（去皮），半夏曲 60 克，白术 60 克，陈皮 60 克（去白），厚朴 60 克（去粗皮，姜汁炙），苦桔梗 60 克，藿香 90 克（去土），甘草 75 克（炙）。

【用法】上药共为细末，每服 6 克，枣、姜煎汤送服。目前常用制剂有藿香正气水和软胶囊。

【功效】解表化湿，理气和中。

【适应证】主治外感风寒，伤湿滞之证。适用于恶寒发热、头痛、胸膈痞满、脘腹胀痛、恶心呕吐、肠鸣泄泻、舌苔白腻等症。

【方解】藿香正气散出自宋代《太平惠民和剂局方》，主治外感风寒、内伤湿滞之证，属夏月之常见病，故而被誉为"暑湿圣药"。风寒外束，卫阳郁遏，故见恶寒发热等表证；内伤湿滞、湿浊中阻、脾胃不和、升降失常，故见恶心呕吐、肠鸣泄泻之里证；湿邪易阻气机，则见胸膈痞满、脘腹胀痛。治宜祛风散寒，理气和中之法。方中藿香为君药，既取其辛温之性以解在表之风寒，又取其芳香之气而化在里之湿浊，亦可辟秽和中而止呕。半夏曲、陈皮理气燥湿，降逆和胃以止呕；白术、茯苓健脾益气，理气燥湿以止泻，共助藿香内化湿浊而止吐泻，而为臣药。湿浊中阻，气机不畅，故佐以大腹皮、厚朴芳香除湿之品以行气化湿、畅中行滞，寓气行则湿化之义；紫苏、白芷性辛温，辛温发散为阳，故可助藿香外散风寒，紫苏亦可醒脾和中、行气止呕，白芷兼能燥湿化浊；桔梗宣肺利膈，既益解表，又助化湿；加之生姜、大枣，调和脾胃，外和营卫。使以甘草调和诸药，并合姜、枣以和胃气。诸药合用，外散风寒兼内化湿滞相伍，以解表化湿，理气和中，宣畅气机，而使诸症得解。

【临床应用】现代常用此方治疗胃肠型感冒、急性胃肠炎或消化不良等证属湿滞脾胃，外感风寒者。应用本方的主症是：寒热头痛、呕吐泄泻、脘腹胀痛、舌苔白腻、脉象濡缓。包括四时感冒中外感湿浊者，夏季暑湿困脾者，实证呕吐、寒湿泄泻者，证见湿浊中阻、寒湿困脾之慢性消化性疾病者皆可使用本方。

藿朴夏苓汤 《感证辑要》引《医原》

【组成】藿香6克，姜厚朴3克，姜半夏4.5克，赤茯苓9克，杏仁9克，生薏苡仁12克，白蔻仁3克，猪苓9克，淡豆豉9克，泽泻4.5克，通草3克。

【用法】水煎，每日1剂，分2次服用。

【功效】理气化湿，解表和中。

【适应证】湿温初起。恶寒无汗，身热不扬，头身困倦，肢烦面垢，口不渴或渴不欲饮，胸脘痞闷，大便溏滞不爽，舌苔白滑或腻，脉濡缓或沉细似伏。

【方解】藿朴夏苓汤在《医原》中本无方名，后被辑录在《感证辑要》一书中，广为流传。本方能宣通气机、燥湿利水，主治湿热病邪在气分而湿偏重者。本方所治诸证，皆由湿热引起，与现代医学中的消化系统疾病关系密切。薛生白《湿热病篇》中指出，"始恶寒，后但热不寒，汗出胸痞，舌白，口渴不引饮"是湿热病的提纲证，对于湿热病的病机，薛氏认为"太阴内伤，湿饮停聚，客邪再至，内外相引，故病湿热"，强调了湿热病是先由脾胃内伤而产生内湿，复感外在湿热而发病，即湿热病有内外相引的发病特点，故治疗时也应内外兼顾。

方中淡豆豉、藿香芳化宣透以疏散外湿，使阳不内郁；藿香、白蔻仁、厚朴、半夏芳香化湿、燥湿健脾，使脾能运化内湿，不为湿邪所困。更以杏仁宣肺化湿于上，则水道自调；茯苓、猪苓、泽泻、薏苡仁淡渗利湿于下，使水道畅通，则湿有去路，诸症可愈。

三仁汤与藿朴夏苓汤均有杏、蔻、苡、朴等药物，均具开上、畅中、渗下功能，能宣化表里之湿而透泄邪热，故都可用于湿温初起之证，二者该如何鉴别使用呢？藿朴夏苓汤中有藿、夏、二苓、淡豆豉，其芳香化湿透表之力较强，较适用于病变偏于卫表、化热尚不明显者；三仁汤中则有通草、滑石、淡竹叶，重在渗泄湿中之热，故其清利湿热之力较强，更为适用于湿渐化热而表证偏轻者。

在临床中，如湿热偏于卫表、头痛恶寒，可加香薷、羌活、苍术（皮）、薄荷、牛蒡子等祛风散寒；如邪偏气分、伤于肺络，可加葶苈子、枇杷叶、六一散等泻肺除湿；如湿邪氤氲中、上二焦，胸脘痞闷，加枳壳、桔梗、淡豆豉、生山栀等清泄湿热；如邪在中焦，加柴胡、厚朴、槟榔、草果、藿香、苍术、半夏、石菖蒲、六一散等健脾燥湿，芳香辟秽；如湿在下焦，加芦根、滑石等，渗湿于下，分消湿热。

【临床应用】本方可治疗各种内科杂病，临床上尤重舌诊辨证，可治疗慢性胃炎、急性胆囊炎、急性膀胱炎、急性黄疸型肝炎、小儿水痘、小儿手足口病、慢性口腔溃疡、急性结膜炎、流行性腮腺炎、习惯性便秘等属湿热病范畴，症见舌苔滑腻者。

六和汤 《太平惠民和剂局方》

【组成】缩砂仁6克，姜半夏9克，杏仁9克，人参6克，赤茯苓9克，藿香9克，白扁豆9克，香薷9克，姜厚朴9克，木瓜9克，炙甘草6克。

【用法】姜3片，枣1枚，做汤剂，不拘时服。

【功效】健脾益气，祛湿柔筋。

【适应证】湿伤脾胃，暑湿外袭证。症见心脾不调，气不升降，霍乱转筋，呕吐泄泻，寒热交作，痰喘咳嗽，胃脘痞满，头目昏痛，肢体浮肿，嗜卧倦怠，小便赤涩。

并伤寒阴阳不分，冒暑伏热烦闷，或成痢疾，中酒烦渴畏食。或夏月饮食不调，内伤脾胃，外感暑湿所致发热恶寒、痞满吐泻、纳呆倦怠、口渴溺赤等症。

【方解】本方最早见于《太平惠民和剂局方》，侧重治疗心脾不调、气不升降之证，以及伤暑、上食、酒家病等脾胃湿热证。明代医家吴崑在《医方考中》易香薷为白术，增强了补益之力，更偏向于治疗"夏月饮食不调，内伤生冷，外伤暑气"所致的胸脘痞闷、不思饮食、倦怠嗜卧等湿阻脾胃之证。汪昂在《医方集解》论述本方时称："风寒暑湿之邪，伤脾则泻，伤胃则吐，伤肺则咳，伤膀胱则溺赤。"关于方名，吴氏认为："六和者，和六腑也。脾胃为六腑之总司，先调脾胃，则水精四布，五经并行，百骸九窍皆太和矣。"汪氏则认为："六和者，和六气也。若云和六腑，则五脏又不当和乎？盖风寒暑湿燥火之气，夏月感之为多，故用诸药匡正脾胃，以拒诸邪而平调之也。"一以概之，则本方旨在调和，重点关注中焦脾胃，至于"和"字，既可调和六气，亦可安和五脏，因为外感六淫均可客于人体，攻伐脾胃，而五脏六腑表里相及，在生理病理上都关系密切，脾胃更是仓廪之本，气血生化之源，脾胃健运才能"水精四布，五经并行"，五脏六腑皆得濡养，谓之和也。

方中藿香、砂仁、杏仁、厚朴芳香辛温，能畅脾胃之气，砂仁、厚朴兼能化食、除湿消滞。木瓜味酸，伸筋舒经。白扁豆、赤茯苓淡渗利湿，同时白扁豆又能解暑健脾。半夏辛温，散逆而止呕。参、术甘温，补正以匡邪。甘草补中而和诸药。姜、枣发散而养荣卫。皆所以和之也。或加香薷者，用以祛暑；加紫苏者，用以发表散寒也。

本方在运用时应注重脾虚湿盛，浊阻中焦的病机，抓住脘腹痞闷，吐泻转筋的特点，亦可灵活加入神曲、莱菔子、焦麦芽等消积和胃，炒枳壳、陈皮、苍术、槟榔等理气宽中，后期可用参苓白术散、香砂六君汤等调理巩固。

【临床应用】广泛应用于各类夏季时病，如胃肠型感冒、急性肠胃炎、中暑高热等证属湿热阻脾，伤及清阳者，效果显著。

第二节　清热祛湿

茵陈蒿汤《伤寒论》

【组成】茵陈18克，栀子12克，大黄6克。

【用法】水煎，每日 1 剂，分 2 次服用。

【功效】清热祛湿，利胆退黄。

【适应证】湿热黄疸。症见一身面目俱黄，色鲜明如橘子色，胁胀腹满，恶心厌油，口渴，小便黄赤，舌红苔黄腻，脉沉数或弦滑数。

【方解】本方为治疗湿热发黄的代表方，《伤寒论》用于治疗瘀热发黄，《金匮要略》则以其治疗谷疸。

方中茵陈苦平微寒，寒可清热，苦能燥湿，利水而使湿热从小便而去，为君药；栀子泻火除烦，清热利尿，正所谓"治湿不利小便，非其治也"，为臣药；黄疸之为病，其受者多为肝胆，且"肝胆之症，以下为主"，大黄为佐，清热泻火，利湿退黄，《神农本草经》言其有"涤荡肠胃，推陈致新"之良效，助茵陈、栀子清泻郁热，亦可通大便以泻结实。三药相伍，利湿与泻热并进，合引而竭之之义，为阳明利水之奇法。

茵陈蒿汤是中医治疗"阳黄"的传统方剂。应用本方，凡热结黄疸者，面、目、身肤俱黄，小便黄赤为其特征，多因时气疫毒，郁蕴中焦，湿热之邪浸渍，加之酒食不节，劳倦内伤，以致肝脾胃肠功能失调，胆失疏泄，胆液渗溢肌肤，所谓瘀热在内，身必发黄。仲景创立本方，千余年来，凡湿热结聚之黄疸，用之最宜。方中茵陈，苦寒清热利尿，疏肝利胆，兼具芬芳辛透气息，既为退黄疸专药，又为透解三焦湿遏热邪之正药也。《本草经疏》谓其："主风湿寒热，邪气郁结。"《本草正义》谓其："解热滞，疗天行时疫，热狂头痛，利小水……又解伤寒瘴疟火热，散热痰风热疼痛，湿热为痢。"温热病凡九种，除燥邪所胜者外，茵陈皆宜之。卫气同病，气营同病勿论，凡发热恶寒，寒热往来，但热不寒，发热不扬，午后为甚，发热夜甚，夜热早凉者，特别是夹秽浊与痰湿者，小便不利而黄赤，大便不利而黏滞，胸痞不饥而呕逆，心烦口苦，汗出黏衣者，茵陈尤其所宜。实验表明，本方生大黄比熟大黄利胆作用强，与茵陈配伍其利胆作用更强。《本草正义》云："生用者其力全，迅如走丸，一过不留，除邪而不伤正，制过者其力缓，颇难速效。"故本方宜用生大黄；栀子在方中有抑制大黄的利胆功效，茵陈则与之有协同作用。

仲景制此方，为后世治疗湿热黄疸奠定了基础，茵陈丸、茵陈汤等便是以此方加减而成。现代名医如刘渡舟、黄伟康等治疗黄疸病便多以此方为基础方。需要注意的是，中医将黄疸病分为阳黄与阴黄：阳黄身目俱黄，颜色鲜明，属热证；阴黄黄色晦暗如烟熏，患者口淡不渴，属寒证。茵陈蒿汤可治疗阳黄，而阴黄则应用茵陈理中汤、茵陈四逆汤等。

【临床应用】黄疸型传染性肝炎、胆汁瘀积、新生儿瘅热、母婴 ABO 血型不合、妊娠高血压疾病、阑尾炎、急性胰腺炎、荨麻疹、痤疮、口腔溃烂等，临床亦有报道可治疗胆石症、胆囊炎、脂肪肝、Ⅱ型糖尿病等，此外茵陈蒿汤在抗肿瘤方面亦存在一定意义，应用十分广泛。

现代药理研究发现，茵陈蒿汤可促进胆红素代谢，对于阻塞性黄疸患者，茵陈蒿汤加上胆道引流联合运用对于退黄有显著疗效；在抗肝损伤方面亦有较好的作用，临床研究表明，茵陈蒿汤对胆管闭锁患者有不错疗效，尤其对于 ALT、γ-谷氨酰转肽酶、总胆汁酸、透明质酸等有明显改善。

栀子柏皮汤《伤寒论》

【组成】栀子 10 克，甘草 6 克，黄柏 6 克。

【用法】水煎，每日 1 剂，分 2 次服用。

【功效】泻湿而清热。

【适应证】湿热郁于肌表，身热发黄，热重于湿。表现为身目俱黄，发热，心中懊恼，发热，舌红苔白腻或黄，脉滑数。

【方解】本方为治疗身热发黄的常用方。方中栀子苦寒清泄，解三焦之郁热，亦引湿热从小便而出。黄柏善清下焦，甘草健脾和中，以防苦寒伤胃。全方仅三味，药精简而意深。

经方大家刘渡舟先生提到，麻黄连翘赤小豆汤、茵陈蒿汤、栀子柏皮汤三方皆可治疗黄疸，然此三方证属三纲，有汗法、有下法、有清法。若肝炎患者进入慢性阶段，正气渐虚，此时仍属湿热发黄者，即用栀子柏皮汤；若为寒湿发黄者，则用茵陈蒿汤。此三方极妙，可先后而用，亦可互相补充。

【临床应用】传染性肝炎、重症肝炎、黄疸型肝炎、钩端螺旋体病、小儿急惊风、荨麻疹、胆囊炎、胆石症、痢疾等。

临床药理研究结果显示，栀子柏皮汤可保护肝脏细胞，并通过将胆汁中胆红素排入肠道，降低体内胆红素含量，并预防胆汁瘀积。本方常与茵陈蒿汤合用治疗重症肝炎，临床上也亦将此方制成注射剂来治疗胆红素偏高患者，效果佳。有医家平日经验积累得出，于栀子柏皮汤中配入茵陈、金钱草、败酱草、板蓝根、虎杖等清热解毒之品，可提高治疗黄疸的疗效，以供参考。

麻黄连翘赤小豆汤 《伤寒论》

【组成】麻黄 6 克，连翘 9 克，杏仁 10 克，赤小豆 30 克，大枣 12 克，桑白皮 10 克，生姜 6 克，甘草 6 克。

【用法】水煎，每日 1 剂，分 2 次服用。

【功效】清热解毒，解表散邪。

【适应证】湿热郁于内，外邪客于表。症见一身瘙痒，发热喘咳，或身目发黄，或一身水肿，舌淡苔白腻或黄，脉浮数。

【方解】本方七分清利湿热，三分表散外寒，《伤寒论》原文为治疗湿热黄疸兼有表证而设。现临床将其主要应用拓宽，更多用于风水。方中麻黄、杏仁、生姜辛温发散，解表散寒；赤小豆、连翘、桑白皮清热解毒，治在胃之湿热，身黄必去；生姜、大枣、甘草补益脾胃，为仲景"保卫气，存津液"之意。

【临床应用】荨麻疹、急性湿疹、红皮病、脂溢性皮炎、寻常型痤疮、病毒性疱疹等皮肤科疾病，急慢性肾小球肾炎、肾盂肾炎、尿毒症、非淋球菌性尿道炎、膀胱炎等以发热、水肿为表现的泌尿系疾病，以及急性传染性黄疸型肝炎、重症病毒性肝炎、肝硬化腹水、胰头癌等疾病，其中以皮肤科疾病的运用最为多见。

八正散 《太平惠民和剂局方》

【组成】车前子 12 克，瞿麦 9 克，萹蓄 9 克，滑石 15 克，栀子 9 克，木通 9 克，大黄 9 克，甘草 6 克。

【用法】水煎，每日 1 剂，分 2 次服用。或各 500 克，为散剂。

【功效】清热泻火，利水通淋。

【适应证】湿热淋证。湿热下注膀胱的热淋、石淋，症见尿频尿急，淋漓不畅，时而涩痛，甚则癃闭不通，小腹胀满，小便黄赤，咽干口燥，心热面赤，口舌生疮，舌红苔黄腻，脉滑数等。

【方解】本方为治疗热淋之代表方，亦善清大人、小儿心经邪热。

《药品化义》有云："体滑主利窍，味淡主渗热。"方中木通、滑石为君，利尿通淋，清心除烦，且木通为治热淋之要药，滑石善于滑利窍道，使湿从小便而去，二者共为君药。萹蓄、车前、瞿麦为臣，苦寒入于膀胱、小肠，清热利尿，为热淋之常用药，常相须为用，以增君药利水通淋之效。佐以山栀子泻六经之实火，通利三焦，助利水通淋之功；大黄涤荡肠胃，兼以通大便而去湿热。甘草调和诸药为使，亦可调养脾胃。本方重用苦寒通利之品，清利和清泻两法合用，有三焦同治之功。

近代名医胡希恕在治疗泌尿系感染之时，善用八正散合二妙散、三物黄芩汤加减，且稍佐党参扶正祛邪，此处方思维亦值得我们参考。

应当注意的是，现代药理研究证明关木通内含有马兜铃酸，会导致严重的肾毒性，故临床上不可将关木通作为处方用药。

【临床应用】膀胱炎、尿道炎、急性前列腺炎、泌尿系结石、输尿管结石、肾盂肾炎、急慢性肾炎蛋白尿、原发性痛风性肾病、急性痛风性关节炎、术后或产后尿潴留、术后尿道激惹症、淋病等湿热下注所致病症。

导赤散《小儿药证直诀》

【组成】生地黄 6 克，木通 6 克，生甘草梢 6 克。

【用法】水煎，每日 1 剂，分 2 次服用。

【功效】清心利水养阴。

【适应证】心经火热证。心火上炎，症见心胸烦热，口渴面赤，意欲饮冷，口舌生疮；或心火下移于小肠，小便赤涩，灼热疼痛，舌红脉数。

【方解】本方清心养阴与利尿通淋并行，为治心经火热证的常用方。

方中生地黄甘寒质润，入心、肾经，有清热凉血，养阴生津之功，直入下焦以培肾水之不足，肾水足而心火自降；木通苦寒，入心与小肠经，利尿通淋，清心除烦，能上清心经之火，下泄小肠之热，使心热从小便出。两药共为君药，甘寒与苦寒合用，滋阴而不恋邪，利水而不伤阴。生甘草梢为佐药，有清热解毒，缓急止痛之功效，并能调和诸药，可缓生地黄、木通寒凉之性，使泻火而不伤胃。三药配伍，共奏清心利水养阴之功。

钱乙首创此方，用以主治"小儿心热"，适于小儿稚阴稚阳之体，又易寒易热、易虚易实的特点。后世医家对其应用范围不断进行扩张。《奇效良方》用治心热移于小肠所致的小便赤涩淋痛，《医宗金鉴》提及"赤色属心，导赤者，导心经之热从小便而出……故名导赤散。"

药理研究显示，生地黄能明显改善糖皮质激素引起的血浆皮质酮受抑制的现象，并对机体环苷酸系统反应性调节，提高 cAMP 含量水平。木通有利尿作用，可促进 Na^+、Cl^- 的排泄。临床上显示导赤散加减治疗各种口腔溃疡均有较显著疗效，总有效率达 95%。

使用本方时，心火较盛者，可加黄连、连翘等以清心火；小便不利者，可加车前子、白茅根等以增强清热利尿通淋之力；阴虚较甚者，可加麦冬以加强养阴清热之功。

【临床应用】本方常用于口腔炎症、鹅口疮、病毒性心肌炎、坏死性肠炎、急性泌尿系感染、尿路结石、肾炎尿血、急性肾小球肾炎、小儿夜啼、产后尿潴留、进行性翼状胬肉等属心经火热者，可加减使用。

石韦散 《备急千金要方》

【组成】芍药 90 克，白术 90 克，滑石 60 克，冬葵子 90 克，瞿麦 90 克，石韦 60 克，通草 60 克，王不留行 30 克，当归 60 克，甘草 60 克。

【用法】上为散剂。

【功效】清热行水，利尿通淋。

【适应证】膀胱湿热证。石淋、劳淋、热淋，小便不利，或淋沥不宣，胞中满急，脐腹急痛，发作有时，劳倦即发，舌红苔白腻，脉沉涩。

【方解】此病证属肾气不足，膀胱有热，水道不通而致，尿出砂石者。多因下焦积热，煎熬水液所致。

方中石韦、滑石苦寒归于膀胱，利尿通淋，清热化湿，治疗热淋、石淋，二者常相须为用，故为君药。臣以冬葵子、瞿麦、通草清热利尿，泻下焦腑热，薪火已去，石无所成。芍药、当归、王不留行药入血分，活血止痛；白术扶正，健脾益气，亦有燥湿利水之效，上四味俱为佐药。甘草调和诸药为使，诸药相合，通淋排石，清热活血，病去体安。

《外台秘要》中记载其服法当以麦粥清送服，每日 3 服，以小麦性凉味甘，又入心肾，可增清心利尿之功，是以为效。另有一书《医方考》认为，本方虽可排石通淋，然砂石为煮海为盐之候，故必要断盐，一则淡能渗利，一则无咸不作石。

【临床应用】尿路感染、泌尿系结石是其主要适应病，临床上有医家将八正散与石韦散结合现代碎石技术用以治疗泌尿系结石，取得较为显著的疗效，而单方应用石韦散者则较少，恐效不如前。

三仁汤 《温病条辨》

【组成】杏仁 10 克，白蔻仁 6 克，生薏苡仁 30 克，厚朴 6 克，通草 3 克，滑石

15 克，淡竹叶 6 克，制半夏 9 克。

【用法】水煎，每日 1 剂，分 2 次服用。

【功效】清热除湿，宣通化浊。

【适应证】湿温初期，或暑温夹湿，邪留气分，湿胜于热，表现为头痛恶寒，身重疼痛，面色淡黄，胸闷不欲食，午后身热，苔白不渴，脉濡而弦细。

【方解】本方是治疗湿温初起，邪在气分，湿热合而为病，且湿重于热的主要方剂。方中杏仁辛开苦降，宣通肺气以利上焦；白蔻仁芳香苦辛，行气化浊，化湿舒脾，以通滞中焦；薏苡仁甘淡利水，以疏导下焦，三仁同施，宣通化浊，此乃急则治标，为主药。半夏、厚朴之苦温，以除湿消痞，行气散满，为辅药。通草、淡竹叶、滑石之甘寒，重在清利湿热，为佐使药。诸药互相配合，则辛开肺气于上焦，甘淡渗湿于下焦，芳香燥湿于中焦。从而使之上通下泄，三焦分消，湿去热清，诸症自解。

历来中医各家对本方作用机理的分析多有争议。在《温病条辨》的原方，并未加详解，只是指出"惟以三仁汤轻开上焦肺气，盖肺主一身之气，气化则湿亦化也"；已故当代中医名家秦伯未认为本方有"宣上、畅中、渗下"之功，是治疗湿温证的通用方。三焦兼顾，其实偏重中焦，这种见解现代医家多有认同。但也强调，吴鞠通只提其功效是"轻开上焦肺气"当非误笔，温病学家一向认为"湿邪上受，首先犯肺"的理论与此说是一脉相承的。后世中医学界流传至今的一句名言"湿热治肺，千古不易"，这应是温病学派轻灵治法的精妙之处。

经方名家胡希恕曾提出《金匮要略》中的"麻黄杏仁薏苡甘草汤"与本方有相似的功效，但根据临床表现，前者治疗得应是"湿痹"之证，非本方所宜，两者还是有区别的。

【临床应用】本方临床适用于因湿温伤人，留恋气分，郁遏不达，波及三焦，致使上则肺气失宣，中则脾气不畅，下则肾与膀胱气化失常的病症。实验研究提示，本方对湿热模型环境，由病源微生物等复合因素，特别是鼠伤寒杆菌的作用下，动物血浆淋巴细胞 HSP70 表达明显增加能起到对抗作用；还能抑制血浆胃动素的升高和调节胃泌素低下的功能；并能抑制细菌繁殖，恢复肠道正常菌群保护，加快肝功能恢复，缓解肝脏损害，增强机体清除内毒素的能力及提高机体的免疫功能等多种作用。中医认为，湿温的临床表现似属于西医伤寒的范畴，在抗生素未问世前的年代，常用本方进行治疗，如无合并肠出血等危重症状，一般都相当有效。本方除治疗湿温证外，也可用于治疗胆汁反流性胃炎、慢性胃炎、急性肠胃炎、糖尿病胃轻瘫、功能性消化不良、婴幼儿腹泻、急性和慢性肾炎、慢性肝炎、脂溢性皮炎、白塞病、水痘、血吸虫性肝硬化腹水、带状疱疹等众多疾病，但应在中医理论指导下进行辨证施治。

二妙散《丹溪心法》

【组成】黄柏 15 克（炒），苍术 15 克（米泔水浸，炒）。

【用法】可做散剂，每次 3～5 克，或为丸剂，亦可作汤剂，水煎，每日 1 剂，分 2 次服用。

【功效】清热燥湿。

【适应证】湿热下注证。症见筋骨疼痛，或两足痿软，或足膝红肿疼痛，或湿热带下，或下部湿疮、湿疹，小便短赤，舌苔黄腻者。

【方解】本方清热燥湿之力较强，为治湿热下注的代表方，是治湿热腰痛的专方。湿热流注下肢，则足膝红肿疼痛，或筋脉弛缓，见痿证；湿热阻滞筋脉，则筋骨疼痛；若下注于带脉与前阴，则带下臭秽，或下部湿疹。本方中，黄柏为君药，苦寒沉降，能清热燥湿，尤长于清泻下焦湿热。苍术为臣药，苦温燥湿，辛香健脾，湿自脾生，使湿邪去而不生。两药合用，一寒一温，黄柏祛热中之湿，苍术祛湿中之热，清流节源，标本兼顾，则湿热去而诸症可治。

据王绪前教授考证，二妙散最早出现于元代危亦林所著《世医得效方》"脚气门"中，名苍术散，其记载"苍术散治一切风寒湿热，令足膝痛，或赤肿，脚骨间作热痛……一切脚气，百用百效"。二妙散与苍术散一脉相承，二妙散应由苍术散演变而来。

在治疗属湿热下注的疾病时，多数医家都会用到黄柏、苍术这一核心药组，以此加减化裁使用：二妙散中增加一味牛膝，补肝肾，强筋骨，引药下行，为三妙散，宜治腰膝关节酸痛、双足麻木、痿软无力；三妙散中再加利湿舒筋的薏苡仁，为四妙散，是治痿证之妙药。临床应用应谨守病机，辨证施治，合理化裁。

药理研究表明，二妙散有良好的解热、抑菌、抗炎、镇静、降血糖、解毒、利胆、利尿、缓解肠胃痉挛的作用，有"中药抗生素"的美誉。二妙散加减能降低血清尿酸，减轻高尿酸血症肾损害作用。

【临床应用】本方常用于膝腿疼痛、风湿性关节炎、坐骨神经痛、腰椎间盘突出症急性期疼痛、肾盂肾炎、白带过多、冲任失调、急性细菌性痢疾、阴囊湿疹、口腔溃疡等属于湿热下注的疾病。

玉枢丹 《丹溪心法附余》

【组成】麝香9克，朱砂30克（水飞），雄黄30克（水飞），红芽大戟45克，千金子霜30克，五倍子90克，山慈菇90克。

【用法】共研极细面，糯米糊做锭子，每锭重3克，每服1～2锭，研碎凉开水送下；也可用醋磨汁外涂患处。

【功效】化痰开窍，辟秽解毒，消肿止痛。

【适应证】瘟疫时邪，或感受山岚瘴气，神昏闷乱，呕吐泄泻，下利不畅，或中暑；外涂治痈疽、疔疮、肿毒结核、蛇虫咬伤、无名肿患、痄腮、丹毒，以及小儿惊风痰壅，或喉风痰阻等。

【方解】本方又称紫金锭，适用范围较广，凡感受秽恶痰浊之邪，肠胃气机闭塞，升降失常以致脘腹胀闷疼痛，吐泻兼作，治宜化痰开窍、辟秽解毒。方中重用山慈菇以清热消肿、化痰散结，并能解毒，配伍麝香芳香开窍、行气止痛，共为主药；千金子霜、红大戟逐痰消肿，五倍子涩肠止泻，雄黄化痰辟秽解毒，朱砂重镇安神，俱为辅药。

应予指出的是，本方内服能开窍化痰、辟秽解毒，外可用于疗毒疮肿、蛇虫咬伤。方中千金子霜、红大戟、山慈菇、朱砂、雄黄等均利迅疾而毒性较大的药物，不可过量或长服，小儿减半；且该方含芳香走窜之麝香，孕妇忌用。早年有医家以三黄栀香汤合玉枢丹治疗多例肛窦炎，具有不错的疗效；亦有医家将此丹用于外敷肝癌患者肝区痛点以止痛，其有效率可达85.71%。

【临床应用】本方以往是可随身携带的中成药，常为中风、中暑、防疫，以及外用于蛇虫咬伤等的救急药。临床一般可用于急性肠胃炎、食物中毒、痢疾、疖疮肿痛等皮肤化脓性疾病，也有报道称其还可用于流行性脑脊髓膜炎、中暑昏倒或不明原因的昏厥等病症的治疗。

方中主药山慈菇，目前常用于肿瘤的治疗，在应用中应注意其损肝的不良反应；千金子霜、朱砂等含有害人体的重金属，长用可伤肾；而方中最令人担忧的是含砷的雄黄，古代是一种主要的炼丹原料，不少救急的丸、散剂中就多有含砷的物质。我国人民在端午节时喝雄黄酒的习俗由来已久，据说可以"活血祛邪"，但不可多吃，否则就会发生砷中毒。历代民间用砷作为驱虫、杀菌药物，或作为强身剂使用，故历代有帝王常服含砷丹剂以求长生不老，但有使用过量而过早死亡者。16世纪的瑞士，曾用砷剂治疗梅毒和贫血；19世纪的欧洲人曾广泛将砷剂作为抗菌药物和强身剂使用。可见，几千年来，人们对砷的药用价值和毒性均有认识。

砷的确会给人类带来祸害，如砒霜，但也要看到砷为人类造福的一面。有人认为，每人每天摄入的砷不能低于12微克（μg），否则就会引起缺砷症。实验证明，动物缺砷可引起生长障碍，发育迟缓，免疫力下降，毛发生长不良、无光泽、易脆易脱。虽然人类和动物不可缺砷，但需要量很少，在一般的生态环境中摄取都能满足，所以缺砷之症是极其少见的。奇怪的是，人类口服甲基砷是有毒的，而海产品是食物中含砷量最高的，但从古至今未见有吃鱼虾而中毒者，其中原因至今尚未明确。

在中药配方中常有雄黄，其功能是解毒、杀虫、燥湿。著名的六神丸中就含有雄黄，而砒霜在现代又可用于治疗白血病及哮喘，但雄黄不能熬汤用。还要注意飞腰黄、雌黄类似于雄黄，其毒性更强，更应慎用。其实，任何有毒中药，只要辨证正确，掌握好用药剂量和适应证，就能为人类的健康服务。

第三节　利水渗湿

五苓散《伤寒论》

【组成】猪苓10克，茯苓10克，白术10克，泽泻10克，桂枝6克。

【用法】水煎剂，每日2次分服。

【功效】利水渗湿，温阳化气。

【适应证】外有表证，内有水湿，小便不利，烦渴欲饮，或水肿，身重，泄泻，霍乱吐泻等表现者。

【方解】本方为化气利水、健脾祛湿、消除水肿的常用方剂。方中重用泽泻，直达膀胱，利水消肿，为主药；辅以茯苓、猪苓甘淡渗湿，增强利水蠲饮之功；中医理论认为，"诸湿肿满，皆属于脾"，故以白术健脾化湿，加强助运水湿之力；桂枝辛温通阳，既能温化膀胱而利尿，又能疏散表邪以治表，为佐使之药。诸药虽少，但药精效增，表邪解而脾健，水湿之患消除，身体自可康复如初。

【临床应用】本方功在利水渗湿、温阳化气，传统用于膀胱气化不利之蓄水证，为利水消肿、消除饮邪的首选方剂。现代药理研究认为，本方有多种功效：①减轻肾功能损害；②双向调节水液代谢，使之趋于平衡状态；③护肝、降血压、改善血脂、抗动脉粥样硬化、减轻脑水肿；④抗肿瘤，能增强机体免疫功能，激活免疫监督系统，从而阻止癌细胞生长。

临床常用于治疗肾炎、肾病综合征、泌尿系统结石、各种类型的水肿、肝硬化腹水、心力衰竭、恶性胸腔积液、脊髓损伤后尿潴留、尿路感染、高血压、高脂血症、脑梗死、老年基底动脉供血不足、单纯性肥胖、类风湿关节炎、婴幼儿腹泻、婴儿湿疹、高尿酸血症等疾病。本方经过多年临床观察，未发现不良反应，可长期使用。

关于本方的作用机理有一些不同的阐述。现代学者认为本方一般多指为利水消肿专剂，但张仲景治疗水气病时，反而未用，这可能意味着本方与"水气病"在病机上有某些差异，或本方并非一般所指的利水消肿专剂，其内容涵盖极为广泛。医学名家柯韵伯认为"邪水凝结于内，水饮拒绝于外，既不能外输于玄府，又不能上输于口舌，亦不能下输于膀胱"，此说实际上否定了水蓄膀胱的观点。更有人明确提出本方证的发生与脾不转输有关。医家张隐庵也说："大汗出而渴者，乃津液之不能上输，用五苓散主之以助脾。"

中医一向认为，水液代谢主要与肺、脾、肾等脏器相关密切。尽管这一气化运动过程极为复杂，但其形式则不外乎升、降、出、入而已。多于升，则少于降，水液的过度外趋，以及出汗、吐泻等伤津失水的结果，势必会导致血液的重新分布、水液的潴留等一系列的应激反应，从而造成水液的肃降不足，此又与肺密切相关。现代医学已证明，小便不利与肺有关，肺气失宣会影响其分泌抗利尿激素（ADH）等，另一方面，由于出汗、泻下等原因，有损脾气，使脾的吸收输转功能受到影响，饮入之水不能被吸收利用，势必水湿停留于胃肠。所有这些因素都可能是造成五苓散证水液内蓄的病理生理基础。

五苓饮 《华氏中藏经》

【组成】陈皮9克，茯苓皮24克，生姜皮6克，桑白皮9克，大腹皮9克。

【用法】水煎，每日1剂，分2次服用。

【功效】健脾化湿，利水消肿。

【适应证】脾虚湿盛证。症见全身水肿，头面虚浮，心腹膨胀，上气急促，小便不利，舌淡胖苔薄白，脉濡或滑等。

【方解】本方五味药皆取其皮，乃"以皮治皮"之意，为治疗脾失健运，风湿客搏所致水肿之常用方。方中君用陈皮、茯苓皮行气健脾，利水消肿，二药相伍，脾健气运，则湿自去之；桑白皮肃降肺气，水道通调，则湿得以化；大腹皮辛温化湿，行气宽中，助君药行水消肿，二者共为臣药。佐以生姜皮辛温运脾，行气消水。上五味皆甘淡之属，脾得甘则养，运化无失，则湿必去也。

本方与五苓散均有健脾化湿、利水消肿之效，然后者兼有桂枝解表之意，适用于外有风寒表证，内有膀胱气化失常之蓄水证，患者除出现小便不利、水肿等水湿内停证之外，还可见有头痛、身热等外感表证；前者无解表作用，然行气利水之效更佳，主治湿困于脾所致皮水。

上海名医秦伯未曾用五皮饮加杏仁、米仁治疗小便不利、下肢水肿，更添其行气利水之效。

【临床应用】下肢水肿、急慢性肾炎、糖尿病肾病、癌性腹水、恶性胸腔积液、卵巢过度刺激综合征、荨麻疹等疾病。

防己黄芪汤 《金匮要略》

【组成】防己 12 克，黄芪 15 克，甘草 6 克，白术 9 克。

【用法】水煎，每日 1 剂，分 2 次服用。

【功效】补气祛风，健脾利湿。

【适应证】风水或风湿证。症见汗出恶风，肢节沉重，四肢微肿，小便不利，舌淡苔白润，脉浮等。

【方解】风水为病乃属表虚不固，卫气偏衰，风湿相搏，客在皮肤，伤于肌表，郁于腠理。故本方以益气固表祛风为主，兼以健脾利水渗湿，为治疗风水或风湿的常用方。方中防己辛能行散，苦寒降泻，祛风止痛，利水消肿，善治一身水肿，风湿痹痛；黄芪补气固表，兼以利水，二药合用，祛风而不伤正，固表而不恋邪，共为君药。白术为臣，健脾渗湿，增防己利水消肿之功，佐黄芪益气扶正之效。甘草调和诸药为使，腠理得固，脾气得健，风湿自除。

张秉成认为：风湿客邪证属卫阳不足，其病邪在表当以风药胜之，从汗而愈，故不可服用麻黄、桂枝等药再发其汗，亦使表益虚，而病不去。

【临床应用】急慢性肾小球肾炎、肾病综合征、慢性肾功能不全、慢性心衰、心源性水肿、继发性高血压、妊娠水肿、淋证水肿、卵巢过度刺激综合征、风湿性关节炎、风湿性心脏病、痛风、高脂血症、肥胖症、内脏脂肪肥胖型糖尿病及一些消化系统和呼吸系统等表虚湿盛证疾病。

现代诸多临床研究证明，防己黄芪汤可有效减少原发性肾病综合征患者蛋白尿含量，提高血浆白蛋白，明显提高治愈率；亦有医家将本方用于治疗骨折后肢体低张力性水肿，其有效率超过 95%。药理研究显示本方具有保护肾脏作用，其可对足细胞关键结构的表达进行调节，并能降低肾组织白介素 –6 浓度、提高肾组织转化生长因子 β 浓度；可防止糖尿病皮肤溃疡，升高血清一氧化氮含量、降低血浆内皮素。此外，本方能有效清除肝纤维化体内的氧自由基水平，从而减轻肝纤维化过程中的过氧化损伤，故临床可作为肝硬化门脉高压症并发腹水的治疗药物。

防己茯苓汤 《金匮要略》

【**组成**】防己 9 克，黄芪 9 克，桂枝 9 克，茯苓 18 克，甘草 6 克。

【**用法**】水煎，每日 1 剂，分 2 次服用。

【**功效**】通阳化气，表里分消。

【**适应证**】皮水之证。症见一身悉肿，四肢肿甚，按之没指，小便短少，或肌肉颤动，舌苔白滑，脉沉。

【**方解**】本方通阳利水、益气消肿，主治因脾虚不能运化水湿所致的皮水之证。方中防己为君药，苦寒降泄，有利水消肿之功，"利大小便，主水肿，通行十二经"。佐药黄芪甘温，入脾经，能补气升阳，利水消肿。防己与黄芪合用，利水益气，使水从外而出。茯苓亦为君药，能利水渗湿，健脾化湿，标本兼顾，为利水消肿之要药。茯苓一药二用，用量较其他药量加倍。臣药桂枝助脾阳而运化水，温肾阳以助膀胱气化。桂枝配伍茯苓，通阳化气，使水从小便而下。甘草既能增强黄芪的补脾气之力，又能调和诸药。诸药相伍，通阳利水，健脾益气，使水邪去、脾气盛而正气安。

本方由防己黄芪汤去白术、姜、枣，加桂枝、茯苓而成。赵以德有云："此证与风水脉浮用防己黄芪汤同，而有浅深之异。"防己黄芪汤主治风水之证，水势较轻；防己茯苓汤主治皮水之证，水势较甚，其有"四肢聂聂动"之特点。《医宗金鉴》中有云："皮水之病，是水气相搏在皮肤之中，故四肢聂聂动也。"

现代药理研究表明，防己能明显增加排尿量，且具有镇痛、抗炎、降压等作用。邓氏发现汉防己利尿作用更佳，可增加约 47% 尿量。茯苓有利尿、抗肿瘤、增强免疫功能的作用。桂枝有利于发汗，通过呼吸代谢排除水湿之气。黄芪能调节汗腺作用，汗多能止，无汗能发。

【临床应用】本方常用于治疗慢性肾炎水肿、心源性水肿、妊娠性水肿、营养不良性水肿、肝硬化腹水、肾小球肾炎、肾病综合征、妊娠子痫、风湿性关节炎、肥胖等属脾虚湿盛、水湿潴留皮中者。

第四节　温化水湿

实脾饮 《重订严氏济生方》

【组成】白术 12 克，厚朴 6 克，木瓜 9 克，木香 6 克，草果 6 克，茯苓 15 克，干姜 6 克，附子 6 克，甘草 6 克，生姜 3 克，大枣 12 克。

【用法】水煎，每日 1 剂，分 2 次服用。

【功效】温脾健运，行气利水。

【适应证】阴水。症见全身浮肿，腰以下为甚，胸腹胀满，腹泻便溏，肢冷沉重，体倦食少，手足不温，小便短，舌淡白苔白润而腻，脉沉迟等。

【方解】本方为治疗阴水的代表方，此证属脾阳不足，阳不化水，水湿为泛。方中干姜、附子为君，温脾暖肾，干姜健运中焦，温脾土；附子暖肾助阳，扶阳抑阴。臣以白术、茯苓健脾和中，渗湿止泻。草果辛温归脾，燥湿温中，善治湿郁伏邪，合干姜、附子温中焦之寒；木香行气健脾，助脾运化；槟榔降气之时亦可消积；气滞则水停，气行则水化，故配以厚朴理气宽中，下气除满；木瓜酸可疏肝，温能化湿，寓以和木养土之意，上五味俱为佐药，醒脾化湿，行气导滞。甘草调和诸药，生姜、大枣健脾和中，助臣药补益脾胃之虚。诸药相合，甘中有酸，行气而不伤正，共奏温脾补肾、利水消肿之功。

《删补名医方论》评论此方导水利气之力有余，阴水寒胜而气不虚者，固所宜也。若气少声微，则必以理中汤加附子，数倍茯苓以君之，温补元气以行水。

【临床应用】病态窦房结综合征、肝硬化腹水、慢性心衰、心源性水肿、糖尿病肾病、复发性口腔溃疡、慢性荨麻疹。

现代对实脾饮治疗肾脏方面疾病的研究较多，药理研究显示，本方可明显改善肾脏病变的一般症状，如消除水肿、尿蛋白等，改善低蛋白血症和高胆固醇血症，对肾小球病理形态改变有显著对抗作用，从而提高生活质量。

萆薢分清饮 《杨氏家藏方》

【组成】萆薢 6 克，益智仁 10 克，乌药 15 克，石菖蒲 15 克。

【用法】水煎，每日 1 剂，分 2 次服用。

【功效】温暖下元，利湿化浊。

【适应证】膏淋、白浊证属下焦虚寒。症见小便频数，浑浊不清，白如米泔，凝如膏糊，偶有小便涩痛，混有血液、血块，舌淡苔黄腻，脉沉濡。

【方解】本方为治疗真元不足，下焦虚寒之膏淋、白浊之代表方，其病因多数胞冷肾损，膀胱气化不利所致。方中君用萆薢，性能流通脉络而利筋骨，入药用根，则沉坠下降，故主治下焦，利水湿而泌清浊，为治白浊、膏淋之要药。益智仁暖肾涩精，温脾固气，为臣药。乌药温肾散寒，疏邪逆诸气，助膀胱气化有力；石菖蒲芳香化湿，通九窍而分利小便，二者俱为佐药。

叶天士对淋与浊的论述相当准确："淋属肝胆，浊属心肾。"本方类方颇多，《杨氏家藏方》方中重在治肾为主，用药偏于温摄佐以分利；而《医学心悟》方中重在治心，其方中配有车前子、莲子心之类，苦寒入心经而清心火。临床应辨清脏腑，而后准确选方。

【临床应用】乳糜尿、慢性前列腺炎、慢性肾盂肾炎、慢性肾炎、慢性盆腔炎等下焦虚寒，湿浊下注者。

临床研究结果显示，萆薢分清饮在减轻患者前列腺症状、提高最大尿流量、减少膀胱残余尿量有明显作用，但在缩小前列腺体积方面作用并不明显。

现代研究对萆薢的论述颇多，一些有趣的论点是，诸多方剂内加入此药对治疗多寐症、乳糜尿、痛风性关节炎等疾病均起到较好的作用。而其药理作用最突出者即是其对引起尿路感染的大肠杆菌和变形杆菌具有较强的抗菌作用，同时其对单核巨噬细胞系统功能有明显的促进作用，亦能明显促进迟发型超敏反应。

柴苓汤 《世医得效方》

【组成】柴胡 9 克，黄芩 9 克，甘草 6 克，人参 9 克，半夏 9 克，赤茯苓 12 克，猪苓 12 克，泽泻 12 克，白术 10 克，肉桂心 6 克，生姜 3 克。

【用法】水煎，每日 1 剂，分 2 次服用。

【功效】和解少阳，渗湿利水，温阳化气。

【适应证】解少阳湿热，水肿诸证。

【方解】本方为小柴胡汤和五苓散的合方。常用于和解半表半里之邪及膀胱气化不利而致的蓄水之证。方中柴胡调畅气机，疏肝解郁，散邪透表；与清热化湿的黄芩配伍，以增强疏泄肝胆邪热；配人参、炙甘草、白术以益气健脾；配半夏、生姜以健脾化痰、和胃降逆；猪苓、茯苓、泽泻以渗湿利水，并用肉桂心温阳化气、加强利尿消肿之功。诸药合用，可起和解少阳湿热、健脾渗湿、利水消肿的良好作用。

【临床应用】本方深受日本学者的重视，广泛应用于临床治疗肾病。现代药理研究表明，本方具有糖皮质激素样作用，能抑制肉芽肿生成，与皮质激素并用时，其抗炎效果比单用激素强，且存在量－效关系。据实验研究，本方与激素同用可增效 4 倍，能抑制纤维细胞增生及降低皮质激素的不良反应。此外，本方还具有抗病源微生物、双向调整细胞和体液的免疫功能，增加网状内皮系统吞噬功能，防止肾上腺由肾上腺皮质激素引起的肥大和强的松引起的萎缩。本方常用于治疗慢性肾炎、狼疮性肾病、肾病综合征、肾功能不全、肝硬化腹水、类风湿关节炎、白塞病、慢性溃疡性结肠炎、妊娠水肿、心力衰竭、癌术后四肢慢性淋巴水肿、慢性肝炎、前列腺炎、婴幼儿胃肠型感冒、三叉神经痛、神经麻痹、胰腺炎、胆囊炎、肺真菌病等疾病，还有报道用于肺结节病的治疗。

甘露消毒丹《医效秘传》

【组成】滑石 450 克，黄芩 300 克，茵陈 330 克，藿香 120 克，连翘 120 克，石菖蒲 180 克，白豆蔻 120 克，薄荷 120 克，木通 150 克，射干 120 克，川贝母 150 克。

【用法】上为散剂。每次 9 克，每日 2 次。

【功效】清热解毒，化湿降浊。

【适应证】湿温初起，邪在气分。身热肢楚，胸闷腹胀，无汗神烦，或有热汗不退，溲赤便秘，或泻而不畅，舌苔淡或厚腻或干黄，以及暑温时疫、颐肿、咽痛、吐泻、疟痢等。

【方解】本方为治疗瘟疫、暑温、湿温之代表方，其病多由湿热下注、邪客心经或湿热交蒸于肝胆、湿热稽留气分所致。方中首用滑石，利水渗湿，清热解暑，两擅其功；重用茵陈、黄芩清热利湿，泻火解毒，茵陈亦有退黄之功效，渗利下焦湿浊，引热由小便而出，三药相合，湿与热并重而治，故为君药。湿性黏滞，易滞气机，臣以藿香、石菖蒲、白豆蔻芳香化湿，醒脾和中，气畅则湿无以停聚；木通泻火行水，通利三焦，佐茵陈引热下行，以益清利湿热之力，俱为臣药。佐以薄荷、连翘、川贝母、射干清热利咽，解毒散结。诸味相合，利湿清热，两相兼顾，湿由下而去，热于体而清，毒无以蔽而散，诸症自除。

甘露消毒丹清热解毒、化浊利湿，但如原方所嘱：方中药生研细末，每服9克，开水温服或神曲糊丸，开水化服之法，其药力轻弱，必然不利湿热轻利，当用汤剂服之。《圣济总录》载："汤剂主治，本乎腠理，凡涤除邪气者，用汤为宜。"《备急千金要方》载："卒然贼邪，须汤以荡涤。"

【临床应用】蚕豆病、急性传染性黄疸型肝炎、肝硬化腹水、急性肠胃炎、皮肤瘙痒症、钩端螺旋体病、急性咽炎、荨麻疹、伤寒病、腮腺炎、流行性脑炎及一些呼吸系统疾病如急性支气管炎等湿温为主的病症。

现代药理研究证明，甘露消毒丹在抗炎、抗病毒作用方面具有显著效果，其抗炎效果与阿司匹林或地塞米松作用相当，对肝巨噬细胞 LBP mRNA、CD14 mRNA 表达具有较好的干预调控作用；能显著降低粒细胞集落刺激因子（G–CSF）的含量，并升高体内一氧化氮的含量，甚至使其回复至正常水平。方中连翘、黄芩具有广谱抗菌、抗流感病毒、解热镇痛等作用，而藿香、石菖蒲等亦有直接杀病毒作用；全方具有延缓病毒所引起细胞病变的作用，并提高机体免疫力，激活T淋巴细胞功能。

除此之外，本方在治疗病毒性心肌炎、功能性子宫出血、中耳炎等各科疾病中均有成效，其保肝、利胆、降脂等作用已得到一定的发掘，但对此方的许多方面仍需深入研究。

（杨德威）

温里剂或称祛寒剂，是根据中医理论"寒者热之""治寒以热"的观点，采用甘温辛热、温中祛寒的一类药物组成以治疗"寒证"的一类方剂。

所谓寒证，是指素体阳虚、寒自内生或外寒直中脏腑、经脉，也可因误治损伤机体阳气而引起的一类疾病。现代医家将这一类疾病归于"热量不足"所致。

临床寒证主要有以下三个特点：

1. 寒为阴邪，易伤阳气　寒邪中里则直伤脾胃，或伤肺肾之阳，导致不能发挥温养肢体、腐熟水谷、蒸化水液等作用，出现身寒肢冷、下利清谷、呕吐清水、痰涎稀薄等症状。

2. 寒主痛　寒性凝滞，入侵体内易致气血凝结阻滞，气机不利而痛，故其主要症状是疼痛。

3. 寒则气收　是指气机收敛闭塞，寒客血脉而致血脉收缩凝滞。其临床表现因病变部位不同而异。如寒在皮毛腠理则毛窍收缩，卫阳闭束，可见恶寒、发热、无汗；寒在筋肉经络，可见肢体拘急不伸、冷厥不仁。

寒证的发生，或因外寒入里，或因寒自内生，有虚实之分。实者多为外寒入侵，虚者多为寒自内生。由于发病部位及阴寒里盛的轻重程度不同，选择与之相适应的温热剂也各有偏重。一般来说，可分为温中祛寒、回阳救逆和温经散寒三类。

温热剂所选药物，绝大多数为温里类药，如附子、肉桂、干姜、高良姜、草果、吴茱萸、花椒、小茴香、丁香、艾叶、荜茇、荜澄茄等；第二类是理气药，如橘皮、木香、乌药、薤白、甘松、砂仁、沉香、檀香、柿蒂、香橼、佛手、青皮、香附等；第三类是芳香开窍药，如麝香、苏合香、石菖蒲等；第四类是祛风湿药，如乌梢蛇、蕲蛇、威灵仙、五加皮、徐长卿、木瓜、羌活、独活等。

温热剂中的药性均属辛温。这类药物的药理作用特点是兴奋、镇痛、抗菌、消炎、止呕、祛痰、扩张血管等，这都有利于寒证的防治效果。

温中祛寒之方，在温热药物的选择上均有姜，由此可见姜在其方中的重要作用。中医认为，姜有三用。生姜主要含有辛辣和芳香成分，气重于味，辛散之力较强，能散寒解表，温中止呕，为外感风寒及里寒呕吐的常用药物；干姜含辛辣芳香成分较少，气走味存，辛辣之力减弱，长于温中回阳，为脾阳衰微、吐利腹痛、虚痞之要药；炮姜则是干姜炮黑而成，性味苦温，已缺乏辛散作用，故专于温中摄血，为治中焦虚寒、脾不统血之要药。

回阳救逆之方，最大的特点是附子的使用。中医认为，附子辛热燥烈，走而不守，通行十二经，是用于治疗亡阳欲脱者的第一要药，也可用于温里散寒、风寒湿痹及麻木不仁等症的治疗。应予指出的是，附子虽有中枢神经及外周神经兴奋和强心作用，但其所含的乌头碱成分，生用具有较大的不良反应，故须选用经过炮制减毒的熟附子。炮制后的附子所含的去甲乌药碱具有兴奋 β 受体的效应，但毒性大为降低，与补气的人参配伍，其回阳救逆之力更强，可用于休克的救治。回阳救逆类方剂的另一个配伍特点是附子配干姜，所谓"附子无姜不热"。现代药理研究也证实，附子配干姜，不仅能减毒，而且对强心有增效效果。

温经散寒之方在药物的选择上，除与补气药相配伍外，多选用一些辛温解表的药物，这种配伍具有扩张血管和促进血行的作用，有利于经脉寒证的改善。

综上所述，温热剂应用于下列一些疾病：

1.中焦虚寒表现者，如慢性胃炎、胃及十二指肠溃疡、肠易激综合征等慢性胃肠道疾病；也可用于慢性肾炎、慢性阻塞性肺疾病等。

2.阳虚欲脱表现者，可见于各种休克的患者。

3.寒凝经脉者，可见于骨结核、淋巴结核、血栓闭塞性脉管炎、慢性深部脓肿、雷诺病及类风湿关节炎等结缔组织病或老年性退行性关节炎等疾病。

最后，温热剂在临床应用中应注意以下几点：

1.温热剂必须考虑因人、因时、因地的不同而选择应用。凡气虚阳弱者，一旦感受寒邪，温热性药物剂量可稍加大，能增强机体扶阳抑阴的功效；老年素体阴虚火旺，虽有寒邪，温热性药物用之宜慎，适可而止，以防动火伤阴之虞。

2.温热剂为治疗寒证而设，应辨明真热假寒。由于血热妄行而出现出血等血证的患者应予禁用，一旦误用则危害极大。

3. 如阴寒太盛，服温热剂入口即吐者，可于温热剂中少佐寒凉之品，或热药凉服，此即"寒因寒用"的反治之法。

第一节　温中祛寒

理中汤《伤寒论》

【组成】人参 9 克，干姜 9 克，炙甘草 9 克，白术 9 克。

【用法】水煎，每日 1 剂，分 2 次服用。

【功效】温中祛寒，补气健脾。

【适应证】①脾胃虚寒证。症见自利不渴，呕吐腹痛，腹满不食及中寒霍乱；阳虚失血，如吐血、便血或崩漏。②胸痹虚证。症见胸痛彻背，倦怠少气，四肢不温，溲清便溏，舌淡苔白，脉沉细或迟缓。

【方解】本方又名"人参汤"，当属"四逆辈"，是治疗太阴脾气虚寒证的主方，为温补方剂，适用于中焦虚寒所致之各种病证。太阴，为三阴之首，是三阴病的开始阶段。脾居中州，依赖脾阳的运化功能而升清降浊，运化水谷精微而为后天之本。若中阳虚衰，脾阳不运，寒湿不化，升降不利，即形成了太阴病。临床表现为腹满而吐，食不下，自利，时腹自痛，脉缓弱等。

方中干姜温运中焦，以散寒邪为君；人参补气健脾，协助干姜以振奋脾阳为臣；佐以白术健脾燥湿，以促进脾阳健运；使以炙甘草调和诸药，而兼补脾和中。诸药合用，使中焦重振，脾胃健运，升清降浊功能得以恢复，吐泻腹痛可愈。

【临床应用】本方临床应用较为广泛，凡表现为腹痛或腹胀、食少不渴、畏寒肢寒、溲清便泄、脉沉细迟缓、舌淡苔白滑等中焦虚寒者均为本方的适应证。

本方与四君子汤不同，去茯苓以干姜为君，因寒自内生，故重在祛寒；而四君子则重在补气健脾。但应指出的是，温中散寒虽需助以补气，但在临床应用中两方不宜互相替代。方中等量甘草，旨在缓解胃肠挛急，不可或缺。并可用于病后喜唾、胸痹胁痛、阳虚失血、痰饮短气、小儿慢惊、妇女月经失调等。

现代临床与实验研究证明，本方具有显著的促进胃溃疡愈合及胃黏膜的保护作用，并能促进胃黏膜细胞的修复和再生，能抑制攻击因子及强化防御因子，通过其综合作用而发挥抗溃疡的良好效果。可用于胃、十二指肠溃疡，慢性胃炎，胃下垂；并可用于慢性结肠炎、慢性肾炎、消化不良、免疫功能低下等疾病的治疗。

本方偏于温燥，凡阴虚内热者不宜使用或慎用。老年人脾胃虚弱及消化吸收功能不利者如需长期服用，可改汤剂为蜜丸如鸡子黄大，名为理中丸。它的药物同理中汤一样，以沸汤和丸，研碎，温服，是补脾益气、养生保健的良好方剂，日三丸、夜二丸为准。若服药后腹中未热者，亦可增加到三、四丸，量病情轻重而定。

理中汤的加味方很多。如虚寒之象进一步发展，太阴传少阴，太阴少阴同病，症除吐、利、痛、胀外，尚见手足逆冷，可理中汤加附子；若脾胃虚寒而又夹肠热之泄泻，可在理中汤基础上加黄连治疗；若兼见脐上悸动者，为肾气发动之兆，可去白术而加桂枝以降逆平冲；若呕吐甚者，为胃气上逆之候，可去白术而加生姜和胃止呕；若腹泻甚而腹痛不剧者，或口渴而欲饮水者，属脾虚而津液不布，则应增加白术的剂量，补脾以止泻或行津液；若心下悸而小便少者，则为夹有蓄饮之征，可加茯苓以利其小便；若中寒甚而腹痛者，则应增加干姜剂量以暖脾寒；若腹不疼而胀满为甚者，则应去白术而加附子以助阳消阴寒之凝结。

桂枝人参汤《伤寒论》

【组成】桂枝 12 克，人参 15 克，干姜 9 克，炙甘草 12 克，白术 9 克。

【用法】水煎，每日 1 剂，分 2 次服用。

【功效】解表温里，益气消痞。

【适应证】太阳中风证与脾胃虚寒证相兼。症见发热，恶风寒，汗出，心下痞硬，或疼痛，或胀满，下利日增，食欲不佳，舌淡，苔薄白，脉沉弱。

【方解】本方为表里同病，表里俱寒之证而设。治宜温里益气，辛温解表。

本方以理中汤加桂枝而成。桂枝既能解表，又能温里；理中汤补中温里。方中桂枝辛温以解肌发表，后下是保全其辛香之气以助开腠散邪，兼以温经止痛；人参大补元气，助运化、受纳而正脾胃之升降，共为君药。以辛热之干姜为臣，温中焦脾胃，祛里寒疼痛。脾阳不足，脾气不运，水湿易生，故佐以白术补气健脾、燥湿止利。炙甘草味甘平，益气健脾，和中调药，为佐使之用。诸药配合，是以温阳益气、顾护中阳为主，解表为辅，故所治之证应以里证为重。

【临床应用】用于慢性胃炎、消化性溃疡、慢性胆囊炎、慢性肝炎、慢性胰腺炎、慢性结肠炎等属表里俱寒者。

连理汤《秘传证治要诀类方》

【组成】人参，干姜，炙甘草，白术，茯苓，黄连。

【用法】水煎，每日1剂，分2次服用。

【功效】温中化湿，补益脾胃。

【适应证】外受暑邪，内伤生冷。症见泄泻次数甚多，心烦口渴，肛门灼热，小便赤涩者。

【方解】本方以温补脾胃为主，常用于脾土虚寒与肠胃湿热并见之腹痛腹泻等症。

方中以人参、白术补中益气、强壮脾胃，干姜温中而扶阳气，茯苓利水渗湿健脾，用少量黄连清热而解毒止痢，甘草补中扶正、调和诸药。五药合用，共成温中祛寒，补气健脾，解毒止痢之效。

本方单味药分别具有调整胃肠运动、抗腹泻、解毒、抗病原微生物等作用：黄连低浓度时兴奋胃肠平滑肌，高浓度时与白术、人参、甘草、茯苓等抑制胃肠平滑肌运动；黄连素能对抗霍乱弧菌毒素或大肠杆菌毒素引起的腹泻，具有较强抑菌和抗病毒作用；甘草有解毒作用；人参、甘草、干姜有镇痛、抗炎作用；人参、白术、黄连、茯苓能增强机体免疫功能。

【临床应用】用于慢性痢疾、慢性腹泻及慢性肠炎等寒热错杂者。

附子理中汤《太平惠民和剂局方》

【组成】人参9克，白术9克，炮姜9克，炮附子9克，炙甘草9克。

【用法】水煎，每日1剂，分2次服用。

【功效】补虚回阳，温中散寒。

【适应证】主脾胃虚寒证。症见腹痛食少，泄利呕逆，口噤肢厥，以及寒厥痼冷，霍乱脏毒，阴斑癍毒，喉肿疮疡，口舌生疮，脉沉迟或沉细；并治阴盛格阳，发热烦躁。

【方解】本方主治脾胃虚寒，风冷相乘，症见脘腹疼痛、霍乱吐利转筋等。

方中人参、白术、甘草性甘温，益气健脾，可以补虚；熟附子、干姜性辛热，温中暖肠胃，可以回阳，配合使用，运脾土，振奋中阳，中阳振复，升发运转，可使清升浊降，肠胃功能恢复正常。上药合用，补脾养胃，温中散寒，使肠胃功能协调，溃疡性结肠炎自可逐渐康复。

【临床应用】用于慢性痢疾、慢性结肠炎等五脏中寒者。

甘草干姜汤 《伤寒论》

【组成】炙甘草 12 克，炮干姜 6 克。

【用法】水煎，每日 1 剂，分 2 次服用。

【功效】驱寒回阳，缓中温肺。

【适应证】脾胃阳虚证。症见手足不温，口不渴，烦躁吐逆；老年虚弱尿频，下半身常冷，咳唾痰稀，眩晕短气，脉沉无力。现用于胃脘痛、吐酸、肠鸣腹泻、胸背彻痛、眩晕、喘咳、经期腹痛属寒证者；伤寒脉浮，自汗出，小便数，心烦，微恶寒，脚挛急，反与桂枝，欲攻其表，此误也，得之便厥，咽中干，烦躁吐逆者；肺痿，吐涎沫而不咳者，其人不渴，必遗尿，小便数。

【方解】方中甘草的剂量应大于干姜一倍之上，甘草味甘为君，干姜味辛为臣。此方温肺、脾两太阴之寒，达阳气、行津液为其所专，临床疗效较佳。经方中用两味药组方治病的，有桂枝甘草汤之治悸，芍药甘草汤之治挛，甘草干姜汤之治寒，赤石脂禹余粮汤之治利，皆是药简效专，用之令人称奇。

【临床应用】可用于咳喘、胃脘痛、呕逆、眩晕等为临床表现的寒证患者。此外，本方虽为二味，但能减乌头、附子等药之毒，可为安全用药"护航"。

吴茱萸汤 《伤寒论》

【组成】吴茱萸 9 克，人参 9 克，生姜 18 克，大枣十二枚。

【用法】水煎，每日 1 剂，分 2 次服用。

【功效】温中补虚，降逆止呕。

【适应证】肝胃虚寒，浊阴上逆证。症见食后泛泛欲吐，或呕吐酸水，或干呕，或吐清涎冷沫，胸满脘痛，巅顶头痛，畏寒肢冷，甚则伴手足逆冷，大便泄泻，烦躁不宁，舌淡苔白滑，脉沉弦或迟。

【方解】本方证乃肝胃虚寒，浊阴上逆所致。肝胃虚寒，胃失和降，浊阴上逆，故食后泛泛欲吐，或呕吐酸水，或干呕，或吐清涎冷沫；厥阴之脉夹胃属肝，上行与督脉会于头顶部，胃中浊阴循肝经上扰于头，故巅顶头痛；浊阴阻滞，气机不利，故胸满脘痛；肝胃虚寒，阳虚失温，故畏寒肢冷；脾胃同居中焦，胃病及脾，脾不升清，则大便泄泻；舌淡苔白滑，脉沉弦而迟等均为虚寒之象。治疗当以温中补虚，降逆止呕。

方中吴茱萸味辛苦而性热，归肝、脾、胃、肾经，既能温胃暖肝祛寒，又能和胃降逆止呕，为君药。重用生姜温胃散寒、降逆止呕，为臣药。吴茱萸与生姜相配，温降之力甚强。人参甘温，益气健脾，为佐药。大枣甘平，合人参益脾气，合生姜以调脾胃，并能调和诸药，为佐使之药。四药合用，温中与降逆并施，寓补益于温降之中，共奏温中补虚、降逆止呕之效。

【临床应用】仲景用吴茱萸汤治疗阳明、少阴、厥阴三经病证，组方精练，配伍尤妙，有温肝暖胃、降逆止呕之效。吴茱萸汤主治虽有病在阳明、少阴、厥阴之别，但其证都有呕吐，说明病机是一致的，都是胃中虚寒，浊阴上逆所致。因此，吴茱萸汤证是"异病同治"治则的具体表现。目前，该方被广泛用于治疗内科、妇科、神经科、五官科、外科、眼科等多种疾病，如耳源性眩晕、神经性头痛、慢性胃炎、消化性溃疡、慢性浅表性胃炎、妊娠呕吐、神经性呕吐等属肝胃虚寒者。

实验研究表明，吴茱萸汤的温脾止泻作用可能与抑制肠运动、解除肠痉挛、促进肠吸收有关。吴茱萸汤能减少胃液分泌量，降低胃液酸度，明显减轻有冷水浸渍法造成的大鼠应激性胃黏膜出血和胃溃疡，并能防止幽门结扎法所致的胃溃疡的形成；对醋酸涂抹法所致的胃溃疡有明显的促进愈合作用，其作用机制可能是通过促进 6- 酮 - 前列腺素 F1α 的合成、释放，增强胃黏膜防御能力，促进胃黏膜修复来实现的。此外，吴茱萸汤注射液对失血失液后气虚阳脱的厥证有一定回阳固脱的功效；具有抑制 S180 肉瘤生长的作用；可增强小鼠单核巨噬细胞的吞噬指数，增加胸腺、脾脏的重量，从而增强小鼠的免疫功能，促进机体恢复。

本方加减化裁：若呕吐较甚者，加半夏、陈皮、砂仁以增强和胃止呕之功；头痛较甚者，加川芎以加强止痛之功；肝胃虚寒重者，加干姜、小茴香温里祛寒。

吴茱萸加附子汤《医方集解》

【组成】吴茱萸 9 克，人参 9 克，生姜 18 克，大枣 12 枚，附子 9 克。

【用法】水煎，凉服。

【功效】温寒和气，补虚止痛。

【适应证】寒疝腰痛，牵引睾丸，屈而不伸，尺内脉来沉迟者。

【方解】寒疝之由，必是寒客下体，如坐于卑冷，涉于寒渊之所致也。寒气自外入内，束其少火，郁其肝气，故令腰痛；痛而牵引睾丸者，肝之经络环阴器故也。寒主收引，故令屈而不伸。尺内主腰，脉来沉迟，皆阴脉也，寒亦明矣。故用吴茱萸、附子之辛热者以温其寒，用生姜、大枣之辛温者以和其气。邪伤之后，其正必虚，人参之补，可以去其虚矣。

【临床应用】现代临床应用中，常选用吴茱萸加附子汤加减组方，如小儿慢性腹泻，因一为本气自病，此类患儿属先天元气不足，釜底、釜中火弱，致中土虚寒；二为东方厥阴风木之气升下陷，则生寒，伤及人体根气。治疗本病当遵"三阴统于太阴""治太阴，保少阴"之理，故选用附子理中汤合吴茱萸汤以恢复后天之本。再如该方治疗重症肝炎，属中医急黄范畴。呕吐为胃气上逆所致，多为治疗肝炎祛邪不利，过用苦寒，伤及脾阳，湿从寒化，寒湿凝滞中焦，内犯厥阴，脾胃阳气衰弱，浊阴之气上逆。方中吴茱萸、干姜、附子温中散寒振脾阳，白术健脾利湿，甘草、大枣补正安中，半夏、生姜和中降逆、化水止呕，由于方药对证，故效果显著。

小建中汤 《伤寒论》

【组成】桂枝 9 克，甘草 6 克，大枣 6 枚，芍药 18 克，生姜 9 克，胶饴 30 克。

【用法】水煎，每日 1 剂，分 2 次服用。

【功效】温中补虚，和里缓急。

【适应证】中焦虚寒，肝脾不和证。症见腹中拘急疼痛，喜温喜按，神疲乏力，虚怯少气；或心中悸动，虚烦不宁，面色无华；或伴四肢酸楚，手足烦热，咽干口燥，舌淡苔白，脉细弦。

【方解】本证多由中焦虚寒，肝脾失和，化源不足所致。治疗以温中补虚，和里缓急为主。中焦虚寒，肝木乘土，故腹中拘急疼痛、喜温喜按。脾胃为气血生化之源，中焦虚寒，化源匮乏，气血俱虚，故见心悸、面色无华、发热、口燥咽干等症。小建中汤为桂枝汤倍芍药，加饴糖而成，方中重用甘温质润之饴糖为君，温补中焦，缓急止痛。臣以辛温之桂枝温阳气，祛寒邪；酸甘之白芍养营阴，缓肝急，止腹痛。佐以生姜温胃散寒，大枣补脾益气。炙甘草益气和中，调和诸药，是为佐使之用。其中饴糖配桂枝，辛甘化阳，温中焦而补脾虚；芍药配甘草，酸甘化阴，缓肝急而止腹痛。六药合用，温中补虚缓急之中，蕴有柔肝理脾、益阴和阳之意，用之可使中气强健，阴阳气血生化有源，故以"建中"名之。

【临床应用】本方常用于治疗消化性溃疡、慢性肝炎、慢性胃炎、神经衰弱、再生障碍性贫血、功能性发热等属中焦虚寒、肝脾不和者。

小建中汤在仲景著作中曾多次出现，但对其方证论述最详细的当属《金匮要略·血痹虚劳病脉证并治》中"虚劳里急，悸，衄，腹中痛，梦失精，四肢酸疼，手足烦热，咽干口燥，小建中汤主之"的论述，后世医家有称此为建中八证，而对此方证则多从寒热错杂、阴阳两虚、酸甘化阴、辛甘化阳、阴阳双补等方面论述，小建中汤有化瘀之功，二方中化瘀之功在于芍药，故方中芍药应为赤芍而非白芍。

此外，现代研究证明本方确有滋补强壮作用，尤其对一些慢性、顽固性、虚损性疾病效果良好。诸如治疗胃、十二指肠溃疡，可加速溃疡面愈合；治疗男性不育症，可以增加精子数量，提高精子质量；治疗慢性活动性肝炎，具有保肝作用；治疗神经衰弱，具有镇静安神作用；治疗再生障碍性贫血，具有生化气血作用。本方可以认为是治疗一切虚损不足之证的基本方。

本方加减化裁：若中焦寒重者，可加干姜以增强温中散寒之力；兼有气滞者，可加木香行气止痛；便溏者，可加白术健脾燥湿止泻；面色萎黄、短气神疲者，可加人参、黄芪、当归以补养气血。

以下四方均属温中补虚之剂，为小建中汤衍生方。小建中汤倍用芍药，益于阳虚而营阴亦有不足之证。黄芪建中汤是小建中汤内加黄芪，是增强益气建中之力。当归建中汤偏重于和血止痛。大建中汤补虚散寒之力远较小建中汤为峻，且有降逆止呕作用，用治中阳衰弱、阴寒内盛之腹痛呕逆。

黄芪建中汤《金匮要略》

【组成】桂枝9克，甘草6克，大枣6枚，芍药18克，生姜9克，胶饴30克，黄芪5克。

【用法】黄芪等六种药物煎水取汁，入饴糖待溶化后饮用。

【功效】温中补气，和里缓急。

【适应证】阴阳气血俱虚证。症见里急腹痛，喜温喜按，形体羸瘦，面色无华，心悸气短，自汗盗汗。

【方解】黄芪建中汤于小建中汤内加黄芪，是增强益气建中之力，阳生阴长，诸虚不足之症自除。本方以黄芪、大枣、甘草补脾益气，桂枝、生姜温阳散寒，白芍缓急止痛，饴糖补脾缓急。重在温养脾胃，是治疗虚寒性胃痛的主方。用于气虚里寒，腹中拘急疼痛，喜温慰，自汗，脉虚。

【临床应用】黄芪建中汤临床应用广泛，收集黄芪建中汤现代临床研究文献发现，其可用于治疗消化、呼吸、循环、血液、妇科等多系统的虚损性疾病。其中消化系统疾病涉及慢性胃炎、消化性溃疡、功能性胃肠病、反流性食管炎、溃疡性结肠炎，循环呼吸系统疾病涉及慢性心衰、心率失常、慢性阻塞性肺病等，血液系统疾病涉及紫癜、白细胞减少等，妇科疾病涉及原发性痛经、先兆流产、产后发热等。

针对其各组分的现代药理作用分析，可以得知黄芪建中汤在增强免疫力和抗病毒方面最具效果；其次是对心血管系统和消化系统的影响。药物镇痛作用则以白芍、甘草的作用最强。现代实验研究表明，黄芪建中汤具有抗溃疡、制酸、镇静以及解痉作用。

本方加减化裁：若泛酸者，可去饴糖，加吴茱萸暖肝温胃以制酸，另加瓦楞子；泛吐清水较多者，可加干姜、陈皮、半夏、茯苓等以温胃化饮。

当归建中汤《千金翼方》

【组成】当归 12 克，肉桂心 9 克，大枣 6 枚，甘草 6 克，芍药 18 克，生姜 9 克。

【用法】水煎，每日 1 剂，分 2 次服用。

【功效】温补气血，缓急止痛。

【适应证】产后虚羸不足，腹中疼痛不已，或小腹拘急挛痛引腰背，不能饮食者。

【方解】当归建中汤为小建中汤基础上加入当归组成，方中小建中汤温中补虚、和里缓急，加当归补血活血润肠，养营血以荣冲任，又善止痛。合而用之，意在温中补虚，温健中气，补血和血，调补阴阳，和里缓急。

【临床应用】现代实验研究发现，当归建中汤除了对产后体虚治疗有效，还可用于妇科手术后的康复治疗，并于该方中酌加酒制大黄 5 克，大黄通里攻下利尿、行气散结、破积导滞、荡涤肠胃、推陈致新、通利水谷、调中化食，促进肠蠕动，有利于腹腔渗液吸收，降低纤维蛋白黏合。现代医学认为，其所含的大黄素、大黄酸可抑制微生物生长，具有广谱抗菌作用，在一定程度上可取代传统的抗生素，减少抗生素的使用，有利于手术创伤的恢复，提高产妇术后生活质量，达到快速整体康复的目的。

此外，有研究表明当归建中汤能通过直接抑制胃酸分泌而对消化性溃疡尤其是胃溃疡有抑制作用；当归建中汤加减对缓解慢性低血压有辅助作用。

大建中汤《金匮要略》

【组成】蜀椒 6 克，干姜 12 克，人参 6 克。

【用法】水煎，每日 1 剂，分 2 次服用。

【功效】温中补虚，降逆止痛。

【适应证】中阳衰弱，阴寒内盛之脘腹剧痛证。症见腹痛连及胸脘，痛势剧烈，其痛上下走窜无定处，或腹部时见块状物上下攻撑作痛，呕吐剧烈，不能饮食，手足厥冷，舌质淡，苔白滑，脉沉浮而迟。

【方解】本证多由中阳衰弱，阴寒内盛所致，治疗以温中补虚、降逆止痛为主。寒性收引，阴寒内盛，阳失温煦，故心胸中大寒，拘急作痛，甚则上冲皮起有头足，手不可触近。中寒内盛，胃失和降，故呕而不能食。方中蜀椒温脾胃，助命火，散寒止痛，为君药。以辛热之干姜，温中散寒，助蜀椒散寒之力；饴糖温补中虚，缓急止痛，助蜀椒止痛之功，共为臣药。人参补脾益气，配合饴糖健脾和中，以为佐药，标本兼顾。

【临床应用】本方临床上常用于心绞痛、胆绞痛、胆道蛔虫合并胆系感染、慢性胰腺炎急性发作、消化性溃疡等属中阳衰弱，阴寒内盛之证。此外，大建中汤已广泛应用于消化系统、循环系统、生殖系统及外科术后等疾病的治疗。

日本近几年来对大建中汤进行大量研究。目前实验研究表明，大建中汤能促进肠道血流增加，促进肠道运动，因此在日本被广泛用于上消化道、下消化道及肝胆胰手术的术前术后以及小儿外科领域。

本方加减化裁：咳嗽者，加款冬花；咯血者，加阿胶；遗精遗泄者，加龙骨；怔忡者，加茯神。

第二节　回阳救逆

四逆汤《伤寒论》

【组成】制附子 15 克，甘草 6 克，干姜 6 克。

【用法】水煎，每日 1 剂，分 2 次服用。

【功效】回阳救逆。

【适应证】阳气衰微，阴寒内盛，亡阳之证。症见四肢厥逆，恶寒蜷卧，神衰欲寐，面色苍白，腹痛下利，呕吐不渴，舌淡，苔薄白，脉微欲绝。

【方解】本方证乃因心肾阳衰，阴寒内盛所致，是治疗阴盛阳衰的代表方。阳气不能温煦周身四末，故四肢厥逆，恶寒蜷卧；不能鼓动血行，故脉微欲绝。今心阳衰微，神失所养，则神衰欲寐；肾阳衰微，不能暖脾，升降失调，则腹痛吐利。此阳衰阴盛之证，非纯阳大辛大热之品不足以破阴寒，回阳气，救厥逆。故方中附子辛甘大热，走而不守，能温肾壮阳以祛寒救逆，并能通行十二经，振奋一身之阳，生用则逐阴回阳之功更捷，是为君药；干姜辛温，守而不救逆，并能通行十二经，振奋一身之阳，与附子相配，一温先天以生后天，一温后天以养先天，相须为用，相得益彰，可增强回阳之功，是为臣药；炙甘草之用有三：一则益气补中，使全方温补结合，以治虚寒之本；二则甘缓姜、附峻烈之性，使其破阴回阳而无暴散之虞；三则调和药性，并使药力作用持久，是为佐药而兼使药之用。三药合用，功专效宏，大辛大热，可以奏回阳救逆之效，使阳复厥回，故名"四逆汤"。

【临床应用】本方临床用于休克、腹泻、阳虚发热、血栓闭塞性脉管炎、手足寒厥证、毒血证和食管痉挛性狭窄等疾病。

方中附子配甘草毒性大为降低，单以附子能使心肌收缩力明显增强，加用干姜、炙甘草后比单用时心肌收缩力及心排出量显著增加，而心率无明显改变。附子为毛茛科植物乌头的侧根，味大辛，性大热，有毒，具有回阳救逆和祛寒止痛的良好功效。《神农本草经》将之列为下品，但却为常用的中药之一，临床应用已有数千年历史。张仲景《伤寒论》中含有附子的方剂占 33 首，《金匮要略》中也有 29 首。日本学者矢数道明和小菅卓夫等最早从日本产的附子中首先分离出消旋去甲乌药碱，同时证实这是附子强心的有效成分；1978 年中国医学科学院药物研究所从国产的附子中也同样提取出此成分，且经药理研究证明，具有类似于异丙肾上腺素的 β 受体兴奋作用，临床用于治疗休克及慢性心律失常患者，其效果令人鼓舞。由此可见，附子组方配伍的合理性和必要性不可忽视。因此，临床应用附子应强调用药的安全性，初用以少量递增为宜。

四逆汤类方则是太阴病的主方，太阴病是三阴病的常态，治疗太阴病的方剂群分为两类。一类是四逆汤类方的扶阳方剂，另一类是真武汤类方的养津或养津扶阳方剂。太阴病篇包括甘草干姜汤、干姜附子汤、四逆汤、通脉四逆汤、茯苓四逆汤、白通汤、桃花汤、甘草汤、芍药甘草汤、芍药甘草附子汤、桂枝加芍药汤、桂枝加芍药大黄汤、建中汤、真武汤、附子汤、桂枝加附子汤、吴茱萸汤、黄连阿胶汤、猪苓汤等方剂。由于它们分别以甘草干姜汤与芍药甘草汤为核心药对，因此也可以看作是甘草干姜汤类方与芍药甘草汤类方。

《伤寒论》与《金匮要略》中由甘草、干姜、附子这三味药可组成甘草汤、甘草干姜汤、干姜附子汤、四逆汤、通脉四逆汤五个经典方剂。日本学者裕田远正指出在人体水液不足的病况下，通过干姜、甘草、附子等药以及它们组合的方剂，可促进人体储水能力，使血管内水分得以恢复，肾脏的血流量得以改善，恢复经肾脏的排水反应。现代实验研究发现，四逆汤具有强心升压、保护心肌、改善微循环、抗休克、镇痛、免疫调节、抗动脉粥样硬化等作用，故临床常用于急性心功能不全、慢性心功能不全、冠心病、缓慢性心律失常、急性心肌梗死、低血压、单纯性晕厥等属心阳虚衰者。

四逆加人参汤《伤寒论》

【组成】生附子 15 克，干姜 9 克，人参 6 克，炙甘草 6 克。

【用法】水煎，每日 1 剂，分 2 次服用。

【功效】回阳救逆，益气固脱。

【适应证】少阴病。症见四肢厥逆，恶寒蜷卧，脉微而复自下利，利虽止而余症仍在者。

【方解】少阴阳衰，阴寒内盛，复因下利，津伤气耗。故用四逆汤回阳救逆，加人参以益气生津。本方对虚寒下利，阳亡液脱之证，尤为适宜。

【临床应用】临床可见本方用于冠心病心肌缺血、心肌梗死、顽固性失眠、失血性休克、重症贫血等属少阴病证者。

茯苓四逆汤（散）《伤寒论》

【组成】茯苓 15 克，人参 6 克，炙甘草 6 克，干姜 6 克，生附子 15 克。

【用法】水煎，每日 1 剂，分 2 次服用。

【功效】回阳益阴，兼顾利水。

【适应证】四肢厥逆，脉微欲绝，烦躁，心悸，小便不利，舌质淡，舌苔白滑。

【方解】茯苓四逆汤即四逆汤加人参、茯苓而成。方中干姜、生附子回阳以救逆；甘草益气和中，此为四逆汤之意，重在补阳而抑阴。更取人参补元气，益津液，补五脏，安精神，定魂魄之功。与姜、附相配，扶阳益阴，相互为用，于回阳之中有益阴之力，益阴当中有助阳之功，而使阳回阴复。茯苓健脾益阴、养心安神，故人参、茯苓重在补虚。

【临床应用】本方临床上应用较广，可用于治疗风湿性心脏病、肺源性心脏病引起的慢性心力衰竭，冠心病心肌梗死引起的急性心力衰竭等属肾寒、脾湿、正虚、阳弱证候者。

白通汤《伤寒论》

【组成】生附子 15 克，干姜 6 克，葱白四根。

【用法】水煎，每日 1 剂，分 2 次服用。

【功效】破阴回阳，宣通上下。

【适应证】少阴病阴盛戴阳证。症见手足厥逆，下利，脉微，面赤者。

【方解】葱白为辛温发汗药，有治下利的作用，佐以姜、附，因下利甚者，阴液必伤，所以减干姜之燥热，寓有护阴之意。若利不止，厥逆无脉，干呕烦者，是阴寒盛于里，阳气欲上脱，阴气欲下脱之危象，所以急当用大辛大热之剂通阳复脉，并加胆汁（5mL）、人尿（25mL）滋阴以和阳，是反佐之法。

【临床应用】临床可用于过敏性休克、高血压、头痛、乳腺炎、发热等属于少阴阳衰阴盛证者。

原文有"服汤，脉暴出者死，微续者生"，方后还有"若无胆，亦可用"，可知重在人尿。这些都是白通加猪胆汁汤证治精细之处，与通脉四逆汤之"无猪胆，以羊胆代之"之反佐法，皆有深意，须详加领悟。

通脉四逆汤《伤寒论》

【组成】制附子 20 克，干姜 9 ～ 12 克，炙甘草 6 克。

【用法】水煎，每日 1 剂，分 2 次服用。

【功效】破阴回阳，通达内外。

【适应证】少阴病，阴盛格阳证。症见下利清谷，里寒外热，手足厥逆，脉微欲绝，身反不恶寒，其人面色赤，或腹痛，或干呕，或咽痛，或利止，脉不出者。

【方解】通脉四逆汤证除"少阴四逆"外，更有"身反不恶寒，其人面色赤，或腹痛，或干呕，或咽痛，或利止，脉不出"等，是阴盛格阳、真阳欲脱之危象，所以在四逆汤的基础上重用姜、附用量，冀能阳回脉复，故方后注明"分温再服，其脉即出者愈"。

【临床应用】临床上可用于雷诺病、下肢动脉硬化症、病态窦房结综合征等属于少阴病，阴盛格阳证。

若"吐已下断，汗出而厥，四肢拘急不解，脉微欲绝者"，是真阴真阳大虚欲脱之危象，加猪胆汁半合（5mL），名"通脉四逆加猪胆汁汤"。"分温再服，其脉即来。无猪胆，以羊胆代之"，即防寒邪拒药，又引虚阳复归于阴中，亦是反佐之妙用。若面色赤者，加葱9茎；腹中痛者，去葱，加芍药6克；呕者，加生姜6克；咽痛者，去芍药，加桔梗3克；利止脉不出者，去桔梗，加人参6克。

参附汤《正体类要》

【组成】人参12克，附子9克。

【用法】水煎，每日1剂，分2次服用；阳气脱陷者，倍用之。

【功效】益气回阳固脱。

【适应证】阳气暴脱证。症见四肢厥逆，冷汗淋漓，呼吸微弱，脉微欲绝。

【方解】方中人参甘温大补元气；附子大辛大热，温壮元阳。二药相配，共奏回阳固脱之功。《删补名医方论》说："补后天之气，无如人参；补先天之气，无如附子，此参附汤之所由立也……二药相须，用之得当，则能瞬息化气于乌有之乡，顷刻生阳于命门之内，方之最神捷者也。"

【临床应用】通脉四逆汤、四逆加人参汤、白通汤均为《伤寒论》中少阴病的主要方剂，是在四逆汤的基础上，加减衍化而来，但各有深意，应用时须加以区别。

通脉四逆汤证除"少阴四逆"外，更有"身反不恶寒，其人面色赤，或腹痛，或干呕，或咽痛，或利止脉不出"等，是阴盛格阳、真阳欲脱之危象，所以在四逆汤的基础上加重姜、附用量，冀能阳回脉复，故方后注明"分温再服，其脉即出者愈"。若吐下都止，汗出而厥，四肢拘急不解，脉微欲绝者，是真阴真阳大虚欲脱之危象，故加苦寒之胆汁，既防寒邪拒药，又引虚阳复归于阴中，亦是反佐之妙用。是以方后注明："无猪胆，以羊胆代之。"

四逆汤证原有下利，若利止而四逆证仍在，是气血大伤之故。所以于四逆汤中加大补元气之人参，益气固脱，使阳气回复，阴血自生。临床凡是四逆汤证而见气短、气促者，均可用四逆加人参汤急救。

白通汤即四逆汤去甘草，减少干姜用量，再加葱白而成。主治阴寒盛于下焦，急需通阳破阴，以防阴盛逼阳，所以用辛温通阳之葱白，合姜、附以通阳复脉。因下利甚者，阴液必伤，所以减干姜之燥热，寓有护阴之意。若利不止，厥逆无脉，干呕烦者，是阴寒盛于里，阳气欲上脱，阴气欲下脱之危象，所以急当用大辛大热之剂通阳复脉，并加胆汁、人尿滋阴以和阳，是反佐之法。原文有"服汤，脉暴出者死，微续者生"，方后还有"若无胆，亦可用"，可知所重在人尿。这些都是白通加猪胆汁汤证治精细之处，与通脉四逆汤之"无猪胆，以羊胆代之"之反佐法，皆有深意，须详加领悟。

参附汤为峻补阳气以救暴脱之剂，常用于急救。除上述主治外，凡大病虚极欲脱，产后或月经暴行崩注，或痈疡久溃，血脱亡阳等，均可用本方救治。但一俟阳气来复，病情稳定，便当辨证调治，不可多服，免纯阳之品过剂，反致助火伤阴耗血。至于用量，可视具体病情增减，亦可酌加龙骨、牡蛎，或止血药，使固脱之功更著。

现代研究表明，参附汤具有延长动物耐缺氧时间、保护心肌、抗心律失常、增加冠脉血流量、抗休克、抗脂质过氧化、调节免疫功能、改善血液流变学、兴奋垂体—肾上腺皮质功能等作用。故临床多用于各类心力衰竭晚期、休克、肿瘤危象以及戒毒等。

术附汤 《济生方》

【组成】白术 12 克，炮附子 4.5 克，炙甘草 6 克。

【用法】水煎，每日 1 剂，分 2 次服用。

【功效】温经散湿，除湿兼温里。

【适应证】中湿。症见脉细，自汗，体重。

【方解】方中附子暖其水脏，白术、甘草暖其土脏，水土一暖，则阴浊之气，尽陷于下，而头苦重眩及不知食味之证除矣。

【临床应用】临床上可用于类风湿病、风湿病、雷诺病、痛经、头痛、骨质疏松疼痛症等属湿着中阻者。

回阳救急汤 《伤寒六书》

【组成】熟附子 9 克，干姜 6 克，人参 6 克，炙甘草 6 克，炒白术 9 克，肉桂 3 克，陈皮 6 克，五味子 3 克，茯苓 9 克，制半夏 9 克。

【用法】水煎服，麝香冲服。

【功效】回阳救逆，益气生脉。

【适应证】寒邪直中三阴，真阳衰微证。症见四肢厥冷，神衰欲寐，恶寒蜷卧，吐泻腹痛，口不渴，甚则身寒战栗，或指甲口唇发绀，或吐涎沫，舌淡苔白，脉沉微，甚或无脉。

【方解】本证多由寒邪直中三阴，阴寒内盛，真阳衰微欲脱所致，治疗以回阳救逆、益气生脉为主。素体阳虚，寒邪直中，三阴受寒，故腹痛、吐泻、肢厥、神衰、脉微俱见；身寒战栗、唇指发绀、无脉乃阴寒内盛，阳微欲脱之兆。本方以四逆汤合六君子汤，再加肉桂、五味子、麝香、生姜组成。方中以附子配干姜、肉桂，则温里回阳、祛寒通脉之功尤著。六君子汤补益脾胃，固守中州，并能除阳虚水湿不化所生的痰饮。人参合附子，益气回阳以固脱；配五味子益气补心以生脉。麝香三厘，辛香走窜，通行十二经脉，与五味子之酸收配合，则散中有收，使诸药迅布周身，而无虚阳散越之弊。诸药相合，共收回阳生脉之效，使厥回脉复而诸症自除。

【临床应用】现代实验研究发现，回阳救急汤具有提高机体免疫力、抗心力衰竭、抗休克等作用，故本方常用于治疗急性胃肠炎吐泻过多、休克、心力衰竭等亡阳欲脱者。

若呕吐涎沫，或少腹痛者，可加盐炒吴茱萸，温胃暖肝，下气止呕；泄泻不止者，可加升麻、黄芪等益气升阳止泻；呕吐不止者，可加姜汁温胃止呕；若无脉者，可加少许猪胆汁，用为反佐，以防阳微阴盛而成阳脱之变。

益元汤《伤寒六书》

【组成】干姜3克，熟附子9克，人参9克，五味子6克，麦冬10克，黄连3克，知母6克，艾叶3克，葱白6克。

【用法】用水400mL，加大枣2枚，生姜1片，煎至200mL，入童便30mL，冷服。

【功效】回阳救逆，益气生脉。

【适应证】戴阳证。症见面赤身热，不烦而躁，饮水不得入口，脉微者。

【方解】方中附子、干姜、艾叶为回阳之药，为君；协以人参、甘草补其阳虚，退其阴火，所谓甘草除大热，为臣；佐用黄连以折泛上之火，知母以滋在下之阴；麦冬、五味子，补肺清心，合人参以生其脉；加童便，而冷服者，乃热因寒用也。

【临床应用】可用于临床各类危重疾病末期属于戴阳证者。

真武汤《伤寒论》

【组成】茯苓9克，芍药9克，生姜9克，炮附子9克，白术6克。

【用法】水煎，每日1剂，分2次服用。

【功效】温阳利水。

【适应证】阳虚水泛证。症见畏寒肢厥，小便不利，心下悸动不宁，头目眩晕，身体筋肉瞤动，站立不稳，四肢沉重疼痛，浮肿，腰以下为甚；或腹痛，泄泻；或咳喘呕逆，舌质淡胖，边有齿痕，舌苔白滑，脉沉细。

【方解】本方为治疗脾肾阳虚，水湿泛溢的基础方。盖水之制在脾，水之主在肾，脾阳虚则湿难运化，肾阳虚则水不化气而致水湿内停。肾中阳气虚衰，寒水内停，则小便不利；水湿泛溢于四肢，则沉重疼痛，或肢体浮肿；水湿流于肠间，则腹痛下利；上逆肺胃，则或咳或呕；水气凌心，则心悸；水湿中阻，清阳不升，则头眩。若由太阳病发汗太过，耗阴伤阳，阳失温煦，加之水渍筋肉，则身体筋肉瞤动、站立不稳。其证因于阳虚水泛，故治疗当以温阳利水为基本治法。本方以附子为君药，本品辛甘性热，用之温肾助阳，以化气行水，兼暖脾土，以温运水湿。臣以茯苓利水渗湿，使水邪从小便去；白术健脾燥湿。佐以生姜之温散，既助附子温阳散寒，又合苓、术宣散水湿。白芍亦为佐药，其义有四：一者利小便以行水气，《本经》言其能"利小便"，《名医别录》亦谓之"去水气，利膀胱"；二者柔肝缓急以止腹痛；三者敛阴舒筋以解筋肉瞤动；四者可防止附子燥热伤阴，以利于久服缓治。

【临床应用】临床常用于慢性肾小球肾炎、尿毒症、肾病综合征、前列腺增生症、甲状腺功能减退症、脑积水、心包积液、慢性肺源性心脏病、特发性水肿、慢性肠炎、肠结核等属阳虚水湿停聚者。

若水寒射肺而咳者，加干姜、细辛温肺化饮，五味子敛肺止咳；阴盛阳衰而下利甚者，去芍药之阴柔，加干姜以助温里散寒；水寒犯胃而呕者，加重生姜用量以和胃降逆，可更加吴茱萸、半夏以助温胃止呕。

肾着汤《金匮要略》

【组成】茯苓 6 克，白术 6 克，炮干姜 12 克，炙甘草 12 克。

【用法】水煎，每日 1 剂，分 2 次服用。

【功效】祛寒除湿。

【适应证】肾着病。身重，腰下冷痛沉重，但饮食如故，口不渴，小便自利，舌淡苔白，脉沉迟或沉缓。

【方解】肾着病，以腰重冷痛为主要见症，缘于寒湿外袭，痹着于腰部所致。腰为肾之府，故以"肾着"名之。此证多起于劳动汗出之后，衣里冷湿，或居处潮湿，久而久之，寒湿之气侵于腰间，以致腰以下冷痛，如坐水中，腰重而冷。邪着于肌里，而未伤及脏腑，故其人饮食如故，小便自利。邪虽外受，但无表证，非汗法所宜。肾受冷湿，着而不去，则为肾着。然病不在肾之中脏，而在肾之外府，故其治法，不在温肾以散寒，而在妖土以胜水，故治宜温化寒湿之法。方中以干姜为君，取其辛热之性，温中祛寒。以茯苓为臣，淡渗利湿。两者配伍，一热一利，热以胜寒，利以渗湿，寒去湿消，则病本得除。佐以白术健脾燥湿，以助除湿之力。使以甘草调诸药而和脾胃。四药配合，共奏祛寒除湿之效，寒湿尽去，则冷重自愈。

【临床应用】该方剂具有一定的抗炎、抗氧化损伤、促进和调节免疫功能的作用，同时有抗感染、改善心血管功能、改善循环及血液流变学功能，而且具有一定的镇痛及调节神经、内分泌系统的作用，因此对风湿性关节炎、部分坐骨神经痛有一定的疗效。其对消化系统功能及肾功能的积极作用，可能是其"除湿"的主要机理。但是对严重椎间盘突出、椎管狭窄等所致坐骨神经痛仅凭此药不可能根治，应结合手术治疗为宜。

附子八物汤《三因极一病证方论》

【组成】炮附子 90 克，炮干姜 90 克，芍药 90 克，茯苓 90 克，炙甘草 90 克，肉桂心 90 克，白术 120 克，人参 90 克。

【用法】研为粗末。

【功效】回阳救逆。

【适应证】风湿历节，症见四肢疼痛，如槌打不可忍；疮疡阳气脱陷，呕吐畏寒，泄泻厥逆。

【方解】方中炮附子为大辛大热之药，性走而不守，可以补命门之火，干姜性守而不走，与附子相伍，相辅相成，可以增强温经散寒，助阳止痛的效果，为方中君药。肉桂具有温阳散寒，活血通脉的作用，能增强君药的疗效。茯苓、白术为祛湿利水之药，并且具有健脾的作用，芍药具有活血的作用，人参补助人体正气，共为臣药。甘草为佐使药，能够健脾益气，调和药性。诸药合用，温经散寒，祛风除湿，能够达到良好的临床治疗效果。

【临床应用】临床可用于治疗类风湿关节炎寒湿阻络型。

附子汤《伤寒论》

【组成】炮附子 15 克，茯苓 9 克，芍药 9 克，人参 6 克，白术 12 克。

【用法】水煎，每日 1 剂，分 2 次服用。

【功效】温经助阳，祛寒化湿。

【适应证】寒湿内侵，症见身体骨节疼痛，恶寒肢冷，苔白滑，脉沉微。

【方解】方中重用炮附子温经壮阳；人参补益元气；茯苓、白术健脾化湿；芍药和营止痛。诸药合用，共奏温经助阳，祛寒除湿之功。

【临床应用】附子汤与真武汤的组成药物仅一味之差，均主治肾阳虚衰兼水湿泛溢之证。不同之处：附子汤重用附、术，并伍以人参，重在温补脾阳而祛寒湿；真武汤附、术半量，更佐生姜，重在温补肾阳而散水气。

第三节　温经散寒

当归四逆汤《伤寒论》

【组成】当归 12 克，桂枝 9 克，芍药 9 克，细辛 3 克，通草 6 克，大枣 8 枚，炙甘草 6 克。

【用法】水煎，每日 1 剂，分 2 次服用。

【功效】温经散寒，养血通脉。

【适应证】血虚寒厥证。症见手足厥寒，或腰、股、腿、足、肩臂疼痛，口不渴，舌淡苔白，脉沉细或细而欲绝。

【方解】本方多由营血虚弱，寒凝经脉，血行不利所致，治疗以温经散寒，养血通脉为主。素体血虚而又经脉受寒，寒邪凝滞，血行不利，阳气不能达于四肢末端，营血不能充盈血脉，遂呈手足厥寒、脉细欲绝。此手足厥寒只是指掌至腕、踝不温，与四肢厥逆有别。本方以桂枝汤去生姜，倍大枣，加当归、通草、细辛组成。方中当归甘温，养血和血；桂枝辛温，温经散寒，温通血脉，为君药。细辛温经散寒，助桂枝温通血脉；白芍养血和营，助当归补益营血，共为臣药。通草通经脉，以畅血行；大枣、甘草，益气健脾养血，共为佐药。重用大枣，既合归、芍以补营血，又防桂枝、细辛燥烈太过，伤及阴血。甘草兼调药性而为使药。

【临床应用】本方常用于治疗血栓闭塞性脉管炎、无脉症、雷诺病、小儿麻痹、冻疮、痛经、肩周炎、风湿性关节炎等属血虚寒凝者。

《伤寒论》中以"四逆"命名的方剂有四逆散、四逆汤、当归四逆汤。三方主治证中皆有"四逆"，但其病机用药却大不相同。四逆散证是因外邪传经入里，阳气内郁而不达四末所致，故其逆冷仅在肢端，不过腕踝，尚可见身热、脉弦等症；四逆汤之厥逆是因阴寒内盛，阳气衰微，无力到达四末而致，故其厥逆严重，冷过肘膝，并伴有神衰欲寐、腹痛下利、脉微欲绝等症；当归四逆汤之手足厥寒是血虚受寒，寒凝经脉，血行不畅所致，因其寒邪在经不在脏，故肢厥程度较四逆汤证为轻，并兼见肢体疼痛等症。因此，三方功用全然不同，正如周扬俊所言："四逆汤全在回阳起见，四逆散全在和解表里起见，当归四逆汤全在养血通脉起见。"（《温热暑疫全书》）

当归四逆汤、当归四逆加吴茱萸生姜汤、黄芪桂枝五物汤三方均是在桂枝汤基础上加减而来。其中当归四逆汤主治血虚受寒，寒凝经脉的手足逆冷及疼痛证；若在当归四逆汤证基础上兼见呕吐腹痛者，乃寒邪在胃，宜使用当归四逆加吴茱萸生姜汤；黄芪桂枝五物汤主治素体虚弱，微受风邪，邪滞血脉，凝涩不通致肌肤麻木不仁之血痹。

当归四逆加吴茱萸生姜汤《伤寒论》

【组成】当归12克，芍药9克，甘草6克，通草6克，桂枝9克，细辛3克，生姜12克，吴茱萸9克，大枣8枚。

【用法】水六升，清酒六升，煮取五升，煎服。

【功效】温经散寒，养血通脉，和中止呕。

【适应证】血虚寒凝，手足厥冷，兼寒邪在胃，呕吐腹痛者。

【方解】当归四逆加吴茱萸生姜汤顾名思义，为当归四逆汤加吴茱萸、生姜组方而成，取桂枝汤加当归、通草、吴茱萸而成。方拟当归为君；佐细辛能达三阴、外温经、内温脏；通草善通关节，内通窍、外通营；吴茱萸暖肝温胃，散寒开郁；并借酒力以行药势，所以有温经散寒、养血通脉之功。

【临床应用】足厥阴肝经属于肝，络于胆，绕外阴，凡属肝经循环部位由阴寒凝结之气滞血瘀而出现的病证，均可拟用当归四逆吴茱萸加生姜汤加减以温通。本方临床上可用于帕金森病、阳痿、霍乱、隐睾症、慢性结肠炎、痛经、雷诺病、冻疮等属于寒凝血滞者。

黄芪桂枝五物汤《金匮要略》

【组成】黄芪9克，桂枝9克，芍药9克，生姜18克，大枣4枚。

【用法】水煎，每日 1 剂，分 2 次服。

【功效】益气温经，和血通痹。

【适应证】血痹。症见肌肤麻木不仁，脉微涩而紧者。

【方解】方中黄芪为君，甘温益气，补在表之卫气。桂枝散风寒而温经通痹，与黄芪配伍，益气温阳，和血通经。桂枝得黄芪益气而振奋卫阳；黄芪得桂枝，固表而不致留邪。芍药养血和营而通血痹，与桂枝合用，调营卫而和表里，两药为臣。生姜辛温，疏散风邪，以助桂枝之力；大枣甘温，养血益气，以资黄芪、芍药之功；与生姜为伍，又能和营卫，调诸药，以为佐使。

【临床应用】临床常用于治疗皮肤炎、末梢神经炎、中风后遗症等见有肢体麻木疼痛，属气虚血滞，微感风邪者。

凡证属气虚血滞，营卫不和者，皆可选用。血痹舌质紫暗，脉沉细涩者，可加当归、川芎、红花、鸡血藤。治疗产后身痛可重用黄芪、桂枝；下肢痛加独活、牛膝、木瓜；上肢痛加防风、秦艽、羌活；腰疼重加杜仲、川续断、狗脊、肉桂等。

阳和汤《外科证治全生集》

【组成】熟地黄 30 克，麻黄 1.5 克，鹿角胶 9 克，白芥子 6 克（炒后研细），肉桂 3 克，生甘草 3 克，炮姜 1.5 克。

【用法】水煎，每日 1 剂，分 2 次服用。

【功效】开腠理，解凝滞，行气血。

【适应证】骨槽风、流注、脱骨疽、鹤膝风、乳癌、结核及一切阴疽等。

【方解】本方应用广泛，内外、五官、骨伤、肿瘤等科均可应用。

本方不论在理论上还是在临床实践上都在治疗阴疽方面非常实用。据医家王洪绪祖传经验，认为对痈疽的阴阳、寒热、虚实性质辨证"药不对症，枉死者多"，而红肿称痈，多属于六腑，为阳实之证，因气血热而导致毒滞；白陷则称疽，疽因发于五脏，为阴寒之证，系因气血寒而致毒凝，治疗上如果痈疽混而治之，则是方不对证。因此，必须根据阴寒阳实分而治之，方能取效。阳和汤正是治疗阴疽的代表方剂。

此方主要具有滋补精血，散寒解凝，温通经脉，行气活血之功。方中麻黄味辛性温，可开腠理；炮姜、肉桂辛热以解寒凝。方中麻黄、炮姜、肉桂虽为温热发散之品，但方中无麻黄就不能开腠理，炮姜不用不能去凝结，即使酷暑，这三味药也不能缺其一。

麻黄辛能发散祛寒，并可利水；熟地黄补血滋阴，生精益髓，为补肝肾要药，既能填髓长肌肉、补精血，又能克制肉桂、炮姜、麻黄之燥；肉桂温肾助阳，为散寒止痛之要药；白芥子辛温宽胸豁痰，降气平喘；鹿角胶益精血，强筋骨。全方补血药和温阳药合用，辛散和滋腻药相伍，宣化寒凝而通经络，补养精血而扶阳气，搭配合理，组方正确，其作用优势在于对内风寒湿引起的阴寒诸证疗效甚佳。总之，凡有虚、寒、痛表现者均可用。

【临床应用】现代文献报道，本方能治疗多种病种，涉及内、外、妇、骨伤、五官、内分泌等科，对肿瘤、血栓闭塞性脉管炎、雷诺病、颌骨骨髓炎、肢体深部组织化脓性疾病、末梢神经炎、风湿性关节炎、类风湿关节炎、闭塞性动脉硬化症、腰椎间盘突出症、慢性阻塞性肺疾病、病态窦房结综合征、窦性心动过缓、冻伤、乳腺炎、痛经等疾病都有良好的治疗效果。

小金丹《外科证治全生集》

【组成】白胶香 150 克（制末），草乌 150 克（制末），五灵脂 150 克（制末），地龙 150 克（制末），木鳖子 150 克（制末），没药 75 克（净末），归身 75 克（净末），乳香 75 克（净末），麝香 15 克，墨炭 12 克。

【用法】以上 10 味，除麝香外，其余 9 味粉碎成细粉，将麝香研细，与上粉末配研，过筛。每 100 克粉末加淀粉 25 克混匀，另用淀粉 5 克制稀糊，泛丸，阴干或低温干燥即得。每服 2～5 丸，每日 2 次，小儿酌减。

【功效】化痰除湿，祛瘀通络，消肿散结。

【适应证】寒湿痰瘀所致的流注、痰核、瘰疬、乳岩、横痃、贴骨疽、鳝拱头等。初起肤色不变，肿硬作痛者。

【方解】本方所治流注、痰核、瘰疬等病证，多由寒湿痰瘀，阻滞凝结于肌肉、筋骨间而成。虽病证有异，然临床初起皆有皮色不变、肿硬作痛等。其病机要点为寒湿痰瘀，凝滞经络。治宜除湿祛瘀，温经散寒通络。

方中木鳖子性温、味苦微甘，散结消肿，攻毒疗疮，能"搜筋骨入骱之风湿，祛皮里膜外凝结之痰毒"（《外科全生集》），为君药。草乌辛热有毒，温经散寒，除湿通络，为臣药。君臣相配，则解散寒凝之力益彰。麝香、五灵脂、地龙散瘀化滞，活血通络；乳香、没药、白胶香散瘀定痛，活血消痈；当归活血补血，使破瘀而不耗血；墨炭色黑入血，消肿化痰，以上均为佐药。糯米粉为丸，取其养胃和中之用，为使药。诸药合方，共奏温散寒湿、祛瘀止痛、消肿散结之功。

本方逐寒祛湿化痰与祛瘀活血通络并用，重在温通散寒；剂之以丸，峻药缓用。

本方与阳和汤均可用于外科痈疽阴证。但本方专于攻，适宜于寒湿痰瘀结滞经络而正气不虚者；阳和汤以温阳补血为主，寓通于补，适宜于阳虚血弱，寒凝痰滞肌肉筋骨者。故原书中使用小金丹，常与阳和汤并进，或交替使用，两方有互补之妙。

【临床应用】临床上可用于颈部淋巴结核、甲状腺腺瘤、甲状腺癌、多发性神经纤维瘤、皮肤猪囊虫病、皮脂囊肿、淋巴肉瘤、脂肪瘤、青春期乳腺炎、乳房小叶增生、乳房纤维瘤、乳房结核、骨或关节结核、胸壁结核、皮肤转移癌、腹股沟淋巴结肿大等属寒湿痰瘀凝结者。

本方药力峻猛，易伤正气，正虚体弱者慎用；孕妇忌用。且方中木鳖子含有番木鳖碱成分，毒性较大，易引起肌肤痉挛强直等不良反应，草乌亦有不良反应，使用时需注意。

黑锡丹 《太平惠民和剂局方》

【组成】金铃子 30 克，胡芦巴 30 克，木香 30 克，炮附子 30 克，肉豆蔻 30 克，补骨脂 30 克，沉香 30 克，大茴香 30 克，阳起石 30 克，肉桂 15 克，黑锡 60 克（即铅），硫黄 60 克。

【用法】依法制成小丸，每次服 3 克以内，温开水送下。

【功效】温阳纳气，祛寒止痛。

【适应证】真元不足，上实下虚。症见痰壅气喘，出汗，四肢发冷，以及寒疝腹痛，脉沉微者。

【方解】本方所主之证为上实下虚。下虚指肾阳衰微，下元虚冷，此为病证之"本"；上实指痰浊上浮，胸闷短气而喘促，此为病证之"标"。治上实下虚之法，当暖肾助阳、镇纳肾气治本，降逆化痰治标，标本兼治为法。方中黑锡（即黑铅），色黑属肾，重纳肾气，镇降浮阳；配以硫黄，大热纯阳，补命门真火，能挽垂绝之真阳，为救急之妙药，二药熔合成丹，作为主药。辅以附子、肉桂、阳起石、补骨脂、胡芦巴等补肾壮阳，暖下元，以逐寒湿。佐以木香、肉豆蔻，温中调气，涩固下焦；更以金铃子之苦寒之肝肾，利气止痛，加入大队温热药中，作为反佐药物，以沉香降逆平冲，引气归肾为使药。诸药合用，能标本兼顾，温而不燥，补而不滞，原书中赞本方能"重阳逐阴""使五脏安宁，六腑调畅"。

历代医籍《医宗金鉴》《本草备要》《医方集解》对本方均有记载。历代名家陈修园、徐灵胎、喻嘉言等均推荐过本方，陈修园评曰："黑锡丹制剂中是一派辛温之味，杂一金铃子之苦寒，妙不可言"；徐灵胎评曰："黑锡丹镇纳元气，为治喘必备之药，须当蓄在平时，非一时所能聚合"，又说，"此丹既备，如灵妙丹与养正丹之类均妙丹也"；喻嘉言则评价："黑锡丹的疗效，凡遇阴火上冲，真阳暴脱，气喘痰鸣之急证，舍此丹更无他法可施"，如遇真阳暴脱，病情危急者，并用人参汤煎服，其效更好。

本方因含黑锡，久服可发生铅中毒，故用以救垂危为主，不可长久服用；且药性垂坠，孕妇不可使用。张锡纯为减少铅毒，曾写下变通法，以铅灰，或硫化铅和熟麦曲为丸。

【临床应用】历代医家认为本方是强壮性滋补剂。临床以往常用于阳痿精寒、支气管哮喘、慢性支气管炎、慢性阻塞性肺病、慢性肺源性心脏病、风湿性心脏病并心力衰竭等疾病；也有报道称可应用于直肠脱垂症、重症肺炎或癫痫等的治疗；也有认为无心力衰竭者应慎用本方。

已故浙江省名老中医夏明诚先生，是一味不减的经方名家，他治哮喘急性发作者，常以归脾汤合服黑锡丹治疗，疗效显著，但他的用量不大，一般都在 3 克以内。可见，只要辨证准确，用于救急，剂量适当，效果当无疑问，可惜现已鲜有所见。

本方历代有认为是强壮性滋补剂，治真阳衰微的痰喘，具有温肾助阳、纳气内敛的作用；还可治寒疝腹痛，男子阳痿精寒及女子血海虚寒；据称也可用于阴寒内凝的脘腹疼痛。另外，还有一种二味黑锡丹，又称医门黑锡丹，是由黑锡和硫黄二味组成，功力不如本方，因均含铅，故不可多服、久服，以防铅中毒。孕妇忌用。

（徐俪颖）

和解剂是具有解郁流畅、调和脏腑，使半表半里之邪，或脏腑、阴阳、表里失和而引起的病症得以解除的一类方剂。

　　和解剂不同于汗、吐、下等类专事攻邪类方剂，也不同于补益等专于扶正类方剂，但又不离于温、清、补、泻等类方剂的配合使用。所以，综合和解剂的使用特点，有位中医名家将之归纳为"寒热并用之谓和，补泻合剂之谓和，表里双解之谓和，平其亢厉之谓和"，此论述颇为中肯。和解剂在医圣张仲景的《伤寒论》及《金匮要略》中占有极其重要的地位，此类方剂在调阴阳、和营卫、和解少阳、表里双解以及调和肝脾、胃肠、寒热、气血、分消上下等方面均有广泛的应用。

　　和解剂临床主要应用于少阳证邪在表里，症见寒热往来、胸胁满闷、心烦恶心或头晕头痛、口干舌燥、脉弦细等表现为肝脾不和、情志失畅者；也常用于胃肠功能紊乱的呕吐泄泻、脘腹痞满、寒热虚实夹杂等患者的治疗。

　　根据病证之不同，和解剂主要有和解表里、调和肝脾、调和胃肠功能等作用。应予指出的是，和解剂重在为和解少阳而设，虽然方中药物一般而言，性味较为平和适中，但其针对性强，故须在中医辨证论治理论的指导下详辨病证，方可选择用药，切实做到有的放矢，才能药到病除。因此，凡邪在表或已入里化热者，均不宜使用和解剂。因邪在表，若误用易引邪入里而发生变证；若表邪已入里，误用也会延误病情；而劳倦内伤，饮食失调，气血两虚严重者，诸如此类临床表现，也须慎用或禁用。除此之外，如所患为疟疾，应用和解剂，宜适当加用治疟之药。

　　现代药理研究认为，和解剂具有抗炎、抗菌、解热镇痛、抗病毒、抗溃疡、利胆、护肝、调节免疫功能及胃肠功能，并具有抗疟等多种作用。临床可用于抗感染性发热、上呼吸道感染、气管炎、胃炎、胃十二指肠溃疡、慢性肝炎、胆囊炎、胆囊结石、紫癜、疟疾、乳腺疾病、抑郁性神经病等疾病的治疗。

第一节　和解表里

小柴胡汤 《伤寒论》

【组成】柴胡 15 克，黄芩 10 克，人参（或党参）9 克，炙甘草 6 克，生姜 5 克，半夏 9 克，大枣 12 克。

【用法】水煎，去渣，每日分 3 次服用。

【功效】和解少阳。

【适应证】本方为治疗伤寒少阳证的基本方，又是和解少阳的代表方。用于往来寒热，胸胁苦满，默默不欲饮食，心烦，喜呕，口苦咽干，目眩，脉弦；妇人热入血室，经水适断；疟发寒热等症。

【方解】本方临床应用极为广泛。方中柴胡苦平，入肝、胆经，透泄与清解少阳之邪，并能疏泄气机之郁滞，使少阳之邪得以疏散，是为主药；黄芩苦寒，清泄少阳之热，使柴胡之升散得黄芩之清泄，两药相配，助之以达到和解之目的；肝气犯胃，胃失和降，佐以半夏和胃降逆止呕；而从太阳转入少阳，从表入里，缘由正气本虚，故佐以人参、大枣益气健脾，一为扶正祛邪，一为益气御邪内传，俾正气旺盛，则邪无内向之机，体现《内经》"正气内存，邪不可干"之义；加用炙甘草以助参、枣之力，并能调和诸药，此为使也。本方剂配伍少而精，用之得当，则邪气可解，肝脾和畅，胃肠调和，病患便可除之。

在《伤寒论》中，本方病机为半表半里、寒热虚实夹杂之证。应用本方的两组主证，其一是往来寒热，体现在半表半里；其二为口苦、咽干、目眩、胸胁苦满、不欲饮食、心烦喜呕、脉弦等，此乃肝胆火郁证，前者可视为少阳半表证，后者可视为少阳半里证。这些主证的出现，可能为太阳病证失治或误治，也可能是由阳明病证转入所致。但不论来路如何，只要患者具有该主证的临床表现特征，就是本方的治疗范围。

前人认为本方方药仅为七味，但却涵盖了三组药物配伍，药专而精。其方：一是柴胡、黄芩为治肝胆要药，前者疏肝达外，后者清胆内泄，两药配伍具有疏肝泄胆之效，不可或缺；二是人参（或党参）、半夏、甘草三味为脾胃要药，人参补益肺脾之气，半夏和胃降逆、顺气止呕，甘草调和脾胃以助守津生液，并防过燥伤阴；三是生姜、大枣温养阳气，并可调和营卫而达表的要药。本方是取其透邪外达，御邪入里，并兼调理脾胃、调和营卫的功效，是治疗半表半里而偏向于表证的首选方。

本方为和解剂的主方，一般服药后有的不经汗而病除，但也有得汗而愈者，这是正复邪却、胃气和降所致。但若是少阳病证因误治伤正或病者体质虚弱而病情转重，应注意严密观察，不可延误失治。应用本方，柴胡须重用，但方中柴胡其性升散，而黄芩、半夏性燥，故阴虚血少者宜慎用或禁用。

【临床应用】据历代文献统计，小柴胡同名者约有 16 首之多，但以《伤寒论》记载者为常用方。现代研究认为，本方具有抗感染、解热、镇痛的作用，并能调节免疫功能，对肝、胆、胃肠道疾病以及心血管和肺部疾病等均有不同程度的治疗效果，更为重要的是本方能明显提高大脑、神经和内分泌系统的功能，这对机体的康复极有裨益。近年来，实验研究表明，本方还具有诱导干扰素作用，有护肝、利胆、降酶及促进肝细胞再生的良好功效。其治疗病种涉及多系统病变，除用于少阳病证的治疗外，常用于感冒、流行性感冒、慢性肝炎、胆囊炎、胆囊结石、肝癌、肝硬化、乳腺炎、产褥热、胆汁反流性胃炎、胰腺炎、高脂蛋白血症、胸膜炎、脑炎、疟疾及肠炎等疾病的治疗。

日本汉方学家对小柴胡汤的研究和临床应用颇为独钟。20 世纪 60 年代将本方长期应用于慢性肝炎、肝硬化，甚至肝癌等疾病的治疗。其初期应用获益明显，后因过于滥用导致间质性肺炎的发生而受到质疑，这就是日本早年的“小柴胡事件”，一时使本方的使用极受影响。嗣后的 20 世纪 90 年代末的 2 年中，由于小柴胡汤长期应用于治疗肝炎，陆续又有间质性肺炎的发生，由此日本东洋医学会专门召开了一次关于小柴胡汤的学术会议，进一步对此方进行了分析和探讨。到会的汉方学家，不论从药理学还是从临床研究，结果都未能证明本方有致间质性肺炎的不良反应。日本汉方学家应用本方，所用的是颗粒剂，一是有违传统中医药的炮制和方法；二是未在中医辨证论治理论的指导下进行施治，且长期使用，更值得注意的是，临床上往往是西药为主、汉方为辅的治疗方案。因此，应用本方必须在中医理论的指导下进行辨证施治，日本的经验与教训应加以吸取。

柴胡枳桔汤 《通俗伤寒论》

【组成】柴胡 4.5 克，枳壳 4.5 克，姜半夏 4.5 克，鲜生姜 3 克，青子芩 4.5 克，桔梗 3 克，新会陈皮 4.5 克，雨前茶 3 克。

【用法】水煎，每日 1 剂，分 2 次服用。

【功效】和解透表，畅利胸膈。

【适应证】邪踞少阳证偏于半表者。外感初传少阳，症见寒热往来，胸胁痞满，或痛，或呕，或哕者。

【方解】方中柴胡疏达腠理，黄芩清泄相火，二味合用，和解少阳为君；枳、桔、橘、半理气化痰，开达上、中二焦之壅滞为臣；生姜以助柴胡之疏达为佐；绿茶以助黄芩之清泄为使。为和解表里法之轻剂，适用于外邪初传少阳之轻证。

柴胡枳桔汤表里寒热并治，阴阳并调，使表里错杂之邪得以速解。从肝着眼而及脾肺，从气机立法而不忘虚实，柔肝滋阴，舒郁清热，抑木扶脾，健脾利湿，益卫解表。

【临床应用】柴胡枳桔汤由小柴胡汤化裁而来。诸凡少阳枢机不利，肝胆湿热，肝木乘脾，肺虚肝侮所致咳嗽、发热、乏力、口疮、泄泻、失眠等病，均可以此为基本方，随症加减。现代药理表明，柴胡、大黄、黄芩有解热、抗菌、抗炎、利胆、护肝、镇痛作用。本方临床可用于治疗急性胆囊炎、各型头痛、高血压以及神经衰弱的头昏目眩等疾病。

柴胡桂枝汤 《伤寒论》

【组成】桂枝 4.5 克（去皮），黄芩 4.5 克，人参 4.5 克，甘草 3 克（炙），半夏 7.5 克，芍药 4.5 克，大枣 6 枚（擘），生姜 4.5 克，柴胡 12 克。

【用法】水煎，去渣，每日分 3 次服用。

【功效】疏风解表，散结和胃，表里双解。

【适应证】邪犯少阳，表证未解。发热微恶风寒，肢节烦疼，微呕，胸胁心下微满，伴有舌苔薄白，脉浮弦；或肝气横逆；或汗后病不解，胁痛，寒热往来，心下痞硬者。

【方解】柴胡桂枝汤为小柴胡汤和桂枝汤合方而成。方中小柴胡汤寒温并用，攻补兼施，升降协调。外证得之，重在和解少阳，疏散邪热；内证得之，还有疏利三焦、调达上下、宣通内外、运转枢机之效。用柴胡、黄芩寒凉祛邪，同时配半夏、生姜辛温之品；在清散祛邪的同时配以党参、甘草、大枣等甘平药益气养营，扶助正气；柴胡、黄芩虽同祛邪，但寓一表一里、一升一降双解之义，柴胡、黄芩升降相配，合黄芩、半夏辛开苦降，共调气机之逆乱。此方适用于邪热侵犯，正气略有不足，邪正分争之证。桂枝汤外证得之，重在调和营卫、解肌祛风；又因肺主气属卫，心主血属营，故内证得之，还有调和气血、调理阴阳之功。既有和解作用，又有调和功效。桂枝辛温、发散卫表风寒之邪；芍药酸寒，收敛营阴之液。方中生姜、大枣一助桂枝散邪，一助芍药养正；甘草甘平，配桂枝则辛甘通阳，配芍药则酸甘化阴。作为调和方，则桂枝以辛温通阳气见长，芍药酸寒养血为功，生姜、大枣、甘草各助通阳、养阴之效。适用于风寒袭卫，营不内守，或无外邪，但见营卫不和，气血不调，阴阳失衡者。柴胡桂枝汤以二方相合，故其功效当是二者之总括。

柴胡桂枝汤是中医八法中和法的代表复合方剂，它的配伍规律表现在用药缓和，平调阴阳；补泻兼施，扶正祛邪；寒热并用，辛开苦降；气血并调，辛散酸敛。因此柴胡桂枝汤的适应证是病情较轻缓、证情较复杂者，诸如表里寒热虚实夹杂且难以速解；脏腑阴阳营卫气血偏盛偏衰而不能自和；脏腑功能、气机升降处于紊乱而不能自调等病况。多表现为邪气不盛，或正虚不重，或两者兼有之，或者病情虽不轻缓，但不宜用峻剂治疗。

【临床应用】现代药理研究柴胡桂枝汤能够抗炎、抗溃疡、抗惊厥、保护脑缺血、增强免疫功能、清除自由基。在临床上应用非常广泛，加减可用于治疗胃肠型感冒，肺间质纤维化；癫痫、失眠、神经衰弱、神经官能症、肋间神经痛、脑缺血；消化性溃疡、慢性胃炎、慢性胰腺炎、慢性肝胆疾患，肠易激综合征；心律失常、冠心病心绞痛、高血压等；更年期综合征及经前期紧张综合征；各种发热，如病毒感染性发热、感冒并发症等；风湿、类风湿引起的肢体关节疼痛和末梢神经炎、中风后遗症等引起的手足麻木等疾病。

柴胡加龙骨牡蛎汤《伤寒论》

【组成】柴胡 12 克，龙骨 4.5 克，黄芩 4.5 克，生姜 4.5 克（切），铅丹 4.5 克，人参 4.5 克，桂枝 4.5 克（去皮），茯苓 4.5 克，半夏 6 克（洗），大黄 6 克（洗），牡蛎 4.5 克（熬），大枣 6 枚（擘）。

【用法】水煎，每日 1 剂，分 2 次服用。

【功效】和解清热，重镇安神。

【适应证】伤寒往来寒热，胸胁苦满，烦躁惊狂不安，时有谵语，小便不利，身重，难以转侧。

【方解】柴胡加龙骨牡蛎汤由小柴胡汤去甘草，加上龙骨、牡蛎、铅丹、茯苓、桂枝、大黄，共十二味。方中柴胡、桂枝、黄芩和里解外，以治寒热往来、身重；龙骨、牡蛎、铅丹重镇安神，以治烦躁惊狂；半夏、生姜和胃降逆；大黄泻里热，和胃气；茯苓安心神，利小便；人参、大枣益气养营，扶正祛邪。共成和解清热，镇惊安神之功。小柴胡汤具有和解少阳枢机、调理全身气机的作用；龙骨、牡蛎、铅丹具有镇静安神的作用，茯苓则起宁心安神的作用。所以，柴胡加龙骨牡蛎汤解郁、安神、镇静作用较好，《伤寒论》里用它来治疗胸闷、烦躁、惊恐、谵语等精神情志的病变和身体沉重、不能转侧的气机不利病症。

柴胡加龙骨牡蛎汤证多为神志疾病，病机主要为肝气郁滞，兼有痰热，心神被扰，胃气失和。胸胁为肝经分野，七情内伤，肝气郁滞，故胸胁苦满；气郁化火，或气滞津凝，生痰蕴热，郁火痰热，上扰于心，则见心烦；痰热上蒙清窍，则眩晕；肝失疏泄，影响脾胃，则不欲饮食；肝气郁久化火，则口苦。

【临床应用】历代医家多将本方用于神志异常类疾病的治疗，如癫狂、痫证等。徐灵胎在《伤寒论类方》中点评："此方能下肝胆之惊痰，以之治癫痫必效。"《餐英馆疗治杂话》中也说："此方用于痫症及癫狂，屡屡得效。当今之病人，气郁与肝郁者十有七八。肝郁者，为痫症之渐，妇人肝郁与痫症尤多。"日本学者尾台榕堂认为本方可以治疗"狂证，胸腹动甚，惊惧避人，兀坐独语，昼夜不寐，或多猜疑，或欲自死，不安床者"，"痫证，时时寒热交作，郁郁悲愁，多梦少寐，或恶接人，或屏居暗室，殆如劳瘵者。狂、痫二证，亦当以胸胁苦满、上逆、胸腹动悸等为目的"，"癫痫，居常胸满上逆，胸腹有动，每月及二三发者，常服此方不懈，则无屡发之患"。

现代临床多将本方运用于癫痫、精神分裂症、神经官能症、癔症、抑郁症、焦虑症、躁狂症、高血压、动脉硬化症、冠心病、脑震荡后遗症、脑出血后遗症、血管神经性头痛、失眠、膈肌痉挛、慢性疲劳综合征、更年期综合征等疾病。

蒿芩清胆汤 《重订通俗伤寒论》

【组成】青蒿脑 4.5～6 克，淡竹茹 9 克，仙半夏 4.5 克，赤茯苓 9 克，青子芩 4.5 克～9 克，生枳壳 4.5 克，陈广皮 4.5 克，碧玉散 9 克（滑石、甘草、青黛）。

【用法】水煎，每日 1 剂，分 2 次服用。

【功效】清胆利湿，和胃化痰。

【适应证】少阳湿热证。症见寒热如疟，寒轻热重，口苦膈闷，吐酸苦水，或呕黄涎而黏，甚则干呕呃逆，胸胁胀疼，小便黄少，舌红苔白腻，间现杂色，脉数而右滑左弦者。

【方解】本方为治少阳胆热偏重，兼有湿热痰浊内阻之证。湿遏热郁，阻于少阳胆与三焦；三焦之气机不畅，胆中之相火乃炽，以致少阳枢机不利。胆经郁热偏重，故寒热如疟、寒轻热重、口苦膈闷、胸胁胀痛；胆热犯胃，液郁为痰，胃气上逆，故吐酸苦水，或呕黄涎而黏，甚则干呕呃逆；湿阻三焦，水道不畅，以致小便短少，其色黄赤。治宜清胆利湿，和胃化痰。

方中青蒿苦寒芳香，清透少阳邪热；黄芩苦寒，善清胆热，并能燥湿，两药相合，既可内清少阳湿热，又能透邪外出，共为君药。竹茹善清胆胃之热，化痰止呕；枳壳下气宽中，除痰消痞；半夏燥湿化痰，和胃降逆；陈皮理气化痰，宽胸畅膈，四药相伍，使热清湿化痰除，共为臣药。赤茯苓、碧玉散清热利湿，导邪从小便而去，为佐使药。综合全方，可使胆热清，痰湿化，气机畅，胃气和，诸症均解。

【临床应用】蒿芩清胆汤是中医温病清热化湿的代表方，为和解胆经而设，根据徐荣斋氏重订本，本方的应用范围有三：①风寒疟（正疟）：热重寒轻者；②暑湿疟（时疟），暑热偏盛者；③伏暑晚发，邪伏募原，气分之暑热从热化者。临床上广泛应用于温病外感热病及其他病证属湿热性者，如湿温病、黄疸、呕逆、淋证、眩晕、盗汗等疾病。

根据现代药理研究，主药青蒿内含有青蒿素，具有显著的抗疟作用，能杀灭红细胞内期的疟原虫；还具有抗菌、抗内毒素、增强机体免疫力；抑制胃酸，保护胃黏膜；利胆、抗急性胆道感染、利尿作用；临床上用蒿芩清胆汤加减治疗胆汁反流性胃炎、肠伤寒、急性黄疸型肝炎、胆囊炎、胆结石、泌尿系感染及各种原因的发热性疾病。

第二节　调和肝脾

四逆散《伤寒论》

【组成】枳实 10 克，柴胡 6 克，芍药 10 克，炙甘草 6 克。

【用法】上药为末，以米汤日分 3 次冲服；也可水煎，每日 1 剂，分 2 次服用。

【功效】透邪解郁，疏肝理气，调和肝脾。

【适应证】热邪内陷，阳气不得外达而致热厥及肝脾不和之证。症见手足不温，身微热，胸胁满闷，口苦口干，或咳，或悸，或小便不利，或脘腹疼痛，或泄利下重，或心下痞塞，脉弦。

【方解】本方是治疗厥逆之证，此乃热厥，与阳衰阴盛的四肢厥逆有本质的区别，故治以透邪解郁，畅达气机。方中柴胡透邪外出，又可行气解郁，为主药；枳实破气开结，与柴胡相配，一升一降，使气机通畅运行，则阳气可达四末，为辅药；白芍益阴和里，既可防郁热伤阴，又与柴胡配合以调理肝脾；甘草为使，调和诸药，而白芍与甘草配伍，可以缓急止痛。组方用药，极其精妙，临床常合用他方，使其应用范围更广。

综合历代医家的观点认为，本方仅有四味药物，但配伍奇绝。其方包含了四个方根：柴胡、甘草；芍药、甘草；枳实、芍药；柴胡、枳实、芍药，此四个基本方根是构成本方临床显著疗效的基础。

方中柴胡、甘草即为小柴胡汤之雏形，《本草疏证》记载："小柴胡汤七味，五味皆可加减，惟柴胡、甘草无可加减，以安内攘外，不容偏废也。"此两药配伍，实有助肝用、补脾体、疏肝气、畅脾道的作用；芍药、甘草相配，显然是《伤寒论》中的"芍药甘草汤"无疑，有医家认为本方实为"芍药甘草汤"的衍生方，已故国医大师何任教授便指出"四逆散是芍药甘草汤加味而来"。两药相伍酸甘化阴，以生津血，润滑降泄散郁结，宣畅道路；枳实、芍药乃《金匮要略》中所载的用于治疗"产后腹痛，烦满不得卧"的"枳实芍药散"，两药配伍，功在祛痰解郁、宣畅气机，气机条畅，则肝木脾土皆顺其性，相得益彰；柴胡、枳实、芍药三味则是大柴胡汤的重要组成部分，日本汉方医家和田东郭等学者就认为"四逆散是大柴胡汤的变方"，此三味药配伍，可疏升肝木，理通脾滞，和解枢机，条畅道路，宣布阳气。由此可见，本方具有药少力宏的突出特色。

【临床应用】本方是汉代医圣张仲景所创的解郁良方，为后世疏肝解郁之祖剂。现代药理研究认为，本方主要有解痉、抗溃疡、抗病毒、诱生干扰素、镇静、止痛、升血压、抗休克、抗缺氧、增加脑血管血流量、抗心律失常、改善微循环、防止利多卡因药物中毒、保肝利胆、解毒、调节胃排空及小肠推动功能等多种作用。临床多用于功能性低血压、冠心病合并早搏、肾溃疡、十二指肠溃疡、胆汁反流性胃炎、胃肠功能紊乱、乳腺增生、胰腺炎、胆囊炎、胆囊结石、肝炎、脂肪肝、高脂血症、输卵管堵塞、性功能障碍、利多卡因中毒、慢性疲劳综合征、脑梗死、肋间神经痛、肋软骨炎、慢性附件炎、癫痫等多种疾病。

逍遥散 《太平惠民和剂局方》

【组成】柴胡30克，当归30克，生白芍30克，白术30克，茯苓30克，甘草15克。

【用法】上药共为散，每服6～9克，煨姜、薄荷少许，共煎汤温服，日3次。亦可作汤剂，水煎服，用量按原方比例酌减。亦有丸剂，每服6～9克，日服2次。

【功效】疏肝解郁，养血健脾。

【适应证】肝郁血虚脾弱证。症见两胁作痛，头痛目眩，口燥咽干，神疲食少，或见往来寒热，或月经不调，乳房作胀，舌淡红，脉弦而虚者。

【方解】本方为肝郁血虚，脾失健运之证而设。肝为藏血之脏，性喜条达而主疏泄，体阴用阳。若七情郁结，肝失条达，或阴血暗耗，或生化之源不足，肝体失养，皆可使肝气横逆，胁痛、往来寒热、头痛、目眩等症随之而起。"神者，水谷之精气也"（《灵枢·平人绝谷篇》），神疲食少，是脾虚运化无力之故。脾虚气弱则统血无权，肝郁血虚则疏泄不利，所以月经不调、乳房胀痛。此时疏肝解郁，固然是当务之急，而养血柔肝，亦是不可偏废之法。

方中以柴胡疏肝解郁，使肝气得以条达为君药。当归甘辛苦温，养血和血；白芍酸苦微寒，养血敛阴，柔肝缓急；归、芍与柴胡同用，补肝体而助肝用，使血和肝和，血充则肝柔，共为臣药。木郁不达致脾虚不运，故以白术、茯苓、甘草健脾益气，既能实土以御木侮，又使营血生化有源，共为佐药。用法中加薄荷少许，疏散郁遏之气，透达肝经郁热；煨生姜温运和中，且能辛散达郁，亦为佐药。白术、茯苓健脾亦能除湿，生姜用煨生姜，此三药作用于脾胃的同时，亦有除湿、散水之功，可以疏通气血津液。甘草和白术、茯苓相配，增强健脾、补脾作用，又能调和诸药，兼为使药。诸药合用，使肝郁得疏，血虚得养，脾弱得复，气血津液兼顾，肝脾同调。

【临床应用】现代药理研究表明，逍遥散具有调节内分泌、调节中枢神经系统、镇痛、镇静、保肝、抗炎、调节子宫平滑肌收缩等作用。现代临床进一步拓宽了本方的应用领域，许多主要表现为肝郁脾虚血弱的疾病，均可以使用本方治疗。如精神、神经疾病方面，常应用于抑郁性精神症、焦虑症、心脏神经官能症、睡眠障碍、偏头痛以及多种躯体疾病继发的抑郁状态等；消化方面可用于慢性肝炎、胆囊炎、胃炎、肠易激综合征、功能性消化不良、慢性结肠炎等；妇科方面常用于治疗经前期综合征、经期水肿、更年期高血压、更年期综合征、高泌乳素血症、子宫肌瘤、乳腺增生、不孕症等；此外，还有皮肤瘙痒、斑秃、黄褐斑、寻常型银屑病、视神经乳头炎、中心性浆液性视网膜脉络膜病变、慢性前列腺炎等病机与逍遥散证吻合的疾病。

痛泻要方 《丹溪心法》

【组成】白术 90 克（炒），白芍药 60 克（炒），陈皮 45 克（炒），防风 30 克。

【用法】可做散剂、丸剂，亦可减量水煎，每日 1 剂，分 2 次服用。

【功效】补脾柔肝，祛湿止泻。

【适应证】脾虚肝旺之痛泻。症见肠鸣腹痛，大便泄泻，泻必腹痛，泻后痛缓，舌苔薄白，脉两关不调，左弦而右缓。

【方解】本方意在补脾泻肝、缓急止痛，治疗肝实脾虚引起的腹痛、腹泻。景岳曰："凡遇怒气便作泄泻者，必先怒时挟食，致伤脾胃，故但有所犯，随触而发，此为脾胃二脏病也。以肝旺克于脾土，脾气受伤而然。"吴鹤皋说："泻责之脾，痛责之肝，肝责之实，脾责之虚，故令人痛泻。"此类痛泻多涉及肝脾二脏，症状多见腹胀而痛，以左少腹为重，腹痛即泻，泻后腹痛则减，苔薄白，脉象两关不调，弦而缓。

方中白术苦甘而温，补脾燥湿以治土虚，为君药。白芍酸寒，柔肝缓急止痛，与白术相配，于土中泻木，为臣药。陈皮辛苦而温，理气燥湿，醒脾和胃，为佐药。配伍少量防风，具升散之性，与术、芍相伍，辛能散肝郁，香能舒脾气，且有燥湿以助止泻之功，又为脾经引经之药，故兼具佐使之用。四药相合，可以补脾胜湿而止泻，柔肝理气而止痛，使脾健肝柔，痛泻自止。

【临床应用】痛泻要方为治疗肝郁脾虚，腹痛泄泻的代表方剂。现代药理研究发现，白芍与陈皮都能缓解胃肠平滑肌的痉挛，白芍与防风都具有一定的抑菌作用，白术与陈皮均可增强胃肠的消化能力，白术还能促进吞噬细胞的吞噬作用和增强肾上腺皮质的功能，临床上多用其加味化裁治疗肠易激综合征、急性肠炎、溃疡性结肠炎、慢性结肠炎、神经性腹泻、慢性腹泻以及小儿腹泻等疾病。

第三节　调和肠胃

半夏泻心汤《伤寒论》

【组成】半夏 12 克，黄芩 9 克，干姜 9 克，人参 9 克，黄连 3 克，大枣 4 枚，炙甘草 9 克。

【用法】水煎，每日 1 剂，分 2 次服用。

【功效】寒热平调，消痞散结。

【适应证】寒热错杂之痞证。心下痞，但满而不痛，或呕吐，肠鸣下利，舌苔腻而微黄。

【方解】本方所治之痞，原是小柴胡汤证误行泻下，损伤中阳，少阳邪热乘虚内陷，以致寒热错杂，而成心下痞。痞者，痞塞不通，上下不能交泰之谓；心下即是胃脘，属脾胃病变。脾胃居中焦，为阴阳升降之枢纽，今中气虚弱，寒热错杂，遂成痞证；脾为阴脏，其气主升，胃为阳腑，其气主降，中气既伤，升降失常，故上见呕吐，下则肠鸣下利。本方证病机较为复杂，既有寒热错杂，又有虚实相兼，以致中焦失和，升降失常。治当调其寒热，益气和胃，散结除痞。

方中以辛温之半夏为君，散结除痞，又善降逆止呕。臣以干姜之辛热以温中散寒；黄芩、黄连之苦寒以泄热开痞。以上四味相伍，具有寒热平调，辛开苦降之用。然寒热错杂，又缘于中虚失运，故方中又以人参、大枣甘温益气，以补脾虚，为佐药。使以甘草补脾和中而调诸药。综合全方，寒热互用以和其阴阳，苦辛并进以调其升降，补泻兼施以顾其虚实，是为本方的配伍特点。寒去热清，升降复常，则痞满可除、呕利自愈。

【临床应用】本方即小柴胡汤去柴胡、生姜，加黄连、干姜而成。因无半表证，故去解表之柴胡、生姜，痞因寒热错杂而成，故加寒热平调之黄连、干姜，变和解少阳之剂，而为调和肠胃之方。后世师其法，随证加减，广泛应用于中焦寒热错杂、升降失调诸症。

现代药理研究发现，本方能增加胃黏蛋白的含量，显著抑制胃黏蛋白的下降，降低溃疡指数，具有抗胃溃疡作用，是有效的胃黏膜保护剂；对偏抑或偏亢机能状态下的胃肠运动具有"双向调节作用"；对机体免疫功能具有明显增强作用；具有抗缺氧作用。半夏泻心汤在临床应用方面极为广泛，本方常于消化性溃疡、慢性浅表性胃炎、萎缩性胃炎、糜烂性胃炎、幽门螺旋杆菌相关性胃炎、胆汁反流性胃炎、胃窦炎、胃脘痛、贲门痉挛、幽门梗阻、肠炎、腹泻、消化不良、肠易激综合征、复发性口疮等消化道疾病及多种其他疾病的治疗。

黄连汤 《伤寒论》

【组成】黄连9克，炙甘草9克，干姜9克，桂枝9克，人参6克，半夏9克，大枣4枚。

【用法】水煎，日2次，温服。

【功效】寒热平调，和胃降逆。

【适应证】伤寒。症见胸中有热，胃中有邪气，腹中痛，欲呕吐者。

【方解】黄连汤即半夏泻心汤加黄连二两，并以黄芩易桂枝而成，本方证为上热下寒。寒侵于脾，脾气不运，热袭于胃，胃气不降；或热蕴于胸，寒蕴于胃，以此而演变的上热下寒证。临床主要症状：腹中冷痛，大便溏泄，脘腹不舒或疼痛，胃脘灼热，或胃脘畏寒，或胸中烦热，口苦，欲呕吐，舌淡，苔薄黄，脉弱或迟。胸中烦热，欲呕吐，舌苔黄，乃胸中有热之见症；腹中痛，肠鸣泄泻，脉弦紧系胃中有寒之见症。此证因胸热胃寒而致升降失司。

方中黄连苦寒以清胸中之热；干姜辛温以去胃中之寒，二药合奏清上温下、平调寒热之功而为君。半夏和胃降逆，桂枝温阳升清，二药与共，使升降复司，胃肠安和而为臣。人参、大枣补中益气，共奏扶正驱邪之功可为佐。甘草调和诸药而为使。诸药合用，使寒散热消，升降复常，诸症自愈。

【临床应用】本方临床不仅用于伤寒之类的外感病，而且用于内伤杂病，亦可用于疮疡热毒聚于胃，见腹痛呕吐；或妇人血气痛及疝瘕攻心作痛诸病症。

现代药理研究表明，本方具有抑制胃酸分泌、降低胃蛋白酶活性、提高胃黏膜前列腺素 E_2 的含量、增加胃黏膜血流、促进肠胃运动、抗炎、镇痛、抗溃疡、镇吐、提高机体免疫能力、抗菌等作用。临床可以治疗胃黏膜脱落、慢性浅表性胃炎、慢性萎缩性胃炎、胃术后倾倒综合征、胃及十二指肠溃疡、慢性肝炎、慢性胆囊炎、胃神经官能症以及肠胃癌变等，还可用于心肌缺血、室性早搏、慢性肾炎等病的治疗。

达原饮 《温疫论》

【组成】槟榔6克，厚朴3克，草果仁1.5克，知母3克，芍药3克，黄芩3克，甘草1.5克。

【用法】水煎，每日1剂，分2次午后温服。

【功效】开达膜原，辟秽化浊。

【适应证】温疫或疟疾，邪伏膜原证。症见憎寒壮热，或一日三次，或一日一次，发无定时，胸闷呕恶，头痛烦躁，脉弦数，舌边深红，舌苔垢腻，或苔白厚如积粉。

【方解】本方是为温疫秽浊毒邪伏于膜原而设。吴又可在解释达原饮方义时说："槟榔能消能磨，除伏邪，为疏利之药，又除岭南瘴气；厚朴破戾气所结；草果辛烈气雄，除伏邪盘踞。三味协力，直达其巢穴，使邪气溃败，速离膜原，是以为达原也。"

方用槟榔辛散湿邪，化痰破结，使邪速溃，为君药。厚朴芳香化浊，理气祛湿；草果辛香化浊，辟秽止呕，宣透伏邪，共为臣药。以上三药气味辛烈，可直达膜原，逐邪外出。凡温热疫毒之邪，最易化火伤阴，故用白芍、知母清热滋阴，并可防诸辛燥药之耗散阴津；黄芩苦寒，清热燥湿，共为佐药。配以甘草生用为使者，既能清热解毒，又可调和诸药。全方合用，共奏开达膜原，辟秽化浊，清热解毒之功，可使秽浊得化，热毒得清，阴津得复，则邪气溃散，速离膜原，故以"达原饮"名之。从另一方面看，方中黄芩、白芍能调和肝胆，知母、甘草、草果、厚朴能调理脾胃。因此，本方亦属于调理肝脾之剂。

【临床应用】此方虽为瘟疫初起而设，而后世也用以治疗疟疾。因疟疾的成因每与痰湿有关，且亦从膜原发出。本方的应用可据吴又可的三阳加法和类方加减等运用于湿温、暑湿、感染性或不明原因发热及肝胆疾病等。在现代临床本方常用于疟疾、流行性感冒、病毒性脑炎、急性支气管肺炎、慢性浅表性胃炎、慢性荨麻疹、病毒性脑炎、水痘、痛风性关节炎、急性类风湿关节炎等疾病。

第四节　表里双解

厚朴七物汤 《金匮要略》

【组成】厚朴24克，大黄9克，甘草9克，桂枝6克，枳实12克，生姜15克，大枣 4 枚。

【用法】水煎，每日 1 剂，分 2 次服用。

【功效】解肌发表，行气通便。

【适应证】外感表证未罢，里实已成。症见腹满，发热，大便不通，脉浮而数。

【方解】本方是桂枝汤减去白芍，再加厚朴三物汤而成。根据此方的药物作用来分析，是以桂枝汤解外感之风寒表邪，厚朴三物汤攻在里之实结，为解表兼攻里之双解之剂。方中重用厚朴，味苦，性辛温，下气散满，配枳实、大黄荡涤实热，枳实苦辛微寒以破气消痞，又有桂枝、生姜解表散寒，甘草、大枣调和诸药。合而成方，表里双解，则腹满愈而表邪除。

【临床应用】厚朴七物汤方之妙，在于并不单纯治疗腹满而兼有表证者，还可治疗由多种原因造成的腹部胀满。因桂枝汤除有解表的作用以外，尚有温中、通阳、祛寒之功。佐厚朴三物汤行气荡积，而不伤阳。

现代药理研究发现，厚朴七物汤具有增强肠推进、促进胃肠排空的作用，临床主要用于治疗肠梗阻、食积发热、发热腹痛、老年习惯性便秘、慢性结肠炎、肠胃炎、肠痉挛等疾病。

大柴胡汤《金匮要略》

【组方】柴胡 15 克，黄芩 9 克，芍药 9 克，半夏 9 克（洗），生姜 15 克（切），枳实 9 克（炙），大枣 4 枚（擘），大黄 6 克。

【用法】水煎，去渣，再煎，分 2 次服用。

【功效】和解少阳，内泻热结。

【适应证】少阳阳明合病。症见往来寒热，胸胁苦满，呕不止，郁郁微烦，心下痞硬，或心下满痛，大便不解或协热下利，舌苔黄，脉弦数有力。

【方解】本方是小柴胡汤去人参、甘草，加大黄、枳实、芍药而成，亦是小柴胡汤与小承气汤两方加减合成，是和解为主与泻下并用的方剂。小柴胡汤为治伤寒少阳病的主方，因兼阳明腑实，故去补益胃气之人参、甘草，加大黄、枳实、芍药以治疗阳明热结之证。因此，本方主治少阳阳明合病，仍以少阳为主。症见往来寒热、胸胁苦满，表明病变部位仍未离少阳；呕不止与郁郁微烦，则较小柴胡汤证之心烦喜呕为重，再与心下痞硬或满痛、便秘或下利、舌苔黄、脉弦数有力等合参，说明病邪已进入阳明，有化热成实的热结之象。在治法上，病在少阳，本当禁用下法，但与阳明腑实并见的情况下，就必须表里兼顾。《医方集解》说："少阳固不可下，然兼阳明腑实则当下。"

方中重用柴胡为君药，配臣药黄芩和解清热，以除少阳之邪；轻用大黄配枳实以内泻阳明热结，行气消痞，亦为臣药。芍药柔肝缓急止痛，与大黄相配可治腹中实痛，与枳实相伍可以理气和血，以除心下满痛；半夏和胃降逆，配伍大量生姜，以治呕逆不止，共为佐药。大枣与生姜相配，能和营卫而行津液，并调和脾胃，功兼佐使。总之，本方既不悖于少阳禁下的原则，又可和解少阳，内泻热结，使少阳与阳明合病得以双解，可谓一举两得。正如《医宗金鉴·删补名医方论》所说："斯方也，柴胡得生姜之倍，解半表之功捷；枳、芍得大黄之少，攻半里之效徐，虽云下之，亦下中之和剂也。"然较小柴胡汤专于和解少阳一经者力量为大，名曰"大柴胡汤"。

【临床应用】现代药理学研究证实，大柴胡汤具有利胆、降低括约肌张力、护肝、免疫激活、调节脂质代谢、改善血液流变、抗动脉粥样硬化、调节胃肠功能及抗炎的作用。临床上可用于治疗急性胰腺炎、胆囊炎、胆石症、胆管蛔虫、胆汁反流性胃炎等胆系疾病，小儿风热感冒、小儿高热、小儿疱疹性口腔炎等儿科疾病，糖尿病及其周围神经病变，肝癌及肝癌栓塞后综合征，术后腹痛等疾病。

葛根芩连汤 《伤寒论》

【组成】葛根 15 克（先煎），炙甘草 6 克，黄芩 9 克，黄连 9 克。

【用法】水煎，每日 1 剂，分 2 次服用。

【功效】解表清里。

【适应证】协热下利。症见身热下利，胸脘烦热，口干作渴，喘而汗出，舌红苔黄，脉数或促。

【方解】本方证是因伤寒表证未解，邪陷阳明所致。此时表证未解，里热已炽，故见身热口渴、胸闷烦热、口干作渴；里热上蒸于肺则作喘，外蒸于肌表则汗出；热邪内迫，大肠传导失司，故下利臭秽、肛门有灼热感；舌红苔黄、脉数，皆为里热偏盛之象。表未解而里热炽，治宜外解肌表之邪，内清肠胃之热。

方中重用葛根为君，甘辛而凉，入脾胃经，既能解表退热，又能升发脾胃清阳之气而治下利。以苦寒之黄连、黄芩为臣，清热燥湿，厚肠止利。甘草甘缓和中，调和诸药，为本方佐使。四药合用，外疏内清，表里同治，使表解里和，热利自愈。

原方先煮葛根，后纳诸药，可使"解肌之力优而清中之气锐"（《伤寒来苏集》）。

本方功能解表清里，然从药物配伍作用来看，显然以清里热为主，正如尤怡所云："其邪陷于里者十之七，而留于表者十之三。"由于葛根能清热升阳止利，汪昂称之"为治泻主药"，故本方对热泻、热痢，不论有无表证，皆可用之。

【临床应用】葛根芩连汤加味治疗疾病的范围更为广泛，如治前额痛加白芷、菊花；治口眼歪斜加白附子、白僵蚕、全蝎等。《经方实验录》还用本方合调胃承气汤治疗口舌生疮。

现代实验研究证明，本方主要有解热、抗菌、抗病毒、解毒等作用。临床常用于急性肠炎、细菌性痢疾、肠伤寒、胃肠型感冒等属表证未解，里热甚者。

三黄石膏汤 《外台秘要》

【组成】生石膏 30 克，黄连 6 克，黄柏 6 克，黄芩 6 克，香豆豉 9 克，栀子 9 克，麻黄 9 克，生姜 3 片，大枣 2 枚，细茶 1 撮。

【用法】水煎，每日 1 剂，分 2 次服用。

【功效】发汗解表，清热解毒。

【适应证】伤寒壮热无汗，面赤鼻干，口渴烦躁，或谵语神昏，狂叫，或鼻衄身黄，脉象洪数，以及阳毒发斑等。本证在外感热性病中尤为多见。

【方解】伤寒表证未解，里热已炽，可致表里三焦俱热，营卫不通，津液不布。此际，欲解其表，则里证又急；单清其里，则表不能解。治必解表清里兼顾。故方用麻黄、豆豉发汗以解表邪；三黄、栀子通泻三焦火热；石膏辛甘大寒，清热兼能解肌，合麻黄、豆豉则宣泄肺胃郁热，合三黄、栀子，则泻火解毒除烦。煎加姜、枣以和营卫，少入细茶，清肃上焦。诸药合用，发表不助里热，清里不碍解表，使内外邪热俱去，营卫通而津液布，则烦渴谵狂等症自平。是乃表里双解之妙方也。

【临床应用】现代药理研究表明，三黄石膏汤具有抗病原体、发汗、解热、止血、利胆的作用，常用于重感冒、流行性感冒、斑疹伤寒等热病见高热无汗者，急性传染性肝炎而身热黄疸者。

五积散 《太平惠民和剂局方》

【组成】白芷 90 克，川芎 90 克，甘草 90 克，茯苓 90 克，当归 90 克，肉桂 90 克，芍药 90 克，半夏 90 克，麻黄 180 克，陈皮 180 克，枳壳 180 克，苍术 720 克，干姜 120 克，桔梗 360 克，厚朴 120 克。

【用法】研成粗末，每服 9 克或加生姜 3 片，葱白三茎同煎热服；或按比例水煎，每日 1 剂，分 2 次服用。

【功效】发表温里，顺气化痰，活血消积。

【适应证】外感寒邪，内伤生冷。表现为身热无汗，头身痛，项背拘急，胸满恶食，呕吐腹痛，以及妇女血气不和，心腹疼痛，月经不调等属于寒证者。

【方解】方中苍术、厚朴、陈皮、甘草为运脾化湿消食积之平胃散；陈皮、半夏、茯苓、甘草为主治痰饮之二陈汤；有治太阳表证的桂枝汤、治痰饮之苓桂术甘汤、治肾病的苓姜术甘汤；有四物汤去熟地黄，具行血调经之功。麻黄合桂枝，辛温发表散表寒；麻、桂、干姜、芎、归、甘草等又具有续命汤之方意。

本方中重用苍术以为君，辅以麻黄、干姜为之臣。苍术气味苦温辛烈，其苦燥之质能燥湿运脾，其辛烈之性则能有助发汗，故为君药。麻黄辛温，入肺经，助苍术发汗解表；干姜辛热，入脾胃之经，能温中祛寒，以助苍术温散寒湿；桔梗苦辛而平，一方面能助麻黄以宣肺解表，另一方面亦能助术、姜治疗因寒凝所致之腹痛，故三者共为臣药。白芷辛温，助麻黄解表散寒；半夏、陈皮、茯苓、厚朴、枳壳助苍术利气、祛湿、除满；肉桂辛热，助干姜以温里祛寒，以上共为佐药。当归、芍药、川芎引诸药入血分，以除血分之寒湿，且有活血止痛之功；炙甘草调和诸药，以上共为使药。诸药合用，共奏发表温中、燥湿化痰、理气活血之功。

【临床应用】运用五积散贵在辨证，只要证属表里内外，脏腑经络之寒湿阴邪，寒、食、气、血、痰之郁积，均可加减应用，可以收到同病异治、一方多用之功。蒲辅周先生以此方去麻黄加人参共为粗末，做煮散用，治产后多种病证。叶橘泉认为，本方适用于阴证、寒证；亦有用治甲亢、喘息、产褥热、滑囊炎者；汉医以之治斑秃、黄褐斑等。现代药理研究表明，该方在解热、抗炎、抗病毒、止咳、祛痰、免疫调节、细胞保护等方面有明显的作用，临床可用于胃肠型感冒、慢性肠炎、急性胃肠炎、类风湿关节炎、痛风、冠心病、骨折陈伤疼痛不愈、不孕症、痛经、闭经及产后发热等疾病。

（张　君）

泻下剂是根据中医"实则泻之"的理论，采用一类能引起腹泻或滑利大肠，促进排便作用的中药而达到治病的目的。泻下剂按其作用特点和适应证的不同，可分为寒下、温下、润下、攻下逐水、攻补兼施五大类。现代医学根据其药理作用不同，将之分为刺激性泻剂、容积性泻剂和润滑性泻剂。中医泻下剂的临床应用与西药泻剂不同，不单纯用于通便，它的功效主要包括：①通利大便，排出肠道内宿食积滞，常用润下剂和攻下剂；②荡涤实热，使壅滞实热通过泻下而解除，常选用攻下剂；③攻逐水饮，使湿邪从大小便排出，以消除水肿，常选用峻下逐水剂。

　　泻下剂临床常用的主要药物以寒凉性居多，如大黄、芒硝、芦荟、番泻叶、蜂蜜、大戟、甘遂、牵牛子、商陆等；属于温热性者如巴豆、芫花、续随子等；只有火麻仁和郁李仁为平性药物。一般而言，为提高增效减毒作用，泻下剂常与行气、活血、温里、化湿、清热、扶正补益类药相配伍。

　　泻下剂是中医用于治疗疾病的重要方剂。早在《黄帝内经》中就已有记载，汉代著名医学家张仲景创立有10余种泻下剂应用于临床。其后，金元四大家之一的张子和，独创攻下，名噪医界。直至清代温病学家更具慧眼，提出"温病下不嫌早"的理论，使泻下剂得到了进一步的发展。20世纪60年代后，泻下剂在临床广泛应用于胰腺炎、胆道感染、阑尾炎、肠梗阻、宫外孕等急腹症的治疗；并应用于脑炎、脑血管意外、精神病、黄疸型肝炎、胸膜炎、腹水、胸水、尿毒症等，均获得较好的效果而大放异彩，从而纠正了对泻下剂"人参杀人无过，大黄救病无功"的偏见。

　　综上所述，泻下剂的药理作用有以下几方面：①增强肠胃收缩，促进肠道蠕动；②增加肠液分泌，扩大肠胃道容积；③增加肠道血管血流量，改善肠道血循环；④促进血性腹膜炎症的吸收；⑤降低肠壁毛细血管通透性。

应予指出的是，尽管泻下剂具有上述的良好疗效，但泻下通便也同样存在不良反应，主要表现为腹胀、恶心、呕吐、倦怠乏力、食欲不振等，重则导致水电解质紊乱，往往出现低钾血症。因此，应用泻下通便剂须中病即止，防止攻伐过度。同时，对于年老体弱者应用泻下剂应权衡得失，用之宜慎，必要时，还须攻补兼施，重在调理脾胃。

第一节　寒　下

大承气汤《伤寒论》

【组成】大黄 12 克，厚朴 24 克，枳实 12 克，芒硝 9 克。

【用法】水煎，每日 1 剂，分 2 次服用。

【功效】峻下热结。

【适应证】①阳明腑实证。症见大便不通，频转矢气，脘腹痞满，腹痛拒按，按之则硬，甚或潮热谵语，手足濈然汗出。舌苔黄燥起刺，或焦黑燥裂，脉沉实。②热结旁流证。症见下利清谷，色纯青，其气臭秽，脐腹疼痛，按之坚硬有块，口舌干燥，脉滑实。③里热实证之热厥、痉病或发狂等。

【方解】本证是由伤寒之邪内传阳明之腑，入里化热，或温病邪入胃肠，热盛灼津所致。治疗方法以峻下热结为主。实热内结，胃肠气滞，腑气不通，故大便不通，频转矢气，脘腹痞满，腹痛拒按；里热炽盛，上扰神明，故谵语；舌苔黄燥起刺，或焦黑燥裂，脉沉实是热盛伤津之征。热结旁流证，乃燥屎坚结于里，胃肠欲排出则不能，逼迫津液从燥屎之旁流下所致。热厥、痉病、发狂等，皆因实热内结，或气机阻滞，阳气被遏，不能外达于四肢；热盛伤津、筋脉失养而挛急；或胃肠燥热上扰心神所致。方中大黄泻热通便，荡涤肠胃，为君药；芒硝助大黄泻热通便，并能软坚润燥，为臣药，二药相须为用，峻下热结之力甚强；积滞内阻，则腑气不通，故以厚朴、枳实行气散结、消痞除满，并助硝、黄推荡积滞以加速热结之排泄，共为佐使。

【临床应用】主要用于急性单纯性肠梗阻、粘连性肠梗阻、急性胆囊炎、急性胰腺炎、急性阑尾炎、急性细菌性痢疾，以及某些热性病过程中出现高热、神昏谵语、惊厥、发狂而有大便不通，苔黄脉实者。

综合历代名家的观点，认为本方应用时要注意以下几个方面：①须具备前人所强调的"痞、满、燥、实"的临床表现，日本汉方医家大冢敬节指出，脉沉而有力、腹部膨满有力为使用本方的重要指征；②使用本方前，要充分诊查以排除腹膜炎、腹水和空腔脏器的穿孔，应将这些疾病列为其应用的禁忌证；③存在有水电解质失衡时，要尽快补液予以纠正，不可将本方陷入"急下存阴"的误区；④剂量要足够，否则无效，曾有一个传说，新四军著名将领罗炳辉司令员患温热病，当时安徽名医戴星甫断为"阳明腑实证"，投予大承气汤，方中大黄用至二两（60克），中药店惧其用量过大，暗地换以熟大黄，并减其量，罗司令服后未见效，戴甚诧异，细检饮片，知为药误，再命取生大黄60克入之，并亲自监煎视服，果然应时便通热退而病愈，由此足见，其量 - 效关系的重要性；⑤慢性病使用本方多注重形体肥胖，急性病则不必拘泥于此，所谓"大实有羸状"，故须注意辨别其真伪；⑥药后不见矢气，不大解，脉反变为微涩者，这是里虚表现，不可再用本方。

国内实验研究发现，大承气汤加减方可以缩短全身炎症反应综合征的持续时间、肠道功能恢复时间；在全身炎症反应综合征中，大承气汤加减方能降低肿瘤坏死因子 - α、白细胞介素 -6 及肠脂肪酸结合蛋白的血浆浓度；肠道屏障功能受损与肿瘤坏死因子 - α、白细胞介素 -6 呈正相关。临床研究已证实，早期联合应用大承气汤治疗重症急性胰腺炎可较快控制病情，加速症状缓解，显著提高治愈率，明显缩短住院时间。大承气汤中蒽醌苷是君药大黄产生泻下作用的主要成分，体外研究发现大黄对革兰阳性细菌和某些革兰阴性细菌均有抗菌作用。动物研究表明，生大黄对胃黏膜及实验性肝损伤有明显的保护作用，可促进胰腺分泌及胆汁的分泌，大黄素能解除乙酰胆碱所致的离体小鼠肠痉挛。此外，大黄有较明显的强心、降血脂作用，大黄素有降压作用，大黄对家兔内毒素性发热有明显抑制作用。

此外，针对其配伍研究发现，方中大黄、芒硝和厚朴是其泻下作用的主要成分。大黄和厚朴可明显增加小鼠排便次数，并明显提高大鼠大肠的推进速率；厚朴、芒硝可明显提高小鼠肠套叠的解除率；大黄、芒硝可明显减少小鼠有型粪便排出量，增高大鼠大肠推进速率，增加腹泻小鼠的数量，并明显扩张小鼠小肠容积。

若兼气虚者，宜加人参补气，防泻下气脱；兼阴津不足者，加玄参、生地黄以滋阴润燥。

四个承气汤均用大黄以荡涤胃肠积热。大承气汤硝、黄并用，大黄后下，且加枳、朴，故攻下之力颇峻，为"峻下剂"，主治痞、满、燥、实四证俱全之阳明热结重证；小承气汤不用芒硝，且三味同煎，枳、朴用量亦减，故攻下之力较轻，称为"轻下剂"，主治痞、满、实而燥不明显之阳明热结轻证；调胃承气汤不用枳、朴，虽后纳芒硝，但大黄与甘草同煎，故泻下之力较前二方缓和，称为"缓下剂"，主治阳明燥热内结，有燥、实而无痞、满之证；复方大承气汤由大承气汤（枳壳易枳实）加炒莱菔子、桃仁、赤芍而成，故行气导滞、活血祛瘀作用增强，适用于单纯性肠梗阻而气胀较重者，并可预防梗阻导致局部血瘀气滞引起的组织坏死。

小承气汤《伤寒论》

【组成】酒大黄 12 克，厚朴 6 克，枳实 9 克。

【用法】水煎，每日 1 剂，分 2 次服用。

【功效】轻下热结，除满消痞。

【适应证】伤寒阳明腑实证。症见谵语潮热，大便秘结，胸腹痞满，舌苔黄，脉滑数，痢疾初起，腹中胀痛，或脘腹胀满，里急后重。

【方解】方中大黄泻热通便，厚朴行气散满，枳实破气消痞，诸药合用，可以轻下热结，除满消痞。

【临床应用】药理研究发现，小承气汤原液及浓缩液对大肠杆菌与葡萄球菌均有抗菌作用，并对四氧化碳所致的大鼠肝损伤有修复保护作用，能降低血管通透性、保护危重患者的胃肠功能。故临床应用中多用于肠梗阻、术后胃肠功能紊乱、外伤性截瘫便秘、慢性胃炎、急性病毒性肝炎、胆道蛔虫症、慢性肺源性心脏病、胃切除术后残留排空延迟症、食管癌等属伤寒阳明腑实证。

调胃承气汤《伤寒论》

【组成】酒大黄 12 克，炙甘草 6 克，芒硝 9 克。

【用法】水煎，每日 1 剂，分 2 次服用。

【功效】缓下热结。

【适应证】阳明病胃肠燥热证。症见大便不通，口渴心烦，蒸蒸发热，或腹中胀满，或为谵语，舌苔正黄，脉滑数；以及胃肠热盛而致的发斑吐衄，口齿咽喉肿痛等症。

【方解】大黄苦寒以泄热通便，荡涤肠胃；芒硝咸寒以泻下除热，软坚润燥；以炙甘草调和大黄、芒硝攻下泄热之方，使之和缓。邹澍云认为本方之所以名为"调胃承气"，其承气之功皆在于大黄。本方与大、小承气汤相比，泻下导滞之方弱，尤适于证轻而体弱者。由于本方能调和肠胃，承顺胃气，驱除肠胃积热，使胃气得和，气机相接，从而诸证蠲除，故名"调胃承气汤"。

【临床应用】临床上可用于急腹症、牙周炎、口腔溃疡、牙髓炎等五官科疾病，过敏性紫癜、接触性皮炎、湿疹等皮肤科疾病，发热、脑炎、肺炎、糖尿病等疾病。

复方大承气汤《中西医结合治疗急腹症》

【组成】炒莱菔子30克，厚朴15克，枳实15克，木香10克，大黄15～30克（后下），芒硝15～30克（冲服），赤芍15克。

【用法】水煎服，可用胃管注入或灌肠。

【功效】通里攻下，行气活血。

【适应证】单纯性肠梗阻，属于阳明腑实而气胀较明显者。

【方解】复方大承气汤由大承气汤（枳壳易枳实）加炒莱菔子、桃仁、赤芍而成，其中重用厚朴、炒莱菔子，以下气除胀；更配枳壳、大黄、芒硝，荡涤积滞而除梗阻；赤芍活血化瘀，兼能润肠，既助诸药泻结，又可防止梗阻导致局部血瘀引起组织坏死。故本方行气导滞、活血祛瘀作用较大承气汤强，适用于单纯性肠梗阻而气胀较重者，并可预防梗阻导致局部血瘀气滞引起的组织坏死。

【临床应用】临床可用于单纯性肠梗阻及粘连性肠梗阻，肠腔积液少者。实验提示本方有预防术后腹腔粘连的作用。

大陷胸汤《伤寒论》

【组成】大黄10克，芒硝10克，甘遂1克。

【用法】水煎，每日1剂，分2次服用。

【功效】泻热逐水。

【适应证】水热互结之结胸证。症见心下疼痛，拒按，按之硬，或从心下至少腹硬满疼痛，手不可近。伴见短气烦躁，大便秘结，舌上燥而渴，日晡小有潮热，舌红，苔黄腻或兼水滑，脉沉紧或沉迟有力。

【方解】本方因表邪未解而误下，或因误下而邪气内陷，热邪与水饮搏结于胸膈所致。治疗以泻热逐水为主。水热内结，气不得通，轻则但见心下硬满而痛，甚则从心下至少腹硬满而痛不可近；腑气不通，故大便秘结；邪热与水饮互结，津液不能上承，故舌燥口渴；此时燥热已累及阳明，因水热互结，故日晡小有潮热；方中甘遂攻逐水饮，泻热破结，为君药。大黄、芒硝荡涤肠胃，泻结泄热，润燥软坚，为臣、佐之用。

【临床应用】 临床可用于急性胰腺炎、急性胆囊炎、急性肠梗阻、渗出性胸膜炎等属水热互结者。

动物实验发现,大陷胸汤能减轻重症急性胰腺炎大鼠的炎症反应,其作用可能是通过促进胃肠蠕动从而促进毒素的排出,减轻内毒素血症及其引发的细胞因子释放。亦有研究发现,大陷胸汤在急腹症和胸膜渗出液方面有提高免疫能力的作用,用药后呈现逐渐减少渗出液,减轻腹膜刺激疼痛症状;可促进胃肠蠕动、促进胃肠排空;对大肠杆菌变形杆菌、金黄色葡萄球菌、革兰阴性菌均有抑制作用,具有良好的抗感染作用;有类似速尿的利尿作用,可能与其抑制肾小管对 Na^+、K^+ 重吸收有关。因此可以治疗急性肾衰竭和肺水肿,促进闭尿动物排尿,减少尿毒性胸腹水;促进利尿从而加速毒物的排泄,减轻 H^+、Cl_2 对肾脏的损害程度,对肾脏具有某种保护性作用;促进再生或加强肾组织的防卫功能,增强小鼠腹腔巨噬细胞的吞噬功能,对机体非特异性免疫功能有增强作用。

若胸中硬满而痛,项强如柔痉状,邪结部位偏上,可在大陷胸汤基础上加葶苈子、杏仁以泻肺,并将汤剂改作丸,用白蜜煎服,取缓攻之意。

本方与大承气汤虽同为寒下峻剂,都用大黄、芒硝以泻热攻下,但二方主治证之病因、病位不同,故其配伍及用法均有差异。尤恰在《伤寒贯珠集》中曾说:"大陷胸与大承气,其用有心下、胃中之分。以愚观之,仲景所云心下者,正胃之谓,所云胃中者,正大小肠之谓也。胃为都会,水谷并居,清浊未分,邪气入之,夹痰杂食,相结不解,则成结胸。大小肠者,精华已去,糟粕独居,邪气入之,但与秽物结成燥粪而已。大承气专主肠中燥粪,大陷胸并主心下水食;燥粪在肠,必借推逐之力,故需枳、朴;水饮在胃,必兼破饮之长,故用甘遂。且大承气先煮枳、朴,而后纳大黄;大陷胸先煮大黄,而后内诸药。夫治上者制宜缓,治下者制宜急,而大黄生则行速,熟则行迟,盖即一物,而其用又不同如此。"

第二节　温　下

大黄附子汤 《金匮要略》

【组成】 大黄9克,附子15克,细辛3克。

【用法】水煎，每日 1 剂，分 2 次服用。

【功效】温里散寒，通便止痛。

【适应证】寒积里实证。症见腹痛便秘，胁下偏痛，发热，手足厥冷，舌苔白腻，脉弦紧。

【方解】本证因寒邪与积滞互结于肠道所致。治疗以温里散寒，通便止痛为主。寒为阴邪，其性收引，寒入于内，阳气失于温通，气血被阻，故见腹痛；寒邪阻于肠道，传导失职，故大便不通；寒邪凝聚于厥阴，则胁下偏痛；积滞留阻，气机被郁，故发热；阳气不能布达四肢，则手足厥逆；舌苔白腻，脉弦紧为寒实之征。治当温散寒凝以开闭结，通下大便以除积滞，立温阳通便之法。本方意在温下，故重用辛热之附子，温里散寒，止腹胁疼痛；以苦寒泻下之大黄，泻下通便，荡涤积滞，共为君药。细辛辛温宣通，散寒止痛，助附子温里散寒，是为臣药。大黄性味虽属苦寒，但配伍附子、细辛之辛散大热之品，则寒性被制而泻下之功犹存，为去性取用之法。三味协力，而成温散寒凝、苦辛通降之剂，合成温下之功。

【临床应用】临床上主要用于胆囊炎、阑尾炎、肠梗阻、尿毒症等属寒积者。

根据大黄附子汤方药组成，温热药如附子三枚约 15 克，细辛二两约 6 克，寒凉药如大黄三两约 9 克，其中附子、大黄、细辛的用量比例关系是 5∶3∶2，故其用寒热药剂量比例为主导，主治寒结证。用附子、细辛用量之和倍于大黄，方药配伍取大黄通下而不助寒，用附子、细辛温阳而不燥化。

大黄附子汤方中仅有 3 味，作用似有单薄，合方应用是提高疗效的最佳选择。如夹气虚者，可与理中丸合方应用；若夹气滞者，可与厚朴生姜半夏甘草人参汤合方应用；若寒甚者，可与四逆汤合方应用；若夹气郁者，可与四逆散合方应用；若夹血虚者，可与当归散合方应用。腹痛甚，喜温，加肉桂温里祛寒止痛；腹胀满，可加厚朴、木香以行气导滞；体虚或积滞较轻，可用制大黄，以减缓泻下之功；如体虚较甚，加党参、当归以益气养血。

三物备急丸《金匮要略》

【组成】大黄 30 克，干姜 30 克，巴豆 30 克。

【用法】研末成丸，温水吞服。

【功效】攻逐寒积。

【适应证】寒实冷积内停。症见心腹卒暴胀痛，痛如锥刺，气急口噤，大便不通。

【方解】本证是由饮食自倍，寒积内停，上焦不行，下脘不通所致，治疗以攻逐寒积为主。方用巴豆辛热峻下，开通闭塞；干姜辛热，温中暖脾；大黄苦泄通降，一以制巴豆辛热之毒，一以协巴豆泄下通腑，且大黄之寒，得巴豆、干姜之热，则其性大减。故三药配用，共奏攻逐寒积之功。

【临床应用】临床上三物备急丸可用于治疗肠梗阻、术后肠麻痹、严重胃肠功能障碍、急性胰腺炎、急性阑尾炎、急性腹膜炎、寒结肠胃急腹症、胆总管结石、慢性非特异性溃疡性结肠炎等消化系统急腹症中属于寒积内停证。

实验表明，三物备急散对小鼠不但有泻下作用，而且选择在酉时治疗，不仅可使药效得到最大限度的发挥，还可尽可能少地干扰人体正常生理节律的基础上减轻或免除药物的不良反应；三物备急丸具有减弱肠肌痉挛性收缩的作用，以及显著的抗腹腔手术后腹腔粘连的作用。

孕妇、年老体虚者，温暑热邪所致的暴急腹痛，均不能使用。

三物备急丸主要用于寒结肠胃之中恶之证，即指由于寒邪侵袭以致忽然出现胸腹胀满，剧痛如锥刺，气急牙关紧闭等症。多因饮食失调、过食生冷或暴饮暴食致食停肠胃、寒结于中，以致上焦不行，下脘不通，故卒然心腹胀痛，甚则气急、口噤、暴厥。当此之时，非巴豆峻剂不能开其阳，非大黄之荡涤不能消其食，再加干姜以守中，使邪去而脾阳不伤。此方配伍精当，辨证不误，用之甚效。

近年有用本方制成栓剂塞肛，以减其峻猛之力，不失为可供临床应用之良法。其栓剂制作法：三药等量，将大黄、干姜研成细粉；巴豆去壳，捣仁为泥，去油成霜呈微黄色；三药合匀，炼蜜为栓丸，每含生药 1～2 克，置密闭容器中贮存备用，勿使泄气，勿令干燥。用法：凡寒结肠胃之中恶证，即可取药 1 枚，塞入肛门 2 厘米深处，可适当泻下而愈，若不泻再入 1 枚。必须强调的是，制栓丸时需将巴豆去尽其油以成霜，方可配制；凡用此栓，应除外急腹症，确属寒结肠胃之中恶者，方可用之。

温脾汤《备急千金要方》

【组成】大黄 15 克，当归 9 克，干姜 9 克，附子 6 克，人参 6 克，芒硝 6 克，甘草 6 克。

【用法】水煎，每日 1 剂，分 2 次服用。

【功效】攻下冷积，温补脾阳。

【适应证】阳虚寒积证。症见腹痛便秘，脐下绞结，绕脐不止，手足不温，苔白不渴，脉沉弦而迟。

【方解】本证多由脾阳不足，阴寒内盛，寒积中阻所致。治疗方法以攻下冷积，温补脾阳为主。寒实冷积阻于肠间，腑气不通，故便秘腹痛、绕脐不止；脾阳不足，四末失于温煦，则手足不温；脉沉弦而迟，是阴盛里实之征。本方证虽属寒积便秘，但脾阳不足是为致病之本，若纯用攻下，必更伤中阳；单用温补，则寒积难去，惟攻逐寒积与温补脾阳并用，方为两全之策。方中附子配大黄为君，用附子之大辛大热温壮脾阳，解散寒凝，配大黄泻下已成之冷积。芒硝润肠软坚，助大黄泻下攻积；干姜温中助阳，助附子温中散寒，均为臣药。人参、当归益气养血，使下不伤正为佐。甘草既助人参益气，又可调和诸药为使。诸药协力，使寒邪去，积滞行，脾阳复。

【临床应用】临床主要用于急性肠梗阻、慢性肾功能不全、胆道蛔虫病等证属寒积内停者。

有实验研究采用高效毛细管电泳法测定了温脾汤中乌头碱及大黄游离蒽醌的含量，结果显示温脾汤中附子应先煎，而大黄宜后下。且实验发现，温脾汤可以改善慢性肾衰竭进展的不利因素；减轻系膜增殖及细胞因子表达；抑制核转录因子、内皮依赖性舒张因子、氧自由基活性；促进细胞凋亡；调节脂质、蛋白质代谢；改善血液流变学等。

若腹中胀痛者，加厚朴、木香以行气止痛；腹中冷痛，加肉桂、吴茱萸以增强温中祛寒之力。

本方与大黄附子汤同属温下剂，都能主治寒积便秘。本方是由脾阳不足，中气虚寒，而致冷积内停，证属虚中夹实，故方中配以干姜、人参、甘草以顾护中阳；大黄附子汤为寒积里实证，证实无虚，故配细辛辛温宣通，助附子散寒止痛。

第三节　润　下

麻子仁丸《伤寒论》

【组成】麻子仁 500 克，芍药 250 克，枳实 250 克，大黄 500 克，厚朴 250 克，杏仁 250 克。

【用法】研末，蜜炼成丸，每次 6~9 克，温水送服。

【**功效**】润肠泻热，行气通便。

【**适应证**】肠胃燥热，脾约便秘证。症见大便干结，小便频数，苔微黄少津。

【**方解**】本证多由胃有燥热，脾津不足所致。治疗以润肠泻热，行气通便为主。《伤寒论》称之为"脾约"。成无己提出："约者，约结之约，又约束也。经曰：脾主为胃行其津液者也，今胃强脾弱，约束津液不得四布，但输膀胱，致小便数而大便硬，故曰其脾为约。"方中麻子仁性味甘平，质润多脂，功能润肠通便，是为君药。杏仁上肃肺气，下润大肠；白芍养血敛阴，缓急止痛为臣。大黄、枳实、厚朴即小承气汤，以轻下热结，除胃肠燥热为佐。蜂蜜甘缓，既助麻子仁润肠通便，又可缓和小承气汤攻下之力，以为佐使。

本方即小承气汤加麻子仁、杏仁、芍药、蜂蜜而成，但大黄、厚朴的用量减少，增加了质润的火麻仁、杏仁、芍药、白蜜等，一则益阴增液以润肠通便，腑气通，津液行，二则甘润减缓小承气攻下之力。本方具有下不伤正、润而不腻、攻润相合的特点，以达润肠、通便、缓下之功，使燥热去，阴液复，而大便自调。

【**临床应用**】临床上主要用于习惯性便秘、痔疮便秘、肛门手术后大便燥结等属肠胃燥热，津液不足者。

本方临床上虽常用于治疗年老体弱、津枯血亏或脾气虚弱之便秘，但尿频亦是本方方证之一，故可用于治疗糖尿病尿频患者。本方既无大承气汤峻下之虞，又无小承气汤轻下之不足，其作用当介于大承气汤与小承气汤之间，作用缓和，是肛肠科理想的缓下剂，可作为痔疮、肛瘘、肛裂、直肠脱垂或相关手术后的辅助用药，可有效防止因大便干结引起的痔核破损，特别是防止肛肠疾病术后第一次排便引起的疼痛和出血，同时又有效地防止了痔疮、肛瘘、肛裂、肛周脓肿等并发症的发生，缩短了愈合期。本方传统剂型为丸剂，由于其用量大，服用不便，崩解、释放、吸收亦缓慢。近年来，对本方的剂型进行了探索和改革，主要有麻子仁片剂、麻仁软胶囊、麻子仁乳剂和麻仁润肠口服液等新剂型，并取得良好疗效。

痔疮便秘者，可加桃仁、当归以养血和血，润肠通便；痔疮出血属胃肠燥热者，可酌加槐花、地榆以凉血止血；燥热伤津较甚者，可加生地黄、玄参、石斛以增液通便。本方虽为润肠缓下之剂，但含有攻下破滞之品，津亏血少者，不宜常服，孕妇慎用。

五仁丸《世医得效方》

【组成】桃仁 50 克，杏仁 50 克，松子仁 7 克，柏子仁 25 克，郁李仁 5 克，陈皮 200 克。

【用法】研末，蜜炼成丸，温水吞服。

【功效】润肠通便。

【适应证】津枯肠燥证。症见大便艰难，以及年老、产后血虚便秘，舌燥少津，脉细数。

【方解】方中杏仁质润多脂，润燥通便，且降肺气而利大肠传导，为君药。桃仁润燥滑肠，活血散结，助杏仁润肠并畅气血，为臣药。柏子仁质润性滑，善治虚秘；郁李仁润燥开结降气，"专治大肠气滞，燥涩不通"（《用药法象》）；松子仁润五脏，悦脾润肠；重用陈皮理气行滞，使气行浊降，此四味共为佐药。蜜炼为丸，以助润下之力，为使药。诸药合用，共奏滋液润燥，润肠通便之功。

【临床应用】临床主要用于习惯性便秘、痔疮便秘属津亏肠燥者，亦可用于便秘型肠易激综合征，并已取得较好疗效。若津液亏损较甚者，加玄参、生地黄、麦冬；热重可加黄连、蒲公英；胀痛拒按、舌暗红或有瘀斑、脉涩，加丹参、乳香、没药；嗳气或因情志不畅易诱发，加柴胡、白芍药、香附；气虚加党参、黄芪。孕妇慎用。

五仁丸和麻子仁丸均为润肠通便之剂，但五仁丸集富含油脂的果仁于一方，配伍理气行滞的陈皮，润下与行气相合，以润燥滑肠为用，善治津亏肠燥便秘；麻子仁丸以麻子仁、杏仁、蜂蜜、白芍益阴润肠为主，善于治疗肠胃燥热，脾津不足之脾约便秘。

黄芪汤《金匮翼》

【组成】黄芪 15 克，火麻仁 15 克，白蜜 15 克，陈皮 15 克。

【用法】水煎，每日 1 剂，分 2 次服用。

【功效】补气健脾，润肠通便。

【适应证】气虚性便秘。大便并不硬，虽有便意，但排便困难，便后乏力，面白神疲，脉弱。

【方解】黄芪补脾肺之气，为君；陈皮理气健脾，为臣；火麻仁、白蜜润肠通便，为佐使。

【临床应用】临床上可用于肠梗阻、肠易激综合征等属于气虚便秘者。若气虚较甚，可加人参、白术；若排便困难，腹部坠胀者，可合用补中益气汤益气举陷；若气短懒言，多汗少动者，可加用生脉散补肺益气；若脘腹痞痛，纳呆便溏，舌苔白腻者，可加白扁豆、生薏苡仁、砂仁，或重用生白术以健脾祛湿通便。

第四节　攻下逐水

十枣汤《伤寒论》

【组成】芫花 1.5 克，大戟 1.5 克，甘遂 1.5 克，大枣 10 枚。

【用法】三药等分为末，每服 1 克，清晨空腹大枣 10 枚煎汤送服。

【功效】攻逐水饮。

【适应证】水饮壅盛证。症见咳唾胸胁引痛，心下痞硬，干呕短气，头痛目眩，胸背掣痛不得息，舌苔白滑，脉沉弦；或一身悉肿，尤以身半以下肿甚，腹胀喘满，二便不利。

【方解】本证多由水饮壅盛于里，停于胸胁，或水饮泛溢肢体所致。治疗以攻逐水饮为主。水停胸胁，气机阻滞，故胸胁作痛；水饮上迫于肺，肺气不利，故咳唾引胸胁疼痛，甚或胸背掣痛不得息。饮为阴邪，随气流动，停留心下，气结于中，故心下痞硬胀满、干呕短气；饮邪上扰清阳，故头痛目眩；饮邪结聚，胸胁疼痛，故脉沉弦。水饮泛溢肢体，内聚脘腹，三焦水道受阻，故一身悉肿、腹胀喘满、二便不利。方中甘遂善行经隧水湿，是为君药。大戟善泄脏腑水湿，芫花善消胸胁伏饮痰癖，均为臣药。大枣为使药。

【临床应用】本方临床常用于治疗渗出性脑膜炎、结核性胸膜炎、肝硬化、慢性肾炎所致的胸水、腹水或全身水肿，以及晚期血吸虫病所致的腹水等属水饮内停里实证者。

药理实验证实，甘遂能刺激肠管，增加肠蠕动，可发生炎性充血；大戟能刺激肠管，引起肠管蠕动增强，减少内容物在肠内的停留时间及水分的吸收，其煎剂或醇浸液可对大鼠实验性腹水产生明显利尿作用。毒理实验显示：大戟对人和家畜有强烈的毒性，为峻泻剂，有强烈刺激性，接触皮肤引起皮炎，口服可引起口腔黏膜及咽部肿胀、疼痛、剧烈呕吐、腹痛、腹泻、严重者脱水、电解质紊乱、虚脱、肾功能不良，甚至发生肾衰竭，毒性吸收入血侵犯中枢神经时可引起眩晕、昏迷、痉挛、瞳孔散大，最后因呼吸困难而死亡。芫花在引起动物利尿时常引起腹泻，毒性较甘遂、大戟为大。大戟、芫花、甘遂经醋制可增加药效，减低毒性，更好地发挥峻下遂水之效。

本方作用峻猛，只可暂用，不宜久服。若精神胃纳俱好，而水饮未尽去者，可再投本方；若泻后精神疲乏，食欲减退，则宜暂停攻逐；若患者体虚邪实，又非攻不可者，可用本方与健脾补益剂交替使用，或先攻后补，或先补后攻。使用本方应注意四点：一是三药为散，大枣煎汤送服；二是于清晨空腹服用，从小量开始，以免量大下多伤正，若服后下少，次日加量；三是服药得快利后，宜食糜粥以保养脾胃；四是年老体弱者慎用，孕妇忌服。

以往有报道称，本方应用于结核性或渗出性胸膜炎，强调十枣汤为峻攻逐水之剂，是治疗中医悬饮、水肿的良方。方中芫花善攻胸腔水饮；甘遂、大戟善泄脏腑水湿，三药配合，攻下之力更猛，而且三药均有毒性，故以大枣扶正补脾、益气护胃，以缓解诸药之毒性，减少其不良反应，冀以攻不伤正。

使用本方时应注意几点要求：①清晨空腹服用；②服药 2 小时左右，下泻水样便一般 5～7 次，若仅有 1～2 次，则表明剂量不足，次日可适当增加剂量再服 1 次；③体弱者少用，孕妇禁用；④对干性胸膜炎无效，并认为本方排除胸腔积液相当于西医的胸腔穿刺抽液疗法，且比穿刺疗法具有快速、经济、简便及减轻患者痛苦等优点，尤其是可使积液者病情较少反复。但应指出的是，本方只是一种对症疗法，仍须配合抗结核药或相应的抗菌药物治疗，以巩固和提高疗效。

控涎丹《三因极一病证方论》

【组成】甘遂、紫大戟、白芥子各等分。

【用法】研末成丸，如绿豆大，每服 1～3 克，晨起以温开水送服。

【功效】祛痰逐饮。

【适应证】痰伏胸膈证。症见忽然胸背、颈项、腰胯隐痛不可忍，内连筋骨，牵引钓痛，坐卧不宁，走易不定，或头痛不可举，昏倦多睡，饮食无味，痰唾稠黏，夜间喉中多有锯声，以及手脚沉重，腿冷痹麻，气脉不通等。

【方解】本方与十枣汤均有攻逐水饮之功，用治水饮内停之证。但本方乃十枣汤中去芫花、大枣，加白芥子组成。白芥子辛温，善治皮里膜外、胸膈间之痰涎。与甘遂、大戟合用，则擅长于祛痰逐饮，且改丸剂应用，其力较缓，用治痰涎水饮停于胸膈，而见胸胁隐痛、舌苔黏腻、脉弦滑；十枣汤则专以泻水逐饮为用，主治水饮停于胸腹，而见胸胁疼痛、舌苔白滑、脉沉弦，以及水肿腹胀实证。

【临床应用】现常用于治疗颈淋巴结核、淋巴结炎、胸腔积液、腹水、精神病、关节痛、慢性支气管炎、哮喘等属痰涎水饮内停胸膈者。体气虚弱者应当慎用。

此方来自于"十枣汤"，其力略逊，但不少医家常喜用，特别是朱良春，其观点很全面，值得研究。朱老在临床广为应用本方，如治疗癫痫、胁痛、颈项、腰背、筋骨牵引灼痛，流注不定，或手足冷木，气脉不通；或喉中结气，似若梅核，时有时无，冲喉闷绝，偏身起筋块，如瘤如栗，皮色不变，不疼不痛，但觉发麻；或自溃串烂，流水如涎，经年不愈，有若漏管；并治瘰疬贴骨，鱼口便毒，一切阴疽。他还指出使用控涎丹"在辨证和剂量上要掌握得当，始获满意疗效，必须凭脉辨证，相体论治，权衡活变"。

本方药少简明，但作用特别，几乎涉及神经、内分泌、免疫等系统，对其功能都具有强大的调节和促进作用。方中的三味药对性器官发育不良、性功能衰退有良好效果，并对细胞生长、繁殖及代谢功能有很强的调节作用。

舟车丸 《景岳全书》

【组成】黑丑120克（研末），甘遂30克（煨），芫花30克（醋），大戟30克（醋），大黄60克，青皮15克，陈皮15克，木香15克，槟榔15克，轻粉3克。

【用法】研末，成丸吞服。

【功效】行气逐水。

【适应证】水热内壅，气机阻滞证。症见水肿水胀，口渴，气粗，腹坚，大小便秘，脉沉数有力。

【方解】本方系十枣汤加减而成，其中去大枣使本方专于攻邪；加黑丑、大黄泻热通腑，青皮、陈皮、木香、槟榔行气破结，轻粉通窍利水。全方意在泻热通便、行气逐水，使水热之邪从二便分消，故本方峻下之力比十枣汤强，但剂之以丸，为峻剂缓用。

【临床应用】临床上可用于原发性肝癌、肝硬化等水肿患者。本品为攻逐水饮之峻剂，若水肿属阴水者禁用；本方含大量峻下逐水、行气破滞之品，有碍胎气，故孕妇忌用；方中甘遂、大戟、芫花及轻粉都有一定的毒性，不可过量久服；本药苦寒，易伤脾胃，应须时时注意脾胃之气，饮食清淡，宜用低盐饮食，注意用药后对脾胃的调理；服药时应从小剂量开始，逐渐加量为妥。

己椒苈黄丸《金匮要略》

【组成】防己 30 克，椒目 30 克，葶苈子 30 克，大黄 30 克。

【用法】研末成丸，吞服。

【功效】攻逐水饮。

【适应证】水饮内停，郁而化热，积聚肠间之证。症见水饮积聚脘腹，肠间有声，腹满便秘，小便不利，口干舌燥，脉沉弦。

【方解】水走肠间，一则阻滞气机，使腑气不通；二则使水不化津，津不上传；三则病及肺，使肺不能通调水道，往下输送到膀胱，故患者腹满便秘。本方中防己、椒目、葶苈子均可以利水。其中防己长于清湿热，椒目消除腹中水气，葶苈子能泄降肺气、消除痰水，大黄能泻热通便。

【临床应用】临床常用于治疗肝硬化腹水、肺源性心脏病、肺性脑病、幽门梗阻、肠梗阻、急性胰腺炎、哮喘等病症。渴者可加芒硝。本方泻下力颇强，如饮邪停滞属虚证者不可滥用。

第五节 攻补兼施

黄龙汤《伤寒六书》

【组成】大黄 9 克，芒硝 12 克，枳实 6 克，厚朴 3 克，当归 9 克，人参 6 克，甘草 3 克。

【用法】加生姜 3 片，大枣 2 枚，煎之，后再加桔梗，每日 1 剂，分 2 次温服。

【功效】攻下通便，补气养血。

【适应证】阳明腑实，气血不足证。症见自利清水，色纯清，或大便秘结，脘腹胀满，腹痛拒按，身热口渴，神疲少气，谵语，甚则循衣摸床，撮空理线，舌苔焦黄或焦黑，脉虚。

【方解】本证多由邪热燥屎内结，腑气不通，气血不足所致。治疗以攻下通便，补气养血为主。邪热燥屎内结，腑气不通，故见大便秘结，脘腹胀满，腹痛拒按，身热口渴，舌苔焦黄或焦黑；素体不足，或耗伤气血，故见神疲少气，脉虚；邪热炽盛，内扰神明，故见谵语，甚则循衣摸床，撮空理线。方中大黄、芒硝、枳实、厚朴（大承气汤）攻下热结，荡涤肠热；当归、人参益气补血、扶正祛邪；桔梗开宣肺气，以助大黄通腑；姜、枣、草补益脾胃。桔梗与大黄配伍，上宣下通，肺与大肠相表里，欲通胃肠，必先开宣肺气。九药合用，既攻下热结，又补益气血，使祛邪不伤正，扶正不留邪。

【临床应用】本方临床常用于治疗伤寒、副伤寒、流行性脑脊髓膜炎、乙型脑炎、老年性肠梗阻等属于阳明腑实，兼气血不足者。气血虚者，去芒硝，加大人参、当归的用量。

新加黄龙汤 《温病条辨》

【组成】细生地黄 15 克，生甘草 6 克，人参 4.5 克，生大黄 9 克，芒硝 3 克，玄参 15 克，麦冬 15 克，当归 4.5 克，海参 2 条，姜汁 6 匙。

【用法】水煎，每日 1 剂，分 2 次服用。

【功效】泻热通便，滋阴益气。

【适应证】热结里实，气阴不足证。症见大便秘结，腹中胀满而硬，神疲少气，口干咽燥，唇裂舌焦，苔焦黄或焦黑燥裂。

【方解】方中大黄、芒硝急下燥热以存阴；人参、当归补益气血；麦冬、生地黄、玄参、海参增阴养液；姜汁、大枣、甘草固护胃气，调和诸药；桔梗开宣肺气，通调胃肠。全方泻热通便与滋阴益气并行为治，使正气得运，阴血得复，则药力得行，大便可通，邪热自平。本方主治热结里实，应下失下，正气久耗，阴液耗竭尤重，故方用调胃承气汤以缓下热结，并重用养阴增液之品，使之增水行舟，兼顾气阴之虚。

【临床应用】新加黄龙汤被广泛运用于临床各科。儿科方面，张芝等运用新加黄龙汤治疗小儿痄腮属于阳明热结，气阴两虚证者，收到良好疗效；外科方面，杨立成等运用新加黄龙汤加减治疗肛裂 61 例，效果显著，刘金生用新加黄龙汤治疗粘连性肠梗阻（单纯性）84 例，效果较好，并分析该方既能治疗肠梗阻，又能纠正水电解质紊乱及补充部分营养，临床可以观察到肠梗阻较易解除，脱水与电解质紊乱较易纠正，愈合较好；内科方面，叶海东等通过用新加黄龙汤加减治疗老年性气阴两虚型便秘且能取得良好疗效的治疗结果；崔灵芝等用黄龙汤加减治疗 30 例中晚期癌症便秘患者，获得较好的疗效；眼科方面，李天德采用新加黄龙汤治疗抗生素治疗无效的麦粒肿扩散、眼眶蜂窝织炎、泪腺炎 36 例，有效率 100%。

黄龙汤与新加黄龙汤均为攻补兼施之剂，黄龙汤以大承气峻下热结，配伍人参、甘草、当归益气养血，主治热结较甚而兼气血不足者；新加黄龙汤用调胃承气汤缓下热结，并重用生地黄、玄参、麦冬、海参滋阴增液，人参、甘草、当归益气养血，主治热结较轻而正气不足，尤以阴液耗竭较甚者。两方同于扶正泻下之中有攻下和滋阴之偏颇。

增液承气汤《温病条辨》

【组成】玄参 30 克，麦冬 24 克，细生地黄 24 克，大黄 9 克，芒硝 4.5 克。

【用法】水煎，芒硝溶化，每日 1 剂，分 2 次服用。

【功效】滋阴增液，泻热通便。

【适应证】热结阴亏证。症见燥屎不行，下之不通，脘腹胀满，口干唇燥，舌红苔黄，脉细数。

【方解】本方主治热结阴亏，燥屎不行之证。温热之邪，最易伤津耗液，热结胃肠，津液被灼，肠腑失调，传导失常，故燥屎不行。燥屎不行，邪热愈盛，阴津渐竭，故肠中燥屎虽用下法而不通，此即《温病条辨》"津液不足，无水舟停"之证。口干舌燥，舌红苔黄，乃热伤津亏之证。根据以上病机，治当滋阴增液，泄热通便。方中重用玄参为君，滋阴泄热通便，麦冬、生地黄为臣，滋阴生津，君臣相合，即增液汤，功能滋阴清热、增液通便；大黄、芒硝泄热通便、软坚润燥。滋阴与攻下相合，使阴液得复，热结得下，正邪合治，共成"增水行舟"之剂。

【临床应用】现代主要用于治疗急性热病高热所引起的便秘、习惯性便秘、痔疮便秘、肾衰竭、大叶性肺炎及痤疮等属阴虚热结者。热结津亏、燥屎不行，属虚实夹杂之证，使用攻下剂当审慎。

本方主要用于温病后期，津液损伤后，又内有积滞的病证，也可用于痔疮日久，大便燥结不通，属热结阴亏者。偏于阴亏者，应重用玄参、麦冬、生地黄；偏于积滞者，则重用大黄、芒硝。

（徐俪颖）

理气剂是指一类能疏通气机，调整脏腑功能的方剂，具有行气止痛、疏肝解郁、和胃止呕、降逆平喘等功能。此类方剂主要用于治疗气滞和气逆之证候。

　　所谓"气滞"和"气逆"，中医理论认为是由于情志失舒，气机郁滞所致的一类病证。其主要表现为性情抑郁，情绪不宁，喜忧不常，胸胁胀痛，嗳气吞酸，气逆不顺，喉间异物感等多种表现复杂多变的症状，常散见于历代医著中的胸胁痛、梅核气、脏躁、百合病及妇女月经失调等多种疾病。

　　理气剂理应包括补气、行气、降气在内，因补气剂应用更广泛，已有另章专述。故本章根据其功能有别，作用不同，将之分为行气和降气两大类。其组成药物多属于芳香辛燥之类，易伤津耗液，使用应中病即止，不宜长服，尤其对于老年体弱、阴虚火旺、小儿及孕妇，或有崩漏、出血的患者，慎用为宜。

　　根据中医"气血学说"的理论观点，认为"气为血帅，血为气母""气滞则血瘀"。由此可见，气血之间，不但在生理上相互依存，而且在病理上也相互影响，两者关系密切，缺一不可。因此，在传统的中医治疗中，行气剂多与活血药配伍，而在活血剂中也需适当加入理气药，合理的配伍是提高疗效的关键。

　　现代药理研究证明，理气剂具有解痉、镇痛、制酸、抗溃疡、调节胃肠运动、抗血小板聚集、保护缺血心肌、止咳平喘及增强免疫力等作用。临床广泛用于慢性胃炎、胃及十二指肠溃疡、急性及慢性肠炎、胃神经官能症、慢性咽炎、睾丸炎、冠心病、中风后遗症、疝气、肝炎、抑郁症、消化不良或减肥引起的厌食症、反流性食管炎、妇女月经失调、痛经、房室传导阻滞、慢性阻塞性肺疾病及阻塞性睡眠呼吸暂停低通气综合征等的治疗。

第一节 行 气

越鞠丸《丹溪心法》

【组成】苍术、香附、川芎、神曲、栀子各等分。

【用法】研成细粉，水泛为丸，也可水煎剂服用，方中药物剂量均为 10 克。本方同名方剂约有三首。但以《丹溪心法》所记载者为常用方。

【功效】行气解郁。

【适应证】六郁证。症见胸膈痞闷，脘腹胀痛，吞酸呕恶，饮食不消。

【方解】本方是治疗气郁的代表方。主治气、血、痰、火、湿、食六种郁证，但以气郁为主。方中主药，即君药香附能行气解郁，以治气郁；川芎为血中之气药，既可活血化瘀，又可增强香附行气解郁的效果；山栀子清热泻火，以治火郁；苍术燥湿运脾，以治湿郁；神曲消食导滞，以治食郁。诸药合用，君臣佐使，各司其职，则效如桴鼓。而痰郁多由脾湿所困，也与气、火、食有关，气机得以流畅，诸郁可解，痰郁可随之而除，此乃体现治病求本之意。

【临床应用】本方治疗诸郁，均属实证。因虚而致的郁病，则应配伍补益药以扶正抗郁，不可单独使用。凡有胸膈痞闷、脘腹胀痛、泛酸呕恶、呃逆不顺、饮食不消等表现者均可使用予以治疗。亦可用于癫痫、乳癖、月经失调、阳痿、胸痹、痛经、闭经头痛等疾病。

临床广泛应用本方，重在灵活。若以气郁偏重，则重用香附，酌加木香、枳壳、厚朴等以助香附行解郁；若血郁偏重，则重用川芎，酌加赤芍、当归、桃仁、红花等以增强活血化瘀；若湿郁偏重，则重用苍术酌加茯苓、泽泻等以利湿；若食郁偏重，则重用神曲，酌加山楂、麦芽、谷芽等以消食化滞；若火郁偏重，则重用山栀子，酌加黄连、黄芩，以清热泻火；若痰郁偏重，则加用半夏、瓜蒌、陈皮等以理气化痰。

现代药理研究显示，本方具有抗抑郁、抗氧化、调整血脂水平、抗动脉硬化等作用。临床常用于脂肪肝、急性胆源性胰腺炎、胆囊切除后胆道功能障碍、慢性肝纤维化、更年期综合征、抑郁症、功能性消化不良、慢性胃炎、肠易激综合征、心脏神经官能症、反流性食管炎、消化性溃疡、盆腔炎、甲状腺囊肿、高血压、高脂血症、顽固性口腔炎、冠状动脉粥样硬化性心脏病等多种疾病的治疗。

金铃子散 《太平圣惠方》

【组成】金铃子 30 克，延胡索 30 克。

【用法】上为细末，每服 9 克，酒调下。

【功效】疏肝泄热，行气止痛。

【适应证】肝郁化火、肝气郁结、脾胃气滞、肝胃不和等引起的胸、脘、腹、胁痛以及疝气、经期腹痛等痛症。

【方解】本方是治疗气郁血滞而致诸痛的基础方剂，亦是行气泻热、活血止痛的代表方剂或常用对药。方中金铃子味苦性寒，疏肝气，泄肝火，为君药。延胡索辛苦而温，行血中气滞，气中血滞，为臣药。二味相配，一泄气分之热，一行血分之滞，使肝火得清，气机通畅，则诸痛自愈。

【临床应用】金铃子散历史悠久，组方精简，疗效确切，李时珍也曾高度评价该方："用之中的，妙不可言，方虽小制，配合存神，却有取效之功，勿以淡而忽之。"现代药理研究表明，本方具有镇痛、抗炎作用。临床上内科广泛用于慢性胃炎、上消化道溃疡、慢性肝炎、胆囊炎、冠心病心绞痛、肋间神经痛、胆道蛔虫症等疾病。妇科疾病中痛经、慢性盆腔炎、子宫内膜异位症、乳腺增生症等亦有良好效果。

方中金铃子即川楝子，其性苦寒，有小毒，入汤剂常用量为 3 ～ 9 克，若大量使用 1 ～ 2 小时内即可出现消化不良反应，严重者可发生急性中毒性肝炎。另外该药体内排泄缓慢，容易发生蓄积性中毒，故临床应用时不宜重剂量或者长期服用。

天台乌药散 《圣济总录》

【组成】天台乌药，木香，小茴香，青皮，高良姜，槟榔，川楝子，巴豆。

【用法】上八味，先将巴豆微打破，同川楝子用麸炒黑，去巴豆及麸皮不用，合余药共研为末，和匀，每服 3 克，温酒送下。

【功效】行气疏肝，散寒止痛。

【适应证】肝经寒凝气滞证。症见小肠疝气，少腹引控睾丸而痛，偏坠肿胀，或少腹疼痛。

【方解】本方为寒凝经脉、气机阻滞的常用方。张景岳谓"治疝必先治气"，故治疝之法总不离乎理气疏肝、行气散寒之法。方中乌药辛温，入厥阴肝经，行气疏肝，散寒止痛，为君药。青皮疏肝理气，小茴香暖肝散寒，高良姜散寒止痛，木香行气止痛，四药辛温芳香，合而用之，加强乌药行气疏肝、散寒止痛之功，共为臣药。槟榔行气导滞，直达下焦而破坚；苦寒之川楝子与辛热之巴豆同炒，去巴豆而用川楝子，既可制其苦寒之性，又增其行气散结之力，共为佐使药。诸药合用，使寒凝得散，气滞得疏，肝络调和，则疝痛自愈。

【临床应用】本方是治疗小肠疝气的一首常用处方。据现代药理研究，乌药、高良姜、小茴香、木香等药中含多种挥发油，有较强的促进肠蠕动、止痛作用；川楝子含挥发油性脂肪酸，也有较好的止痛效果。因而本方对于疼痛性病症较为适用。临床多用于与生殖系统相关的疾病，如睾丸炎、附睾炎、精索炎、睾丸鞘膜积液、小肠疝气、附件炎等，对于胃及十二指肠溃疡、慢性胃炎以及肠道的某些痉挛绞痛也有很好的疗效。

方中巴豆峻烈有大毒，故用量不宜过大。若误食或过量服用后易发生强烈的口腔炎、咽喉炎，剧烈腹痛，水泻或黏液血便，脉搏快而弱，血压下降，面色发绀，甚至出现休克。《药对》曰：中其（巴豆）毒者，以冷水、黄连水、大豆汁解之。巴豆中毒，民间常以绿豆汤、豆汁或冷米汤等解救。

橘核丸《济生方》

【组成】橘核 9 克（炒），海藻 9 克（洗），昆布 9 克（洗），海带 9 克（洗），川楝子 9 克（去肉，炒），桃仁 9 克（麸炒），厚朴 6 克（去皮），姜汁 6 克（炒），木通 6 克（麸炒），枳实 6 克（麸炒），延胡索 6 克（炒，去皮），肉桂心 6 克（不见火），木香 6 克（不见火）。

【用法】为细末，酒糊为丸，如梧桐子大，每服 70 丸（9 克），空心，温酒盐汤送下。

【功效】行气止痛，软坚散结。

【适应证】寒湿疝气。症见睾丸肿胀偏坠或坚硬如石，或痛引少腹。

【方解】本方证以阴囊持续肿胀为特征，前人称为"㿗疝"，由寒湿内侵肝经，以致厥阴肝经气血郁滞所致。方中橘核味苦辛，入肝行气，散结止痛，是治疝之要药，为方中君药。川楝子入厥阴气分行气而止痛；桃仁入厥阴血分，活血散结以消肿；海藻、昆布、海带软坚散结而消肿胀，共为臣药。君臣相配，行肝经气血之郁滞而散结止痛。延胡索活血散瘀；木香行气散结；厚朴下气除湿；枳实行气破坚；肉桂温肝肾而散寒凝；木通通利血脉而除湿，均为佐使药。诸药合用，可直达肝经，共奏行气活血、散寒除湿、软坚散结之功，使气血调畅，寒湿得除，则睾丸肿胀坚硬诸症自行缓解。

【临床应用】本方是治疗"㿉病"的常用方。古代有四种㿉病：卵核肿胀，偏有大小；或坚硬如石；或引脐腹绞痛，甚则阴囊肿胀；或成疮毒，轻则时出黄水，甚则成痈溃烂。方中君药橘核的药用历史悠久，在 1963 年就被《中华人民共和国药典》收录。现代药理研究显示，橘核具有镇痛抗炎、抗肿瘤、清除亚硝酸盐等作用。现代多用于腹股沟斜疝、睾丸鞘膜积液、急慢性睾丸炎、睾丸结核、附睾炎、精索静脉曲张、男性不育症等。妇科常用于乳腺增生病、子宫内膜异位症、输卵管阻塞性不孕等。若寒甚者，可酌加小茴香、吴茱萸等以增强其散寒止痛之功；瘀肿重者，可酌加三棱、莪术等以祛瘀止痛；寒湿化热，阴囊红肿痒痛者，可去肉桂，酌加黄柏、土茯苓、车前子等以清利湿热。

瓜蒌薤白白酒汤《金匮要略》

【组成】瓜蒌实 12 克，薤白 12 克，白酒适量。

【用法】三味同煮，取二升，分温再服。

【功效】通阳散结，行气祛痰。

【适应证】胸痹。症见胸部闷痛，甚至胸痛彻背，喘息咳唾，短气，舌苔白腻，脉沉弦或紧。

【方解】本方为治疗胸痹的专用方剂。方中瓜蒌实为君，理气宽胸、涤痰散结，该药擅长利气散结以宽胸，并可稀释软化稠痰以通胸膈痹塞。薤白为臣，通阳散结、行气止痛。因本品辛散苦降，温通滑利，善散阴寒之凝滞，行胸阳之壅结，故为治胸痹之要药。瓜蒌实配伍薤白，既祛痰结，又通阳气，相辅相成，为治疗胸痹的常用对药。佐以白酒，辛散温通、行气活血，既轻扬上行而助药势，又可加强薤白行气通阳之力。

【临床应用】本方是治疗胸阳不振，气滞痰阻之胸痹的常用方。现代药理研究显示，本方具有扩张血管、抗缺氧、抑制心脏、保护缺血心肌、抑制血小板聚集、降低血液黏度、改善脂质代谢、抗肺纤维化等作用。临床最常用于治疗冠心病之心绞痛。也可用于非化脓性肋软骨炎、胸膜炎、慢性支气管炎、肋间神经痛等疾病。方中白酒用量，当视患者酒量而定，一般可用 30～60mL，不宜过多，不能饮酒者可免用白酒。

良附丸《良方集腋》

【组成】高良姜9克（酒洗七次，焙干），香附子9克（醋洗七次，焙干）。

【用法】二药各研各贮。用时以米饮汤加入生姜汁一匙，盐一撮，为丸服之。

【功效】疏肝理气，祛寒止痛。

【适应证】气滞寒凝证。症见胃脘疼痛，胸闷胁痛，畏寒喜热，以及妇女痛经等。

【方解】本方为气滞寒凝之胃痛的代表方剂。方中高良姜味辛大热，温中暖胃、散寒止痛，且用酒洗，以增强其散寒之力。香附疏肝开郁、行气止痛，且用醋洗，加强入肝行气止痛之功。两药相配，一散寒凝，一行气滞，共奏行气疏肝、散寒止痛之功。

【临床应用】良附丸药虽两味，但却是治疗肝郁寒凝胃痛的良方。现代多用于慢性胃炎、胆汁反流胃炎、上消化道溃疡病、慢性胆囊炎、胃肠神经症、肋间神经痛、泌尿系结石、痛经等病。

关于本方的药物用量，原文中明确指出："如病因寒而得者，用高良姜二钱，香附末一钱。如病因怒而得者，用高良姜一钱，香附末二钱。如病因寒怒兼有者，用高良姜一钱五分，香附末一钱五分。"近世秦伯未亦云："一般用量大多相等，取其互相协助，但因寒而得者，良姜可倍于香附，因气而得者，香附可倍于良姜。"因此，临床应用本方时应视其气滞与寒凝之轻重而变更二药的用量。原方用法中特别强调，二味须要各焙、各研、各贮，其目的显然是便于临证时，二药用量仍增减。至于以米饮汤加入生姜汁一匙，盐一撮为丸，是取其兼以和胃之意。

导气汤《医方集解》

【组成】川楝子12克，木香9克，小茴香6克，吴茱萸3克。

【用法】水煎，每日1剂，分2次服用。

【功效】疏肝行气，散寒止痛。

【适应证】寒疝疼痛。症见阴囊冷结硬如石，或牵引睾丸而痛。

【方解】本方系由肝经气滞，阴寒凝聚所致寒疝常用方。方中川楝子苦寒，入肝理气，并导热外泄，为君药；木香、小茴香疏肝理气止痛；小茴香与吴茱萸辛温，散寒燥湿，共为臣药。三味合用，能宣通肝气，通利小便，燥湿除寒，配合主药，共成疏肝理气、散寒止痛之效。

【临床应用】现代临床可用于治疗阴囊水肿、睾丸炎、附睾炎、前列腺炎、鞘膜积液、精索静脉曲张、腹股沟疝等病症。妇科亦可用于痛经、附件炎、卵巢疾病等。

川楝子性苦寒，能入肝舒筋，使其无挛急之苦，又能导小肠膀胱之热，从小水下行，为治疝之主药。但清代黄宫绣《本草求真》写道："若使脾胃虚寒，症属阴疝，则川楝切忌焉。"提示脾虚又阴病之证者不可用。现代药理显示川楝子能抗菌、消炎、抗病毒、驱虫，同时对消化系统、心血管、呼吸中枢也可产生影响。

柴朴汤 《证治准绳》

【组成】柴胡 3 克，独活 3 克，前胡 3 克，黄芩 3 克，苍术 3 克，厚朴 3 克，陈皮 3 克，半夏曲 3 克，白茯苓 3 克，藿香 3 克，甘草 1 克。

【用法】用水 400mL，加生姜 5 克，煎至 200mL，发日五更服。

【功效】和解少阳，降逆化痰。

【适应证】疟疾热多而脾气怯，暑湿及食滞致疟，哮喘，食积等。

【方解】方中柴胡为少阳专药，轻清升散，疏邪透表；黄芩寒，善清少阳相火，共为君药，两者一散一清，共解少阳之邪。半夏化痰散结、和胃降逆，厚朴下气除满、散胸中滞气，二者相伍，痰气并治，使痰降则气行，共为臣药。独活、藿香解表化湿，茯苓、苍术健脾除湿，前胡、陈皮降气化痰，共为佐药，助君臣药攻邪祛痰。甘草为使。煎加生姜，既制半夏之毒，又可益胃气、生津液、和营卫，既扶正以助祛邪，又实里而防邪入。

【临床应用】日本汉方学家最常将本方用于过敏性疾病、神经官能症、抑郁症、焦虑症，特别是激素依赖性支气管哮喘等疾病。近年，国内临床和实验研究表明，用本方治疗激素依赖性哮喘有显著疗效，其能使嗜酸粒细胞凋亡、松弛支气管平滑肌而起到解痉平喘的效果，并能使激素减量，降低其不良反应及抑制激素受体下调，对长期使用 β 受体兴奋剂所致的受体数减少有抑制作用。此外，实验结果还显示，本方能抑制嗜酸性粒细胞向呼吸道黏膜浸润和呼吸道平滑肌损伤；清洁呼吸道及增加环磷酸腺苷的含量；增强气道黏液纤毛输送功能，减少气道黏液分泌等作用。这些研究结果与日本汉家医家土井幸雄和中岛重德教授所获得的结果基本相同。他们认为本方与激素同用，血中 IgE 明显降低，具有与西药抗过敏剂相同的抗过敏效果，并认为本方具有抑制气道重塑的作用。

应予注意的是，日本汉方学家临床长期应用本方治疗肝炎、肾炎及支气管哮喘的患者，发现少数女性患者出现尿频、尿痛及残尿感等尿路刺激症状而被诊断为膀胱炎或尿路感染，但令人疑惑的是，这些患者经抗感染药治疗未能好转，停用本方1周以上后，这些症状都自行消失，原因不明。日本汉方学家所用汉方药均是颗粒剂型，且未在中医理论的指导下辨证施治，用药时间较长，是否与药物的蓄积性有关，值得进一步探讨。

暖肝煎 《景岳全书》

【组成】当归6克，枸杞子9克，小茴香6克，肉桂3克，乌药6克，沉香3克（木香亦可），茯苓6克。

【用法】水一盅半，加生姜三五片，煎七分，食远温服。

【功效】温补肝肾，行气止痛。

【适应证】肝肾不足，寒滞肝脉证。症见睾丸冷痛，或小腹疼痛，疝气痛。

【方解】本方为阴寒偏盛之疝气的常用方。方中肉桂辛甘大热，温肾暖肝，祛寒止痛；小茴香味辛性温，暖肝散寒，理气止痛，二药合用，温肾暖肝散寒，共为君药。当归辛甘性温，养血补肝；枸杞子味甘性平，补肝益肾，二药均补肝肾不足之本；乌药、沉香辛温散寒，行气止痛，以祛阴寒冷痛之标，同为臣药。茯苓甘淡，渗湿健脾；生姜辛温，散寒和胃，皆为佐药。综观全方，以温补肝肾治其本，行气逐寒治其标，使下元虚寒得温，寒凝气滞得散，则睾丸冷痛、少腹疼痛、疝气痛诸症可愈。

【临床应用】本方为男科常用良方之一。现代常用于治疗男性不育症、附睾炎、阴茎勃起障碍、睾丸鞘膜积液、精索静脉曲张、慢性前列腺炎等，也用于治疗肋间神经痛、不稳定型心绞痛、痛经、胃炎、输尿管结石、腹股沟疝、慢性结肠炎等病症。本方补养、散寒、行气并重，运用时应根据虚、寒、气滞三者孰轻孰重，相应调整君臣药的配伍关系，使之更能切中病情。

焦树德教授用此方时常加炒橘核9克，炒川楝子9～12克，炒荔枝核9克，青皮6～9克，吴茱萸6克，去沉香加广木香6～9克，腹痛明显者再加白芍9～15克，用于治疗慢性睾丸炎，经中医辨证属肝肾虚寒、下焦气滞者，每取良效。只要辨证准确，不要因有"炎"字而不敢用温肾暖肝、行气治疝之品。如再加香附、延胡索对妇女行经时少腹、小腹攻窜疼痛者，也有良效。

第二节 降 气

苏子降气汤 《太平惠民和剂局方》

【组成】紫苏子75克，半夏75克（汤洗七次），川当归45克（去芦），甘草60克，前胡30克（去芦），厚朴30克（去粗皮，姜汁拌炒），肉桂45克（去皮，一方有陈皮去白45克）。

【用法】上为细末。每服二大钱（6克），水一盏半，入生姜2片，枣子1个，紫苏5叶，同煎至八分，去滓热服，不拘时候（现代用法：加生姜2片，枣子1个，苏叶2克，水煎，每日1剂，分2次服用。用量按原方比例酌定）。

【功效】降气平喘，祛痰止咳。

【适应证】上实下虚之喘咳证。症见咳喘痰多、胸膈痞闷、喘咳短气，呼多吸少，或腰痛脚弱、肢体倦怠，或肢体浮肿。

【方解】本方是治疗本虚标实，上盛下虚咳喘的常用方。所谓上盛，是指痰涎壅肺，肺气壅实，不得宣降，而病胸膈满闷，喘咳痰多。所谓下虚，是指肾阳不足，肾失纳气，而见呼多吸少，喘逆短气，腰痛脚软，肾虚不能化气行水，而见肢体浮肿。方中苏子降气化痰平喘，为治疗痰壅气逆胸满之要药，并擅润肠通便，可使腑气通畅而助肺气之肃降，为君药。半夏、厚朴、前胡、陈皮，降气平喘，宽胸祛痰，助苏子以降逆气，同为臣药。肉桂温补肾元，纳气平喘，温阳化气；当归既可养血补虚，防止各味温燥药物伤阴耗气，又能治咳逆上气；生姜和胃降逆，化痰止咳，均为佐药。大枣、甘草和中益气，调和药性，为使药。诸药相合，上下并治，标本兼调，使逆气降、痰涎消，则喘咳自平。

【临床应用】现代药理学显示，本方具有良好的抗炎、祛痰、镇咳、平喘、抗过敏、调节免疫作用。临床常用于治疗支气管哮喘、慢性支气管炎、慢性阻塞性肺疾病、慢性肺源性心脏病、胃食管反流性咳嗽，亦有学者用于治疗慢性咽炎、创伤性血胸、闭合性气胸、睡眠呼吸暂停综合征及便秘等病症。方中当归能治咳逆上气，是取其行血通脉之功。因肺主气而朝百脉，血脉之运行除靠心阳的推运、肝气的疏泄、脾气的统摄外，还有赖于肺气的宣发，气行则血行也。本方所治之喘咳多为慢性之喘咳，因肺气不能宣发肃降，久而久之，由气而血，血脉亦随之不得流通，导致肺脉瘀阻。气以行血，血以载气，肺脉瘀阻也可阻碍肺气的宣发肃降，使喘咳加重。当归能行血通脉，使肺脉运行通畅，有利于肺气之宣降，因此能治咳逆上气。

旋覆代赭汤 《伤寒论》

【组成】旋覆花9克，人参6克，生姜15克，代赭石6克，甘草9克（炙），半夏9克（洗），大枣4枚。

【用法】上七味，用水一斗，煮取六升，去滓再煎，取三升，温服一升，日三服。

【功效】和胃降逆，下气消痰。

【适应证】本方主治胃虚痰阻，气逆不降之证。症见心下痞硬，嗳气频作，呕吐，呃逆。

【方解】本方是治疗痰气痞证的代表方。方中旋覆花性温而能下气消痰，降逆止嗳，是为君药。代赭石质重而沉降，善镇冲逆，但味苦气寒，故用量稍小为臣药；生姜于本方用量独重，寓意有三：一为和胃降逆以增止呕之效，二为宣散水气以助祛痰之功，三可制约代赭石的寒凉之性，使其镇降气逆而不伐胃；半夏辛温，祛痰散结，降逆和胃，并为臣药。人参、炙甘草、大枣益脾胃，补气虚，扶助已伤之中气，为佐使之用。

【临床应用】本方是体现脾胃气机升降的代表方剂。方中旋覆花又称金钱花，因其形似方孔铜钱，色如黄金而得名。其性善下降，能入脾胃，善于降胃气而止呕嗳气，又能入肺经，可化痰饮、下肺气，为降气止呕、消痰行水、止咳平喘的要药。故前人有"诸花皆升，覆花独降"之说。旋覆花有细毛，煎药时一定要将旋覆花用布包煎，避免服用后细毛刺激喉咙加重咳嗽或刺激脾胃引起呕吐。服药时以少量频服为佳，可预防服后吐出。若顽固性呕吐，服药入口即吐者，可用灶心黄土或芦根先煎取汁，以药汁煎其他药。现代药理学研究表明，本方具有抗炎、改善食管黏膜、促胃动力、抑制胃酸分泌、抗胃溃疡、镇吐等作用。故临床上常用于急慢性胃炎、反流性食管炎、咽异感症、胃食管反流性咳嗽、神经性呕吐、神经性呃逆、消化性溃疡、幽门不全梗阻、耳源性眩晕等疾病。

丁香柿蒂散 《症因脉治》

【组成】丁香6克，柿蒂9克，人参3克，生姜6克。

【功效】温中益气，降逆止呃。

【适应证】主治胃虚有寒，症见呃逆不止，或恶心呕吐，得热则减，得寒则甚者。

【方解】本方所治呃逆皆因胃气虚寒，胃失和降所致。方中丁香温胃散寒、降逆止呃，为治胃寒呕吐、呃逆之要药；柿蒂苦平，长于降逆止呃，两药相配，温胃散寒、降逆止呃，共为君药。生姜温胃散寒止呕，与君药相合，增强温胃降逆之功；人参甘温益气以补其虚，共为臣佐药。

【临床应用】本方是治疗呃逆的常用方。临床常用于治疗神经性呃逆、中风后呃逆、化疗后呃逆及手术后呃逆等疾病。

方中丁香还是一种名贵的香料，因其花蕾由花托合抱而成，宛若鸡舌，故古时名"鸡舌香"。汉桓帝时期，侍中刁存德高望重，长于谋略，得宠于皇帝。但他年老有口臭之病，汉桓帝和他说话时，常感到他嘴里散发出一股异味，便赐他海外进贡的鸡舌香一颗，叫他含在嘴中。刁存感到有一股辛辣之味，以为自己有什么过失，皇帝赐毒药让他自尽。他诚惶诚恐，不敢问也不敢吐掉，惴惴不安地等到下朝。回到家中，他哭丧着脸和家人诀别，一家大小哭哭啼啼。后来，家里人见这么久也没有死，便让他吐出"毒药"，一吐出鸡舌香，却闻到一股浓郁的香气，经有识者查验方知皇帝所赐乃香口之药。原来鸡舌香含在嘴里，浓度太高，变得辛辣，反而不芬芳了。现代药理研究显示，丁香具有抗氧化、抑菌、抗炎、保鲜、健脾胃、解热、抗病毒等广泛的药理活性。

橘皮竹茹汤《金匮要略》

【组成】橘皮 15 克，竹茹 15 克，大枣 5 枚，生姜 9 克，甘草 6 克，人参 3 克。

【用法】上六味，以水一斗，煮取三升，温服一升，日三服。

【功效】降逆止呃，益气清热。

【适应证】胃虚有热之呃逆。症见呃逆或干呕，虚烦少气，口干，舌红嫩，脉虚数。

【方解】本方为《金匮要略》中治疗呃逆或干呕的著名方剂。方中橘皮辛温，行气和胃以止呃；竹茹甘寒，清热安胃以止呕，皆重用为君药。人参甘温，益气补虚，与橘皮合用，行中有补；生姜辛温，和胃止呕，与竹茹合用，清中有温，共为臣药。甘草、大枣助人参益气补中以治胃虚，并调药性，是为佐使药。

【临床应用】本方是胃虚有热呕逆之常用方，若为实热或虚寒而致者不可用之。若胃热呕逆兼气阴两伤者，可加麦冬、茯苓、半夏、枇杷叶以养阴和胃；兼胃阴不足者，可加麦冬、石斛等养胃阴；胃热呃逆，气不虚者，可去人参、甘草、大枣，加柿蒂降逆止呃。现代药理研究表明，方中橘皮能抑制胃肠平滑肌的收缩，起解痉作用；生姜有抗炎、镇痛、镇吐作用；人参有镇静、调节植物神经系统和胃肠功能的作用。全方配合，有镇静、抗炎、解痉、镇吐、调节植物神经系统和胃肠系统等多方面功能。临床常用于治疗妊娠呕吐、幽门不完全梗阻、化疗后消化道反应、慢性肾衰竭、反流性胃炎、反流性食管炎及术后呃逆不止等。

四磨汤《严氏济生方》

【组成】人参6克，槟榔6克，沉香6克，乌药6克。

【用法】上四味，分别磨汁，和作七分盏，煎三五沸，放温服。

【功效】行气降逆，宽胸散结。

【适应证】七情所伤，肝气郁结证。症见上气喘息，胸膈满闷，不思饮食。

【方解】本方是治疗肝气郁结、上犯肺胃的代表方。方中乌药辛温香窜，善理气机，能行气疏肝解郁，为主药；沉香下气降逆以平喘，"与乌药磨服，走散滞气"（《本草衍义》），为辅药；佐以槟榔辛温降泄、破积下气，协助主辅药，则行气之中寓有降气之功，一则疏肝畅中而消痞满，二则下气降逆而平喘急，合成开散之峻剂。破气之品虽行滞散结之力彰，然易戕正气，故又佐人参益气扶正，且合沉香能温肾纳气，并助平喘之力。

【临床应用】本方是临床上治疗气滞便秘的常用方。"四磨"是指四味药物先磨浓汁再和水煎服的方法。由于方中诸药均较坚实，非久煎不能出其性，但煎煮过久又恐芳香气味散逸，而影响治疗效果，故用此法，取其"磨则味全"之意，故称"四磨汤"。现代医学表明，四磨汤对胃肠道平滑肌有兴奋和抑制的双向调节作用，既能增加肠蠕动，又能缓解肠痉挛。临床上常用于治疗功能性消化不良、术后胃肠功能障碍、便秘及肠易激综合征等。

现代药理研究显示，槟榔具有促胃肠道动力、抗肿瘤、镇痛、消炎、抗氧化、驱虫等作用。值得关注的是槟榔还是一种被人们广泛使用的嗜好品，世界上仅次于烟草、酒精及咖啡，全世界大约6亿人有嚼食槟榔的习惯，中国主要集中在湖南、海南、台湾、广东等地。嚼食时能使人产生轻微的欣快感和兴奋性，但长期嚼食会有一定的成瘾性，而且槟榔在2003年就被世界卫生组织国际癌症研究中心认定为一级致癌物，过量嚼食会引起不同程度的毒性反应，严重者可引起口腔黏膜下纤维性变及口腔癌等。

（周忠辉）

活血剂是指以疏通经脉、祛除血瘀为主要作用的方剂。临床常用于血瘀证的治疗。

根据中医"气血学说"理论，"气为血帅，血为气母"，血瘀证形成原因，不外乎"气虚则血瘀"和"气滞则血瘀"。血瘀证的主要特征是疼痛、肿块、瘀斑。现代研究认为，血瘀证所涉及的内容非常广泛，与血液循环障碍、血液高凝状态、血小板活化和聚集、血栓形成、组织和细胞代谢异常、免疫功能失调等多种生理和病理改变有关。

历代以来，中医治疗血瘀证，均遵循《黄帝内经》"血实者宜决之，气虚者宜掣引之"的原则，临床所用的活血剂主要分为活血化瘀和调气活血两大类。按其选用的活血化瘀类药物性质，大致为下列三大类。

1. 温性类：川芎、延胡索、红花、姜黄、鸡血藤、乳香、五灵脂、月季花、刘寄奴、莪术、三七等。

2. 平性类：桃仁、牛膝、没药、血竭、蒲黄、苏木、王不留行、水蛭、三棱、自然铜等。

3. 凉性类：赤芍、郁金、丹参、益母草、凌霄花、虻虫、土鳖虫、穿山甲等。

瘀血形成之后，寒热非常重要。因此，对于寒邪致病者，宜选用温性活血药；对于因热致病者，宜选用凉性活血药；平性活血类药，其灵活性较大，不论寒热均可选用。

应予指出的是，活血剂在应用时，常需与其他类药进行配伍，如与解表药配伍，可宣散表邪，常用于上呼吸道感染和某些传染病的初期；与调气、破气药配伍，可用于肿瘤及异常组织增生的治疗；与祛湿药配伍，可治多种关节疾患及一些水肿性疾病；与散寒药配伍，可治各种内脏绞痛；与清热药配伍，用于治疗各种感染性疾病；与止咳化痰药配伍，可提高某些肺部疾病的疗效；与补益药配伍，可用于各种虚损或病后体虚的治疗；与安神定志、芳香开窍药配伍，有助于提高神经、精神系统疾病的治疗效果；与固涩药配伍，可治疗一些胃肠道功能失调、植物神经功能失调以及某些内脏出血倾向等疾病，其中以清热化瘀、散寒化瘀、行气活血、补气活血和单纯活血化瘀药配伍最为重要，也是临床最常选用的治疗方法。

现代药理研究证明，活血剂具有改善血流变及微循环障碍，并有显著的抗血栓、抑制血小板聚集、抗心肌缺血和脑缺血、抗氧化、清除自由基、降血压和血脂、止血、抑菌抗炎、解痉镇痛、增强机体免疫功能等良好作用。目前已广泛应用于冠心病、高血压、高脂血症、脂肪肝、肝硬化、脑出血、中风后遗症、脑血栓形成、血栓闭塞性脉管炎、骨折、乳腺增生、宫外孕、不育症、盆腔炎、血小板减少性紫癜、慢性阻塞性肺疾病、间质性肺疾病、胸水、肿瘤、硬皮病、皮肌炎、肾炎、肾衰竭、尿路结石、子宫肌瘤、类风湿关节炎、牛皮癣、角膜溃疡、视神经障碍、重症肌无力等疾病的防治。

中医对血瘀证的治疗，早在《黄帝内经》及《神农本草经》中就有丹参、桃仁、赤芍、牡丹皮、牛膝、水蛭等活血化瘀药治病的记载；汉代名家张仲景所著的《伤寒论》及《金匮要略》中就创制了"抵当汤""桂枝茯苓丸"和"下瘀血汤"等11首之多，其中不少活血剂至今仍沿用不衰；金元时期的朱丹溪，强调"恶血必归于肝"，首先揭示瘀血与肝的关系，并创制了活血剂"复元活血汤"，对临床治疗血瘀证具有重要的指导意义。直至清代的著名医学革新家王清任，在其所著的《医林改错》一书中根据他对气血的理解以及人体解剖学的观察，自创31首新方中，活血剂占了22首，从而使活血剂获得空前发展。随着现代医学对活血剂的深入研究，必将使其在今后中西医结合的临床实践中大放异彩。

活血剂与其他方剂一样，既有适应证，也有其禁忌证。在临床上应用时要掌握以下几个要点：

1. 活血剂因有促进血行作用，故女性月经期，尤其是月经过多或血虚无瘀滞者不宜使用。

2. 活血剂绝大多数能兴奋子宫，使子宫引起阵发性收缩，具有催产坠胎作用，故孕妇忌用。

3. 活血剂宜和理气药配伍，有助于增加血液流通的功效，能使瘀散血行。

4. 血虚有瘀滞者，活血剂应与养血药配伍，补血可纠正血虚，活血则助行血散瘀，两者相伍可相得益彰。

5. 寒象明显者，活血剂中可酌加助阳药，"寒者温之"，有助解凝祛瘀之功。

6. 气虚明显者，活血剂中可加人参或党参、黄芪、白术等益气健脾药，以增强益气行瘀之功。

7. 活血剂有使血压下降倾向，故应用时应注意血压的动态变化，如血压有明显降低时，则不宜使用。

8. 不提倡大量久服活血剂，以免过用伤正，少量使用一般可久服。

第一节　活血化瘀

失笑散《太平惠民和剂局方》

【组成】五灵脂6克（酒研），蒲黄6克。

【用法】共为细末，每服6克，用黄酒或醋冲服；亦可水煎，每日1剂，分2次服用。

【功效】活血祛瘀，散结止痛，推陈致新，调经止痛。

【适应证】瘀血停滞证。症见产后恶露不尽，有去产后离经之血，改善少腹疼痛、产后血晕及心区疼痛等效果。

【方解】本方所治诸症，都由瘀血内停，脉道阻滞，血行不畅所致。为治疗血瘀作痛的常用方，一切瘀血积滞作痛，如胃痛、痛经等均可应用，尤以肝经血瘀者为宜。

方中五灵脂通利血脉、散瘀止痛，目的在于祛瘀；蒲黄性味甘平，入于足厥阴血分，生用性凉，血滞者可行，炒用味涩血行者可止，两味相伍，不仅可增强五灵脂的行瘀之力，又兼顾止血，这是活血药和止血药同用的配伍形式。有报道认为，方中蒲黄是传统的活血化瘀中药，研究证明此药可以防治高脂血症，预防动脉粥样硬化和斑块的形成，能增强肺泡巨噬细胞的吞噬作用。

【临床应用】在临床中，对瘀血甚者，可酌加丹参、赤芍、川芎、桃仁等以加强活血祛瘀之力；对疼痛较剧者，加用延胡索、没药等化瘀止痛；兼见气滞者，可配合金铃子散以行气止痛。

药理研究表明，本方具有扩张血管、溶栓、改善心肌缺血及血液流变性、镇痛及减轻肺纤维化等多种作用。除常用于治疗产后疾病外，也常用于胃溃疡、慢性胃炎、胃脘痛、冠心病、心绞痛、高脂血症、胰腺囊肿、肾绞痛、腹膜后血肿、肋软骨炎、子宫内膜异位症、不规则阴道出血、子宫肌瘤、痛经、子宫腺肌症、盆腔炎、慢性胆囊炎、乳腺增生、偏头痛、胆石症、肠梗阻、宫外孕等属瘀血停滞者。

使用注意：本方孕妇禁用，脾胃虚弱及妇女月经期慎用。

七厘散《同寿录》

【组成】血竭30克，麝香0.4克，冰片0.4克，乳香5克，没药5克，红花5克，朱砂4克，儿茶7.5克。

【用法】共研极细末，密闭贮存，每服0.22～1.5克，黄酒或温开水送服。外用适量，治外伤，以烧酒调敷于伤处。

【功用】活血化瘀，定痛止血。

【适应证】跌打损伤，筋断骨折之瘀血肿痛，或刀伤出血。并治一切无名肿毒，烧伤烫伤等。

【方解】本方善于活血散瘀，止血生肌，故善治外伤瘀血肿痛，或刀伤出血，是外敷、内服的常用方剂。

方中主以血竭祛瘀止痛、收敛止血，同红花、乳香、没药共用以增强其祛瘀消肿、行气止痛之力，且能抑制血小板，抗血栓形成；配伍芳香走窜之麝香、冰片以助活血通络，增强其行气散结、化瘀止痛作用。本方一般每服七厘，不可多服，故名七厘散。

【临床应用】临床上常治疗急性扭挫伤、带状疱疹后遗神经痛、褥疮、痔疮、腱鞘炎、手术后切口感染、风湿性关节炎、慢性咽炎、乳痈、产后乳汁不下、中毒性心肌炎以及冠心病等属内伤疾病。

通窍活血汤《医林改错》

【组成】赤芍3克，川芎3克，桃仁9克，红花9克，老葱3根，鲜姜9克，大枣5克，麝香0.16克，黄酒250克。

【用法】前七味水煎一盅，去滓，再将麝香入酒内再煎二沸，临卧服。现代多加黄酒适量，水煎，每日1剂，分2次服用。

【功用】活血通窍。

【适应证】瘀阻头面的头痛昏晕，或耳聋日久，或头发脱落，或酒糟鼻，或白癜风，或紫癜风，或紫印脸，或青记脸等，以及妇女干血痨，男子痨病，小儿疳积见肌肉消瘦、腹大青筋、舌暗或有瘀斑者。

【方解】本方为治疗瘀阻头面的主要方剂。方中赤芍、川芎行血活用，桃红活血通络，葱、姜通阳，麝香开窍，黄酒通络；佐以大枣缓和芳香辛窜药物之性，其中麝香味辛性温，功专开窍通闭、解毒而活血。据现代研究认为，此药含麝香酮等成分，能兴奋中枢神经及心血管系统，并具有一定的抗菌、促进腺体分泌及兴奋子宫平滑肌等作用，因而同为主药，与姜、枣、黄酒配伍，更能通络开窍及通利气血运行的通路，从而使赤芍、川芎、桃仁配合，更能发挥其活血通络的作用。

《历代名医良方注释》指出：妇女干血痨或小儿疳积证，都因瘀血内伤，新血不生所致，必须活血化瘀，推陈致新，此方最全。

【临床应用】临床中头晕明显者，可加天麻、菊花、钩藤等；上肢麻木明显者，加用桑枝、鸡血藤、丝瓜络等；疼痛明显者，加用延胡索、没药等化瘀止痛。

常用于脑震荡后遗症、中风后遗症、脑血栓、高血压病、高脂血症、神经官能症之头痛头晕等属瘀滞头面者。

阿魏化痞膏《六科准绳》

【组成】阿魏 60 克，大蒜 60 克，香附 60 克，大黄 60 克，生川乌 60 克，三棱 60 克，当归 60 克，莪术 60 克，生穿山甲 60 克，白芷 60 克，使君子 60 克，厚朴 60 克，蓖麻子 60 克，木鳖子 60 克，生草乌 60 克，蜣螂 60 克，胡黄连 60 克，乳香 9 克，没药 9 克，芦荟 9 克，血竭 9 克，樟脑 5 克，雄黄 5 克，肉桂 5 克。

【用法】依法制成膏，分摊于布上，每张净重 6 ～ 18 克，用时温热化开，贴于胸口或脐上，每 7 ～ 16 天换 1 次。

【功效】活血化瘀，消癥散瘕，行气止痛。

【适应证】积聚痞块，腹中疼痛，胸胁胀满以及妇女癥瘕血块。

所谓癥者，指痛有定处，推之不移；所谓瘕者，指痛无定处，聚散无常，推之可移。癥属血分，瘕属气分，不论是癥是瘕，都属于气滞血瘀所致之证。

【方解】本方是外用于治疗气滞血瘀证的经典名方。方中阿魏、穿山甲、蜣螂软坚散结、活血化瘀、攻癥瘕、破痞块，以消瘀毒；辅以川乌、草乌、蓖麻子、木鳖子等，助其温经消瘀、散结止痛；配芦荟、胡黄连、雄黄、樟脑、使君子等清热解毒、行气除胀、化瘀消肿；伍以厚朴、香附、血竭、当归、肉桂、乳香、没药等行气通络、散瘀消痞。诸药合用，各司其职，互相为用，君臣佐使分明，组方严谨，共奏消癥除瘕、行气止痛、破瘀消肿、杀癌化瘤、拔截癌毒之功。

本方为明代名医王肯堂在其名著《六科准绳》中所载的经典方剂。王氏认为，情志不畅、饮食不调或是感受风寒都有可能引起人体某一部分，或某一脏腑气机阻滞、运行不畅，导致气滞血瘀，离经之血不能及时排出或消散而停滞于体内，或血行受阻，瘀积于经脉或组织器官之内而成癥瘕痞块。王氏指出："气血活，则肿块消；肿块消，则疼痛止。"据此而研制出由阿魏、三棱、穿山甲等24味中药组成本方，主治癥瘕痞块，用以止疼痛、消肿块、祛积水，因其效果显著而流传至今。

【临床应用】本方生产工艺复杂，先后历经18道工序。近年，天津达仁堂采用改进的封闭式全自动温控的生产工艺制作本方，建成国内第一个中药生产线，通过澳大利亚和德国巴伐利亚州严格的GMP认证，更好地避免了药物有效成分的挥发，使有效成分含量提高了10倍。

本方历来外用贴治癥瘕肿块者，而此证从现医学观点看，泛指胸腔、腹腔内的肿瘤，诸如肝癌、胃癌、食管癌、胆囊癌、肾癌、膀胱癌、前列腺癌、卵巢癌、淋巴癌、宫颈癌、肺癌等体内肿瘤。此外，近年临床还用于体外肿瘤，如乳腺癌、甲状腺癌、骨肉瘤、头颈部肿瘤等恶性疾病的治疗。一般认为，本方适用于：①癌性疼痛；②肿瘤所致的胸水、腹水；③年老、体弱、免疫功能低下不能手术及不能耐受放、化疗者；④放、化疗后白细胞减少者；⑤手术后或放、化后出现腹胀、恶心、呕吐，无法进餐、给药者；⑥康复期抗复发、抗转移；⑦中晚期患者改善临床症状，纠正恶病质，减轻痛苦，延长生命，提高生存质量等。

世界卫生组织近来（WHO）近来强调：贴病灶、治肿瘤，见效快、安全无毒，已成为治疗肿瘤必不可少的要素。据专家评审，认为由天津达仁堂所生产的本方，产品工艺先进，具有消癌痛、消癌瘤、消积水、拔癌毒、遏制癌细胞转移及癌症复发等作用，见效快速，疗效确切，无明显不良反应，被誉为为"中华抗癌第一贴"。创研古方，赋予新意，使之能广泛推广于临床，无疑是中医药的一种创举。

使用注意：孕妇忌用。

第二节　调气活血

血府逐瘀汤《医林改错》

【组成】桃仁12克，红花9克，当归9克，生地黄9克，枳壳6克，赤芍6克，柴胡6克，甘草6克，桔梗6克，川芎5克，牛膝9克。

【用法】水煎，每日1剂，分2次服用。

【功效】活血祛瘀，行气止痛。

【适应证】胸中血瘀证。胸痛或头痛日久不愈，痛如针刺，且有定处，或呃逆干呕，或饮水即呛，或内热瞀闷，或心悸怔忡，失眠多梦，急躁易怒或入暮发热，舌质暗红，舌边有瘀斑瘀点，脉涩或弦紧者。

【方解】胸中血瘀证皆为瘀血内阻胸部，气机郁滞所致。本方由桃红四物汤合四逆散加桔梗、牛膝而成。方中桃仁破血行滞而润燥，红花活血祛瘀以止痛，共为主药。赤芍、川芎助主药以增强活血祛瘀；牛膝活血通经、祛瘀止痛，引血下行，共为辅药。生地黄、当归养血益阴、清热活血；桔梗、枳壳，一升一降，宽胸行气；柴胡疏肝解郁，升达清阳，与桔梗、枳壳同用，尤善于理气行滞，使气行则血行，共为佐药。桔梗并能载药上行，可为使药之用。甘草调和诸药，亦为使药。诸药合用，血活瘀化，为治胸中血瘀证之良方。

本方配伍特点：一为活血与行气相结合，既行血分瘀，又解气分郁结；二是祛瘀与养血同施，则活血而无耗血之虑，行气又无伤阴之弊；三为升降兼顾，既能升达清阳，又可降浊下行，使气血和调，故可广泛用于因胸中瘀血所引起的多种疾病，而症见以胸痛，痛有定处，舌色暗红或有瘀点、瘀斑，脉涩或弦紧者为辨证施治的要点。

【临床应用】本方是活血化瘀、行气止痛的常用方剂。现代药理研究表明，本方具有改善心肌缺血、降低血脂、抗栓抑瘤、改善微循环、促进血管重构、改善动脉粥样硬化、抑制血管生成、保护肝脏、镇痛及抗心肌纤维化等多种作用；临床常用于冠心病心绞痛、心力衰竭、肺源性心脏病、心肌炎、频发性室性期前收缩、心律失常、脑缺血、老年无症状性心肌缺血、X综合征、脑梗死、失眠、慢性肾衰竭、糖尿病肾病、慢性肾炎、脂肪肝、肝纤维化、高黏滞血症、颈椎病、慢性胰腺炎、心脏神经官能症、癫痫、中风后遗症、糖尿病足、类风湿关节炎、前列腺增生、肿瘤、颈肩综合征、子宫肌瘤、闭经、痛经、慢性盆腔炎、乳腺增生、更年期综合征、黄褐斑、糖尿病性视网膜病变、缺血性视神经病变、视网膜中央静脉阻塞症、视神经炎、顽固性口腔溃疡等多种疾病的治疗。

膈下逐瘀汤《医林改错》

【组成】当归9克，川芎6克，桃仁9克，牡丹皮6克，赤芍6克，五灵脂6克，乌药 6 克，延胡索 3 克，甘草 9 克，香附 4.5 克，红花 9 克，枳壳 4.5 克。

【用法】水煎，每日 1 剂，分 2 次服用。

【功效】活血祛瘀，行气止痛。

【适应证】瘀阻膈下，肝气郁滞。腹中或胁下痞块，硬痛不移；或肚腹疼痛，痛处不移；或卧则腹坠似有物。舌黯或有瘀斑，脉弦涩。

【方解】本方在血府逐瘀汤的基础上加入香附、乌药、五灵脂、延胡索、牡丹皮等疏肝理气止痛药。方中当归、川芎、赤芍养血活血，与逐瘀药同用，可使瘀血去而不伤阴血；牡丹皮清热凉血，活血化瘀；桃仁、红花、五灵脂破血逐瘀，以消积块；配香附、乌药、枳壳、延胡索行气止痛；并用川芎，不仅养血活血，更能行血中之气，增强逐瘀之力；甘草调和诸药。综观全方，以逐瘀活血和行气之药居多，使气帅血行，更好地发挥其活血逐瘀、破癥消结之力。

【临床应用】本方具有镇静、镇痛、扩张血管、抗凝、抗血栓、改善血液循环等作用，临床常用于冠心病、心绞痛、胆囊切除术后、淤胆型肝炎、原发性肝癌、粘连性胸膜炎、胰腺癌、慢性萎缩性胃炎、子宫内膜异位症、子宫肌瘤、卵巢囊肿、乳腺增生或乳腺肿瘤等疾病的治疗。

少腹逐瘀汤 《医林改错》

【组成】小茴香 1.5 克，干姜 3 克，延胡索 3 克，当归 9 克，川芎 3 克，官桂 3 克，赤芍 6 克，蒲黄 9 克，五灵脂 6 克。

【用法】水煎，每日 1 剂，分 2 次服用。

【功效】活血化瘀，温经止痛。

【适应证】少腹瘀血积块疼痛或不痛，或痛而无积块，或少腹胀满；或经期腰酸少腹胀，或月经一月见三五次，接连不断，断而又来，其色或紫或黑，或有瘀块，或崩漏兼少腹疼痛等症。

【方解】　本方所治之证属少腹寒滞、瘀积，或妇女冲任虚寒、瘀凝内阻、血不归经所致的患者。方中当归、赤芍、川芎养血调经、活血祛瘀，而当归乃阴中之阳药、血中之气药，配赤芍行滞调经，具有养血活血、行气通瘀调经之功，为主药；辅以五灵脂、蒲黄、延胡索、没药通利血脉、祛瘀止痛，进而推陈致新，其中没药散结气、通血滞、消肿止痛、祛腐生新；延胡索为气中血药，善行气活血，气行则血行，通则不痛，为止痛要药，四药相伍，共奏散结定痛、祛瘀生新之力；小茴香、干姜、官桂为佐药，温经散寒除湿、理气止痛，并能引诸药直达少腹。全方具有温经散寒、活血化瘀、消肿止痛之功效。曾有名家评述，本方更奇者为能种子如神，每月初见之日服用，一连服 3 ~ 5 剂，以后存胎，可保无事。但其毕竟为活血化瘀，应斟酌再三而慎行之。

应予指出的是，本方与前述的血府逐瘀汤、膈下逐瘀汤共为活血祛瘀剂，但三者功效有所不同。本方在活血祛瘀的同时，具有温经止痛的作用。临床以少腹瘀血积块，疼痛或不痛，或痛而无积块，或少腹胀满，或经期腰痛、少腹胀满，或月经一月见三五次、淋漓不断，或断而又潮，其色或黑或紫，或有瘀块，或崩漏兼少腹疼痛为辨证施治要点。血府逐瘀汤重在行气止痛，并通治一切血瘀气滞之证，常用于治疗胸中瘀血证。临床以胸痛、头痛等痛有定处，舌暗兼有瘀点、瘀斑，脉涩或弦紧为辨证施治要点。至于膈下逐瘀汤，因源自血府逐瘀汤化裁而成，也可行气止痛，但其瘀在膈下，形成积块，或肚腹疼痛，痛处不移，或卧侧腹坠似有物者为辨证施治要点。由于三者辨证部位不同，方剂组成有别，适用也异。汇通派名家唐宗海称"王清任所著《医林改错》论多粗舛，惟在血瘀最长，乃治瘀血证套方也"，其论非虚。

【临床应用】现代药理实验显示，本方能明显减轻子宫肿胀，对肉芽组织生成抑制作用明显，表明有抗炎效果，并能缓解子宫平滑肌痉挛而起止痛作用，这些结果为临床治疗瘀血、炎症、疼痛、痉挛提供理论支持。本方广泛应用于各科疾病，如内科常用于治疗肠粘连、尿路结石等；外科多用于治疗血栓性外痔、男性慢性盆腔疼痛综合征、前列腺增生等疾病。除此之外，本方临床多用于妇科疾病的治疗，诸如痛经、闭经、子宫肌瘤、卵巢囊肿、子宫内膜异位症、慢性盆腔炎、人流后胚胎组织残留或"药流"后出血不止等。总之，只要辨证准确，合理运用，其效当如桴鼓。

身痛逐瘀汤 《医林改错》

【组成】秦艽 3 克，川芎 6 克，桃仁 9 克，红花 9 克，甘草 6 克，羌活 3 克，没药 6 克，当归 9 克，五灵脂 6 克，香附 3 克，牛膝 9 克，地龙 6 克。

【用法】水煎，每日 1 剂，分 2 次服用。

【功效】活血行气，祛瘀通络，通痹止痛。

【适应证】气血痹阻经络所致的肩痛、臂痛、腰痛、腿痛，或周身疼痛，经久不愈。

【方解】本方多用于瘀血痹阻经络所致的肢体痹痛或关节疼痛等症。在血府逐瘀汤基础上加减，着重配伍秦艽、羌活、地龙、没药等以通络宣痹止痛。方中川芎、当归、桃仁、红花活血祛瘀；牛膝、五灵脂、地龙行血通络、舒筋止痛；秦艽、羌活祛风除湿；香附行气活血；甘草调和诸药。全方各药各司其职，相辅相成，共达活血化瘀、祛风除湿、蠲痹止痛之功。

【临床应用】现代药理研究表明，本方具有解热镇痛、抗炎、抗过敏、抑制溶血素反应等良好作用，临床常用于肩痛、腰腿痛、血栓性静脉炎、软组织损伤、恶性肿瘤骨转移疼痛、神经炎、中风后遗症、坐骨神经痛、类风湿关节炎、腰椎间盘突出症、腰椎骨质增生、过敏性紫癜、痛风、腰肌劳损、腰部软组织挫伤、雷诺病、肩关节周围炎、硬化症、肌痛、带状疱疹等疾病的治疗。

复元活血汤 《医学发明》

【组成】柴胡 15 克，瓜蒌根 9 克，当归 9 克，红花 6 克，甘草 6 克，穿山甲 6 克，大黄 30 克，桃仁 15 克。

【用法】水煎，每日 1 剂，分 2 次服用。

【功效】活血祛瘀，疏肝通络。

【适应证】跌打损伤，瘀血通络证。症见胁肋瘀肿，痛不可忍者。

【方解】本方为治疗跌打损伤、瘀血阻滞的常用方。方中柴胡疏肝胆之气，当归养血活血，穿山甲破瘀通络，桃仁、红花祛瘀生新，瓜蒌根润燥散血，甘草缓急止痛，重用大黄荡涤凝瘀败血。诸药合用，气血畅行，肝络疏通，则胁痛自除。医家张秉成言：老者去，新者生，痛自舒而元自复矣，故以"复元"为名。其配伍特点，升降并用，祛瘀而不伤阴血。主要用于跌打损伤，辨证施治以胁肋瘀肿疼痛，痛不可忍为要点。

本方与前述的七厘散均有活血行气、消肿止痛之功效，俱治跌打损伤、血瘀气滞之肿痛，但前者长于活血祛瘀、疏肝通络，主治瘀血留于胁下，痛不可忍；后者长于活血散瘀、止痛生肌，故善于治外伤瘀血肿痛，或刀伤出血，为既可外敷，又可内服之方。

【临床应用】现代研究表明，本方具有镇静、镇痛、扩张血管、降低外周阻力、改善微循环、增加血流量、抗炎消肿等作用。

方中重用大黄，其抗炎、抗氧化、止痛、抑制纤维蛋白溶解及抗血栓的效果特别突出，在组方中更能增效，是本方中不可或缺的药物。

临床常用于肋间神经痛、肋软骨炎、胸胁部软组织挫伤、乳腺增生、胆囊炎、胆囊结石、便秘、痛经、冠心病、心绞痛等疾病的治疗；如瘀重而痛甚者，可加延胡索、三七、乳香、没药等增强活血化瘀，消肿止痛；气滞重者，加川芎、香附、郁金等增强行气止痛。但运用本方应"以利为度"，若痛减而病未痊愈者，应更换方剂或调整本方用药剂量；孕妇忌用。

鳖甲煎丸《金匮要略》

【组成】炙鳖甲 90 克，乌扇 22.5 克（烧），黄芩 22.5 克，柴胡 45 克，鼠妇 22.5克（熬），干姜 22.5 克，芍药 37.5 克，大黄 22.5 克，桂枝 22.5 克，葶苈子 7.5 克（熬），石韦 22.5 克（去毛），厚朴 22.5 克，牡丹皮 37.5 克（去心），瞿麦 15 克，紫薇22.5 克，半夏 7.5 克，人参 7.5 克，䗪虫 37.5 克（熬），蜂巢 30 克（炙），赤硝 90 克，蜣螂 45 克（熬），桃仁 15 克，阿胶 37.5 克（炙）。

【用法】上 23 味药，为末，取煅灶下灰 1.5 千克，清酒 5 升，浸灰内过滤，取汁，煎鳖甲成胶状，绞取汁，纳诸药煎，为丸如梧桐子大；空腹时服 3 ～ 6 克，每日 2 ～ 3次温水送服。

【功效】行气化瘀，软坚消癥。

【适应证】凡疟疾日久不愈，胁下痞硬有块，结成疟母，癥瘕积聚等表现者，均可使用。

历代以鳖甲煎丸为名者颇不罕见，名同药异，功效各有不同，如《普济方》，主治小肠气、发不可忍、并治淋；《痢疟纂要》所载为主治疟母血虚；《太平圣惠方》所载主治虚劳、癥瘕不消；《魏氏家藏方》着重治疗小儿诸般疳疾；《圣济总录》则主治脾脏久积冷气，症见腹痛胀满、恶心呕逆、脐下撮痛。

综上所述，既以鳖甲为主，用药虽有某些差别，殊途同归，其软坚散结的作用，应当是具有化瘀的相同功效。本方是以《金匮要略》为基本方剂进行阐述。

【方解】对于本方分析各家观点基本相似。《医方考》认为，方中灰酒，能消万物盖灰从火化也；渍之以酒，取其善行；鳖甲、鼠妇、䗪虫、蜣螂、蜂房皆善攻结而有小毒，以其为血之属，用之以攻血气之凝结，同气相求，功成易易耳；柴胡、厚朴、半夏散结气；桂枝、牡丹皮、桃仁破滞血；水谷之气结，则大黄、葶苈子、石韦、瞿麦可以平之；寒热之气交，则干姜、黄芩可以调之；人参者，以固元于克伐之伤；阿胶、芍药以养阴于峻厉之队也；乌扇、赤硝、紫薇攻顽散结。所以，《成方便读》一书总结甚妥，指出本方为寒热并用，攻补兼施，化瘀行血，无所不备，颇有见地。所以，一些名家研究发现本方宜长期服用，常用可使巨脾缩小，对改善症状，减轻疼痛方面有一定作用；还可对部分肝癌的肝脏肿大有控制性缩小的效果。但有些个别患者服用后，有恶心、食欲不振、头晕、眼花、精神疲乏及腹部不适等不良反应，也应予重视。凡攻逐化瘀之剂，对老弱体虚者尤须慎重。

【临床应用】本方是软坚散结的历代名方。目前临床常用于晚期血吸虫肝病，肝硬化，各种原因引起的肝脾肿大，肝癌、胃癌、肠癌等消化道肿瘤患者，均可使用。有报道认为，如能加用阿魏消痞丸，可起增效作用。

本方忌苋菜、生葱、胡荽、羊肉、饧等物。孕妇禁用。

第三节　补虚活血

补阳还五汤《医林改错》

【组成】黄芪 120 克，当归尾 6 克，赤芍 6 克，地龙 3 克，川芎 3 克，红花 3 克，桃仁 3 克。

【用法】水煎，每日 1 剂，分 2 次服用。

【功效】补气，活血，通络。

【适应证】中风之气虚血瘀证。症见半身不遂，口舌㖞斜，语言謇涩，口角流涎，大便干燥，小便频数或遗尿不禁，舌黯淡苔白，脉缓无力。

【方解】本方组成特点是补气药和活血化瘀药同用。方中以气虚为本，血瘀为标，故重用黄芪为主药，大补脾胃中气，使气旺血行，祛瘀而不伤正；当归长于活血、养血，化瘀而不伤血，为辅药；佐以川芎、赤芍、桃仁、红花，以活血祛瘀、疏通经络；地龙性善走窜，长于通络，与黄芪配伍，以增强补气通络之力，使药力周行全身。诸药合用，则气旺血行，瘀消脉通，筋肉得以濡养，痿废自能康复。

应予强调的是，本方为治疗气虚血瘀所致半身不遂的方剂，黄芪用至 120 克才能发挥补气之力，全方体现以补为主，补活结合，扶正祛邪，气帅血行是本方的主旨。凡属由气虚导致血瘀，发为半身不遂者，用之较为贴切，但属血瘀实证者，则不宜使用。

【临床应用】本方是治疗中风后遗症的代表方。现代药理研究证实，具有改善脑缺血、减轻脑水肿、保护神经细胞、促进神经细胞增殖、抗氧化、抑制前列腺增生、防止动脉粥样硬化、抗血栓形成、降低糖尿病肾病、改善智力、抗老年痴呆、改善心绞痛、延缓视神经肌萎缩、改善中风后遗症、抗肺纤维化、保护肝损伤、抑制血小板聚集、促进神经功能恢复、改善下肢缺血及增强免疫功能等多种作用。临床上常用于急性脑梗死、头痛、心绞痛、眩晕、冠心病、心律失常、心力衰竭、病毒性心肌炎、糖尿病周围神经病变、慢性肾病、颈椎病、腰腿痛、高脂血症、不安腿综合征、肩周炎、肝硬化、冻疮、慢性格林巴利综合征、恶性肿瘤、血栓闭塞性脉管炎、肋软骨炎、脊柱空洞症、脂肪肝、糖尿病及其并发症、雷诺病、帕金森综合征、早期强直性脊柱炎、外伤性截瘫、慢性盆腔炎等多种疾病的治疗。

当归芍药散 《金匮要略》

【组成】当归 9 克，芍药 30 克，茯苓 12 克，白术 12 克，泽泻 15 克，川芎 9 克。

【用法】诸药细研为末，每次 6～9 克，每日 2～3 次内服。

【功效】养血化瘀，健脾利湿。

【适应证】妇人妊娠，肝脾不调。症见腹中拘急，绵绵作痛，小便不利，足胫浮肿者。

【方解】本方历代以来都是治疗妇人肝虚气郁、脾虚血少、肝脾不和的名方。方中重用芍药，为他药数倍，主于敛肝止痛；白术、茯苓健脾益气，合泽泻淡渗利湿；佐当归、川芎调肝养血。诸药合用，两调肝脾，补虚渗湿，功效显著。

本方只宜做散剂才能显效，水煎则失去挥发性成分而易失效。

【临床应用】现代药理研究显示，本方主要调节下丘脑 – 垂体 – 卵巢轴功能、改善血液黏稠度、抑制血小板聚集、改善微循环、抗炎、抗氧化、抗衰老、调整植物神经功能等作用，临床常用于痛经、月经不调、闭经、更年期综合征、附件炎、盆腔炎、胎位不正、先兆流产、输尿管结石、不孕不育、功能性子宫出血、妊娠阑尾炎、术后腹痛等疾病的治疗。

日本汉方学家历来对本方情有独钟。日本福冈大学研究证实，本方为妇科良药，同时能改善老年痴呆症状之一的辨认障碍，也有助于预防脑供血不足而致的腔隙性脑梗死，并用于养颜美容和皮肤"鱼鳞病"的治疗。

第四节　泻热活血

桃核承气汤 《伤寒论》

【组成】桃仁 12 克，大黄 12 克，桂枝 6 克，炙甘草 6 克，芒硝 6 克。

【用法】前四味药水煎，芒硝溶化服用。每日 1 剂，分 2 次服用。

【功效】逐瘀泻热。

【适应证】下焦蓄血证。症见少腹急结，小便自利，烦躁谵语，其人如狂，以及妇女血瘀痛经，经闭不行，脉沉实者。

【方解】本方为治疗瘀热互结、下焦蓄血证的代表方，由调胃承气汤加桃仁、桂枝组成。方中桃仁、大黄并用为主药，桃仁活血破瘀，大黄破瘀泻热，两药配伍，瘀热并治。桂枝通行血脉，助桃仁活血行瘀，配于寒凉破泄方中，可防寒凉凝血之弊；芒硝泻热软坚，助大黄下瘀泻热，共为辅药。炙甘草护胃安中，以缓诸药峻烈之性，以为佐使也。五药合用，共达破瘀下泻之功。服后可有微利反应，但能使蓄血去，瘀热清，诸症自平。

所谓"蓄血证"，是指人体血液运行障碍的病理现象，是诸多疾病病理过程的一个中间环节。其主要病理变化为血行不畅，血液凝滞之高凝状态和血栓前倾向等血液运行障碍表现，尤其是微循环，以及受累组织的损害，组织细胞的炎症、水肿、糜烂、坏死、增生的改变。在临诊时，如兼有气滞者，酌加香附、乌药、木香等以理气止痛；对瘀血停留，疼痛甚者，加延胡索、赤芍、红花、三七等以活血祛瘀止痛；闭经可加牛膝、当归、川芎以行血通经；对于火旺而血郁于上之吐血者，可酌加生地黄、牡丹皮、栀子等以清热凉血。

【临床应用】本方是活血通经、祛瘀泻热的代表方剂。现代药理研究显示，本方具有保护肾功能、扩张血管、改善微循环、增强机体免疫功能、促进胰岛 β 细胞增殖、减少尿蛋白含量等作用；临床常用于骨折后肠麻痹、粘连性肠梗阻、胰岛素抵抗、尿路结石、流行性出血热、慢性肾衰竭、急腹症、老年性尿潴留、肠梗阻、脑外伤致癫痫、子宫内膜异位症、复合性溃疡、血管神经性头痛等多种疾病的治疗。

使用注意：表证未解者，当先解表，而后用本方。

下瘀血汤 《金匮要略》

【组成】大黄 6 克，桃仁 12 克，䗪虫 9 克（去足，二十枚）。

【用法】三味末之，炼蜜和为四丸，以酒一升，煎一丸，顿服之。

【功效】破血下瘀。

【适应证】瘀血内结脐下。症见产妇腹痛，拒按，按之有块，固定不移，或见恶露不下，口燥舌干，大便燥结，甚则可见肌肤甲错，舌质紫红而有瘀点，苔黄燥，脉沉涩有力。亦主瘀血内结而致经水不利。

【方解】本方为逐瘀破结的基本方剂。方中主用大黄荡逐下瘀，桃仁活血化瘀、缓中破结，䗪虫逐瘀破结，以酒为引，可以直入血分。然毕竟药力峻猛，故以蜜为丸，使药力缓而持久，凡证属瘀血内结者，皆可使用。

【临床应用】现代研究显示，本方具有镇静、镇痛、抗血栓形成、溶栓、改善血液黏稠度及微循环等作用，临床常用于治疗痛经、闭经、月经不调、产后恶露不尽、子宫内膜异位症、子宫肌瘤、卵巢囊肿、宫外孕、葡萄胎、狂犬病、脑震荡后遗症、中风后遗症、癌症疼痛、三叉神经痛等疾病。

抵当汤 《伤寒论》

【组成】水蛭三十枚（熬，去翅），虻虫三十枚（熬，去翅），桃仁 5 克，大黄 9 克。

【用法】水煎，每日 1 剂，分 2 次服用。

【功效】破血下瘀。

【适应证】下焦蓄血之少腹硬满，小便自利，喜忘，如狂或发狂，大便色黑易解，脉沉实，及妇女经闭少腹硬满拒按者。

【方解】本方是治疗蓄血证的常用方之一。《注解伤寒论》方义曰："甘缓急，苦泄热，桃仁、大黄之甘苦，以下结热；苦走血，咸渗血，虻虫、水蛭之苦咸，以除蓄血。"四味组合之妙，乃精髓之言也。

本方之名，所含之义，历代均有所释，说法不一。其一为非大毒峻猛之剂，不足以抵挡其热蓄血之证；其二是抵当乃抵掌之讹，日本汉方名家山田氏认为，抵掌是水蛭一药的别名，本方以其为主药，因而得名。但也有谓："抵当"为"至当"者，如王晋三曰："抵当者，至当也。蓄血者，至阴之属，真气运行而不入者也，故草木不能独治其邪，务必以灵幼嗜血之虫为向导。飞者走阳路，潜者走阴路，引领桃仁攻血，大黄下热，破无情之血结，诚为至当不易之方，毋惧乎药之险也。"《古之选注》则谓："本方有攻逐蓄血之功，可宜抵当攻之处，故名。"尽管各有不同释义，但其破除"蓄血"之力，当属名正言顺无疑。

本方辨证施治的要点归纳为：①治太阳病六七日，表证仍在，脉微而沉，反不结胸；②其人如狂，热在下焦，少腹当硬满；③小便自利者，必有蓄血，令人善忘；④所以然者，以太阳随经瘀热在里之故。

【临床应用】现代药理研究显示，本方有改善血液黏稠度、抗血栓、抗血小板聚集、改善记忆力、抗氧化、降低血脂等作用。临床常用于治疗急性脑出血，效果显著，有报道称其总有效率达91%；还可用于创伤后便秘、前列腺增生症、产后栓塞性静脉炎、缺血性中风、早期异位妊娠、子宫肿瘤、卵巢囊肿、精神分裂症、老年痴呆症、弥漫性肝损伤、卵巢早衰、慢性肾衰竭、子宫内膜异位症、糖尿病足、血栓性脉管炎等疾病的治疗。因本方为破血下瘀剂，身体虚弱及妊娠者忌用。

大黄牡丹皮汤《金匮要略》

【组成】大黄18克，牡丹皮9克，桃仁12克，冬瓜子30克，芒硝9克。

【用法】前四味药水煎，后纳芒硝溶化服用。每日1剂，分2次服用。

【功效】泻热破瘀，散结消肿。

【适应证】肠痈初起，少腹肿痞。按之其痛如淋，小便自调，或善屈右足，牵引则痛剧，或时时发热，身汗恶寒，舌苔薄腻而黄。

【方解】本方主治肠痈证。多为肠道湿热郁蒸，气血凝聚而成。少腹肿痞，乃由湿热与气血互阻，内结成痈。

所谓"肠痈证"属腹部急性疾患，多因饮食失节，暴怒忧思，跌扑奔走等因素诱发或引起，而使肠胃部运化功能失职，伴有阵发性加剧的腹部疼痛、肌紧张、反跳痛等临床表现。

方中以大黄为君药，苦寒攻下，能泻肠中湿热，善活血化瘀。现代药理研究表明，大黄能增加肠蠕动，抑制肠内水分的吸收，促进排便；提高血浆渗透压，使组织内水分向血管内转移，使血容量增加，解除微循环障碍；抗血栓与抑制纤溶亢进作用，抑制血小板聚集。桃仁、牡丹皮活血化瘀、消炎止痛为臣药，共用能改善机体微循环状态，抑制血小板聚集，及镇痛、抗炎等作用。芒硝阻止肠壁吸收水分，从而水分存于肠内，促进肠蠕动而致泻。冬瓜子利湿排脓。诸药共用，湿热得清，瘀滞得散，则痛消痛止。

总之，本方能抑制炎性物质的释放，起到抗炎、抗损伤作用；镇静、镇痛作用；促进肠道蠕动，起通便作用；抗血小板聚集、抗凝、抗血栓形成作用。

【临床应用】临床中热毒较重者，加蒲公英、败酱草、金银花、紫花地丁等清热解毒；血瘀较重者，加赤芍、乳香、没药以活血化瘀。

常用于治疗急性阑尾炎、肠梗阻、急性胆道感染、胰腺炎以及妇科盆腔炎、急性附件炎等疾病。

桂枝茯苓丸《金匮要略》

【组成】桂枝9克，茯苓9克，牡丹皮9克，桃仁9克，芍药9克。

【用法】五药共为末，炼蜜为丸，每日服3～5克。常作水煎服用，每日1剂，分2次内服。

【功效】活血化瘀，缓消癥块。

【适应证】本方治疗范围极广。凡瘀浊停滞、聚结癥块、经脉壅塞诸证均可辨证酌用。其主要适应证：①瘀浊停滞，症见腹部刺痛，经行不畅，经色紫暗块多，经量忽多忽少，久病带下，经行后期，先后不定期或经闭、产后或术后瘀血不下，久婚不育，或兼肢肿不舒，麻木不仁，行动不便，舌质暗，苔偏腻，舌下瘀筋，脉涩不利；②聚结癥块，症见局部肿块，增生结节，疼如针刺，或腹部紧硬，或瘢痕疙瘩，皮肤硬化，或是肿胀而经久不消，肌肤甲错，并有癞疥肌皮；③经脉涩阻或气血壅塞，症见青筋暴露，肤色暗紫无华，红纹血缕，局部剧痛，胸胁疼痛，局部出血，或有外伤、术后粘连等。

【方解】本方为治疗瘀血留滞胞宫的常用方。妇人素有癥块，以致妊娠胎动不安、漏下不止之证。所谓"瘀阻胞宫"系指妇女，多表现为月经改变、带下异常、胎动不安等，亦可出现浮肿、腰酸、小便不利等全身症状。方中桂枝温阳通脉，芍药养血和营，桃仁破瘀消癥，牡丹皮活血散瘀，茯苓健脾渗湿、养心安神。诸味相合，以炼蜜为丸，取其渐消缓散之义。

历代医家对本方尚有争议，一是认为本方为下癥去胎；二是认为对癥病妊娠的证治，用之为下癥保胎。当代医家普遍认为，本方是用于下癥去胎，非下癥保胎，并从目前的临床报道可获佐证，所用本方主要是下死胎下胞衣，罕有报道其用于下癥保胎。

所以，《济阴纲目》将之改称为"催生汤"，《妇人良方》则称为"夺命丹"，用之治妇人小产，下血过多，或胎死腹中。

【临床应用】现代药理研究证明，本方具有降低血液黏稠度、抗血小板聚集、改善血液高凝状态、调节免疫及内分泌功能、抗炎、镇静、镇痛、抗肿瘤及抗自由基损伤等多种作用。

本方是临床常用的活血化瘀类著名方剂之一，日本汉方名家矢数道明最早研究并将其应用于治疗子宫肌瘤，取得较好疗效。据国内报道，本方用于治疗子宫肌瘤，其疗效卓著，总有效率达80%；此外，还广泛用于盆腔炎、痛经、月经不调、子宫内膜异位症、卵巢囊肿、宫外孕、葡萄胎、产后恶露未尽、不孕不育、输卵管积水、前列腺增生及恶性肿瘤等疾病的治疗。近年，日本学者研究表明，本方对弥散性血管内凝血（DIC）有预防效果。

使用本方应注意的是，妇女妊娠而有瘀血、癥块者，只能渐消缓消，不可峻猛攻破。原方对其用量、用法规定甚严，应谨慎辨证施治。

大黄䗪虫丸 《金匮要略》

【组成】大黄300克，䗪虫30克，黄芩60克，甘草90克，桃仁60克，杏仁60克，芍药120克，干地黄300克，干漆30克，虻虫60克，水蛭60克，蛴螬60克。

【用法】共为细末，炼蜜为丸。每服3～6克，每日1～3次，温开水或酒送服。

【功效】消除积聚，祛瘀生新。

【适应证】五劳虚极。症见形体羸瘦，腹满不能饮食，肌肤甲错，两目黯黑。五劳虚极，多因多饱、过饥、忧郁，或房事、疲劳过度等而成。

【方解】本方治证多因劳损正伤、阴血亏损、瘀血内停所致，且瘀血不去，新血难生，则正虚益甚，二者互为因果，故治当祛瘀消癥，使瘀去新生，诸病自复。方中大黄能逐瘀攻下、凉血清热、消除积聚、推陈出新；䗪虫咸寒入血、攻下积血、破除瘀血、消除肿块、通经脉，合大黄通达三焦以逐干血，共为君药。桃仁、干漆、水蛭、虻虫、蛴螬活血通络、消散积聚、攻逐瘀血；黄芩配大黄，清上泻下，共逐瘀热；桃仁配杏仁以降肺气、开大肠，与活血攻下药相配伍有利于祛瘀毒；而地黄、甘草、芍药滋阴补肾、养血濡脉、和中缓急；黄芩、杏仁清宣肺气而解郁热；用酒送服，以行药势。诸药合用，共奏祛瘀血、清瘀热、滋阴血、润燥结之功。本方特点是以通为补、祛瘀生新、缓中补虚。主要用于五劳虚极所致正虚血瘀之证，主要表现为形体羸瘦、肌肤甲错、两目黯黑、腹满不能食、妇人经水不利、小儿疳积、腹胀、腹痛有块等，适用于内外妇儿多种疾病。

【临床应用】兼有脾虚便溏者，可合四君子汤、补中益气汤等益气补中；气血两虚者，可合归脾汤、八珍汤等补益气血；血瘀腹痛者，可合温经汤、少腹逐瘀汤等温经活血；胁下胀痛伴癥块者，可合四逆散、逍遥散等疏肝理气、活血止血。

本方实验研究证明，能改善肝脏血液循环、回缩肝脾、促进纤维结缔组织的吸收，对慢性肝损伤有修复和保护作用。

临床可用于慢性肝病、肝硬化腹水、多囊肝、多囊肾、多囊卵巢、糖尿病肾病、鱼鳞病、前列腺增生等；近年来还应用于原发性肝癌、支气管肺癌、大肠癌、妇科肿瘤等疾病的治疗。

使用注意：有出血倾向者慎用。孕妇禁用。

中医学认为，恶性肿瘤的病理特点主要表现为痰、瘀、虚、毒，其治则多为扶正软坚、祛瘀解毒。本方由于组方合理，具有攻补兼施的作用，故广泛用于各种恶性肿瘤的治疗，且取得了一定的临床疗效。目前已研制出胶囊剂型，其有效成分含量显著提高，更充分保持了虫类药的生物活性，有效发挥治疗效果，且更便于携带，服用剂量较丸剂减少1～2倍，无明显不良反应，已被列为国家级新药。

第五节　温经活血

桃红四物汤《医宗金鉴》

【组成】桃仁9克，红花6克，当归15克，白芍10克，熟地黄15克，川芎6克。

【用法】水煎服，每日1剂，分2次内服。

【功效】养血活血。

【适应证】血虚血瘀。症见面色黧黑，月经不调，痛经，闭经，或月经量少，皮肤少泽，头昏眼花，神疲乏力，四肢麻木，舌质暗红，脉细涩者。

【方解】本方有多首同名方，但以《医宗金鉴》所记载者为专用于治疗血虚血瘀证的常用方剂。本方是在四物汤养血活血的基础上加入桃仁、红花破血祛瘀，以增强其通经活络、疏通血脉的作用，是以养血补血为本，活血祛瘀为标的组合，既益血养血而不滞血，又活血化瘀而不伤血。

【临床应用】本方临床应用较为广泛。现代药理研究显示，本方具有扩张血管、抗炎、抗休克、抗疲劳、调节免疫功能、降低血脂、补充微量元素、抗血栓、抗血小板聚集、镇痛镇静、美容养颜、改善血液循环等良好作用。临床常用于妇女月经不调、痛经、闭经、子宫内膜异位症、子宫肌瘤、卵巢囊肿、不孕不育、冠心病、心绞痛、老年性关节炎、动脉硬化、腔隙性脑梗死、脑供血不足、血栓性脉管炎、雷诺病等多种疾病的治疗。

生化汤《傅青主女科》

【组成】当归 15 克，川芎 6 克，桃仁 6 克，干姜 3 克，甘草 3 克。

【用法】水煎，每日 1 剂，分 2 次服用。

【功效】养血祛瘀，温经止痛。

【适应证】血虚寒凝，瘀阻胞宫证。症见产后恶露不行，小腹冷痛。

【方解】本方为治疗产后瘀阻腹痛之常用方，证由产后血虚寒凝、瘀血内阻所致。

方中补血活血，化瘀生新之当归，对子宫具有双向作用，其挥发油成分能对抗肾上腺素和垂体后叶素对子宫的兴奋作用，抑制子宫收缩幅度及收缩频率，而非挥发性物质成分则对离体子宫有兴奋作用，能促进子宫的收缩。现代药理研究表明，全当归一则可减轻子宫内压而使子宫平滑肌松弛，增加血流以改善局部的营养状况；二则可增高子宫内压，使其收缩加强，有助于促进子宫的发育。当归与川芎合用，有明显的抗血栓作用，促进血红蛋白及红细胞的生成。桃仁能促进产妇子宫收缩及出血，延长血栓形成时间，与干姜、甘草同用有镇痛、抗炎、抗菌等作用。

综上所述，本方对血液流变学异常改变有良好的改善作用，能有效降低血液黏度、降低红细胞聚集、降低血沉，对静脉血栓的形成有一定的抑制作用，并具有对抗雌激素引起的子宫充血及肥厚，改善子宫微循环等功能，正好对应了其祛瘀生新，活血止血的功效。

【临床应用】临床中瘀滞较甚者，可加蒲黄、五灵脂、延胡索、益母草等祛瘀止痛；小腹冷痛较剧者，可加肉桂、吴茱萸、乌药等温经散寒；气滞明显者，加木香、香附、乌药等理气止痛；产后失血过多，面色无华，脉细者，可加阿胶、大枣以益气养血。

临床上常用于产后子宫复旧不良、产后宫缩疼痛、胎盘残留、人流及引产后阴道不规则性出血、子宫内膜炎、产后尿潴留等产后血虚寒凝，瘀血内阻者。

使用注意：若产后血热而有瘀滞者不宜使用；若恶露过多，出血不止，甚则汗出气短神疲者，当属禁用。

（钱景莉）

止血剂
第九章

　　止血剂是一类通过调理气机，减轻血管损伤，促进血液凝固以达到止血效果的方剂。这类方剂具有清热、凉血、收敛、凝固等作用，临床用于咯血、吐血、便血、尿血、衄血、崩漏以及外伤等各种出血性疾病。

　　众所周知，根据中医理论"血主濡之"的观点，血液是人体生命活动必不可少的物质之一，也是保持脏腑器官、四肢百骸、充实形体、润泽容颜、旺盛精力的重要物质。

　　血液的生理功能存在纤维蛋白的形成和溶解两个对立统一过程，以保证正常血流。若在寒热失调、情志内伤、劳倦外伤等因素的影响下，破坏了平衡而出现出血现象，就需要采用相应治疗方药，予以止血。清代著名血证医家唐容川早就明确指出，对出血疾患，应先止血，次则消瘀，继而宁血，终需补虚四步，强调"止血为第一要法"。所谓止血，即止未经溶出，仍可复还之血。止之以使其不溶出，则存得一分血，便能保住一分命。

　　中医认为，出血之证有寒热之别，而止血之剂也治之有异；除寒、热之外，还须辨其虚、实，止血之剂也有祛瘀和补养的不同；由于部位有上下之分，故应用止血之剂则有升降之别；出血有急、缓，止血也须按"急则治标，缓则治本"，所用之剂也有标本之异。

　　一般而言，血热迫血妄行，多表现为血色鲜红，口干咽燥，脉细数，治以凉血止血；阳气虚衰不能摄血者，多表现为血色淡红或色紫暗成块，面色欠华，舌淡，脉沉细乏力，治以温阳益气以摄血。但要指出的是，凡止血剂都要适当酌加理气活血之药而起到瘀去血止的作用。

　　现代医学认为，止血包括血液凝固、血小板聚集及血管收缩等三个方面的因素，如外伤性出血，可见局部血管收缩，血小板在血管破损处凝集，并释放出血管收缩物质及凝血因子，参与血液凝固过程，形成血块而止血。

应用止血剂，须注意：①止血应防留瘀，骤用止血或单纯固涩止血，往往达不到理想的止血效果，因此止血剂中常少佐理气行血之品，或兼有祛瘀的止血药，既可引血归经，又不致产生血止瘀留之弊。②止血需求本溯源，切勿一味追求止血，应审因施治。对血热妄行者宜凉血止血；气不摄血者宜益气止血；因瘀血而溢血者宜活血止血；上窍出血宜引血下行，忌用升提；下窍出血宜升提止血，忌用降逆下行；③大出血证，常兼血亏，应予止血剂配以补血益气之药，标本兼顾以善其后。

第一节　凉血止血

十灰散（丸）《十药神书》

【组成】大蓟9克，小蓟9克，荷叶9克，侧柏叶9克，茅根9克，茜根9克，山栀子9克，大黄9克，牡丹皮9克，棕榈皮9克。

【用法】上药各烧炭存性，研末，纸隔后放地上去火毒，用藕汁或萝卜汁磨京墨调服。

【功效】凉血止血。

【适应证】血热妄行之上部出血诸证。呕血、吐血、咯血、嗽血、衄血等，血色鲜红，来势急暴者。

【方解】本方是凉血止血、烧炭存性的代表方。方中大、小蓟性味干凉，长于凉血止血，且能祛瘀，是为君药。荷叶、侧柏叶、白茅根、茜根皆能凉血止血；棕榈皮收涩止血，与君药相配，既能增强澄本清源之力，又有塞流止血之功，皆为臣药。栀子、大黄清热泻火，使邪热从二便而去，是为佐药。牡丹皮配合大黄凉血祛瘀，使止血而不留瘀，亦为佐药。藕汁能清热凉血散瘀、萝卜汁降气清热以助止血，京墨有收涩止血之功。全方集凉血、止血、清降、祛瘀诸法于一方，寓止血于清热泻火之中，寄祛瘀于凉血止血之内，为一首急救止血方剂。

【临床应用】十灰散是一首止血名方，临床应用十分广泛。可用于上消化道出血、急性放射性肠炎、溃疡性结肠炎、支气管扩张、肺结核、肾盂肾炎、过敏性紫癜、面部激素依赖性皮炎、鼻出血、功能性子宫出血、痔疮及痔疮术后出血等疾病。

临床应用中需要注意的是，由于本方为急则治其标之剂，所以止血之后，应当审因图本，方能巩固疗效。本方既可内服，也能外用，但需预先制备，使火气消退，方可使用，方中药物皆烧炭，取"血见黑则止"之意，但应注意"存性"，否则药效不确。

现代医学认为，本方药物生用、炭用均有止血、凝血作用，但诸药炒炭后能显著加强止血作用。一方面炒炭可增加炭素，加强吸附作用，使局部止血作用增强；另一方面炒炭后炭药中的鞣质含量相对增多，而鞣质具有止血和收敛作用，达到止血、凝血的目的。另外，本方各中药均含有钙，大部分是以草酸钙结晶形式存在，药物在高温作用下释放出可溶性钙，钙离子能促进血液凝固，缩短凝血时间，而起到止血作用。

方中提及到的京墨即墨，称其为"京墨"或"贡墨"者，系古代宫廷工书诗画用墨之上品，为急救止血之良药。墨首载于唐代陈藏器的《本草拾遗》。近代著名中医学者中善用京墨止血者，不乏其人，如山东的刘惠民老中医称陈京墨为急救血崩之良药，每以京墨炭火烧红，置醋中一淬，加开水研匀，并用炮姜、红糖少许为引调服，屡用屡效；北京中医药大学王绵之教授也用陈京墨磨汁治疗支气管扩张所致大出血和其他急救止血。京墨止血的机理有学者解释为黑能胜红，事实上其止血作用有充分的药理根据。古制京墨，虽因时因地不同，但多以松烟和入皮胶汁或糯米汁，或酌加香料而成。松烟即松枝烧后的油烟，本身具有止血、消肿、生肌、疗疮等作用。加入皮胶汁或糯米汁者，因皮胶均有不同程度的养血止血之功，糯米亦为补肺止血之佳品。若适量加入珍珠、冰片、麝香之类，则清心凉血、活血止血之功尤著。鉴于目前有效的止血药物众多，加之现在所用之墨的制墨选料和工艺均与古不同，故不宜入药。

花蕊石散 《十药神书》

【组成】煅花蕊石粉 9 克。

【用法】童便调末，男子用酒一半，女人用醋一半与童便和药服。

【功效】凉血化瘀止血。

【适应证】用于瘀血内阻，咯血、吐血量多者。

【方解】方中花蕊石化瘀止血，童便味咸、性寒，能滋阴降火、凉血散瘀。

【临床应用】花蕊石散是治疗咯（吐）血的常用方剂。临床上多用于支气管扩张、肺结核、上消化道出血等病的治疗，也有用于功能性子宫出血、子宫肌瘤及流产后出血者。

方中花蕊石原名"花乳石"，始载于《嘉祐本草》，《中华人民共和国药典》附录中指出以明煅法将花蕊石煅至红透，其目的是使其易于粉碎，增强止血作用。煅花蕊石主要成分为氧化钙与碳酸钙的混合物。现代药理研究显示其止血作用可能与增加血清钙离子浓度、防止血浆渗出和促进血液凝固有关。

方中童便以三岁以内健康儿童之中段尿为佳，是滋阴降火之妙品，故为血证之要药，一般是作为药引之用，以增加药的疗效。《景岳全书·吐血论治》："吐血不能止者，惟饮童便最效。"当代名医刘渡舟亦云："童便属血肉有情之品，易被吸收而直接为人所用，是草木滋阴之品所不能比拟的。其既不损阴，也不碍阳，实乃平和有效之药。"

四生丸 《妇人大全良方》

【组成】生荷叶9克，生艾叶9克，生柏叶9克，生地黄9克。

【用法】共研，丸如鸡子大，每服1丸（12克），亦可作汤剂水煎，每日1剂，分2次服用。用量按原方比例酌定。

【功效】凉血止血。

【适应证】血热妄行所致之吐血、衄血，血色鲜红，口干咽燥，舌红或绛，脉弦数。

【方解】方中生柏叶凉血止血为君；生地黄清热凉血，养阴生津，为臣药；佐以生荷叶清热散瘀止血，生艾叶祛瘀止血，性温而不燥，既可制约寒凉，又能避免血止留瘀之弊。诸药合用，共奏凉血止血之功。方中四药俱生用，意在增强凉血止血作用。

【临床应用】本方为凉血止血的有效方剂，临床多用于急性传染病及血液病引起的鼻出血、上消化道出血、支气管扩张、肺结核、血小板减少性紫癜及功能性子宫出血等。

由于本方中止血药物偏少，临床上可适当加入止血药，如茜草根、墨旱莲、藕节等，以增强止血效果；如用寒凉药物太过，有使血凝成瘀之弊，可适当加入活血化瘀之品，如牡丹皮、三七、赤芍，既增强止血作用，又无留瘀之弊。

小蓟饮子 《济生方》

【组成】生地黄30克（洗），小蓟根15克，滑石15克，木通6克，蒲黄9克（炒），藕节9克，淡竹叶9克，当归6克（酒浸），山栀子仁9克，甘草6克。

【用法】上㕮咀，每服四钱两（12克），水一盏半，煎至八分，去渣，温服，空心食前（现代用法：水煎，每日 1 剂，分 2 次服用）。

【功效】凉血止血，利水通淋。

【适应证】热结下焦之血淋、尿血。症见尿中带血，小便频数，赤涩热痛，舌红，脉数。

【方解】本方为宋代严用和首创的一首名方。方中小蓟甘凉入血分，擅清热凉血止血，又可利尿通淋，是为君药。生地黄甘苦性寒，凉血止血，养阴清热，蒲黄、藕节助君药凉血止血，并能消瘀，共为臣药，君臣相配，使血止而不留瘀，热在下焦，宜因势利导，故予以滑石、淡竹叶、木通清热利水通淋，山栀子清泻三焦之火，导热从下而出，当归养血和血，引血归经，尚有防诸药寒凉滞血之功，合而为佐，使以甘草缓急止痛，和中调药。诸药合用，共成凉血止血为主，利水通淋为辅之方。

【临床应用】本方为治疗血淋、尿血之常用方。现代临床上主要用于急性泌尿系感染、泌尿系结石、紫癜性肾炎、慢性肾炎、肾挫伤、肾结核、蛋白尿、膀胱癌、精囊炎等。泌尿外科也用于治疗前列腺电切术后出血。

早在 1964 年国内就有报道指出关木通有严重肾毒性，但并没有引起广泛重视。直到 1993 年比利时学者报告了 9 例接受减肥治疗的女性患者出现快速进展的肾间质纤维化、肾衰竭，并称之为"中草药肾病"，并且认为其中的马兜铃酸可能是导致肾脏损害的原因，才引起各界人士的普遍关注。2000 年版《中华人民共和国药典》首次将关木通列为有毒药物，并在其药性项下新增了"有毒，不可多用久服，肾功能不全者忌服"等警示性提示，并规定木通用量为 3 ～ 6 克，这表明对关木通的肾毒性有了进一步的认识。同时有学者发现合理的药物配伍能够减轻其肾毒性，实验研究证实关木通分别与生地黄、炮附子、银杏叶配伍后其肾毒性均有明显降低。

槐花散《普济本事方》

【组成】槐花 12 克（炒）、侧柏叶 12 克，荆芥穗 6 克，枳壳 6 克（麸炒）。

【用法】上为细末，用清米饮调下二钱，空心食前服。现代用法：为细末，每服 6 克，开水或米汤调下；亦可作汤剂，水煎服，用量按原方比例酌定。

【功效】清肠止血，疏风行气。

【适应证】风热湿毒，壅遏肠道，损伤血络证。症见便前出血，或便后出血，或粪中带血，以及痔疮出血，血色鲜红或晦暗，舌红，苔黄脉数。

【方解】本方是治疗肠风、脏毒下血的常用方。方中槐花苦微寒，善清大肠湿热，凉血止血，为君药。侧柏叶味苦微寒，清热止血，可增强君药凉血止血之力，为臣药。荆芥穗辛散疏风，微温不燥，炒用入血分而止血；盖大肠气机被风热湿毒所遏，故用枳壳行气宽肠，以达"气调则血调"之目的，共为佐药。诸药合用，既能凉血止血，又能清肠疏风，使风热、湿热邪毒得清，则便血自止。本方具有寓行气于止血之中，寄疏风于清肠之内，相反相成的配伍特点。

【临床应用】本方是治疗肛肠出血的常用方。现代药理研究显示，本方单味药分别具有止血、收缩血管和降低毛细血管通透性、脆性等作用。侧柏叶煎出液、荆芥穗对小鼠和兔的出血时间、凝血时间均有明显缩短；枳壳使 α 受体兴奋而使小血管收缩；槐花可增强毛细血管的抵抗力，降低毛细血管通透性和脆性，防止微血管出血。值得一提的是，方中君药槐花生用、炒黄及炒炭均有止血作用，但炒炭及炒黄后止血作用明显强于生品。因五行之中红属火，黑属水，根据五行相克规律，水克火即黑克红，故有"血见黑则止"之说，药理学研究显示其机理可能与炒后产生的槐树皂苷 I 和异鼠李素 -3-O- 芸香糖有关。临床上可用于痔疮、肛裂、结肠炎、出血性小肠炎、肠癌便血、过敏性紫癜、银屑病、阿米巴痢疾等疾病。

第二节　温补摄血

黄土汤 《金匮要略》

【组成】甘草 9 克，干地黄 9 克，白术 9 克，附子 9 克（炮），阿胶 9 克，黄芩 9 克，灶心黄土 30 克。

【用法】上七味，以水八升，煮取三升，分温二服（现代用法：先将灶心土水煎过滤取汤，再煎余药，阿胶烊化冲服）。

【功效】温阳健脾，养血止血。

【适应证】脾阳不足，脾不统血证。症见大便下血，先便后血，以及吐血、衄血、妇人崩漏，血色黯淡，四肢不温，面色萎黄，舌淡苔白，脉沉细无力。

【方解】本方为治疗脾阳不足、脾不统血所致的便血或崩漏的常用方。方中灶心黄土辛温而涩，温中止血，用以为君。白术、附子温阳健脾，助君药以复脾土统血之权，共为臣药。然辛温之术、附易耗血动血，且出血者，阴血每亦亏耗，故以生地黄、阿胶滋阴养血止血；与苦寒之黄芩合用，又能制约术、附过于温燥之性；而生地黄、阿胶得术、附则滋而不腻，避免了呆滞碍脾之弊，均为佐药。甘草调药和中为使。

【临床应用】本方为温中止血代表方，由汉代著名医家张仲景所创立，历代沿用不衰。该方不但温气摄血，而且还能止痢。据传，北宋神宗元丰年间，宋神宗爱子赵煦因患痢疾，虽经众御医多方治疗仍无起色，身体日渐羸弱，奄奄待亡。正在束手无策之际，长公主向神宗推荐当时名不见经传的县乡医生钱乙进宫治病。他被召进宫后，仔细了解和诊查赵煦的病情后，当即开方配药。在旁的众御医原以为这个乡下郎中一定会用参、茸、阿胶等名贵药材，却不料钱乙仅用了黄土三升，加水煎煮后取水去渣，让患者趁暖服下，在旁众御医颇为惊讶和不解，都为之捏了一把汗。但出乎意料的是，钱乙竟然治愈了赵煦的泻痢。黄土汤如此神效，众御医皆茫然，不知所措。神宗获悉爱子病愈，钱乙奉旨上殿。嘉奖之后，神宗询问黄土汤治病的医理，钱乙不慌不忙地回答道："殿下所患，乃走水之疾，以土胜水，故得其平。另外，我进宫时曾查看过之前药方，所用各药，皆合医理，殿下的病情已减轻十之八九，我再略加疏守，即已痊愈。"神宗听后，龙颜大悦，将钱乙封为太医局的医丞，相当于现在的院长。从此，钱乙医名誉满天下。钱乙不但治愈赵煦的痢疾，而且还解了众御医误治之危。其医德之高尚，当为后辈楷模。陈修园对黄土汤也极为赏识，认为此方："不独粪后下血方也，凡吐血、衄血、大便血、小便血、妇人血崩及血久不止，均可统治之。"（《金匮要略浅注补正·卷七》）

方中灶心黄土正名为伏龙肝，始载于《名医别录》。《本草纲目》中称为灶心土，为拆修柴锅灶时，将灶心的黄土凿下，用刀削去焦黑部分及杂质即得，其主要成分是硅酸盐和氧化铝，为不溶于水的矿物质。服用后可在胃肠内壁形成不吸收的保护层，从而避免胃酸等对黏膜的刺激与损害，并具有对胃肠末梢神经镇静和麻醉的作用，因此可产生止痛、止血及降逆止呕的疗效。

20世纪60年代浙江省中医院中医病房曾用过灶心黄土，主要是治疗胃肠道出血。近年来，仍有些名老中医还念念不忘原汁原味的黄土。国医大师路志正曾治疗西药也少有效果的消化道出血，他远从乡下找到了难得的灶心土，据说用后即刻见效。临床应用时由于灶心黄土存在取材不易和煎煮困难的问题，常有医家在用药时将其替换为赤石脂。药理研究显示：赤石脂含有大量硅酸铝，口服能吸附消化道内毒物，并能覆盖肠黏膜，以减少毒物对胃肠道的刺激而呈吸附性止泻作用；此外还有良好止血作用。从归经而言，灶心黄土归脾、胃经，而赤石脂归大肠、胃经。故从作用部位而言，灶心黄土作用于胃肠壁，而赤石脂作用部位更偏下。

根据现代药理研究提示，本方具有止血、止呕、增强免疫、抗炎、抗菌、抗溃疡、止泻等作用。临床上可用于消化性溃疡、消化道出血、先兆流产、功能性子宫出血、过敏性紫癜、血小板减少性紫癜、产后呕吐、慢性细菌性痢疾、溃疡性结肠炎、糖尿病性腹泻、非感染性精囊炎、复发性口腔溃疡、急性坏死性肠炎等疾病。

柏叶汤 《金匮要略》

【组成】柏叶9克，干姜9克，艾叶3克。

【用法】上药三味，以水500mL，取马通汁100mL，合煮取200mL，分2次温服。

【功效】温中止血。

【适应证】治脾胃虚寒之吐血不止者。

【方解】方中侧柏叶性味苦涩，清降止血，折其上逆之势，又有涩敛之性；马通汁性微温，止血并引血下行；干姜、艾叶温中散寒，温经止血；四药合用，温中清降并行，共奏温中止血之效。

【临床应用】本方是温经止血治疗吐血的常用方剂。病虽属上焦，但大可不必仅囿于此。大凡血证属于寒者，均可以使用。临床上多用于支气管扩张、肺结核、上消化道出血、功能性子宫出血等。

本方与众不同之处在于，温中止血方剂中以凉血止血药侧柏叶作为君药，且药理研究证实，方中加入侧柏叶能加强止血效果。因血有"遇寒则凝"的特性，使寒凉药在止血治疗中有了理论依据。根据中医学急则治其标的原则，出血尤其是大量的出血属于急症范畴，而脾胃虚寒相对于出血而言则是一个较为慢性的病变过程，其恢复也需要一定的时间。由于温阳药药性偏温，甚则有些药物辛热燥烈，对于血证而言，极易耗津动血，故在出血时，配伍多少的温性药物当有一定的尺度。清代唐容川在《血证论》中指出"存得一分血，保得一分命"，同时视"止血为第一要法"。方中柏叶、艾、干姜、马通汁均有止血这一功效，可见本方更视止血为第一大法，先止血以救其命，而后再考虑补血等其他问题。方中马通汁为马屎绞取其汁而得。古人用马通汁以止血，若如无马通汁，可用童便代之。

胶艾汤 《金匮要略》

【组成】川芎6克，阿胶6克，甘草6克，艾叶9克，当归9克，芍药12克，干地黄 18 克。

【用法】上七味，以水五升，清酒三升合煮，取三升，去渣，内胶令消尽。温服一升，日三服。

【功效】补血止血，调经安胎。

【适应证】冲任虚损，胎元不固之胞阻。症见下血，量多色淡，质清稀，可伴头晕目眩，神疲体倦，舌淡，脉细。

【方解】本方为治疗妇人冲任虚损致崩漏下血和胎动不安的代表方。方中以阿胶滋阴补血、固冲止血，艾叶温经止血、止痛安胎，二者均为止血、调经、安胎之要药，共为君药。故名"胶艾汤"。干地黄、当归、芍药、川芎为后世的四物汤，能补血调经共为臣佐药。甘草调和诸药为使药，配阿胶善于止血，配白芍能止痛。加以清酒煎药，引药直入血分，使止血不留瘀。诸药合用，以补血止血为主，兼调经安胎。

【临床应用】胶艾汤亦名芎归胶艾汤或胶艾四物汤，由汉代张仲景创制，用于治疗妇科出血性疾病。经过后世医家的发挥，现代已广泛用于功能性子宫出血、先兆流产、习惯性流产、人工流产后子宫出血、妊娠子宫出血、产后子宫恢复不良、血小板减少性紫癜、消化性溃疡、流行性出血热、特发性镜下血尿等疾病的治疗。

方中水、酒合煎，意在清酒，不但可以行气和血以助药力，还有补益气血的作用。因为汉代的酒都是以米为原料酿成的，米为五谷之一，有补益人体气血之功，尤其是经过陈酿的清酒。胶艾汤的配伍奠定了补血剂组方的基础，后世由本方化裁出名方"四物汤"，为历代推崇治疗血虚证的经典之方。临床研究证实，胶艾汤的作用不仅仅是止血，对于失血过多引起的血虚以及血虚引起的出血都有很好的治疗作用。

（周忠辉）

补益剂是治疗虚证的主方。

　　虚证，是指人体维持生命必不可少的重要物质即阴津（血、津液、精）和阳气（气）的不足。阴津和阳气不足通常统称为正气不足或正虚。从广义上说，虚证可分为阴津（主要指物质方面）不足的血虚、阴虚；阳气（主要指动能方面）不足的气虚、阳虚等四种病理状态。

　　根据中医理论"损者益之，虚则补之"的治疗原则，治疗虚证应使用补益法（补法）以补其不足。根据虚证四种不同的病理状态采取与其相适应的补气、补血、补阴、补阳等四种治疗方法。补益剂就是在这种治则的指导下进行的组方。

　　根据其不同的虚证表现，常用的补益剂有补气剂、补血剂、气血双补剂、补阴剂、气阴双补剂及补阳剂。

　　诚然，阴津与阳气在概念上虽可区分，但实际上两者的关系却是相辅相成、密切相关的。也就是说，阴津必须依赖于阳气的作用才能化生而运行周身；同样，阳气也必须依赖于阴津才能发挥其正常的生理功能。因此，在补阴津时（补血、补阴），应加入少量的补阳药物；而补阳气时（补气、补阳），也同样应加入少量的补阴药物。只有遵循这种组方原则，才能更好地发挥其药效。这就是著名医学家张景岳所说的"善补阳者，必于阴中求阳；善补阴者，必于阳中求阴"的理论观点。但应予指出的是，在虚证之中，一方面由于其功能性或物质性的不足而产生各种病理产物；另一方面又由于产生虚证的各种致病因子的参与，因而仅单纯补益以消除病理产物和致病因子显然是不够的，故有时往往要采取补益法为主加上祛邪法，予以攻补兼施以达到治疗目的。

　　应用补益剂治疗时，要注意以下几点：

　　1. 补益剂是扶正补虚的方药，能改善衰退的机体功能，使被消耗的物质得到补充，但毕竟不是体力增强剂，如无正气虚衰者一般不需服用，用之不当反受其害。

同时，对于虚证的治疗不能仅依赖于药物，应积极参加适当的运动，保持饮食平衡等，采取综合措施以增强体质。

2. 一般而言，慢性疾患所致的虚证，常用缓补法，治疗需时较长；急性疾患所引起的虚证，则应予峻补法，迅速投用大剂量的补药，使之能见效于顷刻之间。

3. 邪势亢盛之时，一般不宜用补益剂，用之恐有留邪之弊，但若属必要也必须在祛邪的基础上酌进补益法，方不致偾事。

4. 应用补益剂不易被吸收时，有必要考虑其消化吸收的状况，如消化吸收不良者，则补益难以产生预期的效果。

5. 补益剂一般宜文火长时间煎煮。

一、补气剂

补气，或称益气，是治疗气虚的处方。

气虚，原则上是指机体功能低下，表现为气作用不足的状态。

1. 气的作用

（1）推动：推动全身的生理功能和代谢作用。

（2）温煦：促进能量的代谢和血液的正常运行，从而调节体温，维持恒常状态。

（3）防御：防止病原性物质（病邪）的侵袭以及对侵入体内的病邪进行斗争，并将其驱除出体外，即增强机体的免疫功能。

（4）气化：指物质的转化。将食物转变为营养物质，组成有益于机体的成分，或转化为汗、尿、消化液等。

（5）固摄：抑制汗、尿、精液等的排出过多以及制止血液溢出于血管之外的作用。

气虚的一般证候：精神萎靡、倦怠乏力、懒动寡言、声音低微、面色少华、舌质淡白、脉细软无力等。

2. 气不足的常见证候

因脏腑功能的不同可见到以下不同的证候：

（1）心气虚：表现为心悸、胸闷、气急、心神不安、目眩、脉细或结代等，为心脏的排血功能及高级神经系统功能低下的证候。

（2）肺气虚：表现为稍动则汗出（自汗）、气急、慢性咳嗽、多痰等，为汗腺及呼吸系统功能低下的证候。

（3）脾胃气虚（中气虚弱）：表现为食欲不振、纳少乏味、腹部胀满、便秘或便溏乃至大便呈水样等，为消化系统功能低下的证候。特别是肌张力降低所致的内脏下垂或起立性功能失调等，称之为"中气下陷"。

总之，气为先天的肾气（生命能量）、被消化吸收的营养物质（水谷之气）以及吸入肺中的空气（清气）结合而成者。但气虚的关键则在于与消化系统相关的脾胃气虚。

3. 补气剂的常用药物

补气剂基本上是由具有促进消化吸收功能的补脾药和增强肠胃蠕动功能的理气药；具有止吐、镇呕、祛痰等效果的理气化湿药和含有消化酶的消导药；提高肌张力的升提药以及具有促进水分吸收排泄作用的利水药等组成。主要药物列举于下。

（1）补气药（益气药）：人参（党参、太子参、别直参、生晒参、红参、西洋参）、炙甘草、黄芪、白术。

同时，人参、党参、白术适用于脾胃气虚；太子参、生晒参、西洋参、黄芪适用于肺气虚；炙甘草适用于心气虚。

（2）补脾药（健脾药）：山药、黄精、莲子、大枣、茯苓、薏苡仁、苍术、芡实、白扁豆等。

（3）理气药：枳壳、枳实、木香、香附、薤白、旋覆花、大腹皮等。

（4）理气化湿药：陈皮、半夏、砂仁、藿香、厚朴、白豆蔻、草豆蔻、预知子、紫苏梗、生姜等。

（5）升提药：柴胡、升麻、葛根等。

（6）消导药：麦芽、谷芽、山楂、鸡内金、莱菔子、沉香曲、神曲等。

（7）利水药：猪苓、泽泻、车前子（草）、茯苓、汉防己等。

此外，补气方中多数配伍少量补血药。

补气的基本方为四君子汤。

二、补血剂

补血（养血）剂是治疗血虚的处方。

血虚，是指血所具有的濡养（营养、滋润）作用低下及其物质基础不足而言。表现为全身性或局部性的营养不足，相当于现代医学中内分泌调节异常、循环功能障碍、植物神经系统功能失调的状况。

血虚的一般证候：面色少华、肌肤失润、头昏目眩、舌质淡红、脉细等。

1. 血虚的常见证型

因脏腑功能的不同可见有以下不同的证候：

（1）心血虚：头眩、健忘、心神不安、焦躁易醒、多梦、心悸等高级神经系统功能失调的症状。

（2）肝血虚：视物模糊、视力减退、四肢麻木、肌肉痉挛、精神恍惚、失眠等表现者；植物神经系统、神经系统、循环系统的功能失调等；妇女月经延期、经血不足或闭经等；也可见于内分泌功能紊乱等表现。

2. 补血剂的常用药物

补血剂是以补血药为主的方剂，是由具有促进血液循环功能的活血药及镇静安神的安神药以及少量的补气健脾药等组成。其主要药物如下：

（1）补血药（养血）：当归、鸡血藤、白芍、熟地黄、何首乌、墨旱莲、枸杞子、桑葚、阿胶（主要用于肝血虚）、酸枣仁、远志、龙眼肉、柏子仁、首乌藤、百合、丹参（系养血安神药，主要用于心血虚）。此外，当归、鸡血藤、丹参还有活血作用，而桑葚、阿胶则有止血效果。

（2）活血药：川芎、延胡索、郁金、益母草、赤芍、牡丹皮。

（3）安神药：茯神、茯苓、石菖蒲、大枣、浮小麦（具有养血安神作用）、朱砂、磁石、龙骨、牡蛎（具有重镇安神作用）。

三、气血双补

气血双补是治疗气血两虚的处方。

气血两虚，是见于气虚和血虚两方面的证候者。气和血两者密切相关，故有"气为血帅""血为气母"之称。这种病理表现较常见。

气血双补，根据气虚和血虚的程度，适当地将补气剂与补血剂予以配伍组成。同时，在气血两虚中，也常见到表现为心血虚和脾气虚的状况。

气血双补的基本处方为八珍汤。

四、补阴剂

补阴（滋阴、养阴、育阴、涵阴）剂是治疗阴虚的处方。

阴虚是指阴津亏损所出现的证候。血虚则是津液的进一步亏损而呈明显脱水者。同时，随着物质方面的消耗而表现为代偿性异化作用亢进、植物神经功能兴奋以及脑的抑制过程减弱而致兴奋性增高的热证范畴。这就是所称的"虚热"。热证程度显著者，称为"阴虚火旺"（阴虚火动、阴虚阳亢、阴虚内热）。这种体温正常的"虚热"，多是患者的自觉症状。

因感外邪引起的热性病而致迅速脱水者称为"伤津（津液亏虚）"，而病情进一步发展者称为"伤阴"，常常有体温升高的症状。

阴虚的一般证候：除血虚证候外，尚伴有消瘦、口干咽燥喜饮、面色潮红、虚火上炎、手足心热、尿黄赤、大便干结、舌质红或绛而失润、舌面或有裂纹、舌苔薄或光剥无苔、脉细数等，表现为营养不良、干瘪及热证等特征。

1. 阴虚的常见证型

因脏腑功能的不同而出现以下不同的证候。

（1）心阴虚：头昏目眩、健忘、失眠易醒、多梦、心神不宁、焦躁、心悸等表现为高级神经系统功能失调的症状。

（2）肺阴虚：慢性干咳、少痰或无痰、痰中带血、声音嘶哑等表现为呼吸系统症状者。

（3）胃阴虚：食欲不振、恶心、干呕、口渴、上腹部不适、大便干或秘结等消化系统症状。

（4）肝阴虚：头痛、头昏、耳鸣、眼结膜充血、口苦、精神恍惚、易怒、肌肉痉挛、月经失调等表现为植物神经功能、神经系统和内分泌功能失调的病理状态。

（5）肾阴虚：头昏眼花、智力减退、注意力不集中、腰膝酸软、倦怠乏力、动作迟钝、毛发脱落、梦遗、阳痿、闭经等表现为神经系统、泌尿生殖系统及内分泌系统功能失调的症状。

上述各脏腑的阴虚证候比单纯性脏腑证候较为多见。应予指出，肾阴为所有阴津的基础，故肾阴虚为阴虚之本。

2. 补阴剂的常用药物

补阴剂是以补阴药和补血药作为组方的基础，采用具有：①消炎、解热、抑制植物神经系统兴奋作用的清虚热药、清热凉血药及镇静精神的安神药；②止汗、固精等作用的固涩药；③调节植物神经系统的疏肝解郁药及镇咳祛痰的润肺化痰药所组成。主要选用药物如下：

（1）补阴（滋阴、养阴、育阴、涵阴）药：沙参、玄参、天花粉、石斛、麦冬、西洋参、百合（用于肺胃阴虚）、生地黄、熟地黄、天冬、女贞子、墨旱莲、何首乌、枸杞子、阿胶、胡麻仁、龟甲、鳖甲（用于肝、肾阴虚）。

（2）清虚热药：地骨皮、银柴胡、白薇、青蒿、知母、黄柏。

（3）清热凉血药：牡丹皮、赤芍、黄连、山栀子。

（4）安神药：酸枣仁、远志、柏子仁、龙眼肉、茯神、茯苓。

（5）固涩药：五味子、山茱萸、莲子、芡实、桑螵蛸。

（6）疏肝解郁药：川楝子、郁金、柴胡、枳壳、青皮。

（7）润肺化痰药：川贝母、瓜蒌仁、竹沥半夏、桔梗、桑白皮。

治疗肺胃阴虚的基本处方为沙参麦门冬汤，治疗肝肾阴虚的基本处方为六味地黄丸。

五、气阴双补剂

气阴双补剂是治疗气阴两虚的处方。

气阴两虚，是指出现气虚和阴虚两方面的证候。常见于炎症较重、大手术后、严重脱水及出血等状态。

气阴双补剂是指根据气虚与阴虚的程度，适当将补气药和补阴药互相配伍组成的方剂。

气阴双补剂的基本处方为生脉散。

六、补阳剂

补阳（温阳、助阳、壮阳）剂是治疗阳虚的处方。

阳虚，是指因阳气不足所出现的证候，为气虚程度发展至"温煦作用"进一步低下并伴有寒证特征的表现者。将阳虚的寒证称为"虚寒"，认为系因同化作用减弱、脑兴奋性下降以及循环功能不良等所致。同时，寒证表现特别显著者称之为"阳虚寒盛（阳虚阴盛）"。

应予注意的是，阳虚证候可因寒冷的环境而增强，并由于免疫功能降低而受到病邪侵袭时常易表现为寒证，此时则多数出现虚寒和实寒互相混淆的证候。因此，临诊时应考虑到虚寒与实寒两方面的相应治疗措施。虚寒者，用补气、补阳药为主进行治疗；实寒者，用祛寒药为主进行治疗。

阳虚的一般证候：除气虚证候外，表现为恶寒怕冷、四肢不温、面色苍白、紫绀等寒证特征，并有舌质淡白而胖大、苔滑、脉沉迟等。

1. 阳虚的常见证型

因脏腑功能的不同而又有以下不同证候表现。

（1）心阳虚：心悸、气急、脉结代，甚至出现心绞痛等循环系统功能失调的证候。

（2）肺阳虚：慢性咳嗽、多痰、自汗等呼吸系统功能失调的证候。

（3）脾阳虚：食欲不振，腹胀钝痛、便稀或水样便以及消化不良所致的腹泻等消化系统功能失调的证候。

（4）肾阳虚：腰膝倦怠乏力、动作迟钝、智力下降、遗精、尿频、尿量过多、夜间多尿、小便失禁、乏尿及水肿等神经系统和泌尿生殖系统功能失调的证候。

另外，阳气的基础为肾阳，故阳虚之本质为肾阳虚。一般以心肾阳虚、肺肾阳虚和脾肾阳虚等表现者居多。同时，肾阳药有赖于肾阴（肾精）才能更好地发挥其功能，故补肾阳时应同时填补肾阴。

补阳剂以补气和补阳药为基础，由可以促进代谢、循环功能等作用的补肾祛寒药、利水药、固涩药、止血药等组成。在补肾阳之时，配伍补阴药。

2. 补阳剂的常用药物

为便于更好地选用肾阴、肾阳均补的阴阳双补药，现将其主要药物介绍于下：

（1）补阳药：淫羊藿、巴戟天、胡芦巴、仙茅草、狗脊、骨碎补、韭菜子、海狗肾、阳起石、覆盆子、蛤蚧、冬虫夏草、鹅管石、补骨脂及益智仁（多用于脾肾阳虚者）。

（2）阴阳双补药：鹿茸、杜仲、肉苁蓉、锁阳、核桃肉、续断、菟丝子、沙苑子、紫河车、山茱萸、枸杞子。

（3）补阳祛寒药：附子、肉桂、丁香。

（4）补气药：人参、党参、黄芪、炙甘草。

（5）祛寒药：干姜、吴茱萸、蜀椒、小茴香、高良姜、桂枝、细辛。

（6）利水药：白术、茯苓、汉防己、车前子（草）、猪苓、泽泻。

（7）固涩药：诃子、肉豆蔻、芡实、莲子、五味子、金樱子、赤石脂、禹余粮。

（8）止血药：艾叶、伏龙肝、藕节、仙鹤草、侧柏叶、地榆炭、花蕊石、大小蓟、白及、三七、云南白药等。

补阳的基本处方为右归饮、右归丸。

第一节　补　气

四君子汤《太平惠民和剂局方》

【组成】人参 3 ～ 5 克（或党参 15 克），白术 12 克，茯苓 9 克，炙甘草 6 克。

【用法】水煎，每日 1 剂，分 2 次服用。

【功效】益气健脾，利水消肿。

【适应证】脾胃气虚证。症见精神不振、倦怠乏力、声音低微、沉默寡言、面色少华、食欲欠佳、纳少乏味、便溏甚则水泻或便秘等症状，舌质淡白、胖嫩，舌苔薄白，脉弱或沉缓，往往伴有水肿。

【方解】本方是健脾补气的代表方，几乎所有补气的方剂均以本方为主进行加减化裁。组方用药虽少，但君臣佐使俱全。

本方以补气的人参（党参）为主药；辅以白术益气健脾，参术相配，则健脾化湿之功尤著；佐以茯苓健脾渗湿；使以甘草益气和中，调和诸药。四药配合，意在纠正诸药之寒热偏性，使其药性趋于平和，故称为平补性方剂。

所谓"气虚"，是指全身功能衰退的一系列证候。此与中枢兴奋性降低、物质代谢，特别是同化作用减弱、免疫功能低下、贫血以及低蛋白血症等状况有关。

所谓"脾胃气虚"，是指在气虚的基础上伴有消化吸收功能不良者。表现为消化液分泌不足，胃肠肌张力及蠕动功能降低；同时，由于吸收功能障碍而出现便溏，甚则水泻；也可因蠕动功能不良而见便秘，但即使如此，多数患者也是开始时有便干现象，随后出现水泻。此外，也有较为罕见的患者因粪便长期留滞于肠内以致水分吸收过度而出现羊粪状大便。如处于脾胃气虚的状态，还可因水分的吸收和排泄发生障碍而引起胃肠留饮而出现振水音或水肿等征象，此时由于水分过剩而使舌体胖大并出现白苔。

党参、人参除能提高中枢神经系统的兴奋性以减轻疲劳外，还能兴奋垂体—肾上腺皮质系统以增强机体的防御功能，并能促进消化吸收、蛋白质合成和新陈代谢，同时还具有强心、增强性功能以及提高全身功能等作用。关于两者对血压的影响，一般认为人参升压而党参降压。白术有促进消化吸收、提高胃肠分泌功能及增强蛋白质合成的作用。具有利湿作用的茯苓，与白术配伍能将消化道内过剩的水分吸收入血而达止泻作用，并通过利尿作用将体内过剩的水分排泄出去。实验证明，人参、炙甘草具有肾上腺皮质激素样作用，故有抗利尿效应，可使水分由此而停留于体内。为阻止这种不良反应，白术和茯苓两药配伍确属必要。方中伍以炙甘草，其目的在于增强机体的功能和调和诸药。

党参、人参、白术可以改善放射线和化学物质所致的白细胞减少之症，并能明显提高红细胞数及血红蛋白的含量。同时，实验表明本方不仅能明显提高 T 淋巴细胞周围玫瑰花结形成率和淋巴细胞转化率，而且还能提高血清 IgG 水平。

总之，本方具有增强中枢神经系统兴奋性、促进机体新陈代谢功能、改善贫血状态、提高免疫功能、促进消化吸收、止渴、消肿和利尿等多种作用。

本方在临床应用中，应根据不同表现进行加减。如气虚证候明显者，将党参（人参）剂量加大并加黄芪；如脾虚证候明显者，配以山药、白扁豆等药；腹部胀痛者，加枳壳、木香、砂仁等理气药；有咳痰、饮停、舌苔白腻等湿证表现者，加陈皮、半夏等理气化痰药；便秘时加当归、火麻仁等润肠药；伴有怕冷、四肢不温等表现为代谢功能低下及循环功能障碍的阳虚证候者，宜加附子、干姜、肉桂等补阳祛寒药。

【临床应用】现代药理研究表明，本方主要通过调节自主神经系统拮抗乙酰胆碱和组胺等作用，促进处于紊乱状态的胃肠分泌、消化、运动及营养功能恢复正常；同时加强机体的免疫功能，增强脑血流量以改善记忆障碍。此外，还具有抗氧化、调节神经内分泌功能等作用。临床常用于治疗十二指肠溃疡、肠易激综合征、糖尿病、消化道肿瘤、贫血症、低蛋白血症等各种慢性消耗性疾患的治疗。

异功散《小儿药证直诀》

【组成】人参 3 ~ 5 克（或党参 15 克），白术 12 克，茯苓 9 克，炙甘草 6 克，陈皮 6 克。

【用法】上为细末，每服 6 克，用水 150mL，加姜 5 片，大枣 2 个，同煎至 100mL，空腹温服。

【功效】补气健脾，理气。

【适应证】脾胃气虚伴有恶心、呕吐、腹部胀痛等气滞证候，并有舌质淡白而胖大、舌苔薄白、脉细弱等表现者。

【方解】本方是应用于因脾胃气虚、胃肠蠕动功能异常而发生气滞证候者。

方中陈皮理气开胃以增强胃肠蠕动而达到化痰消饮的目的，并能解除幽门痉挛，调节胃肠功能，使之节律化。因此，在党参、白术的基础上配伍陈皮，可增强消化吸收，促进补益药的补气健脾功效。同时，陈皮还具有止呕镇吐的作用。对服四君子汤反感胸闷者宜用异功散，尤适用于小儿。

【临床应用】应用范围与四君子汤相似，并伴有气滞证候者。

六君子汤《医学正传》

【组成】人参 3 ~ 5 克（或党参 15 克），白术 12 克，茯苓 9 克，炙甘草 6 克，半夏 9 克，陈皮 6 ~ 9 克，生姜 3 克，大枣 12 克。

【用法】水煎服，每日 1 剂，分 2 次服。

【功效】补气健脾，理气化痰，利水消肿。

【适应证】脾胃气虚兼有恶心、呕吐、泛酸、脘部不适、水泻、胸闷、咳嗽、痰多，或见水肿等痰湿证候者，舌质淡白而胖大，舌苔白腻而厚，脉滑细者。

【方解】本方为补气健脾、理气化痰的代表方，也常在具有理气化痰的二陈汤中配以党参（人参）和白术。

脾胃气虚导致水液吸收和排泄障碍，故使饮邪留滞于胃肠内而出现恶心、呕吐、泛酸和腹泻等症状；或因支气管内分泌物增加而有咳嗽、痰多色白，甚则发生水肿等表现。舌苔厚腻而白，是水液吸收和排泄障碍的特征性变化。

方中半夏，能燥湿化痰、止吐镇咳；配伍陈皮以促进胃肠蠕动；佐以生姜，不仅能加强止吐、化痰功效，而且能起到刺激胃黏膜以增进食欲之效。此外，生姜还能减弱半夏的毒性而加强其止吐作用，故两者常在一起配伍组方。至于陈皮、大枣，前者有镇吐化痰之功，后者则有调和诸药、健胃的作用。

本方具有促进胃肠蠕动、消除停饮和止咳化痰等效果。

【临床应用】消化不良症、慢性胃肠炎、慢性支气管炎、支气管哮喘缓解期、慢性胃炎、肾病综合征、低蛋白性水肿等慢性疾患表现为脾胃气虚和痰湿证候者。

香砂六君子汤《古今名医方论》

【组成】人参 3 ～ 5 克（或党参 15 克），白术 12 克，茯苓 9 克，炙甘草 6 克，半夏 9 克，陈皮 6 ～ 9 克，生姜 3 克，大枣 12 克，木香 9 克，砂仁 5 克。

【用法】水煎，每日 1 剂，分 2 次服用。

【功效】补气健脾，理气化痰，止痛。

【适应证】应用范围与六君子汤相似，对恶心、呕吐、腹部胀痛、腹泻等痰湿，气滞证候特别明显者，尤宜使用。

方中之木香，能兴奋迷走神经，增强肠道收缩力及其蠕动功能，起到调理肠胃、促进消化吸收与行气消滞的作用，既能缓解腹痛，又能抗菌消炎；砂仁则有止吐、健胃作用，并能促进胃肠蠕动，从而达到消胀止痛的目的。

【临床应用】胃肠神经官能症、胃及十二指肠溃疡、消化不良、慢性腹泻、妊娠呕吐等表现为脾胃气虚、气滞和痰湿证候者。

归芍六君子汤《太平惠民和剂局方》

【组成】人参 3 ～ 5 克（或党参 15 克），白术 12 克，茯苓 9 克，炙甘草 6 克，半夏 9 克，陈皮 6 ～ 9 克，生姜 3 克，大枣 12 克，当归 10 克，白芍 10 克。

【用法】水煎，每日 1 剂，分 2 次服用。

【功效】益气健脾，理气化痰，补血。

【适应证】与六君子汤相似，兼有头昏目眩、肌肤失润、月经失调等血虚证候者。

【方解】方中加用当归、白芍，具有补血强身作用，适用于血虚证候。如舌质红少苔而无痰湿症状时，方中宜去半夏（当归异功散）。

【临床应用】应用范围几与六君子汤相同，而兼有血虚证候者。

柴芍六君子汤《太平惠民和剂局方》

【组成】人参 3～5 克（或党参 15 克），白术 12 克，茯苓 9 克，炙甘草 6 克，半夏 9 克，陈皮 6～9 克，生姜 3 克，大枣 12 克，柴胡 6 克，白芍 10 克。

【用法】水煎，每日 1 剂，分 2 次服用。

【功效】补气健脾，疏肝解郁，化痰。

【适应证】与六君子汤类似而兼有心烦易怒、胸胁胀闷不舒、腹痛腹泻、脉弦细等肝气郁结证候者，患者临床表现常随情绪波动而加剧。

【方解】本方是治疗脾胃气虚兼有肝气郁结的方剂。可见于消化吸收障碍（脾胃气虚）伴有植物神经功能亢进（肝气郁结）表现，腹痛、腹泻等症状随情绪波动而加重，临床常称之为"肝胃不和"。

方中柴胡、白芍具有镇静、镇痛和解痉效果，对植物神经功能失调能起到调整作用，称之为"疏肝解郁"。

【临床应用】可用于植物神经失调症、胃肠神经官能症、慢性胃肠炎、慢性肝炎、结肠过敏症等表现为脾胃气虚、肝气郁结者。

七味白术散《小儿药证直诀》

【组成】人参 3～5 克（或党参 15 克），白术 12 克，茯苓 9 克，炙甘草 6 克，木香 6 克，藿香 10 克，葛根 12 克。

【用法】水煎，每日 1 剂，分 2 次服用。

【功效】补气健脾，止泻，解表化湿。

【适应证】①脾胃气虚所致水泻；②胃肠型感冒，表现为发热、口渴、呕吐、腹痛、腹泻等脾虚湿热郁滞证候者。

【方解】葛根煨用有止泻作用，木香有理气整肠功效，藿香有促进胃液分泌、消化而达到止泻之效。通过上述三药的配伍以止泻，效果颇著。

此外，对于胃肠型感冒，应用葛根予以解热、收敛、消炎，并利用藿香的解热、化湿、止吐、止泻作用，疗效更是相得益彰。

【临床应用】慢性胃肠炎、消化不良、慢性腹泻、胃肠型感冒等表现为脾胃气虚者。

参苓白术散《太平惠民和剂局方》

【组成】人参15克，白术10克，茯苓10克，白扁豆9克（炒），山药10克（炒），薏苡仁30克，莲子9克，陈皮6克，缩砂仁5克（后下），桔梗6克，炙甘草6克。

【用法】水煎，每日1剂，分2次服用。也常将上药研末制成散剂，每日服2～3次，每次9克。

【功效】补气健脾，理气化痰，消滞止泻。

【适应证】脾胃虚弱。症见气短咳嗽，肢倦乏力，食少便溏，甚至水泻或见轻度浮肿，舌质淡白而胖大，脉弱。

【方解】本方是治疗脾胃气虚所致腹泻和培土生金的代表方。基本上是以四君子汤加补脾的山药、白扁豆、薏苡仁、莲子，理气的陈皮、砂仁以及引经药桔梗等组成。

本方适用于机体功能衰退，特别是消化功能低下的状态。主要表现为因吸收功能障碍导致胃肠道内水液过剩而出现便溏，乃至水泻或大便完谷不化等症状。至于水液排泄障碍引起的浮肿，则与低蛋白血症等因素有关。

方中人参能增强机体功能及促进代谢，与健脾利水的白术、茯苓、薏苡仁、白扁豆配伍以增强消化功能，使滞留于肠腔内和组织中的过剩水分吸收入血中，并通过利尿作用将其排出体外。这既能使异常的大便转为正常，又能消除浮肿。补脾之山药，不仅含有丰富的营养成分，而且还含有淀粉酶和黏液质，这些药物不但有助于强身健体，同时还能促进消化及保护胃肠黏膜，与偏于补脾固涩的莲子配伍以发挥其收敛止泻的作用。理气之陈皮、砂仁能增强胃肠蠕动，并能健胃理肠，是治疗恶心、呕吐的良药。至于桔梗，其功在升阳止泻，但这种作用至今尚有存疑，有人认为不需配入，也有人认为能帮助理肠。

综上所述，本方除具有四君子汤补气健脾的功用外，还兼有利水、止泻、理气等作用，故能增强消化功能。此外，所使用的组方药物也同四君子汤一样，无寒热偏性之弊。作为"平补"的补气方剂，其疗效并不逊于四君子汤。本方因偏于温燥，阴虚火旺者慎用，感冒孕妇禁用。

在临床实践中，如气虚较甚者，宜加用黄芪；如有肢冷畏寒等阳虚证候者，可用附子、干姜、肉桂等药；如腹胀较甚者，则加枳壳、木香等药；如消化不良较甚者，酌用麦芽、山楂、鸡内金等药；如舌苔黄而兼有热证时，宜加黄连。

【临床应用】现代药理研究认为，本方对胃肠道功能具有调节、解痉及抗拟胆碱药等作用，并能改善机体代谢功能及提高机体免疫功能。临床常用于消化吸收不良综合征、糖尿病、慢性胃肠炎、贫血症、营养不良性水肿、肾病综合征、慢性肾炎、蛋白尿、慢性肝炎、蛋白丢失性胃肠病、肺结核及肿瘤所致的慢性消耗性疾病，还有妇女带下等疾病的治疗。

资生汤《先醒斋医学广笔记》

【组成】人参 10 克，茯苓 10 克，白术 15 克，山药 10 克，薏苡仁 30 克，莲子 10 克，芡实 10 克，炙甘草 5 克，陈皮 10 克，麦芽 15 克，白豆蔻 6 克，桔梗 6 克，藿香 9 克，黄连 3 克，白扁豆 10 克，山楂 10 克，泽泻 10 克。

【用法】水煎，每日 1 剂，分 2 次服用。

【功效】补气健脾，消导止泻，降逆止呕。

【适应证】因脾胃气虚而出现恶心、呕吐、嗳气、腹胀、腹泻、完谷不化、食欲不振等证候，并有舌质淡白而胖大、舌苔白腻而厚、脉细等表现者。

【方解】本方是在参苓白术散的基础上加用消导理气的麦芽、山楂，芳香化湿的藿香、白豆蔻，利水的泽泻以及清热的黄连等药组成。适用于脾胃气虚而脾虚较甚，且主要因消化不良所致食物残渣积滞于胃肠内者。

方中采用具有消导理气作用的麦芽、山楂，均含有消化酶，麦芽偏重于对谷类的消化，山楂则偏重于肉类的消化，同时并有调理胃肠作用；芳香化湿的藿香、白豆蔻与陈皮、砂仁同用，除治疗恶心、呕吐、嗳气外，还能促进胃肠蠕动以及增进食欲等；配用少量黄连以抗菌消炎；泽泻与茯苓、白术、白扁豆、薏苡仁等利水药配伍，不仅有利尿作用，而且还能消除肠道内过剩的水液。

本方与参苓白术散功效相似，并有理气、利尿和促进消化的作用。同时，对于消化功能严重低下者，方中药物宜减量应用，以利于吸收。

【临床应用】慢性胃肠炎及其他慢性疾患，表现为脾胃气虚所致消化不良证候者。

启脾汤《万病回春》

【组成】人参 3 ～ 5 克，白术 10 克，茯苓 12 克，莲子 6 克，山药 10 克，山楂 10 克，陈皮 6 克，泽泻 10 克，生姜 3 克，大枣 12 克，炙甘草 6 克。

【用法】水煎，每日 1 剂，分 2 次服用。

【功效】补气健脾，理气化湿，消食止泻。

【适应证】因脾胃气虚而致便溏，乃至水泻或明显消化不良性腹泻者，并有舌质淡白而胖大、苔白、脉细等表现。

【方解】本方是在四君子汤中加入补脾固肾的山药、莲子，消导的山楂，以及理气和胃的陈皮、生姜、大枣所组成，也是参苓白术散的简化方。

方中以具有利水效果的泽泻代替参苓白术散的白扁豆和薏苡仁，并去桔梗，加上消导药山楂，其补脾功效虽略逊于参苓白术散，但疗效仍相近。

【临床应用】应用范围同参苓白术散。

补中益气汤《内外伤辨惑论》

【组成】黄芪 15 克，人参 5 克（党参 15 克），白术 12 克，炙甘草 6 克，当归 9 克，陈皮 6 克，升麻 6 克，柴胡 3 克，大枣 6 克，生姜 3 克。

【用法】水煎，每日 1 剂，分 2 次服用。

【功效】补气健脾，升阳举陷，甘温除热。

【适应证】应用于脾胃气虚证，表现为下列证候者。

1. 中气下陷、清阳不升　精神不振、易感疲劳、四肢倦怠乏力、动作迟钝、不耐久立、头痛不甚、嗜睡头重（特别见于食后），易于出血、气急、便秘或便溏乃至水泻等证候，或见胃下垂、脱肛、子宫脱垂、疝气等症，舌质淡红，脉虚弱。

2. 脾不统血（气不摄血）　表现为脾胃气虚证候的同时，出现少量间歇的持续性出血，多见于下身和皮下出血；妇女多见经期提早或月经过多，经血清稀。舌质淡红，脉弱。

3. 气虚发热　长期反复低热，兼有精神倦怠、体质虚弱现象，也常见头痛、恶寒、自汗等症状，舌质稍红苔白，脉洪大重按无力。

【方解】本方由金元四大家之一的李东垣所创立，是治疗"中气下陷"的代表方剂。其特点是以补气健脾的黄芪、党参、白术、炙甘草和具有升提作用的升麻、柴胡配伍，并加补血的当归和理气和胃的陈皮、生姜、大枣等药所组成。

所谓"中气下陷"，基本上与脾胃气虚（见四君子汤）相同。根据其临床症状，是属于骨骼肌、平滑肌及支持组织等张力显著降低的病理表现。因支持组织张力降低所致者，有胃下垂、肾下垂、脱肛、子宫脱垂、疝气等症；因胃平滑肌张力降低所引起者，有胃扩张症；因肠道平滑肌松弛所致的粪便排出功能障碍者，可出现便秘；或因吸收功能不良而见便溏，甚则水泻；有时也可因粪便长期停留于肠内导致水液吸收过量而出现大便如羊粪状者。此外，还可由于膀胱的肌张力降低致使收缩功能不良而发生一时性尿潴留，常见于小儿和老年患者。

同时，由于外周血管阻力减弱而出现脑缺血症状，诸如站立不稳、头痛、头昏、嗜睡、倦怠无力、四肢疲软、动作迟钝等，称之为"清阳不升"。在临床中，一般见于低血压倾向，特别是低血压症较重者。由于脑的兴奋性及汗腺平滑肌的肌张力降低等原因，往往伴有稍动则汗出（自汗）等症状。

所谓"脾不统血"，现代医学认为可能是由于血管壁平滑肌的张力下降和血小板无力症，或兼有消化功能不良而使血液凝固因子的产生受到影响，以致发生出血的病理状况。这样制止血液流出血管外所具有的统摄功能称为"气的固摄作用"，由这种功能失常引起的出血则称为"气不摄血"。妇女经期缩短与黄体酮不足有关，月经过多经研究证明为子宫平滑肌张力下降和血液凝固因子产生不足之故。所有这些都与"脾不统血"有密切关系。

至于"气虚发热"，其机理虽然尚未完全清楚。但在中医学上则多将之归于"火不归原致阳浮于外则发热"的范畴。这种阳气虚浮而致的发热也称为"阴火"。一般而言，气虚状态即指机体功能和代谢低下所致的植物神经功能失调，由此引起的发热称为"功能性低热"或"体质性体温过高症"（habitual hyperthermia），表现为持久性疲劳、倦怠、食欲不振等气虚证候，其特点是疲劳的同时伴有长期低热，包括因气虚而罹患感冒所致的发热在内。

本方主药为补气升阳、固表的黄芪，据研究表明，此药具有兴奋中枢神经系统、强心和性激素样作用，故有促进机体代谢功能和提高肌张力的良好效果。此外，黄芪还有升压（少量升压，但剂量在30克以上则可降压）、扩张皮肤血管、促进血液循环和调节汗腺功能而止汗的作用。实验证明，本药不仅能治疗肾炎、改善蛋白尿，而且还能提高机体免疫水平。党参（人参）能增强脑的兴奋性和促进消化吸收，将消化道内的过量水分转化为尿而使之排出体外。炙甘草也同样具有提高机体功能，与黄芪配伍则功效益彰。不少作者指出，党参、黄芪、白术能促进蛋白的合成；与当归同用，对增强巨噬细胞的功能和促进抗体的产生很有效果，有报告认为，黄芪和当归配伍，对肉芽组织形成的具有促进作用；与少量的柴胡、升麻等升提药配伍（大剂量则有消炎、退热功效），能提高骨骼肌和平滑肌的张力。同时，实验表明，黄芪、党参配柴胡、升麻不但能显著提高肌张力，而且能使其作用时间延长，但仅以柴胡、升麻则无此作用。值得提出的是，补气、升提类药均有燥性，应用时要注意避免其伤津耗液的不良反应。另外，据报道，当归、黄芪、白术、柴胡、甘草有护肝作用；陈皮、生姜能增强胃液分泌和胃肠蠕动以利于其他药物的吸收；大枣除调和诸药外，还能提高消化功能。

通过上药的配合，对表现为机体功能衰退，脑兴奋性降低，骨骼肌、平滑肌和支持组织等张力低下，消化吸收不良等中医所称的中气下陷、清阳不升者均有较好的疗效。

对于脾不统血所致的出血，在治疗上应着眼于提高血管壁平滑肌张力和改善代谢功能，使其凝血机制趋向正常，方能达到预期的效果。但应该指出的是，本方对于急性出血者，疗效欠佳。方中陈皮一药，据报告具有维生素 P 样作用，能强化毛细血管，在某种情况下对加强止血作用可能有所裨益。

对妇女月经失调者，本方通过增强脑兴奋性和代谢功能，从而促进其分泌促性腺激素或产生黄体酮；同时，黄芪、党参、升麻等能增强子宫收缩，而当归则对子宫平滑肌起调节作用。所有这些药物，对提高疗效无疑具有重要意义。

对气虚发热的作用机理尚有争议，不少问题仍待阐明，但本方临床应用常有良效。因其组方具有甘温特性的补气药，能增强驱邪外达作用而除热，故将此所产生的解热效应称为"甘温除热"。这种解热作用，据推测其一可能是由于补气药具有增强免疫、改善机体防御及代谢功能；其二或许是通过黄芪、当归的抗菌消炎，以及柴胡、升麻的清热、发汗等作用的取得的治疗效果。

本方在临床中常根据其病况的不同而进行适当加减。如属脱肛、子宫脱垂重症者，可将黄芪、升麻剂量加大，并加枳壳、枳实、益母草等其效更佳；出血较重者，配以艾叶、藕节等止血药；气虚发热者，可增大柴胡剂量，并酌加黄芩、葛根；如属感冒发热明显者，配以苏叶、桂枝；有头痛症状者加蔓荆子、川芎；有便秘表现者，则加火麻仁、大黄等药。

【临床应用】现代药理研究表明，本方对脾虚大鼠壁细胞具有调节作用，能使其异常的超微结构恢复正常；并能上调脾虚大鼠的淋巴细胞免疫功能，提高血清胃泌素含量。此外，本方具有抗肿瘤效果，可以促进进展期胃癌癌细胞的凋亡。临床常用于低血压症、起立性失调症、慢性头痛、植物神经失调症、慢性肠胃炎、慢性肝炎、贲门失弛缓症、脱肛、子宫脱垂、肾下垂、疝气、慢性出血症、产后宫缩不良、月经过多、月经淋漓不尽、功能性子宫出血、过敏性紫癜、血小板减少性紫癜、慢性低热、重症肌无力、病后或术后恢复期，以及其他慢性疾患等表现为脾胃气虚、中气下陷的证候者。

实际运用 一般常用于下列病况：

1. 疲劳 体质虚弱、精神疲劳、倦怠乏力、四肢疲软等表现均可使用。对不明原因的急性疲劳者，可予本方 1 次或多次服用；虚弱者所出现的慢性疲劳可连用至恢复为止。

2. 体力低下

（1）病后：因感冒等其他疾病之后，症状大致稳定，但体倦懒动，呈半醒半睡状；也可见于四肢疲软、自汗、盗汗等症状，工作无精打采，明显疲劳，体力未能完全恢复者；或出院时体力未复者。

如有食欲不振、恶心者宜用六君子汤。

（2）手术前后：体质虚弱者于术前应用，也可用于术后患者以促进体力的恢复。

对胃手术后的贫血及倾倒综合征也有预防和治疗效果。同时，可应用于因手术后所致的呃逆、膀胱麻痹及大小便失禁的患者。

（3）夏季中暑：因中暑而致体虚乏力、食欲不振者可予本方治疗。

（4）妊娠中毒：体质虚弱、肌张力低下性体质所出现的绵绵腹痛及弛缓性出血者，应用本方有预防性作用。

低蛋白血症和贫血所致的头昏、耳鸣、心悸，或妊娠水肿、妊娠性肾脏疾患以及妊娠中毒症等，本方与紫苏和气饮（当归芍药散与香苏散合方）并用，常能起到预防和治疗的效果。

（5）产后：本方与芎归调血饮并用能加速产后体力的恢复，也应用于治疗产后脱肛和子宫脱垂症。

3. 张力低下性体质

（1）贲门失弛缓症：胃肠肌张力及蠕动功能降低，食欲不振、肠内气体排出障碍而出现腹部胀满及弛缓性便秘等症状者，以补中益气为主，有时并用麻仁丸和理气类药进行治疗。

（2）视力疲劳及减退：凡因体质虚弱及肌张力降低而造成视力疲劳和减退者；或因小孩患近视，进行眼保健训练仍难取效者，常用本方进行治疗。

（3）括约肌张力下降：凡因肛门和膀胱等括约肌张力下降而致大小便失禁者均为本方的适用范围。

（4）膀胱的收缩能力下降：由于膀胱的肌张力及收缩能力下降，表现为排便困难或尿流中断、小便细长、解而未尽者也可使用本方试治。

（5）子宫脱垂：本方常应用于治疗子宫支持组织的松弛而导致子宫脱垂者。

4. 减轻药物的不良反应 应用抗生素、抗癌剂、消炎剂等引起肝脏损害、胃肠功能障碍及贫血等表现者，除适用于本方外，也常用人参汤、六君子汤和小柴胡汤等，如出现腹泻可与五苓散并用。

5. 减轻放射线的不良反应 本方能改善因放射线所致的不良反应，通过治疗往往能使精神振作。

补中益气汤与类似方剂适应证的鉴别：补中益气汤的主药为黄芪，配伍升提的柴胡、升麻，并加人参、白术、炙甘草等药组成。有研究认为，黄芪、柴胡、升麻、枳壳等的升提作用能使肌张力恢复正常和改善肌肉的松弛状态（中气下陷）。

此外，黄芪能增强体质、改善稍动则汗出的自汗现象，如与当归同用，不但能加强自汗、盗汗的疗效，而且还能促使肉芽组织形成以加速溃疡的愈合。

补中益气汤与下述三种类似方药适应范围不同的是：

（1）四君子汤类：本类方剂主药为人参（党参），配伍白术、茯苓、炙甘草，所用药物无寒热偏性，具有平补功效，能促进消化吸收和提神，为补气的基本方。

用于治疗脱肛，宜加柴胡、升麻、苍术；对病后持续腹泻和营养失调而致指甲脆弱易于剥脱者加柴胡、升麻、陈皮；治疗夜尿症则去茯苓改用黄芪为宜。

（2）建中汤类：本类方剂主药为白芍、炙甘草，能缓解肌痉挛。常用于胃肠肌张力过高、过敏性结肠炎、痉挛性便秘、反复性脐疝疼痛、膀胱肌张力过高引起的尿频和夜尿、幽门和食管痉挛等症的治疗。因这种病理改变而发生的营养障碍者，本方治疗有效。

上述病变常见于小儿。相反，老年人则为肌张力低下性体质，故多适用于补中益气汤。

（3）人参汤类：主药为干姜，具有温里散寒、暖胃温肠，配伍人参、白术、炙甘草而使本方兼有补气助阳的双重作用。

如怕冷较甚时可加附子。

举元煎《张景岳方》

【组成】黄芪 24 克，人参 6 克，白术 9 克，炙甘草 3 克，升麻 6 克。

【用法】水煎，每日 1 剂，分 2 次服用。

【功效】补气健脾，升阳举陷。

【适应证】中气下陷。

【方解】本方由补气健脾的黄芪、人参、白术、炙甘草加具有升提作用的升麻所组成，尤其是方中应用大剂量黄芪作为补气升提的主药，故应认为其组方基本原理乃出自于补中益气汤。

【临床应用】治疗适应证同补中益气汤。

调中益气汤《脾胃论》

【组成】黄芪 15 克，人参 12 克，苍术 9 克，陈皮 9 克，升麻 6 克，柴胡 6 克，木香 9 克，炙甘草 6 克。

【用法】水煎，每日 1 剂，分 2 次服用。

【功效】补气健脾，升阳举陷，理肠化湿。

【适应证】中气下陷证候，兼有体重倦怠、便溏乃至水泻、腹胀、口感黏腻、舌苔白腻、脉软滑等湿证者。

【方解】本方适用于中气下陷兼有水液吸收及排泄障碍者。方中以苍术代替补中益气汤的白术加强利水化湿，去当归之滋润，加木香以理肠、镇痛、止泻。

独参汤《医方类聚》

【组成】人参 12～15 克。

【用法】水煎，浓缩，顿服。

【功效】补气固脱。

【适应证】亡阳虚脱证。症见面色苍白、冷汗、脉微细欲绝、血压下降等休克状态。

【方解】本方是治疗原发性休克的主方，其特点是使用大剂量人参予以回阳救脱。

据研究证明，人参的作用有：①强心；②兴奋中枢神经系统、垂体－肾上腺皮质系统；③收缩小动脉等作用，故能升压以改善原发性休克状态。但初次剂量宜用量大才能起效，一般常用剂量无效。同时，在休克的恢复中要重视原发性疾病的治疗。

在治疗中，对伴有紫绀、四肢厥冷等小动脉收缩状况，要加入对小动脉起扩张作用的补阳祛寒的附子和干姜，汗出淋漓者则加收敛止汗的龙骨、牡蛎。此外，为预防因休克继发弥散性血管内凝血（DIC）的出现，有人主张要配伍活血化瘀类药物。

【临床应用】可用于大出血、创伤、痉挛性呕吐和腹泻、出汗过多、心力衰竭等致休克的急救；此外，也可用于先兆流产、习惯性流产、出血不止等的救治；在"治未病"中，本方还是养生保健及抗衰老的良药。据近年有关报道称，慈禧太后常日服2克左右的人参。今人在考古中发现，其遗体容颜仍润泽如初，推测可能与平时所服少量人参有关。但应注意，人参不可过量服用，以免发生人参滥用综合征，少量适时服用为宜，一旦过量而出现不良反应，可服莱菔子减除。

升压汤《经验方》

【组成】党参18～30克，黄精30克，炙甘草10克。

【用法】水煎，浓缩，顿服。

【功效】补气固脱。

【适应证】亡阳虚脱。

【方解】具有独参汤之效。本方由大剂量补气的党参、黄精、炙甘草进行组方而达到治疗效果。

【临床应用】同独参汤。

第二节　补　血

四物汤《太平惠民和剂局方》

【组成】熟地黄12克，白芍6克，当归9克，川芎5克。

【用法】水煎，每日1剂，分2次服用。

【功效】补血活血，调经。

【适应证】血虚证。症见面色少华，皮肤粗糙失润，指甲脆弱，头昏眼花，视力疲劳，眼睛干燥，心悸，四肢麻木，肌肉痉挛等证候；女性多见经期延长，经量较少或闭经等。舌质淡红，脉细。

【方解】本方是治血虚的主要方剂。主药为滋阴补血的熟地黄，配伍补血平肝的白芍、补血活血的当归、理气活血的川芎。

所谓"血虚"，是指血的濡润（滋润、营养）作用不足者。从广义上讲，则相当于全身性或局部营养不良状态。其原因是：①消化吸收功能障碍而影响血的产生不足；②失血和慢性疾病等因素导致血的消耗及循环功能障碍而出现供血不足；③其他因素引起营养状况低下（贫血也表现为血虚，但严重者则伴有气虚，通常多处于气血两虚的状态，而血虚不一定是贫血）。所有这些均伴有脑、神经、肌肉、皮肤等代谢异常和功能失调，或内分泌功能失调的病理改变。月经失调一般与卵巢、子宫的营养来源不足、内分泌失调或植物神经失调等因素有关。

本方以补血的熟地黄为主，配以含有糖、蛋白质、维生素等丰富营养成分的当归、白芍等，以滋养强壮，恢复全身的营养状况而使神经和内分泌功能恢复正常；活血的当归、川芎通过促进血液循环向肌肉组织输送营养物质；白芍有止痉作用，能缓解肌肉痉挛；白芍、当归、川芎同用具有镇静功能，当归还含有维生素 B_{12}、烟酸、叶酸等物质，有一定的抗贫血效果。

另外，当归的挥发油成分能抑制子宫的收缩，其非挥发油成分则能促进子宫的收缩，因而当归对子宫具有双向作用。已有报告表明，全当归一则可以减轻子宫内压而使子宫平滑肌松弛，增加血流以改善局部的营养状况；二则可以增高子宫内压，使其收缩加强，有助于促进子宫的发育。白芍能抑制子宫平滑肌，削弱其收缩和运动。川芎能抑制妊娠子宫的收缩，但在一般状况和产后能促进其收缩。由此可见，本方对子宫有调节作用，除通过营养成分的补充以及促进血液循环而达到强壮的作用外，并有镇静、解痉、调经等良好效果。

在临床应用中，如血虚较甚，宜增大熟地黄剂量，并加何首乌、枸杞子；如痛经剧烈，宜增大白芍剂量，并配以延胡索、乌药；如阴虚内热，出现口渴、心烦、潮热等症状时，以生地黄代替熟地黄并加牡丹皮；如血瘀明显，以赤芍代替白芍，加桃仁、红花；如有荨麻疹等血热表现，以生地黄代替熟地黄，加蝉蜕、连翘；月经过多和出血时，去当归、川芎，加阿胶、艾叶（胶艾四物汤）；兼有腹胀气滞、食欲不振、精神欠佳等气虚证候者，则以四物汤与党参、白术、黄芪等补气药和陈皮、砂仁等理气药进行配伍；兼有腹冷疼痛、月经延期、经色晦暗等里寒证候者，则宜加附子、肉桂

（桂附四物汤）。

本方也常用于血液和循环系统疾病的治疗，如①缺铁性贫血，配以党参、黄芪、白术、何首乌、陈皮；②再生障碍性贫血，配以菟丝子、枸杞子、淫羊藿、巴戟天；③血小板减少性紫癜，配以丹参、黄芪、大枣；④动脉硬化，配以桃仁、泽泻、山楂、何首乌；⑤高血压，配以石决明、天麻、钩藤、地龙；⑥冠心病，去熟地黄加赤芍、丹参、葛根。可根据不同疾病的各自临床表现而随证加减，但须指出，所有这些疾病其本质必是血虚者，方可选用。

【临床应用】营养不良、植物神经失调、更年期综合征、视力障碍、经期紊乱、经少、闭经、子宫发育不全、痛经及产后病等表现为血虚者。

使用注意事项：

（1）本方不是"造血剂"，因贫血症及大出血后出现气虚为主者，作为造血目的时，则以补气药为主，但应与补血药配伍，予以辅助。

（2）不适用于因脾胃虚弱出现食欲不振、腹泻等症状者。但在这种情况下，如伴有血虚者，应首先考虑用补气健脾药以增强其消化吸收功能，或另与补气健脾药同用。

实际运用概况：《太平惠民和剂局方》中的四物汤出自《金匮要略》，原用于以止血为目的的芎归胶艾汤，在除去阿胶、艾叶、甘草的基础上发展而成。因此，其应用范围随之转变为治疗月经失调、痛经等垂体、卵巢功能失调和植物神经失调所致的疾患。嗣后，本方不只可用于妇科疾病，而且男女均可使用，被认为是治疗血虚的重要方剂。

"血虚"的病理状态很复杂，因而使用四物汤时，其临床表现也多种多样，难以统一掌握。这种临床变化，并非专指因红细胞、血红素下降所致的贫血，多属于植物神经系统、内分泌系统功能的失调。一般常用于以下病况：

（1）出血：四物汤含有地黄、白芍等有止血作用的药物，故有一定程度的止血效果；出血加剧时，应加阿胶、艾叶。

①有神经紧张性出血：胃十二指肠溃疡、溃疡性结肠炎等应激性溃疡出血时，应配伍精神镇静药物。心神不安和忧郁状况者，加苏叶、薄荷、香附；情绪紧张、焦躁者，加柴胡、白芍；肝火旺而易怒者，加黄连、山栀子。

如属胃溃疡出血，可选用柴胡四物汤（小柴胡汤合四物汤）、四逆散、解劳散（柴胡、白芍、鳖甲、枳壳、茯苓、甘草、大枣、生姜）和四物汤的合方。此外，也有用三黄泻心汤或黄连解毒汤和四物汤相合而成的温清饮进行治疗。

②炎症性出血：妇女因生殖器官炎症而出现血性带下、口干、尿短赤、舌质红、

脉数等热证表现，可选用黄连解毒汤和三黄泻心汤。

但是，呈慢性变化者则带下暗红，此时以四物汤加黄连、黄芩，也常用温清饮进行治疗。

③寒性出血：伴有身体和四肢寒冷、无口渴、尿量多、舌质淡红而湿润、脉迟等寒证表现者，方中加干姜、附子。

④瘀血出血：因瘀血而致出血者，可加桃仁、红花、牡丹皮、桂枝等活血化瘀药或与桂枝茯苓丸合用。

（2）月经失常：芎归胶艾汤对月经及产后生殖器官异常出血非常有效，由本方发展而成的四物汤已是治疗妇女疾病的首选方药。该方可以明显改善内分泌系统、调节植物神经系统，从而使机体恢复正常，故有"妇科圣药"之誉。

四物汤的基本方芎归汤（当归、川芎）常用于分娩时羊水破裂及胎盘滞留，或恶露不尽的治疗。目前虽然由于产科技术的进步而应用本方的机会较少，但对了解四物汤的方义仍有其参考价值。

方中当归能治疗痛经、月经失调及闭经，兼促进子宫发育；川芎用于治疗闭经、经期延迟及月经稀少等症，同时对产后松弛的子宫也具有收缩作用。

据报道认为，当归、川芎、熟地黄等药能影响内分泌系统和植物神经系统的功能，因而通过治疗可使月经失调恢复正常。

①月经延迟者：基础体温低、经期延迟者为寒证，故方中加桂枝、附子、吴茱萸，也常用于温经汤加减予以治疗。

②月经提前者：经期短为热证，表现为经量过多，此时可加黄连、黄芩等药。

③经过少者：经量少而有痛经或经期不定而延迟者为有瘀血，本方配以桃仁、红花；腹痛加延胡索；兼有热证时加黄连；兼有寒证时加桂枝。

④肥胖者月经失调：肥胖者表现为经量少而色淡为湿盛，本方加二陈汤或半夏、天南星等药；有痛经者，常用当归芍药散。

⑤兼有精神紧张者：常以四物汤加香附、乌药、苏叶、郁金、柴胡、青皮等药治疗。

（3）皮肤疾患：皮脂分泌不良而致肌肤失润者可用本方进行治疗。皮肤瘙痒可用本方配以防风、荆芥、蒺藜等药所组成的当归饮子。慢性炎症者，常以本方合黄连解毒汤所组成的温清饮为主进行加减治疗。

（4）运动麻醉、肌肉萎缩：中风、脚气、痿躄及产后下肢运动麻痹，可予四物汤加减治疗。

此外，龟甲汤、十味挫散、加味四物汤、补阴汤、疏经活血汤、独活寄生汤、大防风汤等方也均可选用。

①龟甲汤：龟甲、白芍、当归、熟地黄、川芎、石决明。

②十味挫散：当归、川芎、白芍、熟地黄、黄芪、白术、茯苓、防风、桂枝、附子。

③加味四物汤：当归、川芎、白芍、熟地黄、麦冬、五味子、杜仲、苍术、牛膝、黄连、黄柏、知母。

④补阴汤：熟地黄、生地黄、白芍、当归、杜仲、牛膝、茯苓、补骨脂、陈皮、人参、小茴香、甘草、知母、黄柏。

（5）发热：阴虚发热，四物汤加知母、黄柏或滋阴降火类的方剂。

热病虽为黄连解毒汤的适应证，但阴虚或呈慢性变化者的治疗，临床应用则予温清饮为宜。

补肝汤 《医学六要》

【组成】当归9克，白芍9克，川芎6克，熟地黄15克，麦冬15克，酸枣仁12克，木瓜9克，炙甘草3克。

【用法】水煎，每日1剂，分2次服用。

【功效】滋阴补血，平肝安神。

【适应证】血虚较甚，表现为口渴、失眠、肌肉痉挛和麻木、舌质红、脉细等证候者。

【方解】本方是在四物汤中配以滋阴的麦冬、补血安神的酸枣仁、止痉的木瓜和补气的炙甘草等所组成的方剂。其作用比四物汤更强。适用于血虚较甚并伴有轻度脱水，表现为植物神经失调、脑的抑制过程减弱和异化作用亢进者。

这是将四物汤方中的熟地黄剂量增大并加入麦冬以增强滋养强壮的作用，使其异化作用受到限制；酸枣仁也有滋养功效，同时其镇静和安眠作用持久，据报道，其镇静安眠作用可能与其可加强脑的抑制过程有关；木瓜、白芍、炙甘草均能缓解肌肉痉挛，而炙甘草除调和诸药外，还有助于促进消化吸收功能。

本方常配伍鸡血藤、桑寄生、枸杞子等以增强滋阴补肾、养血活血的效果。

【临床应用】同四物汤，而血虚表现更甚者。

当归饮子《重订严氏济生方》

【组成】熟地黄 12 克，当归 10 克，白芍 10 克，川芎 5 克，蒺藜 9 克，何首乌 10 克，防风 5 克，荆芥 5 克，黄芪 15 克，炙甘草 3 克。

【用法】水煎，每日 1 剂，分 2 次服用。

【功效】补血润燥，祛风止痒。

【适应证】血虚生风。症见皮肤粗糙失润，呈糠样脱屑、小皲裂，痒无定处，可见抓破处少量出血及血痂，未见发红和渗出物等，舌质暗红，苔少，脉细。

【方解】本方系用于治疗伴有干燥性、萎缩性皮肤病变的方剂。这是根据"血行风自灭"的理论，方中着重于补血养血，故以四物汤为基础，加黄芪、何首乌增强滋阴润燥；蒺藜、防风、荆芥以祛风止痒；甘草解毒，兼调和诸药。

在临床中，对血虚较甚者，方中可加枸杞子、鸡血藤；兼有气虚者，加党参；失眠者，加柏子仁、酸枣仁、首乌藤；便秘，加火麻仁；如肌肤及舌上有瘀斑等血瘀证候者，用赤芍代替白芍并加丹参、红花等。

【临床应用】本方主要用于老年性皮肤瘙痒症（senile pruritus）、糠疹等表现为血虚生风者，但介于炎症和浮肿之间者不宜应用。

所谓血虚生风是指皮肤瘙痒兼有血虚者，其特征是皮肤萎缩、皮脂腺和汗腺萎缩而致分泌物减少，皮肤干燥而成糠样脱屑改变。这种表现认为是介于皮肤和神经营养障碍以及循环功能障碍之间。

老年人发展至皮肤老化，皮肤变薄，皮脂腺和汗腺萎缩，皮脂分泌减少而失去保护皮肤作用时，表皮就会发生干燥而出现皲裂及糠样脱屑。在夏季，由于出汗及皮肤分泌较多，故症状不明显；但秋凉以后空气干燥，气温下降，此时出汗及皮脂分泌减少致使症状加剧。初期，仅在冬季出现症状，病变继续进展则逐渐演变为好转时间缩短；在洗浴时皮肤因为湿润，夜间可少发瘙痒症状，但后期由于洗浴反致皮脂脱落，瘙痒由之加剧。

现代药理研究认为，当归、地黄、何首乌、山茱萸、胡麻仁等药有防护皮肤老化、预防萎缩、提高皮脂分泌等作用，对治疗皮肤干燥、皲裂、糠样脱屑等症有效；黄芪也能增强及调整皮肤功能。因此，凡含有这些药物的方剂，如四物汤、六味丸、八味丸等均有滋润皮肤，防止老化的效果。一般而言，在治疗瘙痒方面，采用具有止痒功效的防风、荆芥、蒺藜、蝉蜕等与具有镇定作用的钩藤、首乌藤、合欢皮等药配伍，其疗效更加理想。

当归饮子主要采用四物汤滋润皮肤以治本，佐以止痒药物以治标，对老年性皮肤瘙痒症甚为适宜。此外，本方不仅适用于体质性皮脂分泌不良导致皮肤干燥而发生脱屑者，同时对病后或皮肤疾患愈后出现皮肤干燥及瘙痒者也可应用。个别特殊患者，如因硫黄浴后皮脂腺受损而发生瘙痒症状也有效。但是，在老年性皮肤瘙痒症中，对冬季表现为湿疹样变化者效果较差。一般对轻度皮肤发红、充血者有效，但皮肤发红较重或皮疹呈丘疹状且伴有充血、发红、肿胀者常无效。应予指出的是，皮肤出现肥厚、苔癣样改变、表皮突起、病变不断蔓延、角质增生及角化明显的患者，本方则多无效。

本方对湿润、水肿、分泌物多的皮肤病变，用之常使病情加剧。因此，对神经性皮肤炎、痒疹、固定性荨麻疹等皮肤病的治疗也无效。

滋燥养营汤《医方集解》

【组成】当归 10 克，生地黄 10 克，熟地黄 10 克，白芍 10 克，黄芩 6 克，秦艽 6 克，防风 3 克，生甘草 5 克

【用法】水煎，每日 1 剂，分 2 次服用。

【功效】养血润燥，清热息风。

【适应证】血热生风而兼有皮肤患处发红，并有灼热感，脉细稍数者。

【方解】本方用于治疗血虚生风的皮肤疾病，并表现有炎症倾向者。方用补血的当归、熟地黄、白芍以滋养强壮；同时佐以清热的黄芩、秦艽、生地黄、生甘草，不仅能抗菌消炎，而且还具有抗过敏作用。

【临床应用】同当归饮子。

第三节　气血双补

当归补血汤《内外伤辨惑论》

【组成】黄芪 30 克，当归 12 克。

【用法】水煎，每日 1 剂，分 2 次服用。

【功效】补气生血。

【适应证】劳倦内伤，气弱血虚，阳气浮越证。症见肌肤燥热，目赤面红，烦渴引饮，渴喜热饮，脉洪大而虚，重按无力等气血两虚者，均可使用。

【方解】本方为补气生血的基本方，是金元四大家之一的李东垣所创，也是"甘温除热"治法的代表方。应用本方，临床应以肌肤燥热、口渴喜热饮、面赤、脉大而虚、重按无力等为辨证要点。方中重用黄芪，其用量 5 倍于当归。其义有二：一是因阴血亏虚，以致阳气欲浮越散亡，此恐一时滋阴补血固里不及，阳气外亡，故重用黄芪补气而专固肌表，即"有形之血不能速生，无形之气所当急固"之理；二是有形之血生于无形之气，故重用黄芪大补脾肺之气，以资化源，使气旺血生。配以少量当归养血和营，则浮阳秘敛，阳生阴长，气旺血生，而虚热自退。

但须指出的是，本方"血虚发热，证象白虎"，因此，应与白虎汤相区别。白虎汤证属外感，热盛于内，病情属实；本方证属内伤，为血虚气弱，病情属虚。前者大渴而喜冷饮，身大热而汗大出，脉洪大而有力；后者口渴而喜温饮，身虽热而无汗，脉大而虚，重按无力。所以，《内外伤辨惑论》强调："惟脉无长实，有辨耳，误服白虎汤必死。"

【临床应用】现代药理研究表明，本方能增强骨髓造血功能而具有抗贫血的作用；并能增强心肌收缩力，降低心肌耗氧量，以防止或减轻心肌损伤，改善心肌缺血；同时，通过抑制血小板聚集，以预防血栓的形成；且能降低血液黏稠度，加快血流，从而改善全身组织器官的血液供应。此外，本方又能提高机体的免疫功能，升高血压；还具有促进核酸蛋白合成、抗衰老和抗肿瘤等多种作用。临床常用于白细胞减少症、原发性血小板减少性紫癜、脑血管供血不足、老年性痴呆、冠心病、子宫肌瘤、更年期综合征、雷诺病、类风湿关节炎或老年性关节炎、老年性皮肤瘙痒症、各种类型的贫血、子宫发育不良性闭经、重症肌无力、肾病综合征、肿瘤放化疗后不良反应等多种疾病的治疗。

归脾汤 《正体类要》

【组成】白术 9 克，茯神 9 克，黄芪 9 克，当归 9 克，大枣 9 克，龙眼肉 9 克，炒酸枣仁 9 克（炒），人参 3 克，木香 3 克，炙甘草 3 克，远志 3 克，生姜 5 克。

【用法】水煎，每日 1 剂，2 次分服；也可为丸剂服用。

【功效】益气补血，健脾养心。

【**适应证**】思虑过度，劳倦伤脾证。症见怔忡健忘，失眠少寐，饮食乏味，神疲乏力或妇女脾虚气弱，面色少华、月经过多等病症。

【**方解**】本方是在严氏《济生方》归脾汤基础上加当归、远志而成。方中参、芪、术、甘草温补气健脾；当归、龙眼肉补养心；酸枣仁、茯苓、远志宁心安神；更以木香理气醒脾，以防补益气血药腻滞碍胃。组合成方，心脾兼顾，气血双补。

前人分析，严用和根据《黄帝内经》中"二阳之病发心脾"之理论所创立此方，取心藏神而主血，脾主思而统血，思虑过度，劳倦伤脾，则脾失健运，心血不足，发为惊悸怔忡、食少体倦诸症，故以补益心脾为主。脾气健而气血生化之源充足，从而心血旺盛，则诸症自除；又脾主统血，凡脾虚气弱不能统血而见于崩漏者，亦可用于治疗，即所谓"补血归脾"，故严氏将本方取名为"归脾汤"。

本方配伍特点：一是心脾同治，重点在脾，使脾旺则气血生化有源，方曰归脾之意；二是气血并补，但重在补气，意即气为血帅，气旺血自生，血足则心有所养；三是补气血药中佐以木香醒服，补而不滞，故张璐说："此方滋养心脾，鼓动少火，妙以木香调畅诸气。世以木香性燥不用，服之多致痞闷，或泄泻，减食者，以其纯阴无阳，不能输化药力故耳。"本方原载宋代严用和《济生方》，但原无当归、远志，至明代薛生白补此二味，使养血宁神之妙尤彰。随着本方治疗范围的扩大，经后世医家的临床实践，使之更具魅力。

归脾汤与补中益气汤同用参、芪、术、草以益气健脾，前者以补气药配伍养心安神药，意在心脾双补，复二脏生血、统血之职，用于治疗心脾气血两虚之心悸、怔忡、健忘、失眠、体倦乏力，以及脾不统血之便血、崩漏等症；后者是补气药配伍升阳举陷药，意在补气升提，复脾胃升清降浊之能，用于治脾胃气虚、气陷之少气懒言、发热及脏器下垂等证。

【**临床应用**】本方为传统用于治疗心脾气血两虚的基本方。现代药理研究认为，本方具有抗抑郁、改善机体免疫功能、抗应激反应、补血、抗胃溃疡等作用。现代临床常用于病毒性心肌炎、慢性肝炎、功能性消化不良、疲劳综合征、血小板减少性紫癜、老年性贫血、室性期外收缩、十二指肠及胃溃疡、更年期综合征、心脏神经官能症、老年抑郁症等疾病的治疗。

泰山磐石散《景岳全书》

【**组成**】人参 3～5 克，黄芪 25 克，白术 12 克，炙甘草 6 克，当归 10 克，川芎

6 克，白芍 10 克，熟地黄 10 克，川续断 10 克，糯米 15 克，黄芩 9 克，砂仁 6 克。

【用法】水煎，每日 1 剂，分 2 次服用。

【功效】益气健脾，养血安胎。

【适应证】妇女妊娠胎动不安，或屡有堕胎、滑胎，面色淡白，倦怠乏力，舌淡苔薄白，脉滑无力或沉弱，证属气血虚弱者，均可使用。

【方解】本方有两首同名方，但以《景岳全书》所载为常用方。方中人参、黄芪、白术、炙甘草益气健脾，以固胎元；当归、熟地黄、白芍、川芎以养胎元；续断与熟地黄合用，补益肝肾而保胎元；白术与黄芩配伍，健脾清热，为安胎要药；少量砂仁理气醒脾，既可防益气养血之品滋腻碍胃，又有安胎之效；糯米补脾养胃。诸药合用，则气血旺盛，冲任安固，自无堕胎之患。

本方原为八珍汤去茯苓，加黄芪、续断、黄芩、砂仁、糯米而成。之所以去茯苓，然因其药性下行，恐伤胎气之嫌。现代研究也认为，妊娠期间，尤其初期之孕妇，滥用利尿药物会导致羊水减少而影响胎儿发育。补以黄芪、糯米健脾益气，则可固胎元；加用黄芩、续断、砂仁，既醒脾补肾，又可安胎。总之，加用这些药物，都具有调节免疫的功能。据现代药理研究分析，续断所含的生物碱及挥发油等有效成分，具有一定的抗催产素样作用，能抗流产；黄芩所含的黄芩苷和黄芩素可抑制子宫平滑肌收缩，并有一定程度修复子宫内膜受损的作用。

【临床应用】现代研究认为，本方主要作用是具有抗移植排斥反应，并能使 H_2 —受体阳性细胞数增加。临床常用于习惯性流产、胎位不正、妊娠恶阻、先兆流产、痛经、闭经、便秘及腰肌劳损所致的腰痛症。近几年临床报道，本方常用于器官移植术后的排异反应，具有一定疗效。

人参养荣汤《三因极一病证方论》

【组成】白芍 10 克，当归 6 克，陈皮 9 克，黄芪 20 克，桂心 3 克，人参 3 ～ 5 克（党参 10 ～ 20 克），炒白术 12 克，炙甘草 6 克，熟地黄 10 克，五味子 6 克，茯苓 15 克，远志 9 克。

【用法】加姜 3 片，大枣 2 枚；水煎，每日 1 剂，分 2 次内服；或去姜、枣，制成丸剂。

【功效】补气益血，养心安神。

【适应证】积劳虚损证。症见四肢沉滞，少腹拘急，腰背强痛，心虚惊悸，咽干唇燥，饮食乏味，多忧惨戚，多卧少起，久者积年，少者百日，渐至羸削、五脏气竭等症；又治肺与大肠俱虚，症见咳嗽下痢、少气喘鸣、呕吐痰涎等。

【方解】本方原为粗末，每用 12 克，加姜、枣为汤剂。方中参、术、苓、草补肺以生气，取血不足而益其气，阳生则阴长，意在调补阴阳，使之"阴平阳秘"；辅以归、地、芍养血荣心；佐以五味子收心安神，远志交通心肾，使上下相交而气血化生；陈皮行气使补气药补而不滞，充分发挥补气的功效；更用肉桂导诸药入于营分，配远志入心而助生血之力。诸药相合，共达五脏互养互荣之功，从而统治诸虚。总之，其功效主要在于"养荣"，故名养荣汤。

已故名家焦树德教授指出，本方与八珍汤双补气血有别。八珍汤以四君子汤补气，以四物汤补血，两方相合，气血即得双补，但深入分析，四君子汤补气过于凝滞，四物汤补血却含川芎行血偏于芳香燥烈，不适用久虚之证；本方加陈皮以行气去川芎之香燥，再加远志、五味子，则静中有动，动中有静，动静药相得益彰，故可养荣而强身。方中虽有甘酸化阴之意，而酸收之中又有辛温之品通达，甘缓之中又有渗运之品行利，因而无壅滞碍胃之弊，功主于奉养心营，适宜久服。至于十全大补汤为八珍汤中加黄芪、肉桂而成，虽可气血双补，但仍存在上述八珍汤的缺点，如气血两虚者欲长服，或遇气血两虚证中兼有心虚，症见惊悸、自汗、健忘、失眠诸症者，则不如本方互养互荣之妙。

焦氏在临床中，曾以本方加附子，用于虚寒证、三阴疟疾（指多发于夜间的三日疟）及治疗缺血性贫血所致的月经错后、口唇色淡、心悸怔忡者有良效。此外，在本方加生地黄、珍珠母、茯神木等药，用于治疗病毒性心肌炎及风湿性心肌炎，也颇适宜。

本方组方精当缜密，也是历代应用于养生保健的良方。曹雪芹所著的文学巨作《红楼梦》中就有一段精彩的记载，叙述弱不禁风的林黛玉，初入贾府就被外婆贾母询问饮食起居时，特别问及平时所用何补药健身，林妹妹回答的保养品就是本方的丸药。后人曾认为林妹妹有可能患的是肺结核，似不宜用本方健体，此也只是猜测。前贤不可能不知肺痨传染之虑，能久居贾府，终日聚会寻乐也不见有传染谁家。但从本方能治诸虚证的内容而言，本方对其养生保健的作用应是肯定的。由此可见，本方对民间及后世医家的影响极其深广。

【临床应用】现代药理研究认为，本方能刺激产生粒细胞－巨噬细胞集落刺激因子，提高血清中的集落刺激因子（CSF）的水平，能增加外周血的白细胞计数，对减轻氨基核苷嘌呤霉素（PAN）肾病所引起的血小板聚集亢进和血栓素 A_2（TXA_2）有明显的抑制作用，并能减轻 PAN 肾病引起的高脂血症和蛋白尿。此外，本方还对提高机体的免疫功能、抗衰老、促进小肠吸收功能及改善肠黏膜老化等方面均有良好作用。临床常用于内脏下垂、颈椎病、慢性疲劳综合征、腹部手术愈合不良、雷诺病、带状疱疹、慢性肾炎、肾衰竭、闭经、老年痴呆、睡眠障碍、帕金森综合征、慢性贫血、营养障碍、心律失常、糖尿病、肿瘤放化疗后体虚未复或慢性消耗性疾病等疾病的治疗，效果较好。

十全大补汤《太平惠民和剂局方》

【组成】人参 15 克，白术 12 克，茯苓 15 克，炙甘草 6 克，熟地黄 15 克，山药 15 克，川芎 9 克，白芍 12 克，黄芪 15 克，肉桂 5 克。

【用法】水煎服，每日 1 剂，分 2 次分服。

【功效】温补气血。

【适应证】气血不足，五劳七伤。症见不思进食，久病虚损，虚劳咳嗽，面色萎黄，腰肌无力，疮疡不敛，五心烦闷，男子梦遗滑泄，妇女崩漏、带下者。

【方解】本方系由四君子汤合四物汤再加黄芪、肉桂而成温补诸虚的基本方。方中人参、白术、茯苓、甘草以补气；熟地黄、当归、川芎、白芍以补血；更与补气之黄芪和少佐肉桂，使补益气血之功更强，因其药性偏温，用于气血两亏而偏于虚寒者为宜。

【临床应用】本方是用于进补的良方。现代药理研究显示，本方具有调节机体免疫功能、改善和促进造血功能、抗放射损伤、抗氧化、抗衰老、抗肿瘤、减轻抗钙剂的不良反应、提高骨盐含量（BMC）和骨盐密度（BMD）的作用，还有利于提高抗真菌药物的疗效等良好效果。临床常用于慢性疲劳综合征，抗癌辅助治疗，防治放、化疗的不良反应，骨质疏松症，低蛋白血症，慢性肾炎，肾病综合征，蛋白丢失性胃肠病，慢性消耗性疾病，胃下垂，白细胞减少症，血小板减少症，慢性萎缩性胃炎，贫血症，功能性子宫出血，闭经，不孕不育，月经不调，脑供血不足等多种疾病的治疗。

第四节　补　阴

六味地黄汤（丸）《小儿药证直诀》

【组成】熟地黄 10 克，山茱萸 6 克，山药 15 克，牡丹皮 10 克，泽泻 10 克，茯苓 12 克。

【用法】炼蜜为丸，如梧桐子大，每服 9 克，一日 2～3 次，或做汤剂，水煎，每日 1 剂，分 2 次服用。

【功效】滋补肝肾，养阴生精。

【适应证】肾阴不足所致的腰膝酸软，头晕目眩，耳鸣耳聋，牙齿松动，盗汗，遗精，消渴，骨蒸劳热，手足心热，小便淋漓，小儿发育不良，女子崩漏，舌红少苔，脉沉细数者。

【方解】本方最早来源于东汉张仲景《金匮要略》中所载的崔氏八味丸（即金匮肾气丸，又名肾气丸），后因宋代儿科名医钱乙认为小儿为"纯阳"或"稚阳"之体，故减去肾气丸中的桂、附二药，演变为六味地黄丸，三阴并治，堪称补阴方剂之精品。

本方所治诸证，皆属肾阴精亏，内生虚火所致。中医所指"肾阴精不足"，即"阴精"对于全身的滋润、营养作用欠缺，涵盖了西医的生殖系统、泌尿系统、免疫系统、内分泌系统以及呼吸系统等多系统疾病。

肾阴亏虚，系指全身脏腑器官、窍道失于滋养，故临床可见腰膝酸软而痛、眩晕耳鸣；若肾水不足，不能上济于心，导致心阳独亢、心肾不交，则可见心神不宁、失眠多梦等精神症状；肾阴亏虚，阴不制阳，虚热内生，则出现形体消瘦、潮热盗汗、五心烦热、咽干颧红，甚或男子阳强易举、遗精早泄、女子月经不调等诸多表现。大量研究证实，肾阴虚与糖尿病、失眠、中风、高血压、骨质疏松等疾病有一定的相关性。

肾精不足，系指小儿生长发育迟缓或成人生理功能减退，主要表现为小儿发育过程中出现"五迟五软"、智力低下，成人不孕不育、发脱齿松、耳聋耳鸣、恍惚健忘等衰老症状。

肾阴虚证与肾精不足证都属于肾虚的范畴。腰为肾之外府，肾主骨生髓且开窍于耳，故有腰痛、头晕耳鸣等表现，但在临床上还是有一定的区别：肾阴虚证多易生虚火，故常有热象，而肾精不足证则多表现在生长发育、生殖功能和衰老上，其虚象更为明显。

导致肾阴精亏虚的原因很多，如先天禀赋不足、肾精不充、久病伤肾、热病伤阴、房事不节、耗损元阴等。滋补宜用滋阴降火，生精泻浊法。

本方肾、肝、脾三阴并补，而以补肾阴为主。方中重用熟地黄为君，填精益髓，滋补阴精。山茱萸为臣，补养肝肾，兼能收涩；山药擅补肺脾，既补肾以固精，又补脾以助后天化生之源，两者共为臣药。君臣相伍，肝、脾、肾兼顾，即所谓"三阴并补"。凡补精者，必先"泻浊"，方可"存清"，使肾精得以化生，故佐以泽泻利湿降浊，并防熟地黄之滋腻；牡丹皮辛凉，能清相火，并制山茱萸之温涩；茯苓健脾渗湿，配合山药补脾以助健运，此三药相合，即所谓"三泻"，泻湿浊以利生精，降虚火以益养阴。六药共施，三阴并治，补法堪遵。

【临床应用】本方是补益类中补阴的代表方剂。现代药理研究表明，本方具有抑制癌细胞生长、减少肿瘤和其他疾病过程中所产生的药物不良反应，以及升高白细胞的作用；同时，并能促进生精、改善生殖内分泌功能、提高雌激素水平和绝经后妇女心血管保护作用；此外，还有降低血糖和血压、减轻肾损害、保护和改善肾功能、提高免疫功能、促进骨骼生长、抗衰老、抗血栓等多种作用。临床常用于儿童性早熟、干燥综合征、更年期综合征、慢性前列腺炎、慢性肾炎、肾病综合征、高血压、糖尿病、口腔溃疡、系统性红斑狼疮、血管性痴呆、功能性子宫出血、儿童多动症、睡眠障碍及肿瘤等病的治疗。

都气丸 《症因脉治》

【组成】熟地黄 10 克，山茱萸 6 克，山药 15 克，牡丹皮 10 克，泽泻 10 克，茯苓 12 克，五味子 6 克。

【用法】用法、剂量同六味地黄丸。

【功效】滋肾纳气。

【适应证】肺肾两虚证。症见咳嗽气喘，呃逆，滑精，腰痛。

【方解】本方在六味地黄丸中配以收敛固涩、益气生津、补肾宁心的五味子，适用于肺肾两脏阴虚，肾不纳气。肾主纳气，肾不纳气则出现咳喘气急、呼吸浅、呃逆等症状。五味子五味俱全，以酸独盛，故擅敛肺止咳，益气生津。诸药配伍，益肺之源，以生肾水，助肾纳气之功。诸药配伍，滋阴敛阴，肺肾同补。

现代药理研究表明，五味子含有五味子素、去氧五味子素、有机酸、类黄酮等，有保肝降酶、镇静催眠、增强免疫力、抗菌、抗衰老、兴奋呼吸中枢、抗肿瘤等作用，可缓解二氧化硅引起的肺组织损伤，维护肺组织的正常功能；适量的五味子对窦性心动过速、房颤、早搏等也均有改善效果。

使用本方时，常配伍补肝肾之阴的女贞子、枸杞子，滋养肺阴的麦冬，平补肝肾的牛膝，或稍佐温肾纳气的肉桂、沉香，根据患者不同表现进行加减化裁，增强协同作用，提高疗效。

【临床应用】多用于间质性肺纤维化、慢性阻塞性肺病、哮喘、顽固性呃逆、老年慢性支气管炎等证属肺肾两虚者，均可适用。

据临床资料表明，本方与苏子降气汤合用，可以有效改善慢性阻塞性肺病患者肺的通气功能；与三子养亲汤合用，能缓解哮喘患者症状；与甲泼尼龙联合治疗特发性肺间质纤维化效果显著。

应予强调的是，五味子虽有收敛作用，用于外感咳嗽，恐有闭门留寇之弊，故多用于内伤咳嗽以补肾纳气平喘。近年已证实，从五味子提取的有效成分具有降酶保肝的作用，目前已制成联苯双酯用于治疗慢性肝炎，效果较好。

知柏地黄丸《医方考》

【组成】熟地黄 10 克，山茱萸 6 克，山药 15 克，牡丹皮 10 克，泽泻 10 克，茯苓 12 克，盐黄柏 10 克，盐知母 10 克。

【用法】用法、剂量同六味地黄丸。

【功效】滋阴降火。

【适应证】肝肾阴虚，虚火上炎证。症见腰膝疲软，头晕目眩，骨蒸潮热，入夜盗汗，颧红，咽干。

【方解】本方是在六味地黄丸中加入甘寒滋阴的知母和苦寒除蒸的黄柏，两药相配共泻相火、除骨蒸，全方相合滋阴降火之力大增，适用于虚火表现明显者。

知母的主要成分为皂苷，能明显降低甲状腺素造成的耗氧率增高；知母浸膏还有解热作用，能够降低血糖、抗炎、抗菌、抗癌、抑制血小板凝集等。黄柏含有小檗碱、木兰花碱、药根碱、掌叶防己碱等多种生物碱，有一定的抗菌、抗病毒、抗炎作用；此外，还具有降血压、调节心率、降低血糖等作用。

若患者阴虚盗汗严重，可加煅龙骨、煅牡蛎收涩止汗，加用白芍敛阴止汗；热盛化斑者，可以加用赤芍、桃仁以凉血消斑，辅以柴胡、川楝子疏肝行气泄热；若腰膝酸软较甚，可用桑寄生、怀牛膝、狗脊等补肝肾强筋骨，以缓解症状。

【临床应用】临床可应用于各类阴虚火旺引起的女子崩漏、男科疾病、遗尿、老年干燥综合征、高血压、糖尿病、慢性肾盂肾炎等疾病。

杞菊地黄丸《麻疹全书》

【组成】熟地黄 10 克，山茱萸 6 克，山药 15 克，牡丹皮 10 克，泽泻 10 克，茯苓 12 克，枸杞子 10 克，菊花 10 克。

【用法】用法、剂量同六味地黄丸。

【功效】滋肾养肝明目。

【适应证】肝肾阴虚证。症见两目昏花，疲劳干涩，视物模糊，迎风流泪。

【方解】本方是在六味地黄丸中加入滋补肝肾、益睛明目的枸杞子和疏散风热、平抑肝阳、清肝明目的菊花，合而共能清泄肝肾虚火、滋补肝肾之阴，有明目之效。与六味地黄丸相比，更适用于肝肾不足，精血亏虚，双目失养者。

现代药理研究表明，枸杞子可以显著提高机体非特异性免疫功能，对细胞和体液免疫均有调节作用，还有抗衰老、抗氧化、降血脂、降血糖、降血压、抗肿瘤与辐射的作用，实为日常滋补养生之佳品。菊花除了能消炎抗菌外，同样可以抗氧化、抗衰老，菊花花瓣中含有 17 种氨基酸，其中谷氨酸、天冬氨酸、脯氨酸等含量较高，还富含维生素及铁、锌、铜、硒等微量元素，营养价值较高；现代临床医学也证明，菊花可扩张冠状动脉、增加血流量、降低血压，可以辅助治疗冠心病、高血压、动脉硬化、血清胆固醇过高症等。

使用时，若肝血亏虚严重，可加黑芝麻、当归、白芍补养肝血；血虚生风或阳亢化风者，可加荆芥（穗）、防风、川芎疏散风邪；热盛时可适时将熟地黄换为生地黄，另入地骨皮、郁金等以滋阴行气泄热，调和患者体内的气机与阴阳。

方中的枸杞子，历代医家视之如宝，认为其不仅具有良好的明目作用，而且能延年益寿，堪称传奇。宋代文豪陆游一生喜将枸杞子泡茶饮用，直到晚年，他仍视力清晰，笔耕不辍。明代著名医药家李时珍指出，枸杞子为一味"药食两用，滋补强身"之药。

【临床应用】广泛应用于治疗各种眼科疾病，如近视、弱视、中心性视网膜炎、青光眼、黄斑病变、干眼症、老年性白内障、视神经乳头炎，以及高血压、斑秃、眩晕、月经失调、肤色暗沉等证属肝肾精血不足者。

明目地黄丸《中华人民共和国药典》

【组成】熟地黄 10 克，山茱萸 6 克，山药 15 克，牡丹皮 10 克，泽泻 10 克，茯苓 12 克，枸杞子 10 克，菊花 10 克，当归 10 克，白芍 10 克，蒺藜 10 克，石决明 15 克（煅）。

【用法】用法、剂量同六味地黄丸。

【功效】滋肾养肝，祛风明目。

【适应证】肝肾阴虚证。症见肝虚目暗，目涩羞明，视物模糊，内生云翳，迎风流泪，夜盲。

【方解】根据资料显示，明目地黄丸有同名异方四个，分别来源于：①《秘传眼科龙木集》（同《太平惠民和剂局方》明睛地黄丸，药味组成为：生干地黄、熟地黄、牛膝、枳壳、石斛、防风、杏仁）；②《万病回春》（药味组成为：山药、熟地黄、知母、黄柏、菟丝子、独活、枸杞子、沙苑子、川牛膝）；③《审视瑶函》（药味组成为：六味地黄丸中茯苓改为茯神，再加入生地黄、柴胡、当归、五味子）；④《中华人民共和国药典》（是为本书所探讨之方）。

本方与杞菊地黄丸相比，又加入了养血柔肝的当归、白芍，祛风明目的蒺藜和清肝明目石决明，在原有补益肝肾的基础上加大了养血平肝明目的作用。

当归与白芍促进机体血红蛋白和红细胞生成、增强机体免疫力的作用已得到公认。蒺藜有明显的降血压、利尿作用，但是也可能会引起乏力、嗜睡、头晕等不良反应，严重者可窒息。石决明主要含有碳酸钙和有机质，煅烧后产生氧化钙，贝壳内层的角质蛋白经水解可以得到多种氨基酸，有较好的镇静、解痉、降压、降脂、止血、保肝等药理作用。

在临床上，如遇夜盲严重者，可加苍术；如遇患者视物模糊如有水气状，可再如入车前子助利水、明目。

【临床应用】本药药力专宏，在滋阴泻火的六味地黄丸中加入大队养血柔肝、清肝明目药，主要应用同杞菊地黄丸，但不拘泥于眼科，可灵活辨证运用。

左归丸《景岳全书》

【组成】熟地黄 240 克，山药 120 克（炒），枸杞子 120 克，山茱萸 120 克，川牛膝 90 克（酒洗、蒸熟，精滑者不用），菟丝子 120 克（制），鹿角胶 120 克（敲碎，炒珠），龟甲胶 120 克（切碎，炒珠）。

【用法】炼蜜为丸，如梧桐子大；空腹时，用温开水或淡盐汤送服，每日 2 次，每次 9 克；本方去菟丝子、川牛膝、鹿角胶、龟甲胶加茯苓、甘草各按常规剂量组成为汤剂左归饮，水煎服，每日 1 剂，分 2 次内服。

【功效】滋阴补肾，益精养血。

【适应证】真阴肾水不足，不能滋养营卫，渐至衰弱，症见虚热往来，自汗盗汗，或遗淋不禁，或眼花耳聋，或口燥咽干，或腰酸腿软，均可选用。

【方解】本方系从"六味地黄丸"加减衍化而成。方中熟地黄、山药、山茱萸补肝肾阴血；龟甲、鹿角二胶均为血肉有情之品，二药合用以峻补精血，调和阴阳。复伍菟丝子、枸杞子、牛膝补肝肾，强腰膝，健筋骨。诸药合用，其滋阴补肾、益精养血之力更强。

张氏从张仲景《金匮要略》的肾气丸以及从钱乙《小儿药证直诀》的六味地黄丸中分别化裁出右归丸和左归丸。这并非是对两方的否定，而是创新与提高。张氏认为，既然补肾，就不应有清泻之品，如前两首方剂中的牡丹皮、泽泻、茯苓，应以气味纯厚之药为主，如左归丸和右归丸中的熟地黄、山药、山茱萸、枸杞子、菟丝子、鹿角胶等，此六味药以甘温性味为重，是填精补肾之上品，若加入龟甲胶、川牛膝为左归丸，重在滋阴补肾、填精益髓，方中鹿角胶、龟甲胶合用，则可阴阳双补，补阴药中佐以扶阳药，可起"阳中求阴"之效；若加入肉桂、附子、杜仲、当归为右归丸，重在温肾壮阳、填精止遗，方中扶阳药中配以滋阴药，可收"阴中求阳"之功。由此可见，张氏之立法，包含有阳阳互根、连绵不止的生生不息的理念。所以，此两方剂流传至今，仍受广大医家和病家的欢迎。

【临床应用】现代药理研究显示，本方对下丘脑 - 垂体 - 性腺轴具有一定的调节作用；还能调节血浆环核苷酸、肾上腺素 β 受体 - 环磷酸腺苷水平及其他的物质代谢，增强机体的非特异性免疫能力。临床常用于男性性功能障碍和异常勃起、功能性子宫出血、功能性闭经、不孕症、萎缩性外阴炎、慢性肾炎、慢性肝炎、白细胞减少症、更年期综合征、老年性痴呆、神经衰弱、多发性神经炎、干燥综合征、口腔溃疡、再生障碍性贫血、血小板减少性紫癜、肿瘤放化疗后的不良反应、营养障碍等疾病的治疗。

大补阴丸 《丹溪心法》

【组成】熟地黄 10 克，龟甲 15 克，黄柏 10 克，知母 10 克。

【用法】猪脊髓蒸熟，炼蜜糊丸，每服 9 克，淡盐汤送服；亦可做汤剂，水煎，每日 1 剂，分 2 次服用。

【功效】滋阴降火。

【适应证】阴虚火旺证。症见潮热盗汗，咳嗽咯血，消渴，耳鸣，劳瘵、虚损者，均可选用。

【方解】本方为朱丹溪用于治疗滋阴降火的代表方剂。历代名家盛赞其"能骤补真阴，承制相火，较之六味，巧效尤捷"。方中熟地黄、龟甲补肾滋阴，阴复则火自降；黄柏、知母苦寒泻火，火降则阴可保；猪脊髓与蜂蜜均属血肉之品，能填精益髓，保阴生津。诸药合用，共启滋阴降火、保肾培本生津之功，故名为"大补阴丸"。其组方特点妙在补泻共施，标本兼顾，以补阴培元为主，清热泻火为辅，主次分明，故取效快速。

本方与知柏地黄丸的区别在于前者专补肾阴，其补阴之力较强，专于滋阴潜阳以治阴火上亢；后者兼补三阴，补泻兼施，专于滋阴降火，以治五心烦热。

【临床应用】现代药理研究表明，本方具有免疫调节作用，并能降低血清三碘甲状腺原氨酸（T3）、甲状腺素（T4）含量及提高促甲状腺激素（TSH）水平。临床常用于结核病，尤善于治疗肺结核咯血、慢性肾炎、肾病综合征，能减轻皮质激素的不良作用及增强其疗效；此外，还有狼疮性肾病、小儿肾炎血尿、老年人尿失禁、尿路感染、再生障碍性贫血、白细胞减少症、血小板减少性紫癜、甲状腺功能亢进、性功能障碍及异常勃起、早泄梦遗、功能性子宫出血、习惯性流产、先兆流产、儿童早熟等疾病的治疗。

虎潜丸 《丹溪心法》

【组成】黄柏 10 克，龟甲 15 克，知母 10 克，熟地黄 10 克，陈皮 10 克，白芍 10 克，锁阳 9 克，虎骨 15 克（炙水牛骨代），干姜 10 克。

【用法】上药研末，炼蜜糊丸，每服 9 克，淡盐汤或温开水送服；亦可做汤剂，水煎，每日 1 剂，分 2 次服用。

【功效】滋阴降火，强筋壮骨。

【适应证】凡腰膝酸楚疼痛，筋骨痿软无力，腿足瘦弱，行动不利，舌红少苔，脉细弱，证属肝肾阴亏者，均可选用。

【方解】本方为滋阴降火、强筋壮骨的常用方剂。方中黄柏苦寒，清热泻火而坚阴，可制妄动之相火，与熟地黄、龟甲、知母、白芍等濡润滋阴之品相伍，可滋阴潜阳，补血生精，补益肝肾之力大增；合黄柏则可标本兼顾，防滋而不腻之弊；更用虎骨以固肾益精，强筋健骨，舒筋活血，追风定痛；锁阳补肾，益精，润燥；另外，龟甲益肾强骨，可治肾虚筋骨不健，强筋壮骨之效，以改善腰膝酸软症状；配以干姜、陈皮温中健脾、理气和胃以制补药滋腻碍脾胃运化之弊。其效果与杞菊地黄丸相似，应用不拘泥于眼科疾病。

【临床应用】现代药理研究显示，本方具有抗炎、镇痛、抗疲劳等作用；临床常用于进行性肌营养不良、重症肌无力、缺钾性麻痹、脊髓空洞症、肌萎缩性脊髓侧索硬化症、佝偻病、小儿麻痹后遗症、老年性骨关节病、腰椎间盘突出症、骨质疏松等疾病的治疗。

一贯煎 《续名医类案》

【组成】北沙参 12 克，麦冬 10 克，当归 10 克，生地黄 10 克，枸杞子 10 克，川楝子 9 克。

【用法】水煎，每日 1 剂，分 2 次服用。

【功效】滋阴疏肝。

【适应证】症见胸脘胁痛，吞酸吐苦，咽干口燥，舌红少津，脉细弱或虚弦，证属阴虚肝郁者，均可使用。同时也用于疝气瘕聚的治疗。

【方解】本方所治的胸脘胁痛，乃因肝肾阴亏，肝气郁滞所致，治宜滋补肝肾、疏肝理气。

阴虚肝郁是两个病机的组合。阴虚系指机体阴液不足，失于濡润，表现为生物合成和代谢功能相对亢进、免疫系统紊乱、炎症反应增强，并伴有下丘脑－垂体－肾上腺轴与下丘脑－垂体－甲状腺功能轴的异常等。肝郁系指全身气机运行不畅，多由先天体质或情志不遂引起，正如前人所说"郁者，结聚而不得发越也"，主要表现为两胁、乳房、少腹作胀，胸闷嗳气，纳呆少食，咽喉部异物感，常喜叹息，月经不调，经行腹痛等症。

本方重用生地黄为君，滋水涵木，补阴养肝。臣伍枸杞子滋补肝肾，当归补血养肝，兼活血之力，寓行于补。沙参、麦冬滋养肺胃之阴，养肺阴以清金制木，益胃阴以培土荣木。本方精妙之处，亦在于少佐辛凉之川楝子，疏肝泄热、行气止痛，既顺应了肝木的调达之性，又无伤阴之弊，诸药合用，则肝阴得补，肝气得舒，诸症自愈。

应需要注意，本方中的川楝子含有毒性的川楝子素和苦楝萜酮内酯等成分，不宜过量或久用。因其会刺激肠道，损害肝脏，阻断神经肌接头的信息传递，甚至造成急性循环系统衰竭和中枢性呼吸系统衰竭，最终导致死亡。因此当患者出现头晕、头痛、嗜睡、恶心呕吐、腹痛等轻度中毒症状，甚或发生呼吸麻痹、中毒性肝炎、内脏出血、精神失常等中毒反应时，应及时解救。

若患者胃脘隐痛不舒，可加白芍、佛手、延胡索理气和胃，活血止痛；若胁肋疼痛明显，可加柴胡、枳壳、郁金疏肝行气；若阴虚严重，有消渴表现，可加黄芪、天花粉、山药、诃子等补益脾肾气阴；若阴虚内伤发热者，可加炙鳖甲、地骨皮、青蒿、牡丹皮等清透虚热，标本兼顾。

【临床应用】本方应用广泛。现代药理研究显示，本方含有生萜类、磷脂类、糖类、皂苷类、黄酮类、维生素类、氨基酸类、有机类以及挥发性成分等多种化学成分，除具有抗肝纤维化、抗胃黏膜损伤、调节下丘脑－垂体－甲状腺轴功能外，还具有抗疲劳、耐缺氧、镇静、镇痛、抗炎、抗菌、补充和调节微量元素及增强巨噬细胞的吞噬功能。临床常用于肝炎、肝硬化、肝脾肿大、肝癌、晚期肝癌癌性发热、萎缩性胃炎、十二指肠溃疡、功能性消化不良、老年性便秘、妊娠高血压综合征、闭经、不孕、引产后低热、更年期综合征、黄褐斑、带状疱疹、皮肤瘙痒症、中心性视网膜炎、复合性口腔溃疡、干燥综合征、不安腿综合征、血小板减少性紫癜等疾病的治疗。

二至丸《医方集解》

【组成】女贞子 10 克，墨旱莲 10 克。

【用法】为末，糊丸，每服 9 克；亦可做汤剂，水煎，每日 1 剂，分 2 次服用。

【功效】补益肝肾，滋阴止血。

【适应证】肝肾阴虚。症见眩晕耳鸣，咽干鼻燥，腰膝酸痛，月经量多。

【方解】本方选取夏至采收的墨旱莲和冬季采收的女贞子组成。女贞子甘凉，隆冬不凋，其色青黑，益肝补肾，明目乌发，又兼清里热，寓清于补，标本兼治；墨旱莲甘寒，汁黑入肾补精，能益下而荣上，强阴乌发固齿，且能凉血止血，擅治阴虚血热之

各类出血。二药合用，滋补肾阴，凉血清热，

现代研究发现，女贞子煎剂、女贞子素和齐墩果酸均有良好的降血糖、降血脂、抗血小板聚集、抗血栓形成等作用；此外，还能改善雌激素缺乏所引起的钙失衡状态，增强酪氨酸酶的活性和黑色素合成，保肝和调节免疫。墨旱莲能够缩短凝血时间，升高血小板和纤维蛋白原浓度，提高机体非特异性免疫功能，促进肝细胞再生，增加冠脉流量，另有抗炎、镇痛、促进毛发生长、乌发、止血、抗菌等作用。

总体而言，本方在保肝降酶、抗肝纤维化、调节机体免疫力、抗衰老、缩短凝血时间、改善血液流变性、抑制肿瘤、降低血糖、抗疲劳等方面都有着较好的作用。

【临床应用】临床上多用于治疗肾炎、白发、高血压肾损害、骨质疏松症等证属肝肾阴亏者，但目前适合的动物模型和相关药理研究还不完善。

需要注意的是，素来脾胃虚寒，大便溏稀者慎用。舌苔厚腻者，需在祛除体内痰湿之邪后方能使用。

启膈散《医学心悟》

【组成】沙参 12 克，丹参 10 克，茯苓 15 克，川贝母 3 克，郁金 10 克，砂仁壳 3 克，荷叶蒂 2 个，杵头糠 1.5 克。

【用法】水煎服，每日 1 剂，分 2 次服用。

【功效】润燥解郁，化痰降逆。

【适应证】津枯气结之噎膈。症见咽下梗塞，食入即吐，或朝食暮吐，胃脘胀痛，舌绛少津，大便干结。

【方解】《医学心悟》中载本方"通噎膈，开关之剂，屡效"。噎即哽噎，指食物下咽困难；膈为格拒，指饮食不下，或食后复吐。噎膈的病机较为复杂，与情志所伤，肝气不舒，导致瘀血或气郁化火；脾失健运，湿聚为痰，痰气互阻；年老津亏，阴液不得上濡咽喉等原因都有关。而程钟龄在《医学心悟》中总结道"凡噎膈，不出胃脘干槁四字"，认为津液干枯，痰、气、瘀等阻滞咽喉食管，导致胃气无法通降，是噎膈的基本病机。

本方重用甘苦微寒之沙参和川贝母为君，沙参能清养肺胃之阴，川贝母润肺化痰、泄热散结。臣以甘淡之茯苓健脾益气，渗湿化痰；辛温之砂仁壳化湿理气和胃；辛苦寒凉之郁金行气解郁，活血止痛；味苦微寒之丹参活血止痛，清心凉血，共为臣药。本方的特色在于使用了荷叶蒂和杵头糠，荷蒂苦平，可开郁化痰，通气宽胸，宣发脾胃之气；

杵头糠甘辛性平，润燥降气，开胃化积，宋代《太平圣惠方》仅此一味，蜜丸含化，用于治疗膈气噎阻。诸药相伍，养阴润燥，行气开郁，化湿祛痰，下气降逆，功效堪夸。

川贝母可祛痰、镇咳、松弛支气管平滑肌，且能降血压、解痉、止泻。研究发现，大量川贝碱能麻痹动物的中枢神经，从而抑制呼吸运动；川贝母中所含的西贝素能够抗乙酰胆碱活性，其醇提取液可提高机体耐缺氧能力；另外，本品还有镇痛、催眠等功效。丹参能有效地抗心律失常、扩张血管、降低血压、增加冠脉血流量、调节血脂、抗动脉硬化、改善微循环、提高机体耐缺氧能力、降低血黏度、对抗血栓形成；丹参亦能保护肝损伤、促进肝细胞再生、抗肝纤维化、改善肾功能；本品镇静、镇痛、抗过敏、抗炎的作用也得到了实验证实。郁金所含有的姜黄素和挥发油，能够保护肝脏；郁金煎剂能刺激胃酸和小肠液的分泌，同时降低血黏度、抑制血小板聚集；郁金亦能抗心率失常，还可广泛抑制真菌、细菌，有一定的抗炎止痛作用。砂仁与砂仁壳中都含有挥发油，能增强肠胃功能，促进消化液的分泌和胃肠道运动，有助于排除消化道内的气体，从而消除胀气症状。

在实际运用中，虚者可加入人参；瘀血者可加入桃仁、红花；痰结者可加入半夏、陈皮；食积者可加入莱菔子、炒麦芽、山楂等。

【临床应用】本方在治疗食管癌以及食管癌癌前病变方面的用途正受到广泛的关注，研究人员将其与沙参麦门冬汤、通幽汤、补气运脾汤治疗食管癌的效果对比，发现均能不同程度地诱导体外培养的食管癌细胞发生凋亡。

此外，本方对于放射性食管炎、放射性咽喉炎、反流性食管炎、非糜烂性食管炎、贲门癌、贲门失弛缓症等辨证属阴亏气结者亦有疗效。随着本方临床应用范围的进一步扩大，有报道称其也可治疗胸痹、梅核气、胃石症等表现为气机郁结，痰气交阻，气滞血瘀等。

左归饮 《景岳全书》

【组成】熟地黄 10 克，山药 15 克，枸杞子 10 克，甘草 6 克，茯苓 12 克，山茱萸 6 克。

【用法】水煎，每日 1 剂，分 2 次服用。

【功效】补益肾阴。

【适应证】真阴不足证。症见腰膝酸软，遗精滑泄，口燥咽干，口渴欲饮，舌尖红，脉细数。

【方解】方中重用熟地黄为君，滋肾阴，益精髓，大补真阴之不足。山茱萸补肾养肝，收涩固精；龟甲胶滋阴填髓；山药健脾益胃，补肾涩精。佐以枸杞子补益肝肾，益精明目；张介宾主张"补阴不利水，利水不补阴，而补阴之法不宜渗"，故诸药纯甘壮水，纯补无泻，共补真阴，固精密髓。

在实际应用时，若相火亢而寐劣，时常合入酸枣仁汤，共养阴血，安神助眠；若素体脾虚，痰湿阻滞，加入苍术、党参、白术、砂仁益气健脾，行气化湿；若阴血亏虚严重，加入阿胶、当归养血和血；若体内有瘀，亦可加用当归、乳香、没药等活血止痛，逐瘀生新。

【临床应用】临床常用于治疗更年期综合征、妇女绝经后骨质疏松症、糖尿病等辨证为肾阴不足者。临床报道，本方合补阳还五汤治疗脑动脉硬化症疗效显著。同时，本方亦可抗衰老、增强免疫力，是为补益调理之良方。

石斛夜光丸《原机启微》

【组成】石斛 30 克，人参 120 克，山药 45 克，茯苓 120 克，甘草 30 克，肉苁蓉 30 克，枸杞子 45 克，菟丝子 45 克，生地黄 60 克，熟地黄 30 克，五味子 30 克，天冬 120 克，麦冬 60 克，苦杏仁 45 克，防风 30 克，川芎 30 克，炒枳壳 30 克，黄连 30 克，牛膝 30 克，菊花 45 克，沙苑子 30 克，青葙子 30 克，决明子 45 克，水牛角浓缩粉 60 克，羚羊角 30 克。

【用法】炼蜜丸，口服，一次 6～9 克，每日 2 次。

【功效】养肝明目，滋阴补肾。

【适应证】肝肾亏虚证。症见内障目暗，视物模糊，五心烦热，午后潮热，皮肤干燥，疲劳乏力，咽干口燥，失眠盗汗，腰膝酸痛，男子遗精，女子月经不调等，舌淡白少苔，脉沉细。

【方解】本方为肝肾两亏所致目疾之常用方，出自中医眼科著作《原机启微》，倪维德于书中言其"羡补药也。补上治下利以缓，利以久，不利以速也"。

方中人参、天冬养阴通肾，补气生血；菟丝子辛甘温肾，固精明目，共为君药。臣以五味子、枸杞子滋补肝肾，合菟丝子共收益精明目之效；《黄帝内经》有云"肝受血而能视"，肝肾精血充盈方能视五色，故以麦冬、牛膝、熟地黄、生地黄补血滋阴、补肾益精，以增其效；杏仁、茯苓开上启下，通调水道，使湿无所聚，痰无以蔽目。佐以菊花、青葙子清肝泻火，明目退翳；石斛、川芎、山药、枳壳、甘草补中健脾，以治其虚；肉苁蓉、沙苑子助君药温补肝肾，固精明目。水牛角、羚羊角平肝息风，合决明子、黄连清热凉血，清肝明目；防风解在表之风邪；甘草调和诸药，共为使药。该方配伍大队滋阴填精之品，佐以安神、清热、健脾、疏风之属，必取石斛升精归明之妙，虚实相合，坎离既济，目清睛明。

临床中亦有一方明目地黄丸，乃眼科之常用方，为六味地黄丸基础上配伍枸杞子、菊花、沙苑子等补肾明目之物。明目地黄丸常用于肾阴虚之目疾。临床常表现为视物模糊，迎风流泪，脉细数等阴虚之候；而石斛夜光丸多用于肝肾精亏，常用于视物模糊并伴有头目眩晕，脉沉细等精血亏虚之象，较之前者，其补阴填精之力更强。故在治疗眼科疾病时应当仔细辨证，准确用方。

石斛为我国传统名贵药材之一，其名最早见于《山海经》，首作为药材而记载于《神农本草经》并被列为上品，谓其"补五脏虚劳，羸瘦，强阴，久服厚肠胃，轻身延年"。现代关于石斛的药理研究较多，百姓对其保健养生作用亦颇感兴趣。现代药理认为，其在抗氧化、抗炎、降血糖、调血脂及抗肿瘤等方面效果显著，故呼吸系统疾病患者对其较为推崇，常作为支气管哮喘平稳期、肺肿瘤术后的平补之品，长期服用可缓解病情，提高生活质量。此外，石斛水煎液可促进胃酸分泌及胃蛋白酶排出量，兴奋肠管，调节肠胃功能。另有实验表明，石斛水煎液可降低白内障晶状体的浑浊度，金钗石斛总生物碱可逆转白内障晶体浑浊度。需要注意的是，石斛性甘质腻，脾胃虚弱者无以运化，过服则脘腹痞满，且其能敛邪助湿，故脾虚湿困、邪实者应慎用。

【临床应用】视神经炎、神经性头痛、视力减退、青光眼、白内障、黄斑病变、羞明、玻璃体混浊及后脱离、干眼症及视网膜病变等眼部疾病均可使用。临床上亦有以此方治疗冠心病与心肌梗死取得明显成效的案例。

近年临床报道，石斛夜光丸具有治疗肝肾阴亏型足跟疼痛的作用，且疗效颇佳，或可参考。

第五节　气阴双补

生脉散《内外伤辨惑论》

【组成】人参 10 克，麦冬 15 克，五味子 6 克。

【用法】水煎，不拘时服，或日分 2 次服用。

【功效】益气生津，敛阴止汗，复脉固脱。

【适应证】传统用于暑热或温热伤气，气阴两伤所致的汗多体倦、久咳伤肺、气短口渴、心悸、舌干红少苔、脉细无力等症者。

【方解】本方为金元四大家之一的李东垣所创，为治疗暑热或温热伤气而设的常用方剂。方中以人参甘温大补元气；麦冬甘寒养阴生津；五味子甘酸化阴，敛肺止汗。三药合用，为一补、一清、一敛，具有益气、养阴、生津、固脱、复脉之功效。

本方是用于垂危救急的著名古方，沿用至今，经久不衰。其同名方剂约六首，但以《内外伤辨惑论》所载者为常用方。据清宫医案记载，每当帝后王公病危之时，多采用本方救治。明代陈自明将本方减去五味子，独留人参、麦冬二味药，称之为"参冬饮"，如今已制成针剂广泛用于临床，疗效极为显著。

【临床应用】经现代药理研究表明，本方具有提高动物耐缺氧能力、改善心肌损伤和缺血、提高机体免疫功能、抗应激反应、抗炎、改善血管内皮功能障碍、保护肾功能、改善心脏病理变化及抑制病毒在心肌组织内的增殖等作用；临床常用于肿瘤化疗后、冠心病、心律失常、甲状腺功能亢进、病毒性心肌炎、糖尿病、新生儿缺氧缺血性脑病、抑郁症、心力衰竭、高血压等疾病的治疗，特别是对急性心肌梗死及伴有休克或心力衰竭的疗效尤见显著。其突出的优点是缩小梗死范围，改善心肌代谢，增加核糖核酸和蛋白质的合成及缺血心肌的能源贮备，从而增强心肌对缺氧的耐受性，延长缺血心肌的生存能力，有利于保存更多的功能心肌，以改善患者的预后。同时，心肌梗死伴休克都有不同程度的微循环障碍，本方能扩张周围血管、改善末梢微循环、加强组织器官血流灌注，具有抗心源性休克和心律失常的作用，有助于提高其临床疗效。

使用本方，应注意的是：若久咳伤肺，须在阴伤气耗，纯虚无邪时使用；若外邪未解，或暑病热盛，气阴未伤者，则不宜应用。

炙甘草汤 《伤寒论》

【组成】炙甘草 9 克，大枣 12 克，阿胶 9 克，生姜 9 克，人参 6 克，生地黄 30 克，桂枝 6 克，麦冬 9 克，麻仁 9 克。

【用法】水、酒各半煎，每日 1 剂，分 2 次服用。

【功效】益气滋阴，通阳复脉。

【适应证】气虚血少，脉结代，心动悸，虚羸少气；或肺虚有热，咳嗽短气，虚烦不眠，自汗盗汗，咽干舌燥，大便干，舌光少苔或质干而萎，脉虚数。

【方解】本方是治疗"脉结代，心动悸"、益气通阳、滋阴复脉的代表方剂。据已故名医岳美中的论述，认为"方中炙甘草为君，其生能泻心下之痞，熟能补中气之虚，故以为君；生姜以宣通其郁滞，桂枝以畅达其卫阳，入大枣而为去芍药之桂枝汤，可解邪气之留结；麦冬、阿胶、麻仁，同为润经益血复脉通心之剂也；人参补元气之虚，同麦冬又为生脉散之半，更以清酒为使，令其宣通百脉，流行气血，则经络自然流贯矣"。

本方组成有三个层面：驱散外邪、滋阴养血、益气通脉。可以治疗快速型心律失常，如病毒性心肌炎，或者是冠心病表现为心动过速、早搏、房颤。如此重用桂枝、人参益气通脉，对心动过缓也同样有效。因此也有认为本方具有双向调节作用。

【临床应用】本方传统用于阴血阳气虚弱，心脉失养证或虚劳肺痿证。现代药理研究表明，本方具有抗心律失常、抗衰老作用，还对放疗所致的机体损伤具有良好的保护和修复作用。临床应用于冠心病、心律失常、小儿病毒性心肌炎、低血压、慢性充血性心力衰竭、扩张型心肌病、慢性肺源性心脏病、老年顽固性失眠等疾病的治疗。

二仙汤《中华内科杂志》

【组成】淫羊藿 10 克，仙茅 6 克，巴戟天 10 克，黄柏 9 克，当归 12 克，知母 9 克。

【用法】水煎，每日 1 剂，分 2 次服用。

【功效】滋阴补阳，温肾益精，养血宁神。

【适应证】阴阳失调，冲任不和，肾亏血虚等表现者。

【方解】本方是阴阳双补的良方。方中淫羊藿、仙茅、巴戟天温肾阳，补肾精；当归温润养血，调和冲任；知母、黄柏清热泻火，滋养肾阴。诸药相合，互相为用，阳生阴长，阴平阳秘，则诸症可除。

【临床应用】本方是阴阳双补的常用方剂。现代药理研究表明，本方具有抗氧化、延缓衰老、调节免疫功能、降低血压、调整性激素水平及抗抑郁作用。临床常用于更年期综合征、性功能障碍、不孕、高血压、植物神经紊乱、健忘、睡眠障碍等疾病的治疗。

第六节　补阳药

肾气丸 《金匮要略》

【组成】干地黄 12 克，山药 10 克，山茱萸 12 克，泽泻 10 克，茯苓 15 克，牡丹皮 9 克，炙桂枝 9 克，制附片 6 克。

【用法】水煎，每日 1 剂，分 2 次服用。

【功效】补肾助阳。

【适应证】肾阳不足证。症见腰膝酸软，少腹拘急，夜尿频多，小便不利，神疲乏力，健忘，痰饮，水肿，消渴，脚气，男子阳痿早泄，女子宫寒不孕，舌淡胖苔薄白，脉沉迟无力或浮弱而涩等。

【方解】本方为汉代著名医学家张仲景首创，是一切补肾阳之基础方，几乎所有的补肾阳方皆由此化裁而出，且本方亦具有利小便、助气化的功效。

方中桂、附温肾补阳，此可令阳气旺则气化复，气化复则水津四布有度。配上熟地黄、山药、山茱萸，先后天之脏齐调以补肾填精；茯苓、泽泻、牡丹皮有利水渗湿功效，利水以助气化，气行则津液得通，相辅相成以壮阴。由此可见，此方的组成特点在于补阴补阳同用，补虚泻实同施，利尿活血兼顾，其意在补中寓通，取"阴生阳长"以达到"阴平阳秘"的目的。后世医家对此颇有争议，认为本方只是补肾气，非补肾阳，二阳难抑六阴。顾名思义，此观点不无道理，补肾气比补肾阳，更符合仲景原意。

肾阳不足是指全身功能低下，尤其是内分泌功能及生殖泌尿功能失常。临床上表现为肾性疾病或精神因素导致的尿频、尿急、夜尿等症；同时，也会出现腰膝酸软、下肢无力、腰痛等骨骼滋养不足的证候；男子出现阳痿精冷不育，女子宫寒经少不孕等生殖功能异常；亦会出现因消化功能障碍出现便溏、腹泻或腹胀等症。

脾肾阳虚系指因肾脏久病耗气伤精，而肾阳虚衰不能温养脾胃，或者因饮食不当、长期腹泻导致的脾阳久虚而不能温肾。临床上常表现为形寒肢冷、面色㿠白等血液灌流不足及腹胀腹满、食欲不佳、五更泄泻等消化系统功能障碍，以及肢体浮肿、小便不利等水液代谢障碍。

桂枝具有解热镇痛的作用，所含成分桂皮酸钠可以扩张皮肤血管调节血液循环，增加散热，提高痛阈值促进发汗，且桂枝内的挥发油具有抑制 IgE 所导致的肥大细胞颗粒反应并降低补体活性。而药理实验显示，桂枝具有明显的利尿作用。附子具有较强的强心和升压作用，其强心成分之一去甲乌药碱可明显增加心肌收缩率，并提高左心室压力，增加最大心率和心输出量，其作用与异丙肾上腺素相似，且对窦性心动过缓有较好的治疗作用，可以使缓慢性心律失常逐渐恢复到正常水平；另外，附子能刺激白细胞介素 –2 的分泌，并明显增强巨噬细胞 Ia 抗原表达，从而增强机体免疫功能。研究发现，附子对于急性心肌缺血有明显的保护作用。桂枝与附子共用可温里散寒，补心阳。后世医家常用肉桂代替方中桂枝，因桂枝善于通阳解表，其性走而不守，用于水饮内停，气血郁滞者为宜；而肉桂善于温肾纳气，其性守而不走，对命门火衰、虚火上浮、肾不纳气、喘急欲脱或下焦虚寒表现的患者用之甚宜，若此方加入五味子则纳气更佳。山茱萸对免疫具有双向调节作用，对糖尿病患者的心肌、肾脏及骨骼肌具有保护作用。山药对于胃黏膜具有保护作用，并增强小肠的吸收功能，且通过直接或间接作用提高糖代谢或关键酶的活性，对降血糖的效果尤为显著。

肾阳虚衰常是慢性肾炎及慢性肾功能不全的主要表现。方中附子除温阳补肾之外，还具有强心利尿作用。但应予指出的是，附子含有多种成分，其中毒性最大的是乌头碱，对心肌有较大毒性并易引起心律失常，须经炮制减毒之后方可使用。尽管如此，还应注意熟附子的用量，仍然须因时、因地、因人的不同而异；地处北方，嗜好辛辣食物者，其用量可大；南方暑热气候居多则用量宜小，最好按《药典》规定标准的用量，中毒之祸不可不防。

肾气丸对于神经、内分泌系统具有较好的调节作用，改善肾上腺功能，同时本方可以增强机体的免疫力，改善冠状动脉灌流，同时具有抗肝硬化、抗脂肪肝作用。

临床上，可根据病人的具体病情酌以加减。肾阳不足兼有咳嗽气喘等肺气虚证候时，可加杏仁、苏子、桔梗以降气平喘；水肿者可加白术、猪苓、车前子等健脾利水消肿；尿频、尿急较甚者可加益智仁、乌药，以取缩泉丸之效；男子少精者，可加五味子、金樱子等固涩药。

【临床应用】本方历代医家临床应用广泛。常用于治疗肾炎、糖尿病肾病、狼疮性肾病、阿狄森病、柯兴综合征、慢性支气管炎、慢性阻塞性肺疾病、心肺功能不全、妇女月经失调、前列腺炎、尿崩症、更年期综合征等均可使用。

此外，日本学者汤本求真、大塚敬节、桑本崇秀等认为本方是老年人首选的补肾之剂，但不适用于身体强壮、气血旺盛者，易于疲劳、肢冷畏寒为其应用条件。本方一般不用于少年、幼儿，这种观点宋代医家钱乙就已提出，他认为少年为"纯阳"之体，故将本方减去桂、附，改名为"六味地黄丸（汤）"而扬名于世，并为历代医家奉为圭臬。

桂附八味丸（又名济生肾气丸）《济生方》

【**组成**】干地黄 12 克，山药 10 克，山茱萸 12 克，泽泻 10 克，茯苓 15 克，牡丹皮 9 克，炙桂枝 9 克，制附片 9 克，川牛膝 10 克，车前子 10 克。

【**用法**】水煎，每日 1 剂，分 2 次服用。

【**功效**】补肾助阳，利水消肿。

【**适应证**】肾阳不足兼有水饮内停证。症见腰膝酸软，四肢沉重浮肿，小便不利，短期咳喘，舌胖大苔薄白，脉沉细无力等。

【**方解**】本方系金匮肾气丸加牛膝、车前子二味药而成，主要用于因肾阳虚导致气化不利而致水饮内留。

方中车前子甘寒入肾，清热利尿通淋，《本草汇言》有云："车前子行肝，疏肾，畅郁和阳，同补肾药用，今强阴有子。"现代药理研究发现，车前子能增加尿素、尿酸及氯化钠的排泄，具有利尿作用，起到消水退肿效果。牛膝始载于《神农本草经》，列为上品，又名百倍，因其茎有棱角，节部膨大，形似牛膝而得此名。牛膝具有补肝肾，强筋骨，助药下行的作用，因此对腰以下水肿者，效果尤甚，且牛膝同样具有增强机体免疫力的作用。

本方妙在以少量附子，温五脏之阳，宣通十二经，并五脏之气而归于肾，化阴精为肾阳，再布于周身，有阴阳相济，气化氤氲之妙。全方主要起到以下几方面作用：①济生肾气丸可提高超氧化物歧化酶（SOD），有改善垂体 – 肾上腺皮质功能的作用；还具有抗自由基和细胞凋亡的作用，延缓衰老，恢复精力；②具有改善脂肪代谢、增强神经 – 体液调节、抗白内障等功效；③降低血糖，增强巨噬细胞吞噬功能，对动脉粥样硬化改善产生良好功效；④增加雄性激素，动物实验证明，济生肾气丸可提高睾酮水平，增加睾丸间质细胞数目；⑤增加免疫功能，调节患者的 T 淋巴细胞亚群紊乱，显著改善其细胞免疫功能。

《景岳全书》中说："五脏之阳气非肾不能发。"人体内的肾气若发生虚损，其肺气也会受损，从而可引发过敏性鼻炎等鼻部疾病。济生肾气丸具有补肾气、温肾化饮的功效，可有效地治疗此病。

【临床应用】过敏性鼻炎、慢性支气管炎、反复性口腔溃疡、慢性肠炎、慢性心律失常、慢性肾炎、糖尿病、前列腺病、老年性骨质疏松等疾病，兼有水肿者更为适宜。

另外，有外媒报道，运用济生肾气丸治疗以意志减退为主要表现的抑郁症，通过对服药前后的焦虑、焦躁、抑郁情绪、开放性（孤独、悲哀）、意志减退五项精神症状进行效果评定，并加以评价。结果发现，有效性高的项目有意志减退、焦躁、抑郁情绪等，而开放性（孤独、悲哀）、焦虑等均有轻度改善。

十补丸《济生方》

【组成】制附片 9 克，五味子 5 克，山茱萸 12 克，山药 10 克，牡丹皮 9 克，鹿茸 3 克，熟地黄 12 克，茯苓 15 克，肉桂 3 克，泽泻 10 克。

【用法】水煎，每日 1 剂，分 2 次服用。

【功效】温阳补肾，益精血。

【适应证】与金匮肾气丸雷同，对肢冷足寒，腰脊疼痛等寒盛者，尤为适宜，且舌淡苔薄白，脉沉细弱等。

【方解】本方系源自金匮肾气丸，将附子加量，桂枝换为肉桂，干地黄置为熟地黄，再加五味子与鹿茸，以增其温肾壮阳之力以祛里寒。

鹿茸是一味常用的中药，含有丰富的氨基酸、卵磷脂、维生素和微量元素等，能壮元阳、益精髓，增强副交感神经末梢的紧张性，促进恢复神经系统和改善神经、肌肉系统功能，使外周血管扩张，促黄体生成素浓度增加，增加血浆睾酮浓度。鹿茸具有较强的抗疲劳作用，能增强耐寒能力，加速创伤愈合和刺激肾上腺皮质功能，故鹿茸是传统的常用补益药。五味子酸甘收敛，补肾宁心，可聚药以增其效。

古代帝王为了让帝脉旺盛，常常服用起阳的春药，而鹿茸便是其中一味。然须知"阴平阳秘，精神乃治，阴阳离决，精气乃绝"，对于鹿茸的服用需辨证而为，不宜大剂量长期服用，避免造成阴阳失和的后果。

【临床应用】与肾气丸相近，常用于神经性耳聋、慢性肾炎、前列腺肥大、夜尿增多、产后尿潴留、功能性闭经、性功能衰退、早衰等疾病。

本方虽源自肾气丸，但其补阳力更强。江西名老中医万友生对肾气丸有一段精辟的论述，认为肾气丸所用二阳难以起到"益火之源以消阴翳"的效果，只能是补肾气，二阳难胜六阴，二阳只能有引火归元之功，由此可知十补丸可弥补其补肾壮阳之不足。

右归丸《景岳全书》

【组成】熟地黄 240 克，山药 120 克（炒），山茱萸 120 克（微炒），枸杞子 120 克（微炒），鹿角胶 120 克（炒珠），菟丝子 120 克（制），杜仲 120 克，当归 90 克，肉桂 60 克，制附子 60 克。

【用法】共研细面，炼蜜为丸，如梧桐子大，每次 9 克，每日 2 次；去鹿角胶、当归、菟丝子，加炙甘草，并减至常规剂量，称为右归饮，水煎服。

【功效】温补肾阳，填补精血。

【适应证】肾阳不足，命门火衰证。症见腰膝酸冷，精神不振，怯寒畏冷，阳痿遗精，大便溏薄，尿频而清，脉沉细。

【方解】本方是治疗肾阳不足、命门火衰的常用方剂。《难经》云："肾两者，非皆肾也，其左者为肾，右者为命门。""左"是指肾之元阴（真水），"右"指肾之元阳（命火）；"归"有归于、趋向之意。二方是从肾气丸衍化而来。左归饮壮水之主，以补左肾真水，故名"左归"；右归饮益火之源，以补右肾命火，故名"右归"。景岳以古方为基，执古方"意贵圆通"之意，创了许多的"古法新方"，颇为有用。

本方化自"肾气丸"，易桂枝为肉桂，以增其温里之效，去茯苓、泽泻、牡丹皮而加入枸杞子、杜仲、当归、鹿角胶、菟丝子以增强养血和血、滋肾养肝之功。方中以附子、肉桂、鹿角胶为君药，温补肾阳、填精补髓。臣以熟地黄、枸杞子、山药、山茱萸滋阴益肾、养肝补脾。佐以菟丝子补阳益阴，固精缩尿；杜仲补益肝肾，强筋壮骨；当归养血和血，与补肾之品相伍，以补养精血。诸药合用，共奏温补肾阳、填精止遗之功。本方妙在"阴中求阳"，使阳得阴以归元，故名"右归丸"。但须注意，本方纯补无泻，故肾虚而夹有湿浊者，则不宜使用或慎用为妥。

【临床应用】可用于治疗高血压、自身免疫功能低下、造血功能障碍、功能性低热；也可用于治疗系统性红斑狼疮、硬皮病、精液异常、精子缺乏症、强直性脊柱炎、骨质疏松、糖尿病肾病等疾病。

朱良春老先生用"右归饮"加减，肝肾或肝肾阴虚者合"芍药甘草汤"化裁，自拟"加减曲直汤"为基本方，对于坐骨神经痛有较好疗效。

还阳丹《医方类聚》

【组成】川楝子 9 克，巴戟天 6 克，胡芦巴 6 克，补骨脂 12 克，肉苁蓉 12 克，苍术 6 克，巴豆 3 克。

【用法】水煎，每日 1 剂，分 2 次服用。

【功效】温肾壮阳，祛风除湿。

【适应证】肾阳虚损兼有寒湿者。症见腰脊酸痛，小便频数，小腹冷痛，脘腹胀满，寒湿脚气，舌苔白腻，脉濡细或脉沉细。

【方解】虚劳者阴阳精血俱虚，肾为先天之本，主骨生髓，肾中寓命门相火，腰为肾之外府，若肾精不足，命门火衰，则腰膝酸冷；阳气虚弱，气化失常则水液代谢失常，小便不利或频多；肾脏阳气匮乏，无以温化寒饮，寒湿留而致四肢滞痛。

方中巴戟天、补骨脂辛温散寒温阳，强筋健骨为君；胡芦巴苦温入肾，温肾祛寒，增巴戟天、补骨脂之温性；肉苁蓉咸而益精血，精满则气化生，二药为臣。苍术辛苦而温，性燥烈，一则健脾助运以除生湿之本，一则芳化苦燥以除湿滞之标，湿除则津液自行，阳气来复；川楝子苦寒泻热，二药为佐同入肝经以疏肝，气机条畅。巴豆大辛大热为佐，峻下冷积，然其为大毒之品，不宜内服，因此该方中不宜使用，或以其他药物代替。

本方在温肾阳的同时还具有祛风湿的作用。药理研究表明，肉苁蓉具有激活肾上腺、释放皮质激素的作用，增强下丘脑 – 垂体 – 卵巢促黄体功能，促进"阳虚者"脱氧核糖核酸合成。巴戟天具有促皮质激素样作用，可刺激下垂体 – 肾上腺皮质系统，促进皮质酮分泌。川楝子疏肝泄热，苍术燥湿健脾，二者共用可调肝气条达，湿无以聚。川楝子具有促进肠胃肌张力的作用，但此物有损害肝功能的不良反应，临床应谨慎使用；苍术对胃肠运动具有双向调节作用，并增强胃黏膜的保护作用，两药合用对于消化功能障碍者具有较好的改善作用。

【临床应用】腰酸背痛、肩颈酸痛、风湿病、类风湿病、痹证等病症的治疗。

内补丸 《太平圣惠方》

【组成】黄连 30 克（去须，微炒），当归 22.5 克（锉，微炒），干姜 15 克（炮制，锉），阿胶 22.5 克（捣碎，炒令黄燥）。

【用法】诸药研细为末，炼蜜为丸如梧桐子大，每次 6 ～ 9 克，每日 2 次；也可以常规量，做水煎剂，每日 1 剂，每日 2 次服用。

【功效】清湿热，温里寒。

【适应证】冷热气不和证。症见腹泻腹胀，下痢不止，呕吐泄泻，经闭痛经，小腹冷痛，舌苔白或舌红苔黄，脉细数或脉紧细。

【方解】该证属寒热错杂，肠胃实而中焦虚。脾胃居中焦，为阴阳升降之枢纽，今胃火旺而脾土寒，寒热互结，而致腹泻腹胀，下痢不止。久病则脾虚，脾阳不足则无以温四脏，下焦少腹虚寒，故经闭痛经，小腹冷痛；脾虚则运化不行，故气血两虚。

本方同名方剂有八首，取自《太平圣惠方》卷五十九者为常用方，用于寒热错杂证。方中以当归补血活血为君；臣以阿胶补血滋阴，助当归补血。干姜温里散寒；黄连清热燥湿，二者一热一寒为佐。因此，在当归、阿胶养血滋阴的基础上，加黄连可清心、胃之火，加干姜可温脾肾之阳，以止寒邪所致的腹痛。

【临床应用】腹痛，下痢不止等寒热错杂证。阿胶与人参、鹿茸共称为滋补三大宝，李时珍在《本草纲目》中便对其功用做了很好的概括：善治各种血证、虚证，并能疗风、止痢，安肺润肺，调经安胎，堪称神妙，是历代医家妙手回春的临床要药。相传李世民当年与王世充在山东境内一仗中，正是因为东阿县东阿人将阿胶熬汤给众兵喝下，才促使李世民获得这一战的胜利。鉴于阿胶较好的作用，现代医学对其研究甚多，认为其有以下几个作用：①具有抗贫血作用，使红细胞数目显著增加；②阿胶中的胶原蛋白对于骨髓造血系统有较好作用，可促进血小板再生，提高骨髓外造血功能；③提高机体免疫力，提高吞噬细胞的吞噬能力，使淋巴细胞数目增加；④还有扩张血管容量，调节钙平衡，增强记忆，抗疲劳和耐缺氧等多方面作用。然现代人对阿胶的赞美颇有夸大之处，临床应辨证使用。

（徐俪颖、杨德威、徐哲昀）

第十一章 延缓衰老剂

衰老是生命过程中正常的生理现象，是机体内各种生化反应的综合过程。随着年龄的增长，机体的功能不断减弱，对环境的适应性下降，病理状况继续急剧增加，这一切导致死亡危险的到来，也是衰老所必然的结果。

衰老症状主要发生于两种情况：其一为生理性衰退；其二为老年病所致的非特异性症状，或称病后衰弱症状。因此，延缓衰老或抗衰老包括两重含义：一是延长寿命界限（lifespan）；二是改善衰老症状，使老年人精力充沛，智能及体力不衰。延缓衰老剂主要的目的就是提高生命效率，改善人类体质，并能在遗传特性所决定的限度内有效地延长机体寿限；具有抑制、延缓及预防机体衰老过程，增强纠正病理性紊乱的能力，调整重要脏器功能失调，重建机体内环境平衡，作用广泛，并可促进机体的整体健康。

中医药学是延缓衰老的宝库，是研究和发掘抗衰老方药的重要参考内容。虽然在中医的历代文献中并无缓衰老这一类别，但在流传至今的《神农本草经》《本草纲目》《备急千金要方》《金匮要略》《外台秘要》和《太平惠民和剂局方》等历代名著中都有"耐老""不老""轻身""延年""益寿""驻颜"等相似的论述以及有效的单味和方剂，为我们中华民族的繁衍和发展以及人民的健康做出了卓越的贡献。

从古至今，人们对衰老的原因有各种的解读。目前所提出的衰老假设和理论多达300多种。随着科学技术和测试手段的不断提高，国内外学者从细胞和分子水平探索生物衰老机制，提出了包括自由基学说、免疫失调学说、交联学说、代谢废物学说、生物膜损伤学说、蛋白合成学说和遗传学说等以阐明人类衰老的根本原因。近几年来的临床和实验研究结果表明，中医方药在延缓衰老方面的作用机制大致可分为延缓细胞衰老、抗氧化、清除自由基、调节免疫功能、调节内分泌功能、调节能量代谢和脱氧核糖核酸（DNA）、调节核苷酸系统和调节体内微量元素水平等不同的类别和内容。凡此种种，都试图应用现代科技手段对中医药抗衰老作用及其机理进行研究，从而发挥中医药的优势，使之走向世界的前列。

中医认为，人的衰老是随年龄增长，五脏功能退化的结果。根据最早的医典《黄帝内经》之论述，人类衰老起始于五十岁，肝气先衰弱，继到心、脾、肺、肾，每十年为期，依次而衰弱，直至百岁，五脏皆虚，形骸独具而终。几年前，有学者对《证类本草》中114味抗衰老方药进行了统计分类，并对这些方药做了分析与探索，将之归纳为补虚、祛邪、协调三大类功能。

第一类为补虚以抗衰老。所谓补虚就是补益方药，这是按"损者益之"及"虚者补之"的中医理论而用于防治脏腑气血功能衰退的药物和方剂。其中多以益气和补精填髓药物为主，说明脾、肾与抗衰老关系极其密切，而益气药出现率比益精髓药的出现率高出近1倍，提示脾胃在抗衰老中的作用不容忽视。对此，历代医学家如朱丹溪、李东垣、李时珍以及现代已故名医岳美中等对此均有所阐释，指出延缓衰老"补肾不如补脾"的观点。近年有人提出抗衰老须防肠胃早衰不无道理。诚然，不论先天、后天，补肾、补脾两者都共同起着延缓衰老的主力军作用。

第二类是祛邪以抗衰老。随着机体的衰老、脏器生理功能的衰退，一些代谢产物及不少有害物质不能及时消除，易在体内蓄积，这同样是生理衰老的结果。从中医观点而言，这些蓄积的产物均属于"邪"的范畴，消除这些邪毒当然也是抗衰老的重要措施。根据《证类本草》的记载，祛邪毒包括祛虫、利尿、利大便和祛瘀等类药物。"祛虫"药（含解蛊毒）在祛邪毒类药中的出现率最高。在古代养生学中，"祛虫"是一个重要的内容，但对此不应机械看待，从广义看，它的作用可能是祛除有害因素，才能有利于健康长寿。现代医学也认为，随着年龄的增长，机体会产生一些促使衰老的物质，中医的祛邪之说也与现代医学的看法有其相似之处。此外，利尿、通便、化瘀之法对加快代谢废物排泄和促进新陈代谢，以延缓衰老不无裨益。

第三类是协调以抗衰老。在《证类本草》中所记载的协调类比重大于祛邪类，可见协调类的作用也是抗衰老的重要机制之一。协调可分为"安五脏""安精神"和"除众病""和百病"两类。前者为调整机体内部环境，后者为消除或预防外来疾病、药物等的不良影响，共同协调机体，使其平和，以达到延缓衰老之目的。从出现率分析，"安五脏""安精神"类比"除众病""和百病"类大得多。显而易见，中医学更为重视机体本身因素对抗衰老的效果。

总之，老年期的特点之一是存在内外环境平衡紊乱的倾向。现代医学研究也发现，老年人机体的自稳作用范围很窄。衰老过程有一个特点，即衰老的个体对恢复机体自稳作用的速度逐渐减慢，尤其是在应激情况更为明显。所以运用一些协调类抗衰老药，以保持机体内外环境的稳定，从现代医学观点看，对抗衰老也是很有意义的。

现代研究认为，人参、地黄、黄精、益智仁、菟丝子、麦冬、天冬、枸杞子、黄芪、核桃、覆盆子、金樱子、芡实等为数不少的中药具有令人鼓舞的抗衰延寿、养生保健的良好作用。中医应该以自身的优势贡献于世界，为全球人类的健康和长寿服务。

第一节　阴阳双补

龟龄集 《全国中药成药处方集》

【组成】大蜻蜓，雀脑，蚕蛾，田东，急性子，丁香，菟丝子，制穿山甲，甘草，细辛，鹿茸，肉苁蓉，补骨脂，砂仁，锁阳，淫羊藿，地骨皮，硫黄，石燕，枸杞子，海马，生地黄，熟地黄，牛膝，杜仲，大青盐，附子。

【用法】散剂：口服 1 次 0.6 克，小胶囊，每次 1 ～ 2 粒，1 日 1 次，早饭前 2 小时盐水送服；酒剂：口服 1 次 15 ～ 30mL，1 日 3 ～ 4 次。

【功效】益智补脑，固肾补气，增进食欲。

【适应证】肾亏阳弱证。症见记忆力衰退，夜梦遗精，腰膝酸软，气虚咳嗽，五更泄泻，食欲不振。

【方解】龟龄集始创于 1541 年，为中医养生方剂的代表，是国家四大保密方之一，方中药物剂量仍未知。其组方暗含三才五行，二十八星宿，其 99 道工序炮制方法为国家级非物质文化遗产。

本方君用人参、鹿茸补气壮阳，蜻蜓、雀脑、蚕蛾、海马、枸杞子助阳益精，上七味共温水脏。臣以丁香、菟丝子、补骨脂、附子温助元阳，与君药相配，辛甘化阳；锁阳、肉苁蓉温中有润，生地黄、熟地黄、制穿山甲补血滋阴，使阳中有阴，补肾填精之效益著。佐以地骨皮、大青盐、石燕、急性子清热凉血消积；牛膝、杜仲、淫羊藿、补骨脂补肝肾，强筋骨；硫黄、砂仁温阳健脾；细辛散寒通窍。甘草调和诸药为使，以免补阳太过。诸药合用，温肾壮阳，培补真元。

现代药理研究发现，该方具有增强记忆、镇静、强心、提高机体免疫功能、增强耐氧能力、抗衰老、抗肝损伤、增强蛋白质及核酸代谢、增强肾功能，并具有雄性激素样作用、肾上腺皮质激素样作用及肾上腺素样作用。

本方因其补阳之力颇峻，阴虚火旺、非肾阳虚损者应慎用。

【临床应用】治疗老年性贫血、肾病综合征、老年痴呆、慢性呼吸道疾病、肝炎后综合征、老年肾虚泄泻、滑胎、崩漏、痛经、遗尿、神经性耳聋、带下等多种疾病。

本方是中医药宝库中的宝贵遗产之一，其强身健体、调整神经、促进新陈代谢、提高机体免疫功能、延缓衰老、改善性功能障碍、早泄、遗精及治疗不孕不育等方面均有良好的作用，素有男科"圣药"的美称。

本方相传于明代中叶，朱元璋的八世孙嘉靖皇帝为创制长生不老药以求益寿延年，召集方士邵元节和陶仲文从宋代张君房所编纂之《云笈七签》的众多滋补益精的药物中，取长补短，加以增删，并采取"炉鼎升炼"技术，制成了当时号称长生不老的"仙方"，并取名"龟龄集"献于皇帝，乃取灵龟长生不老之意。嘉靖服后，果然身体由弱而强，连生数子。两方士因而受赏，本方遂成为"御用圣药"。邵、陶死后，陶之义子，在告老还乡时，将本方带回山西太谷，自家炼制服用及馈赠亲友。因其养生保健、抗衰老功效显著，从而饮誉四方。本方组方精妙珍奇，炮制严谨，工艺独特，原料多为不可寻得的名贵药材。从选料到炮制，工艺技术复杂，有煮、蒸、拌、爆、土埋、露夜等，先后共九十九道序，堪称完美。

乌鸡白凤丸 《寿世保元》

【组成】乌鸡 640 克，鹿角胶 128 克，制鳖甲 64 克，煅牡蛎 48 克，桑螵蛸 48 克，党参 128 克，黄芪 32 克，当归 144 克，白芍 128 克，制香附 128 克，天冬 64 克，甘草 32 克，生地黄 256 克，熟地黄 256 克，川芎 64 克，银柴胡 26 克，丹参 128 克，山药 128 克，芡实 64 克，鹿角霜 48 克。

【用法】炼蜜丸，日服 2 次，一次 9 克。

【功效】益气补血，养阴透热。

【适应证】气血两虚证。症见月经不调，行经腹痛，白带过多，腰膝酸冷，神乏倦怠，面色少华，夜眠盗汗，虚烦失眠，口干，小便频多，舌淡白少苔，脉细弱。

【方解】本方为中医美颜之常用方，亦为妇科圣药之一。

从中医角度来说，颜容与诸多因素有关，诸如气血、经络、体质、七情、六淫等，气推动无力则颜面瘀斑、眼睑下垂；血滋养不足则面色淡白无华、毛发枯槁；脾胃虚衰而致水谷运化不利，津液输布失常，易出现形体消瘦、面色萎黄；情志无节，易出现雀斑、粉刺，面部色素沉着，亦会加快衰老的进程。

同样，血的盛衰与妇科关系甚密，女子二七天癸至，广聚脏腑之血而血盛，血海满溢，月事以时下。若气血不足则易出现经少暗，月经先期或推迟，甚则闭经。

方中君用乌鸡养血调经，补虚劳羸弱。生地黄、熟地黄、白芍、当归、川芎补血和血，以增乌鸡养血之力；鹿角胶、鹿角霜温肾助阳，益精养血；党参、黄芪补气健脾，使气血生化有权；山药、天冬补脾生津，上诸味共为臣药。佐以鳖甲、牡蛎滋阴潜阳，更入银柴胡以清透阴分伏热；桑螵蛸、芡实固精缩尿止带；丹参活血祛瘀，香附疏肝理气，可使补而不滞。甘草补益心脾，并调和诸药，用为佐使。诸药相合，共奏补血益气之效。

古人认为，鸡属木，而乌鸡色黑，黑属水，乌鸡为水木相合，其性为阴，善于补血养阴。《本草纲目》曰"补虚劳羸弱，治消渴中恶"；《本草求原》谓其"补肺脾以滋肝血"。而现代医学研究表明，乌鸡肌肉蛋白质含量比普通肌肉高 1 倍以上，并富含人体必需的八种氨基酸，其含有的高量维生素 E 亦具有延缓衰老的作用。

现代药理研究发现，乌鸡白凤丸具有雌激素样作用，由朱氏等研究的口服液在其临床应用时发现，口服液对卵泡发育早、晚期血清雌二醇值均有明显的升高作用，此或可证实其对于美容的良好效果；同时发现该方与己烯雌酚具有相似的作用，在抗炎镇痛方面有明显效果。另外，其具有明显的提高红细胞数量和缩短血浆复钙时间作用，提示本品在补血养血的同时，似伴有一定的止血作用。

【临床应用】雀斑、面部色素沉着、原发性肾小球肾炎、慢性肝炎、肝硬化腹水、慢性再生障碍性贫血、血小板减少症、尿血、神经性耳鸣、中风后痴呆、久咳痰多、胃下垂、更年期综合征及妇女体虚血亏、月经不调、崩漏带下、习惯性流产、不育症等病症的治疗。

清宫寿桃丸《清宫医案》

【组成】驴肾、鹿肾、狗肾、人参、天冬、麦冬、枸杞子、地黄、当归、益智仁（盐制）、酸枣仁（炒）、分心木（炒焦）等 13 味。

【用法】精制而成小蜜丸，药性平和，成人每次 10 克，每日口服 2 次。

【功效】补肾生精，益元强壮。

【适应证】本方常用于肾虚精亏所致的头晕耳鸣、腰膝酸软、神疲乏力、眼花流泪、夜尿频、尿有余沥、遗精、阳痿等病症。

【方解】本方流传至今已有数百年历史，原方名为蟠桃丸，是清朝宫廷常用的御方。立方依据中医"阴阳互根"理论，采用驴肾、鹿肾、狗肾以补肾壮阳；配伍人参，大补元气，益气而助阳；并配以益智仁、枸杞子、地黄、当归、天冬、麦冬等多种药物，更能增强益气养阴、补血强身、补肾益精、健脑益智之功；加用酸枣仁、分心木以养心安神。全方组方精妙缜密，不寒不热，寒温并用，阴阳调和，是延缓衰老，防止早衰及有益身心的良方。

【临床应用】本方为清宫秘方之一。据传，清朝乾隆皇帝一生常用此方以强身壮体，多次巡游江南，精力持续不衰，寿至 89 岁，是历代帝王中最为高寿的皇帝，此方当为功不可没；清末慈禧太后也喜用此方，可见本方补虚抗衰的良好作用。

陈可冀教授领头的团队经过多年的临床实践和实验研究认为，本方集众多滋养强壮的药物于一身，益阴助阳以达其双补的目的，配方独特，药效显著。临床显示，本方对老年及相关疾病患者的防治极有效果，对老年人衰老症状有效率达 80%，比对照组维生素 E 63% 的有效率具有显著差异；对老年前期症状的有效率为 90%，老年后期症状有效率则为 87%，表明其抗衰老作用是令人鼓舞的。实验研究也突出显示本方具有多方面的作用：①抗氧化，能清除氧自由基和羟自由基，提高超氧化物歧化酶（SOD），降低过氧化脂质（LPO）含量，并发现方中的天冬、麦冬、生地黄及益智仁清除自由基作用尤为明显，其中以益智仁降低 LPO 含量效果最强，几乎达到 100%，生地黄次之；②提高机体的免疫功能，从而起到防御感染和抑制肿瘤细胞生长的作用；③延长实验动物的生存时间，延寿作用显著，并存在有量－效关系，剂量加大，效果愈好，但应选择合适剂量；④提高耐缺氧状况，改善肺功能；⑤调节体内微量元素的平衡；⑥增强生殖系统功能及防治老年人骨质疏松等作用。所有这些临床和实验结果，为本方延缓衰老的效用提供坚实的药理基础。

第二节　益气养阴

八仙长寿丸《寿世保元》

【组成】生地黄 240 克，山茱萸 120 克，怀山药 120 克，白茯苓 90 克，牡丹皮 90

克，泽泻 90 克，麦冬 90 克，五味子 60 克。

【用法】诸药为末，炼蜜为丸，如梧桐子大；每服 9 克，每日 2 次内服。

【功效】滋补肺肾，益寿延年。

【适应证】虚烦劳热，咳嗽咯血，动则气喘，潮热骨蒸，盗汗乏力，腰肢酸软，少寐多梦等证属肺肾阴虚，或未老先衰、智力衰退者。

【方解】本方是用于益寿延年、肾虚喘嗽治疗的常用方剂，也称为麦味地黄丸。方中生地黄、山茱萸滋精养血，以壮水之主，为方中主药。山药补脾益肺、固肾涩精，五味子敛肺固肾、益智安神，麦冬养心润肺、益肾生津，兼顾心、肺、脾，而为方中之辅药。牡丹皮清热凉血、和血消瘀，祛邪以扶正；茯苓养心安神，加泽泻以利湿，均为佐使药。诸药合用，相辅相成，固肾摄精，其妙在于体现《黄帝内经》"阴精所奉其人寿"之义。

【临床应用】本方具有清肺养肾、益智延寿之功效，对老年患者有保健作用。现代研究认为，本方具有止血平喘、镇静安神、降糖降脂、增强机体免疫功能、抗衰老、抗氧化、提高耐缺氧、改善心肌缺血、抗心律失常、保护肾功能、改善肺功能及营养不良等多种作用。临床常用于肺结核或支气管扩张合并咯血、血小板减少性紫癜、再生障碍性贫血、慢性阻塞性肺病、睡眠障碍、功能性子宫出血、月经不调、慢性肾炎、肾病综合征、甲状腺功能亢进、更年期综合征、老年痴呆症、抗衰老、恶性肿瘤等慢性消耗性疾病的治疗。

七宝美髯丹 《本草纲目》引《积善堂方》

【组成】赤何首乌 500 克，白何首乌 500 克，赤茯苓 500 克，白茯苓 500 克，牛膝 250 克，当归 250 克，枸杞子 250 克，菟丝子 250 克，补骨脂 120 克。

【用法】为蜜丸，每服 9 克，日 2 服，盐汤或温酒送服。

【功效】补肾固精，乌发壮骨。

【适应证】肝肾不足证。症见须发早白，脱发，齿牙动摇，梦遗失精，腰膝酸软，头晕，视物模糊，面色黧黑，男子不育，女子不孕，舌淡白苔薄白，脉细涩或沉缓等。

【方解】本方滋阴益肾、养肝补血与温阳固精合法，所用之药虽无峻补之品，且以丸药给之，然其兼顾肾之阴精阳气，可益精血，壮筋骨，乌发美颜，故美名之"美髯"，常用于肝肾精血不足，尤以须发早白为主要辨证要点。

肝肾不足是指由于久病耗损，或因情志内伤、房事不节、饮食失衡引起精血不足所表现出来的一类病证，常见于内分泌功能失常及慢性消耗性疾病的患者。临床上常表现为肝肾亏虚，精血不能上荣于头面，故见面色少华、发白齿堕、脱发等；肝肾不足，骨髓不养，则腰膝酸软；肾失封藏，精关不固，则梦遗失精；肾精不充，则出现男子不育等生殖功能障碍。

脱发证，以脏腑理论而言，其病机多以肝肾不足、精血亏虚为主，或兼有血瘀、血热、湿热。"神者……封藏之本；其华在发""发为血之余，血盛则发润，血虚则发枯"，该病本虚标实，治疗应以养血滋阴为主，而后随证加减。

方中重用赤何首乌、白何首乌滋阴补肾，养血益精，乌须发，壮筋骨，是为君药。臣以赤茯苓、白茯苓健脾渗湿，补气宁心，原方中以人乳制之，使健脾效增，更添滋补之力，且有通调水道之功，则补中有泻。《本草再新》谓人乳"补心益智，润肺养阴，除烦止渴，清热利水，止虚劳咳嗽，治眼目昏红"，助何首乌补肾填精。当归养血柔肝；牛膝补肝肾，强筋骨；枸杞子、菟丝子补肝肾，益精血，此四药共为佐药。少佐补骨脂温肾助阳，固精缩尿。诸药相合，柔以滋阴，刚以温肾，补而不滞，养而不腻，精血得生，五脏气宜。

何首乌自《本草纲目》记载以来，一直为百姓所津津乐道。相传，八仙之一的张果老即是服了何首乌而成仙的。古书提到，首乌分雌雄，赤者为雄，善入血分，白者为雌，善入气分，然二者不同科，并非是同一种药材，而现常用者多为赤何首乌。现代药理研究证明，生何首乌中具有蒽醌类毒性成分，如大黄素等，若服用过量对胃肠产生刺激作用，出现腹泻、恶心、呕吐等症，重者则出现阵发性强直性痉挛，甚至危及生命。因此临床应当用制何首乌。取生首乌，以黑豆铺之，经九蒸九晒，方可减毒，亦增其补肾、乌发之功。

现代临床研究发现，七宝美髯丹与五子衍宗丸合用对男子不育有较好疗效，与交泰丸合用可以改善老年人不寐症，与梅花针配合可以治疗肝肾不足型斑秃。

临床上，应当随病情适当加减。如大便秘结，则加瓜蒌仁；伴有虚热或盗汗者，配以地骨皮清虚热；口渴咽干者，可加百合、北沙参、石斛以养阴；寐差，可加酸枣仁、合欢皮等养心安神。

【临床应用】可用于治疗中年人发白、脱发、牙周病、再生障碍性贫血、慢性迁延性肝炎，以及男子肝肾不足所致不育、女子不孕等。

明朝嘉靖皇帝早年不得子嗣，心力焦急，重金求子；后方士邵元节献上秘方，服之，故能有子。该方传至民间，为百姓养生进补名方，御医院将其制成"七宝美髯丹"，为其由来是也。其治疗男子不育之效，可见一斑。

青春宝《永乐太医院宫廷用方》

【组成】人参，天冬，麦冬，熟地黄。

【用法】此方为青春宝集团发掘古方，并采取现代先进制药工艺技术创新而成的养生保健、延缓衰老的丸剂或片剂，每次口服 5 ～ 10 克，每日 1 ～ 2 次。

【功效】益气补血，养阴生津。

【适应证】健脑益智，养心安神，增强体质，延缓衰老。

【方解】人参益气培元，麦冬、天冬、熟地黄养阴生津，诸药配合，天、地、人相应，强身壮体，益寿延年，功效显著。本方不但适合于亚健康人群，而且对体弱多病者或老年人的保健最宜，可长期服用，安全性好。

【临床应用】本方多年来广受患者欢迎。适用于体质衰弱者，可抗衰老以延年，是广大群众养生保健的名方。临床实践及现代药理研究表明，本方对提高免疫功能、延长生存寿命、改善老年人生活质量、增强思维和记忆力以及增强人体防病抗病能力，均有较好的作用，是一种比较理想的抗衰老药物，历用 30 余年而不衰。

最后，药物的性味对抗衰老也有作用。其中甘平类药是组成抗衰老方药的主流，扭转了宋以前养生抗衰老偏用金石温燥之流弊。毫无疑问，《证类本草》的这一治疗原则成为后世继承和发扬的范例。同时，金石类多含重金属，多用会致肾损伤，作为药物用于抗衰老，可能存在一定的弊端，不可不防。

（蔡宛如、王会仍）

第十二章 调经种子剂

调经剂是用于妇科月经失调的方剂；种子剂是用于治疗不孕不育的方剂。不孕不育，不但与妇女月经失调密切相关，也与男性各种疾病相关。古籍《三元延寿参赞书》指出："男子以精为主，女子以血为本，故精盛则思至，血盛则怀胎。"由此可见，月经失调不仅影响女性身体健康，而且影响生育；同样，男子精气既影响身体健康，更影响生育。所以调经剂与种子剂都与人类的养生保健和生育密不可分的。一般而言，调经之旨，重在冲任，所谓"冲主血海，任主胞胎"，而疏调则治于肝；男之种子则不离于精和气，重在取坎填离，阴阳双补。

月经是女性所特有的生理现象，是有规律、周期性的子宫出血。女性的性器官发育成熟后，月经每月来潮，如月之盈亏，潮之有信，三旬一见，月月如此，经常不变，故谓之月经。月经也称月信、月水、月事、信水、经水等，民间还有美称"大姨妈"。这些命名，都反映了它是一种有规律的、周期性的生理特征。中医认为，肾气的盛衰、天癸的至竭、冲任的通盛和虚损，与月经的来潮有着极为密切的关系。月经虽是由胞宫蓄藏和排出的，而胞宫却是在肾气、天癸、冲任的作用下才能行使其蓄藏精气、孕育胎儿和排出月经的功能。月经失调是妇科常见的疾病。它的特征是月经的期、量、色、质的异常，并伴有月经周期所出现的其他症状。其治疗原则，重在调治。一般认为，若月经周期提前 8～9 天以上者，为月经先期，多因邪热迫血妄行所致，往往经色深红质稠，治当清热调经；若月经周期错后 8～9 天以上者，为月经后期，多因寒凝气滞，血行不畅所致，表现为经色暗黑有块，治宜温寒理气；若经期错乱，或前或后，经行不定期，多因肝气郁滞所致，其经量或多或少，色紫夹块，腹部胀痛，治宜疏肝和血。经量多少，在于人体的素质、年龄的不同，经量也有差异，若经量超过正常或经来时间拖延较长，称为月经过多，多因肝热所致，治宜清热；若漏下不止者，多因冲任虚损所致，治宜补肾固经；若经来少于正常量，或经来日子较短，称为月经过少，多因血虚生化不足所致，治宜养血益气。正常月经的色质，其色红，质不稀、不稠；若经色淡红质稀，为血少不荣，此为虚证；若经色深红质稠，为血热内炽，属于实证；若经色紫暗有块，为寒凝血滞，红多有块者为血瘀。

痛经也是女性临床常见的一种疾病。一般来说，行经期间均有腰腹不适或轻微酸胀疼痛感，是正常生理现象，不需治疗。但若每次行经伴有剧烈腹痛，则称为痛经。经前期以少腹为主，痛多牵连少腹，或牵连至胁部和乳房，经行后逐渐消失，此属于气滞血瘀所致，治宜理气活血；经行痛，少腹如绞如刺，经来涩少不利，痛逐渐随经行而减，直至经净而痛止，此为寒瘀，治宜祛寒通经以止痛；经后痛，痛不剧烈，感觉下坠，绵绵隐隐，腰酸疲困，此属于气血两虚，冲任不能固摄，治宜气血双补。

不育症，与男子精气不足无不相关。所以，种子剂常用于男性不育症的治疗。其原因，不外乎禀赋不足，肾亏精少。一方面是因于精子数量减少、成熟性差或质量欠佳；另一方面，则多因男子阳痿、遗精、早泄、滑精等多种因素所致，并将之归属于阳虚，治法重在补精壮阳。其中最主要的原因是阳痿，即现代所称的性功能障碍。

古有"调经种子"之说，要求孕育，调经是一个先决条件。《妇科要旨》云："妇人无子，皆由经水不调。经水所以不调者，皆由内有七情之伤，外有六淫之感，或气血偏盛，阴阳相乘所致。种子之法，即在于调经之中。"由此可见，肾气旺盛，任脉足，冲脉充盈，月事才得以如期来潮，从而具备孕育的功能。因此，调经是为孕育创造条件。

提到壮阳及壮阳方药的理论及临床应用，历代名家论述并不罕见。中医一向认为，壮阳方药是治疗男性不育的专方。而中医药中的壮阳药，种类繁多，功用不一而足。若细分之，可分为金石类、禽兽类、草本类三种。从现代医学观点而言，就是天然矿石、动物和植物类中药。

金石为药，确有壮阳功效。魏晋南北朝时期，有一道名方为五石散，都是由金石组成，当时人们特别钟情于金石，故金石也常用做壮阳药，其中最为有名的两种药物，当属钟乳石和阳起石。李时珍所著的《本草纲目》称："石钟乳，其气慓疾，令阳气暴充，饮食倍进，而形体壮盛。昧者得此自庆，益肆淫泆，精气暗损，石气独存，孤阳愈炽。"可见服用钟乳石，虽可有一时之效，但自身则深受其损，难以复原；至于阳起石，传言此药于夏日正午置于太阳照射下，会自发跳动，故命名为阳起石。传言恐难查考，但《本草纲目》却记载："阳起石，右肾命门气分药也，下焦虚寒者宜之，然亦非久服之物。"可见，以石为药，虽得一时之趣，最终却会伤身害己，因此用之也要适可而止，不可滥用。

其次为禽兽类，即动物类药，更为多见。当中最有名者当属鹿茸。其他的动物类药则有各种鞭类，诸如鹿鞭、广狗鞭、驴鞭等，不胜枚举。除此之外，还有一些虫类，如雄蚕蛾、蜈蚣、蛤蚧、海龙、海马、海狗等。古代医家认为，这些虫类药都为命门圣药，具有温补肾阳的功效。但须指出，这类动物壮阳药，其有效成分都有激素样作用。其中，鹿茸、各种鞭类，无一例外，都含有雄性激素。服用激素，无可厚非虽可增加一时之快，提高其性功能。但后果则可能导致睾丸萎缩，自身分泌睾酮能力衰退，长此以往，总有难以维持之时，这无异于自废"武功"。明代皇帝几乎均早衰早逝，是否由于长服这类动物性壮阳药所致，已无从查证。诚然，按照皇帝的权势，拥有壮阳之品当属不难，即便是最昂贵的鹿茸也应不在话下。有人说，鹿茸杀人不见血，此言不假，其罪魁祸首就是其中所含的雄激素。

第三类是植物类壮阳药。其中以蛇床子最强，还有淫羊藿、肉苁蓉、菟丝子、续断、锁阳、五味子、远志、巴戟天等均是植物类中药的壮阳药。由肉苁蓉、菟丝子、五味子、远志、蛇床子等五味中药组成的秃鸡散，其壮阳作用更具有传奇色彩。毫无例外，这些植物类壮阳药，虽然都含有激素。但到目前为止，还没有发现这类植物中草药含有雄性激素，不像动物性壮阳药那样容易造成不可恢复性的伤害。不可否认，某些具有壮阳作用的中草药确含有激素成分，其主要分为两种，即：类雄性激素和促性腺激素。类雄性激素就是所说的黄酮，这种成分在大豆中含量最高，这就是女性吃大豆的好处，但男性吃多了大豆及其制品，可能会导致女性化，男性食用应有所限量。至于其所具有的促性腺激素作用，主要在于促进雄性激素的分泌，虽有益于雄激素的产生，但却不同于动物性壮阳药的不良反应。

我国最早开设中医男科门诊的齐来增教授，于21世纪初在美国开设不孕不育和中医男科门诊。一个美国学者鄙夷地说："我们有美国的伟哥（西地那非，silaenafil），还要你中草药干嘛？"但不久后，这位美国学者患了"不举"，他向齐教授求助，齐教授为他调理好后，他竖起大拇指说："中药伟哥好！"可见中医药治疗不孕不育及性功能障碍还是大有作为的。

近年有研究报道认为，中草药中被称为"十方九草"的"国老"甘草，其甜味来自于甘草酸，而这种成分，却是降低男性性欲的良药。英国BBC前不久的一则新闻报道说，如果超量服用，或用于医疗，或合用于添加剂的甘草，都会对人的性功能造成损害。这个研究报告是伊朗学者在英国药理学会学术会议上发表的论文。该文指出过量服用甘草会使男性荷尔蒙的分泌减少，从而导致男性性功能减退。据研究表明，连续十天服用 1.3 克甘草根的提取物（内含 400 毫克的甘草酸），所有试验对象的睾酮含量都比正常值低。因此，欧盟明确建议人们每天的甘草酸摄入量不要超过 100 毫克。但有些女性由于高睾酮而导致不孕，不少患者就以甘草为主或使用甘草甜素进行调理。据报道，甘草可通过影响肝脏加强对睾酮的代谢作用，进而起到降低血中睾酮含量的作用；另外，甘草具有抑制 17-β-羟甾类脱氢酶催化雄甾烯二酮转化为睾酮的作用，从而加倍导致睾酮的降低。因此，在男性，特别是男性不育患者中，甘草不宜专用。

总之，不论是调经剂或种子剂，临床应用都应遵循中医理论"虚则补之""损则益之""滞则行之""瘀则化之""热则清之""寒则温之"的辨证施治原则。正确运用调经种子剂，才能获得较为满意的疗效。

第一节　调　经

温经汤《金匮要略》

【组成】吴茱萸 9 克，麦冬 9 克，当归 6 克，川芎 6 克，白芍 6 克，人参 6 克，桂枝 6 克，阿胶 6 克（烊化），牡丹皮 6 克，生姜 6 克，甘草 6 克，制半夏 6 克。

【用法】水煎服，日 3 次温服。

【功效】温经散寒，养血祛瘀。

【适应证】冲任虚寒，瘀血阻滞，漏下不止，血色暗而有块，淋漓不畅。月经不调，或前或后，或逾期不至，或一月前行，或经停不至，而症见日暮发热，五心烦热，唇口干燥，少腹里急，腹部胀满，亦治妇人久而不孕。

【方解】本方为妇女调经的常用方。方中吴茱萸温中行气止痛，桂枝温通血脉，两药合用，温经散寒，通利血脉，共为主药。当归补血活血，又善止血，为妇女调经要药，加上川芎、白芍三药合用，活血止痛，养血调经，共为辅药。阿胶、麦冬养阴润燥而清虚热，牡丹皮既助诸药活血祛瘀，又能清血分虚热；人参、甘草益气健脾；生姜、半夏和胃运脾，与人参、甘草配合，调补脾胃，资生血源，共为佐药。甘草一味，既可调和药性，又可作为使药。方中诸药合用，相得益彰，则瘀血去、新血生、虚热退、月经调而病自除，共同起到温经散寒、祛瘀养血的功效。

【临床应用】本方历代医家多专用于治疗妇女月经不调，为证属冲任虚寒、瘀血阻滞者的通用方。本方同名者有 11 方之多，但以《金匮要略》所记载者为常用方剂，而后的同名方剂，多属于本方的加减方。其组方特点，一是温、清、补、消并用，但以温经补养为主；二是大队温补药与少量寒凉药配伍，能使全方温而不燥、刚柔相济，以成温经化瘀之剂。

本方使用时要注意掌握几个要点：一是要把握其适应证，其人多有营养不良之表现：形瘦，面色欠华，呈贫血貌，肢凉怕冷，大便常溏，尿频而清长，皮肤粗糙，或肌肤甲错，或面部黄褐斑，毛发易于脱落或无光泽，脉细而无力，舌体多胖大，舌下瘀筋等。二是有手足酸软、口唇干燥、日暮发热等表现，不可视为热证。三是辨别腹证，本方腹证当有腹泻，腹直肌紧张而腹壁按之软而无力的特点，腹满而无包块可触及。四是要灵活调整方中药物剂量，如血虚较甚者，加大当归、白芍、阿胶用量；瘀血明显者，加大川芎、牡丹皮用量；寒证较甚者，加大吴茱萸、桂枝、生姜用量。根据名老中医刘渡舟教授的临床经验，凡用温经汤必须重用麦冬以滋肺胃之津液，又能通心肺而养营血，同时还能牵制吴茱萸、桂枝之温燥而避免其耗阴伤液，可以减少药后引起的头晕、咽干、心烦气躁等不良反应。温经汤的加味药多为香附、艾叶、熟地黄、枸杞子等。五是本方临床应用颇为广泛，虽多用于治疗妇科疾病，但凡属寒证和血瘀证也要慎重选择。在临床中，如出现发热，必须与丹栀逍遥散方证相鉴别，后者的体质状况较好，下血多鲜红或紫红，质地多黏稠，多与情志失调密切相关；而膈下逐瘀汤也属于血瘀证，但其寒证征象则不及本方证。

现代药理研究表明，本方能促进黄体生成素的分泌，降低催乳素含量，增强耐力，改善血液流变学，促进骨髓造血，改善贫血状况。此外，还有止血、止痛、止泻的良好作用。临床用于治疗子宫功能性出血、不孕不育症、继发性闭经、重度原发性痛经、高泌乳素血症、子宫内膜异位症、乳腺增生、更年期综合征、子宫腺肌症、习惯性流产、子宫肌瘤、子宫发育不良等；此外，还可用于治疗血吸虫病性肝病、慢性阑尾炎、手掌角化症、女性荨麻疹、雷诺病、慢性结肠炎、老年性阴道炎、动脉硬化、冠心病等多种疾病，均有较好的效果。

固冲汤 《医学衷中参西录》

【组成】白术 30 克（炒），生黄芪 18 克，龙骨 24 克（炒），牡蛎 24 克（煅），山茱萸 24 克，生杭芍 12 克，海螵蛸 12 克（捣细），茜草 9 克，棕榈炭 6 克。

【用法】上药煎汤，用五倍子末 15 克和服，每日 1 剂，分 2 ～ 3 次服用。

【功效】补气健脾，固冲摄血。

【适应证】凡属脾气虚弱，脾不统血，肝肾亏虚，冲脉不固所致之血崩或月经过多，症见血色淡、心悸气短、舌淡、脉细弱或虚大等的患者，均可使用。

【方解】本方是治疗血崩、月经过多及止带的代表方剂。方中重用黄芪、白术补气健脾，固冲摄血为主药；肝司血海，肾主冲任，故以山茱萸、生白芍补益肝肾，养血敛阴，共为辅药；煅龙骨、煅牡蛎、海螵蛸、棕榈炭、五倍子合用以收敛止血，茜草祛瘀止血，使血止而不留瘀，共为佐使药。综观全方，补气固冲以治其本，收敛止血以治其标，共奏固崩止血之效。

关于血崩及月经过多的治疗，历代医家都注重于补虚，尤注重健脾益肾、调固冲任。冲任得固，则月经不调或崩漏自愈。中医认为，肾为先天之本，脾为后天之本，是生化之源。其病多以虚、热、瘀三者或夹杂所致，尤以虚为甚。顾名思义，本方名为固冲，即指补虚而言，虚在脾肾。肾气盛则天癸至，气血流通，冲任通调，月事应时而下，月经周期是肾气消长、气血盈亏变化节律的体现。所谓："经水出诸肾。"据相关资料显示，血崩或月经过多的患者中，无排卵性宫血占 70% ～ 85%，而 90% 见于青春期及绝经过渡期的妇女。青春期的女性，多因中枢神经系统尚未完全成熟，垂体缺乏对雌激素的反馈，属肾气未充或充而未盛；绝经过渡期的患者则多因卵巢功能衰退，对促性腺激素反应下降，从而使促性腺激素分泌过多，进而导致雌激素分泌相对减少，此为肾气虚衰、天癸将竭的先兆。其二，脾气旺盛则胞宫得养，血海得充。脾又主统血，脾健则统摄有权，冲任可固。因此，本方首以重用白术、黄芪健脾益气，再以山茱萸、枸杞子补肝肾、养血敛阴，旨在调固冲任，此为治本，继以收敛止血、祛瘀生新，标本兼治。全方配伍精妙，疗效显著，故现代临床应用极为广泛。

【临床应用】本方为清末民初，中西医汇通派著名医家张锡纯所创制，是治疗崩漏及月经过多的常用方。现代药理研究认为，本方对下丘脑－垂体－肾上腺皮质轴以及内分泌系统具有一定的调节和促进作用，并能提高机体免疫功能、改善体内钙的平衡、促进血液凝固、加速红细胞和血红蛋白生成、促进组织再生、改善卵巢功能、降低促性腺激素的分泌、提高雌激素水平，从而起到止血、止痛的效果；此外，本方还能改善心肌细胞代谢障碍状况及冠状动脉病变，并有抗病原微生物的作用，临床多用于妇科诸多疾病，如功能性子宫出血、青春期功能性子宫出血、更年期功能性出血、黄体期出血、崩漏、多囊卵巢综合征所致的不孕、先兆流产等病症的治疗；还可用于各种出血性疾病，如消化道出血、咯血、鼻血、再生障碍性贫血、紫癜等疾病的治疗。

益经汤 《傅青主女科》

【组成】熟地黄30克，白术30克（炒），山药15克，当归15克，白芍9克，生枣仁9克，牡丹皮6克，沙参9克，柴胡3克，杜仲3克，人参6克。

【用法】水煎服，日1剂，可分2～3次服用。

【功效】补肾益经，健脾益气，疏肝解郁。

【适应证】妇女心、肝、脾经气郁，年未七七而经水先断者，特宜本方治之。

【方解】本方是治疗"年未老，经水先断"或经来量少的主要常用方剂。方中熟地黄、当归、白芍养血活血，补肾柔肝而调冲任；人参（党参）、白术、山药益气健脾培土以助生化旺血之源；枣仁养血宁心安神；杜仲补肝肾壮元气，配山茱萸、枸杞子、菟丝子以增强调补肝肾之功；柴胡疏肝解郁而调经；牡丹皮清血分之虚热，祛瘀调经，且不伤正；沙参益肺肾而生津液，益金以壮水。综观全方，实乃心肝脾肾四经同治，妙在补以通之，散以开之，标本兼治，则经水自行。

中医学理论认为，肾是人体生长、发育、生殖的根本，是各脏腑器官活动的本源，而在女性生殖生理中起着极为重要的作用。赵献可在《医贯》中论及肾的功能说："五脏之真，惟肾为根"；肾虽为先天之本、元气之根、藏精系胞、主髓化血，但要旺肾以壮经水，则必依赖于后天的脾气健运，相辅相成，互相为用，方能正常调节其月事，应时而下。女科名家傅青主，善于吸取张仲景、薛己、张景岳等历代医家的精粹，师古而不泥古，创制出不少用于女科疾病的专方。其组方用药平和，提出："本于肾""经水出诸肾"，并指出："不损天然之气血，便是调经之大法"；傅氏调经虽重用补药，但补中有利，寓动于静，相反相成，且用剂量，独具匠心。他认为经生于肾，乃天一之水出自肾水，经行关乎脾、肝、心，经乱之治，重在肾、肝、脾，调经之方在于培本补肾为务，而补肾须平肾中水火，调经亦重调肝，一则疏肝以解郁；二则柔肝以养肝，常两者兼用柴胡、当归、白芍类药。调经又须健脾，前人有"先天生后天，后天养先天"之说，故须脾肾同补，方能周全。

本方治疗年未老而断经，傅氏认为此非血枯经闭使然，而是心脾肝肾之气郁结所致，故须疏补并进，解郁养血以调经，则冲任得养，血海满盈，月事可适时而下。本方是调经方中最能反映傅青主用药特色的方剂，特别注重量－效关系，主药、辅药及佐使药，层次分明，大剂量重用以补肾益精、健脾调肝、养血生经，与佐使药用量相差悬殊，两者甚至相差十倍之多，这可能在于无补益无源生经血，不疏肝柔肝，则难以通利于下，在治疗闭经中，极具有指导意义。

【临床应用】本方是从郁论治年未老而闭经或月经过少的常用方剂。现代药理研究表明，本方通过促进各级卵泡发育，促进优势卵泡成熟化，从而增加雌激素的分泌而起到治疗卵巢早衰和妇女不孕不育的作用。

近年来，临床研究认为，在 40 岁之前出现持续性原发性闭经、不孕、生殖器官发育不良或萎缩，并伴有卵巢分泌雌激素水平降低而促性腺激素升高为特征的妇科疾病，占继发性闭经的 2% ～ 10%，而卵巢早衰的发病率占妇女人群的 1% ～ 3%，且发病率越来越呈低龄化的趋势。据相关报道，傅氏所创制的益经汤用于治疗"年未七七经水先断"的描述与卵巢早衰的临床表现颇相一致。近年来不少临床报道其用于月经减少及因卵巢早衰而出现的闭经的治疗也有极其显著的效果，本方在卵巢早衰中的临床应用，其总有效率达 70% 以上，可见疏补兼施、解郁调经对闭经的治疗具有重要的指导意义。

本方除对各种原因所致的闭经有较好的疗效外，对女性月经减少也同样有效，其临床总有效率可高达 92%。所说的月经减少是指月经周期正常，月经量明显减少，或经行时间缩短至 1 ～ 2 天，经量减少甚至点滴即止。一般认为，月经量少于 30mL，且常与月经后期同时存在。如果不及时治疗，往往会发展成闭经、不孕或卵巢早衰。因此，早诊断、早治疗，不但能持续保持女性正常的生理功能，而且能延缓衰老。

定经汤 《傅青主女科》

【组成】菟丝子 30 克（酒炒），白芍 30 克（酒炒），当归 30 克（酒洗），大熟地黄 15 克，山药 15 克，茯苓 9 克，荆芥穗 6 克（炒黑），柴胡 15 克。

【用法】水煎服，每日 1 剂，分 2 次温服。

【功效】疏肝补肾，养血调经。

【适应证】肝肾气郁证。症见经来断续，或前或后，行而不畅，有块，少腹胀痛，或乳房胀痛连及两胁。

【方解】本方是用于月经或前或后无定期，也是"不治之治，正妙于治也"的调经妙方。方中重用菟丝子、熟地黄、山药滋阴补肾；当归、白芍养血敛阴；柴胡、荆芥穗行肝肾气郁；茯苓甘淡性平，合山药健脾，炒荆芥穗以引血归经。方中菟丝子、熟地黄、山药、当归、白芍等药剂量较大，可见傅氏重在滋肾养血，兼以疏肝理气，诸药合用，以达到"肝肾之气舒而精通，肝肾之精旺而血行"，体现其滋肾疏肝、阴阳并治的重要作用。

本方实为逍遥散去白术、薄荷、生姜、甘草，加菟丝子、山药、荆芥穗等而组成的调经方剂，即添加重用补肾填精之药，在疏肝的同时，必补肾填精，因经水出诸肾，肾精充盈，乃经定之本。傅氏指出："舒肝肾之气，非通经之药也；补肝肾之精，非利水之品也。肝肾之气舒而精通，肝肾之精旺而水利，不治之治，正妙于治也。"已故国医大师何任教授根据其数十年来应用本方治疗月经先后无定期患者的临床经验，肯定其是有效良方。本方的显著特点不仅体现在药物的组成上，更体现在药物的用量上，方中重用当归、白芍、菟丝子、熟地黄、山药，此五味药味厚而质重，阴药也，补养肝肾精血，性沉静而主阖；茯苓、柴胡、荆芥穗，此三药气薄而质轻，阳药也，疏散肝肾郁滞，性流动而主升，剂量轻重相差甚大，主次分明，这充分反映了傅氏组方配药的特色，对后代女科医家影响极大而备受推崇。

【临床应用】本方临床以往使用不多，但近年来已有一些临床研究报道称，本方对月经先后无定期的治疗具有显著的疗效。本方对高催乳素血症、不孕症、先兆流产、痛经、子宫肌瘤、男性勃起功能障碍、乳腺增生、延缓衰老等疾病的治疗也有较好的效果，且无明显的不良反应，对月经不调等常见病、多发病是值得加以推广的有效方剂。

清经汤 《傅青主女科》

【组成】黄柏2克（盐炒），青蒿6克，牡丹皮9克，大热地黄9克，地骨皮15克，茯苓3克，白芍9克。

【用法】水煎服，每日1剂，分2次服用。

【功效】清热凉血，养血调经。

【适应证】月经提前而量多，头晕耳鸣，疲乏无力，急躁易怒，少寐多梦，腰酸梦遗，舌质红，苔黄腻者。

【方解】本方是治疗月经先期的常用方剂。方中黄柏、青蒿、牡丹皮、地骨皮清热凉血；熟地黄、白芍滋阴养血，使热清而不伤阴血；茯苓健脾渗湿，宁心安神。诸药合用，虽是清火之剂，然仍属滋水之味，火泻滋水，则两不损而两俱有益，诚良方也。

所谓月经先期，是指以月经周期异常为主的月经病。一般而言，若月经周期提前七天以上，常与月经过多并论，严重者则发展为崩漏，须及时治疗。中医认为，月经过多，或其周期缩短者，应属于素体阳盛血热，经血妄行，冲任失调所致。这类患者，常因此而致不孕。本方适合于治疗以气虚和血热为表现的患者。气虚又包括脾气虚和肾气虚两种病理基础在内；血热则包括阳盛血热、阴虚内热、肝郁血热等不同类型的月经不调疾病。

【临床应用】顾名思义，本方名为清经汤，就已表明是用于治疗月经先期或月经过多而治以清热调经或凉血调经的方剂。本方的运用，尚需根据病情的变化而予以适当加减，病程较短，热邪明显，见有面赤、唇红、心情烦躁、口苦溲赤、大便秘结者，可将熟地黄改为生地黄，加黄芩、黄连各 6 克；若病程较长者，往往因热随血去，故热势不甚，而阴虚明显，见有口干尿黄、手足心热等症，可去黄柏、茯苓加玄参、麦冬、知母等滋阴清热之品；若因失血较多，气随血泄，而见有倦怠乏力、气短懒言等气虚证者，则酌加太子参、黄芪、白术等以健脾益气；若血虚精亏，而见腰酸腿软等肾虚症状，则去茯苓、黄柏，加桑寄生、杜仲、山茱萸等益精补肾之味。总之，应用本方重在辨证施治。曾有中医名家评价本方："重在少少清火，而水不伤；略略滋肾而火不亢，诚清火良方，调经妙法也。"此说对理解清经汤颇值玩味。

现代临床除常用于子宫功能性出血、排卵期出血外，也可用于男子血精和梦遗、神经性耳鸣、泌尿系统感染、更年期综合征、痤疮、睡眠障碍症、不孕、血尿、不明原因的低热等病症的治疗。

第二节 种 子

五子衍宗丸 《证治准绳》

【组成】菟丝子 50 克，五味子 30 克，枸杞子 250 克，覆盆子 125 克，车前子 60 克。

【用法】诸药制成丸剂，每服 9 克；也可做汤剂，按原比例酌定，每日 1 剂，日分

2 次服用。

【功效】补肾益精。

【适应证】肾精不足证，症见久不生育，遗精早泄，头晕耳鸣，腰膝酸软，尿后余沥，或须发早白，牙齿动摇，舌淡、脉细等表现者。

【方解】本方是治疗肾精亏虚所致不孕不育的常用方剂。方中菟丝子既温补肾阳，又可补益肾阴，还可补脾以资生化之源；枸杞子味甘质润，滋补肝肾而益精，两药相配伍，则补肾益精功效大增，共为主药。覆盆子补肾助阳，固肾涩精；五味子补肾固精，两药助主药以增强补肾之功，且可固涩肾精，共为辅药。车前子利湿泄浊，防诸药滋腻恋邪，为佐使药。诸药均为植物种仁，味厚质润，既能滋补肾阴血，又蕴含生生之气，性平偏温，擅长于益气温阳，诸药相伍，使肾虚得补，肾精充盈，则诸病可愈。

本方据说起源于唐代，最早记载于道教《悬解录》一书。书中记载张果献于唐玄宗的圣方"五子守仙丸"，即本方原名，之所以叫"五子"，是因为本方选择了五种以"子"为名的中药。传统中医学又将男性不育称为"无子""无嗣"，因而一语双关，别有一番滋味也。

早在唐代，本方就被定为宫廷贵族养生保健的秘方，被誉为"古今种子第一方""补阳方药之祖"。历代有"五子壮阳，六味滋阴（六味地黄丸）"之说。

中医理论认为，肾为一身阴阳之根，阴阳既要相互依赖，又可相互转化。故凡肾虚之病，必存在有阴阳皆虚的病理变化。临床表现有肾阳虚证和肾虚证的不同，只是由于阴阳虚衰的主次和程度的不同而已。本方五味合用，不仅益肾助阳，而且又能涩精止遗，补中有疏，温肾阳而不峻，补肾阴而不滞，促进性事治男子不育症，当属首选的良方。

【临床应用】本方为治疗肾精不足的基本方剂。临床上以久不生育、腰膝酸软、遗精早泄、尿后余沥、脉细为辨治要点，多用于男性不育，也可用于妇女不孕。现代药理研究显示，本方具有抗疲劳、抗氧化、延缓衰老、降血糖、降低血脂和纠正肝内脂质代谢紊乱等作用；特别值得关注的是，本方具有雄性激素样作用，能缩短阴茎勃起潜伏期，提高精子数及活动能力，且无明显的不良反应。临床常用于治疗性功能障碍、更年期功能性子宫出血、复合性口腔溃疡、男性精子减少性不育症、妇女不孕症、小儿遗尿、遗精早泄、腰肌劳损、慢性疲劳综合征、高脂血症、糖尿病及酒精性脂肪肝等多种疾病。

秃鸡散 《医心方》

【组成】肉苁蓉三分，五味子三分，菟丝子三分，远志三分，蛇床子四分。

【用法】诸药为末，每服3克，每日2～3次；或白蜜成丸，如梧桐子大，每服5丸，每日2～3次。本方无水煎服，煎剂效果差。

【功效】补肾填精，壮阳培本。

【适应证】男子五劳七伤。症见阳痿、遗精、早泄、遗尿、不育、益寿延年、精血不足等症。

【方解】本方既可治男子不育，又可生精壮阳；同时又是用于益寿延年的养生长寿方。方中主药蛇床子，其补肾壮阳作用高于淫羊藿。淫羊藿的发现颇有传奇色彩，南北朝已逾八十高龄的著名医药学家陶弘景首先研究和使用此药用于壮阳。据传当年牧羊人称，羊吃此草后，淫性大发，陶氏获悉后遂进行实地考察，确认此药有壮阳作用，因其有淫羊之效，故将之名为"淫羊藿"。其效甚佳，效力强于海龙、海马、蛤蚧，但却逊于蛇床子。我国台湾医药研究所的实验研究证明，蛇床子壮阳效果突出，能治疗性功能障碍，对阴茎海绵体的舒张效果最佳；最新的研究指出，此药还可以增加附性腺的重量及雄性激素的分泌，睾丸重量也明显增加，可以说此药绝对不同于动物性壮阳类药物，虽有益于雄性激素的产生，却没有动物类壮阳品靠激素影响人体的负面作用，并具有选择性。我国最早的药学名著《神农本草经》将之列为上品，颇有真知灼见。该方中的肉苁蓉、菟丝子也是历代沿用不衰且不可或缺的壮阳类中草药。然而肉苁蓉，当今假货泛滥，须注意鉴别。肉苁蓉又称为大芸，人誉为沙漠中之人参，因属于昂贵药材，市场作假多以低价锁阳充用。锁阳外观酷似苁蓉，不易分辨。肉苁蓉分为两种：一种是梭梭大芸，又叫软大芸，主要分布于内蒙古西部的阿拉善右旗等地；一种为红柳大芸，又名硬大芸，学名叫管花肉苁蓉，主产于新疆。其中，品质上乘者为梭梭大芸，因质地的差异，低价锁阳就被充次为硬大芸，软大芸因质软，难以仿冒。梭梭大芸虽价贵，但补肾助阳应属首选。有必要一提的是，五味子临床使用广泛，研究颇多，在本方中能生精内敛，对精子量少、发育成熟程度较差者有增效作用，现代实验研究认为，此药可使睾丸明显加重的同时，并促使精子产生，显示具有促性腺激素的作用。五味子的应用，有南、北两种，以北者为佳。李时珍曾谓："五味今有南北之分，南产者色红，北产者色黑，人滋补必用北产者良。"生津液止渴、润肺、补肾、劳损，宜用北者；治风寒袭肺，宜用南者。故助阳补肾必用北者，产地以东北为佳。

远志一药，常用于化痰止咳、宁心安神，一般较少用于补肾。但方中不可缺少，临诊应牢记。《神农本草经》一书所载只四个字："强志倍力。"并在其后附注："欲坚，倍远志。"言下之意自明，欲堪功效，不可缺失，方中有此，显然在于增效。

提到壮阳药，要数中国古代房中术名著《洞玄子》所记载的"秃鸡散"最为夸张，认为连服60天，壮阳之力可增10倍。虽属夸大，但验者用之，确有一定疗效。此方之名，用词有失文雅，然颇具魅力。也许因此，历代名家颇少传承。据传，蜀国太守吕敬大，时年七十纳小姜，苦无性能力，终日愁眉苦脸，一日外出郊游，见一小庙而进。一老僧人见其满脸愁容而问之，太守以实相告，老僧遂取一药赠送，太守服后，居然连生三子，欣喜之余，却发现妻子由此而致病，阴部疼痛难忍，不能久坐，吕氏认为是此药所害，难免自责，遂将此药乱弃于庭院，不料被雄鸡啄食后，情欲大发，满院追逐雌鸡交尾，连续数日而不停歇，最后竟将母鸡的毛啄光。人们惊叹其超强药力，遂名之为"秃鸡散"。

本方历代多有加减。若加续断、杜仲，则成为肉苁蓉丸。据称："年八十老翁服之如卅时"，但服用本方须有适应证，不是人人均宜。本方若减去肉苁蓉、远志，便成为历代著名的起阳方"三子丹"，所用菟丝子、蛇床子、五味子各等分共为末，和平之蜜为丸。此外，唐代著名医学家孙思邈所著《备急千金方》也记载有"秃鸡散"，以巴戟天15克，肉苁蓉10克，杜仲5克，菟丝子15克，蛇床子15克，海龙10克，海马5克，五味子15克，远志15克，防风15克等组成，共研末，每服4克，黄酒送服日2次，60天为1个疗程，也可水煎服。方中巴戟天、肉苁蓉、杜仲、菟丝子、蛇床子、海龙、海马等均大补肾阳，加五味子滋肾生精，远志安神益智，佐防风引经至周身，能治阳痿、早泄、男子不育等证。但此方所用药材十分昂贵，似壮阳过度之嫌，不可轻用。

明代名医张景岳也不忘此方，将之单独列出，作为起阳要药。但他指出，所谓壮阳，不能只补阳而不补阴。动了肾气，就要补肾精。倘若只壮阳不补阴，身体便阴精内亏，一旦枯竭，人体就会虚衰，所以张氏常用熟地黄以益肾阴，时称他为"张熟地"。他经常指出："阴虚而神散者，非熟地之守不足以聚之；阴虚而火升者，非熟地之重，不足以降之；阴虚而躁动者，非熟地之静，不足以镇之；阴虚而刚急者，非熟地之甘，不足以缓之；阴虚而水邪泛滥者，舍熟地何以自制；阴虚而精之散失者，舍熟地何以归源；阴虚而精血俱损，脂膏成薄者，舍熟地何以厚肠胃。"又曰，"故凡诸经之阳气虚者，非人参不可；诸经之阴血虚者，非熟地不可；人参有健运之功，熟地禀静顺之德；此熟地与人参，一阴一阳，相为表里互主生成，性味中正，不逾于此，诚有不可假借而更代者矣。"张氏把熟地黄与人参相提并论，可见熟地黄为滋阴补肾之要药。在他的方子里，熟地黄用量没有上限，少则6～9克，多至30～60克，甚至用量等于其他药之总和。所以，张氏提出："善补阴者，必阴中求阳；善补阳者，必阳中求阴。"这一精辟医论，对中医学界影响极大。

【临床应用】本方为中医学中补肾壮阳、治疗男子不育及益寿延年的主要方剂，素有男科"圣药"的美誉。现代药理研究认为，本方具有促进性腺激素分泌、增强记忆、延缓衰老、镇静安神、抗御疲劳、提高机体对外界环境的适应能力、增强机体免疫功能、兴奋心肌、改善心肌缺血、强心、保护肾上腺皮质功能及肝功能、增强蛋白质和核糖核酸代谢等多方面的保健作用。临床可用于遗精、早泄、男子不育、精子量少、性功能障碍、老年痴呆、记忆力衰退、梅尼埃病、头痛、眩晕、慢性肝炎、肾病综合征、慢性结肠炎、慢性支气管炎、支气管哮喘等疾病的治疗。同时，女性生殖器发育不全、月经失调、不孕、痛经、白带增多等也是本方治疗范围。

还少丹 《杨氏家藏方》

【组成】熟地黄60克，杜仲40克，山药60克，远志40克，牛膝40克，巴戟天40克，山茱萸40克，五味子40克，茯苓60克，小茴香40克（盐炒），楮实子40克，肉苁蓉40克，石菖蒲20克，大枣60克（去核），枸杞子40克。

【用法】共15味药物，将之粉碎成细粉、过筛、混匀，每100克细末加蜂蜜80～100克炼成蜜丸，如梧桐大，每次2丸，每日2次，温开水送服。

【功效】温补脾肾，养心安神。

【适应证】本方适用于虚损劳伤、脾肾虚寒、心血不足、腰膝酸软、失眠健忘、眩晕倦怠、小便浑浊、遗精阳痿、未老先衰、疲惫无力等疾患。

【方解】本方名为"还少丹"，顾名思义就是具有返老还童的功效。方中熟地黄、山茱萸、枸杞子、楮实子、杜仲、牛膝滋阴补肾、养血益肝、强筋壮骨；并用巴戟天、肉苁蓉以温肾壮阳，体现其"阴中求阳""阳中求阴""阴阳双补"而达到阴阳平衡的功效；还配伍五味子敛肺纳气以固精，再伍石菖蒲、远志以增强益智安神之功；同时补肾不忘健脾，故以茯苓、山药、小茴香暖脾和胃。诸药相合，既能滋补肾阴，又能温助肾阳；既能益肝养心，又能健脾养胃。组方特点是药性平和，不温不燥，不寒不腻，特别适用于中老年人长期服用，对工作压力大、生活方式不规则所致的亚健康人群，也不无裨益。本方比清宫寿桃丸更具优势，临床观察 3 个月以上，未发现不良反应，个别人可能会出现口干便秘，但稍加调整就可除之。本方是一张延缓衰老、养生保健、强身壮体的"治未病"良方。

【临床应用】本方首见于《杨氏家藏方》，书中记载其"大补本气虚损及脾胃怯弱，情志恍惚，精神昏聩，血气凝滞，饮食无味，肌瘦体倦，目眩耳聋。五日有力，十日眼明，半月筋骨盛，二十日精神奕，一月夜思饮，平补性温，日无所忌，久服牢齿，身轻目明难老，百病俱除，永无病疾，行步轻健。"书中记载本方不但能治疗多种病患，且疗效极为显著。药理研究表明，本方主要有抗衰老作用，能明显提高平均寿命与最高寿命；具有雄性激素样作用，能兴奋肾上腺皮质激素的分泌，促进新陈代谢，改善和修复衰老组织与器官的代谢机制，增强免疫系统功能，并具有耐缺氧和清除体内自由基等作用。临床常用于老年性痴呆、男性不育症、性功能障碍、糖尿病性腹泻、睡眠障碍、高血压、慢性肾炎及肾功能不全、干眼、干燥综合征等疾病。

三才封髓丹《医学发明》

【组成】人参 6 克，天冬 6 克，熟地黄 15 克，黄柏 6 克，砂仁 3 克，甘草 3 克。

【用法】诸药研末，用米糊制成丸剂，每日服 3 次，每次 10 克，也可水煎，每日 1 剂，分 2 次服用。

【功效】泻火坚阴，固精封髓。

【适应证】凡遗精早泄，相火妄动，阴虚火旺，扰动精室，梦遗精滑，五心烦热，口干舌燥等表现者，均可使用。

【方解】人参补肺益气；天冬滋阴生津润肺；熟地黄补肾滋阴；黄柏坚阴、泻火；砂仁行滞醒脾；甘草既助人参益气，又可缓黄柏口燥之弊。方中各司其职，协同合力，上中下并补，纳气归肾，故曰封髓。

《医宗金鉴》对本方颇有称赞，认为是固精要药；清代医家郑钦安在临证治疗中亦有深刻体会，指出："此一方不可轻视，余常亲身阅历，能治一切虚火上冲，牙疼、咳嗽、喘促、面肿、喉痹、耳肿、面赤、鼻塞、遗尿、滑精诸症，屡获奇效，实有出人意外，令人不解者。余仔细揣摩，而始知其制方之意重在调和水火也。至平至常，至神至妙，余经试之，愿诸公亦试之。"当今中医界，除继承中医学家蒲辅周经验使用本方治疗口疮等病变，很少论及此方的真谛所在。

查考本方源流，最早见于元代许国祯编纂的《御药院方》一书，原文所载："封髓丹，降心火，益肾水。黄柏三两，缩砂仁一两半，甘草。上药捣罗为细末，水煮面糊稀和丸如桐子大，每服五十丸，用苁蓉半两，切作片子，酒一大盏，浸一宿，次日煎三四沸，滤去渣，送下，空心食前服。"药虽少而力专，仅黄柏一味，则泻火、益水兼备，已成一方；佐甘草（原方中缺剂量），以加强泻火、益水之功。其用法，与张仲景所创制的大黄甘草汤、芍药甘草汤、桂枝甘草等经方同一意义。

【临床应用】本方是用于泻火坚阴、益精封髓、补肾治遗的常用方。现代药理研究认为，本方具有提高机体免疫功能、延缓肾上腺皮质激素分解代谢、稳定肾上腺皮质激素浓度、促进性腺激素分泌及抗菌、消炎的作用。目前，临床常用于遗精、早泄、男性不育、性功能障碍、口腔溃疡、痤疮、乳糜尿、慢性肾炎、尿道综合征、慢性前列腺炎、慢性支气管炎、更年期综合征、生殖器疱疹等疾病的防治。值得关注的是，近几年来，本方临床用于治疗再生障碍性贫血，颇具疗效。

龟鹿二仙胶《医便》

【组成】龟甲 250 克，鹿角 250 克，人参 47 克（党参），枸杞子 94 克。

【用法】制成胶剂，每次服 15 ～ 20 克，日 3 次服用。

【功效】滋阴补血，益精填髓，益气壮阳。

【适应证】真元虚耗，精血不足。症见腰膝酸软，形体消瘦，两目昏花，发脱齿摇，阳痿遗精，久不孕育。

【方解】本方是阴阳双补，用于久不孕育的传统名方。方中鹿角甘寒微温，温肾壮阳，益精养血；龟甲甘咸而寒，填精补髓、滋阴养血，两味药俱为血肉有情之品，能补肾益髓以生阴阳精血，共为主药。人参大补元气，与鹿、龟二药相配伍，既可补气生精以助滋阴壮阳之功，又可借此补后天脾胃以资气血生化之源；枸杞子补肾益精、养肝明目，助主药滋补肝肾精血，同为辅药。其特点是：四药合用，阴阳并补，先天、后天兼顾，药简力宏，共成填精补髓、益气壮阳之功，不仅可治真元不足、诸虚百损，而且能生精种子、抗衰防老、益寿延年。

本方最早见于明代王三才的《医便》一书，2001 年被列入第一批国家非处方药目录。众多医家认为，本方是专为男性打造的滋补胶，具有生精、气壮、神旺之效。原书记载为主治男子酒色过度，消烁真阴，精少不育；妇人七情伤损气血，经闭不孕，未老先衰，诸虚百损，五劳七伤。《古今名医方论》对本方有精辟的论述："人有三奇，精、气、神，生生之本也。精伤无以生气，气伤无以生神，精不足者，补之以味。鹿得天地之阳气最全，善通督脉，鹿角熬成胶，能补肾阳，生精血而寿；龟得天地之阴气最厚，善通任脉，龟甲熬制为胶，能滋阴潜阳，补养阴血。鹿和龟属异类有情之物，与人有同气相求之妙，善补气血。人参大补元气而生津，善于调气；枸杞子益精生血，善于滋阴。四药合用，性味平和，五脏而以肝肾为主，又善通任、督，生精益气，滋阴养血，阴阳双补，且补阴而无凝滞之弊，补阳而无燥热之害。"故认为本方不仅是善治男女不孕不育之方，而且也是养生保健、防治劳损的有效补方。

【**临床应用**】本方善补阴阳，生精益髓，大补元气，特别是不孕不育、遗精滑泄、形体瘦弱者颇宜。现代药理研究显示，本方具有补充营养成分、调整机体内部平衡、促进细胞再生及造血功能、提高机体免疫功能、抑制血小板聚集及血栓形成、抗氧化、抗衰老等多种作用。此外，最令人关注的是，本方具有促进垂体－性腺轴的分泌、增加血浆中睾酮水平，从而改善精子生成、发育的内部环境及精液指标异常的作用，使生精过程得以恢复正常。临床上常用于肾精不足、遗精早泄、不孕不育、营养不良、严重贫血、性功能障碍、再生障碍性贫血、男性精子减少症、癌症术后放疗及化疗引起的白细胞减少症、更年期综合征、骨质疏松症、进行性肌营养不良症、肌萎缩侧索硬化症等疾病的治疗。

（骆仙芳、王会仍）

安神剂是指具有养心、安神、镇静、定志等功效的方剂。心神不宁、烦躁不安、心悸、怔忡、睡眠障碍、五心烦热、肢凉怕冷、乏力倦怠等表现者，均为安神剂的适应证。

中医认为，不寐或神志失常与"阴阳失调"密切相关，所谓"阳不入阴则寤""阴不入阳则寐"，睡眠障碍或心悸怔忡都由于"偏阴、偏阳"所致。究其原因：一是心血不足、心阴亏损；二是肝阴不足，肝阳虚火上亢；三是思虑过度，胃强脾弱，胃火扰心而致心神不安；还有一点，就是肾阴虚衰，肝失所养，心肾失交，水火失济。所有这些，都会导致阴阳失调。

安神剂分为重镇安神和养心安神两类，前者适用于实证，后者多适用于虚证。此类方剂能调节脏腑阴阳之偏盛偏衰，使其恢复正常的平衡状态，最后达到养心安神定志的目的。它与现代医学中的镇静、催眠及安定类药具有异曲同工的类似效果。

安神剂的临床适应证与中枢神经系统异常兴奋有关，此两类方药对中枢神经系统，尤其是对过度亢奋和异常的神经细胞有明显的抑制作用，能使长期处于紧张或紊乱状态下的皮质细胞获得充分休息和调节，从而使兴奋和抑制过程恢复平衡。

现代药理研究表明，安神剂除镇静、催眠外，还有抗心律失常、抗心肌缺血、抗惊厥、抗癫痫、抗疲劳、抗氧化、降血脂、解痉益智、增强性功能、提高机体免疫等作用。临床常用于睡眠障碍、神经官能症、更年期综合征、癫痫、精神分裂症、心律失常、心肌炎、心肌梗死、心肌缺血及心绞痛等多种疾病。

第一节　重镇安神

朱砂安神丸 《内外伤辨惑论》

【组成】朱砂15克（水飞），黄连18克（酒洗），当归10克，生地黄10克，炙甘草15克。

【用法】共研细末为丸，朱砂为衣，每服6克，睡前开水送服，亦可水煎服，用量按原方比例酌情增减，朱砂研细末水飞，以药汁送服。

【功效】镇心安神，清热养血。

【适应证】心火上炎，灼伤阴血所致胸中烦热、心神不宁、惊悸失眠、夜寐多梦、舌红、脉细数。

【方解】本方是治疗因心火上炎、灼伤阴血、心失所养而致惊悸失眠的重要方剂。方中朱砂微寒重镇，既能安心神，又能清心火，黄连苦寒清心除烦，以安神为主药；辅以当归、生地黄，养血滋阴，补足阴血；佐以甘草安中、调和诸药。合而用之，则火得清而神自安，其"安神"乃实属"清心"。

【临床应用】本方为重镇安神的代表方剂。现代药理研究表明，本方能促进睡眠、抗心律失常、抗惊厥，并有降血糖、抗贫血、抗血栓等作用。可用于治疗睡眠障碍、室性心律失常、心脏过早搏动、心肌炎、夜游症、更年期综合征、心脏神经官能症、健忘、β受体过敏综合征等疾病。方中朱砂含有毒性的重金属汞，故不能多服、久服，妊娠禁用。

第二节　养心安神

天王补心丹 《校注妇人良方》

【组成】生地黄15克（酒洗），酸枣仁15克（炒），柏子仁9克（炒），麦冬9克（去心），天冬9克（去心），五味子9克（炒），当归9克（酒炒），远志6克（去心），丹参 9 克，玄参 9 克（炒），茯苓 10 克，桔梗 6 克，党参 12 克。

【用法】水煎，每日 1 剂，分 2 次服用。亦酌加剂量，共研细末，炼蜜为丸，朱砂为衣，每服 9 克，日服 2 次，或睡前顿服。

【功效】滋润养血，补心安神。

【适应证】心肾不足，阴虚血少所致的心神不安、心烦不眠、心悸怔忡、健忘梦遗、神疲乏力、口舌生疮、大便干燥、虚热盗汗、五心发热、舌红苔少、脉细数。

【方解】本方为治疗心肾不足、阴虚血少所致之失眠症的主要方剂。方中生地黄滋阴清热为主药。玄参、天冬、麦冬助生地黄以增强滋阴清热之功；丹参、当归补血养心，使心血足而神自安；党参、茯苓益心气而宁心神；柏子仁、远志养心安神；五味子、酸枣仁之酸以敛心气的耗散，并安神，以上诸药共为辅药。以桔梗载药上行，朱砂为衣取其入心而安神，均为使药。诸药合用，其效更强。

【临床应用】本方为滋阴养血、宁心安神的常用方剂之一。现代药理研究认为，本方具有镇静安眠、增强免疫、抗心肌缺血等作用。临床常用于治疗失眠、睡眠障碍、心肌炎、心脏神经官能症、口腔溃疡、心律失常、甲状腺功能亢进、更年期综合征等疾病，效果良好。

方中朱砂含有重金属汞成分，不宜多服或久服，妊娠期慎用或禁用。此外，方中滋腻药较多，对有脾胃虚弱、食欲不振，或痰湿偏盛者，使用宜慎。

酸枣仁汤《金匮要略》

【组成】酸枣仁 20 克，知母 10 克，茯苓 9 克，川芎 6 克，炙甘草 6 克。

【用法】水煎服，先煎酸枣仁，后入诸药，去渣取汁温服。

【功效】养血安神，清热除烦。

【适应证】肝血不足，阴血内热所致虚烦不得眠、心悸盗汗、头目眩晕、咽干口燥、脉弦或细数者。

【方解】本方为治疗肝血不足、阴虚火旺所致失眠的常用方。方中酸枣仁养肝安神为主药。配以川芎调血养肝，茯苓宁心安神，增强酸枣仁养肝宁心，均为辅药。知母滋阴清热、补阴抑阳以制邪火为佐药。甘草养胃和中，助知母清热除烦为使药。诸药合用，共达养血安神、清热除烦的目的。

【临床应用】本方传统用于肝血不足所致的虚烦不得眠、心悸盗汗、头目眩晕、口干咽燥等症的治疗。现代药理研究认为，本方具有镇静催眠、抗焦虑、增强记忆、降脂等作用。临床常用于失眠、心律失常、焦虑抑郁、遗精早泄、性功能障碍、狂躁型精神障碍、更年期综合征、记忆衰退等疾病的治疗。

甘麦大枣汤 《金匮要略》

【组成】甘草 9 克，小麦 20 克，大枣 12 克。

【用法】水煎服，每日 1 剂，分 2 次温服。

【功效】养心安神，和中缓急。

【适应证】脏躁证。症见精神恍惚，烦躁不安，情绪低落，喜怒无常，不能自主，甚则言行失常，舌红苔少，脉细而数。

【方解】本方为治疗"七情所伤"脏躁证的代表方剂。方中以小麦味甘微寒，补营养阴、宁心安神为主药；辅以甘草和中缓急；再以大枣甘平质润、补虚和中、滋润脏躁为佐使药。药虽三味，但合用确有甘润滋养、宁心安神、和中缓急的作用。

【临床应用】本方治疗因思虑过度，脏阴不足所致之脏躁。现代药理研究认为，本方有纠正抑郁、镇静催眠的良好作用。临床常用于心脏神经官能症、顽固性失眠、更年期综合征、抑郁症、焦虑症、功能性消化不良、厌食症、癫痫、继发性闭经、心理性咳嗽、疲劳综合征、尿道综合征、肋骨神经痛及小儿夜行症等疾病的治疗。

（杨德威、骆仙芳）

第
十
四
章

治
风
剂

治风剂主要是由辛散祛风或息风止痉类药物组成的方剂。

治风剂是临床上用于治疗风邪或风病的一类方药。在中医理论中，风为六淫之首，四季常存，风的特点是数行而善变。所以，风邪致病几乎涵盖了从五脏六腑到四肢、皮肤、筋骨百骸，具有广泛的致病性和致残性，甚至致命性。风病是临床上最常见的病症。虽然，风邪致病所表现的症状错杂多变，但扼要言之，不外乎"外风""内风"两大类。外风为外界风邪侵袭经络、肌肤、筋骨、关节所致，常表现为肢体麻木不仁、屈伸不利、口眼歪斜、头昏头痛、肢节酸痛、风疹瘙痒、破伤风等，治宜疏散；而内风则为脏腑自身病变，这是因肝风内动所致，属于本虚标实，虚实夹杂之证，治宜平息，不宜疏散。风邪极易与他邪合而为患，常因夹寒、夹热、夹湿、夹痰的不同而分别与祛寒、清热、化湿、祛痰等方药合用，灵活化裁，随证施治，才能更好地提高其临床疗效。

现代药理学研究认为，治风剂具有降血压、降血脂、抗血栓、抑制血小板聚集、改善微循环、抗惊厥、镇静、镇痛、抗炎、抗氧化、抗过敏、调节机体免疫功能等多种作用。其临床常用于脑血管疾病、高血压、高脂血症、癫痫、风湿性关节炎、类风湿关节炎、老年退行性关节炎、颈椎病、痛风、外周神经炎、荨麻疹、湿疹、银屑病、面肌痉挛、面神经瘫痪、破伤风及狂犬病等疾病的治疗。

第一节　疏散外风

消风散 《外科正宗》

【组成】当归 6 克，生地黄 6 克，防风 6 克，蝉蜕 6 克，知母 6 克，苦参 6 克，胡麻仁 6 克，荆芥 6 克，苍术 6 克，牛蒡子 6 克，石膏 15 克，甘草 6 克，木通 3 克。

【用法】水煎，空腹服。

【功效】疏风养血，清热除湿。

【适应证】风疹，湿疹。症见皮肤疹出色红，或遍身云片斑点，瘙痒，抓破后有水液渗出，苔白或黄，脉浮数。

【方解】本方所治风疹与湿疹，临床可根据其症状鉴别：风疹由风疹病毒引起，多表现为上呼吸道轻度炎症，发热，全身丘疹和耳后、枕部、颈后淋巴结肿大等，易发生于冬春两季，因其疹点细小如沙，又称"风痧"；而湿疹病因相对复杂，患处多见片状、条状、不定状肿块，伴有渗出物，严重者溃烂结痂。

然上述诸症，一以概之，皆由风邪侵袭机体，郁于腠理之中，不得疏散所致。风邪致病，善行而数变，对于皮肤病来说，则表现为瘙痒，发无定处，渗出，红肿发热等。另外，中医还有"血虚生风"的观点，故风疹、湿疹多从以下方面进行辨证论治和加减处方，即祛风、除湿、清热、养血。

方中以防风、荆芥为君，两药均温润不燥，长于疏风透疹止痒，又可散风湿之气。薄荷、牛蒡子辛凉疏表，祛风透热；风湿相搏则水液外溢，疮口溃破，病程绵延，故用苍术祛风燥湿、健脾调中，木通甘寒、淡渗利水、清热祛湿，苦参利水燥湿，以除痼疾；生地黄、知母、苦参、石膏，甘苦并用，既清湿热，又益营阴；当归补血活血，胡麻仁养血润燥疏风，生地黄清热凉血养阴，三药配伍，内养营血，寓行于补，应取"治风先治血，血行风自灭"之意；生甘草清热解毒，调和药味。诸药相合，集消、清、补法为一方，对于治疗各类皮肤瘙痒疾病，具有指导意义。

值得提出的是，本方中的胡麻仁一味究竟为何药，各家莫衷一是，一定程度上影响了本方的使用。根据历代记载，大约有黑芝麻、亚麻子和火麻仁三种情况，此三药虽均能养血润燥，但黑芝麻主入肝肾，善滋阴主；亚麻子主入肺，能祛风；火麻仁主入脾胃，主润燥。由于亚麻子在养血补虚的同时又可驱散风邪，同时"肺主皮毛"，药力可达肌表，药证相符，最为合适。

现代药理研究表明，消风散具有显著的止痒和抗荨麻疹作用，能够抑制迟发性变态反应（DTH）中动物脾指数和胸腺指数的增高，且对过敏性皮炎皮损有显著治疗作用。

临床上，若风盛瘙痒严重者，可加白鲜皮、徐长卿、独活等祛风止痒；若湿盛渗液，病情迁延不愈者，可加白术、茯苓、厚朴等健脾化湿或加入玉米须、车前草、泽泻等利水渗湿，如今木通因为肾毒性而少用，也可选通草、灯心草、瞿麦等替代；若风热相合，患处色鲜红凸起，抚之有灼热感者，可加浮萍、桑白皮、紫草等清解邪热，则风可散；若血虚生风，患者面色偏黄少华，肤质粗糙，脉细而虚者，可加熟地黄、白芍、川芎等养血活血，风邪自除。

【临床应用】病理研究表明，消风散确有抗炎和改善变应性接触性皮炎的作用，另外本方广泛用于治疗各类荨麻疹、湿疹、风疹、老年性皮肤瘙痒、神经性皮炎、激素依赖性皮炎、银屑病等皮肤病证属风热犯表、风湿相搏或血虚风燥者。

川芎茶调散 《太平惠民和剂局方》

【组成】川芎120克，白芷60克，羌活60克，香附子240克（别本作细辛30克，现代多用），防风45克，薄荷240克，荆芥120克，甘草60克。

【用法】上八味，研粉，混匀，饭后清茶冲服，一次3～6克，或做汤剂，水煎，每日1剂，分2次服用。

【功效】疏风止痛，清利头目。

【适证】诸风上攻。症见偏正头痛或巅顶头痛，或有恶寒发热，目眩鼻塞，舌淡苔薄白，脉浮或浮紧。《太平惠民和剂局方》载本方亦可治伤风壮热，肢体烦疼，肌肉蠕动，膈热痰盛，及妇人血风攻疰等症。

【方解】头痛的原因很多，本方所治为外感风邪所致。头为诸阳之会，脑为清净之腑，风邪上攻头目，致使气血经络闭阻，清窍失养，正邪分争，则发为头痛。正如《黄帝内经》记载"气上不下，头痛巅疾"。故治疗风邪所致头痛，当以疏散外邪，通利气血为先。

本方是治疗风邪头痛的代表方、通用方。方以"头痛要药"川芎为名，张元素论川芎功用有四："为少阳引经，一也；诸经头痛，二也；助清阳之气，三也；祛湿气在头，四也"，且谓其"上行头巅，下达血海，能散肝经之风，治少阳厥阴经头痛，及血虚头痛之圣药也"。李东垣更称："头痛必用川芎，如不愈，加各引经药，太阳羌活，阳明白芷，少阳柴胡，太阴苍术，厥阴吴茱萸，少阴细辛，是也。"说明川芎治疗头痛的作用一直受到历代医家的重视。方中荆芥、羌活、白芷、细辛、防风、薄荷，皆助君药疏风止痛，共为臣药。本方虽载于宋代，但也已经注重引经药的使用，其中川芎入少阳、厥阴，羌活入太阳，白芷入阳明，细辛入少阴，分经严密。茶叶甘苦寒，轻清上浮，能升清降浊，又可制约风药温燥之性，最后以甘草补中和气，共为佐使。

现代对于川芎茶调散的药理研究较为深入，其中川芎扩张血管的作用已被证实，可降低血管阻力、增加脑部血供。薄荷清凉，能够兴奋中枢神经，扩张局部毛细血管，具有消炎、止痛、止痒效果。羌活水煎剂除了能够镇痛，还能选择性增加脑血流量。白芷与荆芥都可解热镇痛，荆芥尚能镇静。防风与细辛都具有解热、镇痛、抗惊厥作用。炙甘草镇痛效果明显，同时还能改善机体内分泌调节能力。另外，本方在抗炎、抗菌、调节机体免疫方面的作用也均有研究报道。

中医将痛的病机分为"不痛则痛"与"不荣则痛"两类，头痛除了外受风邪之外，还可由血虚失养、痰浊上泛、瘀血阻滞、阴虚阳亢等多种因素导致，临床还需仔细辨证，不可一方统治。血虚头痛，可用四物汤治疗，重用川芎，寓通于补；痰厥头痛，张景岳主张以"平胃散加川芎、细辛、蔓荆子之类"治疗；瘀血头痛，可用通窍活血汤、血府逐瘀汤等方化裁；阴虚头痛，则多以川芎配伍熟地黄、玉竹、山茱萸、麦冬、玄参、五味子等滋阴药物。

《太平惠民和剂局方》记载川芎茶调散"但是感风气，悉皆治之"，说明本方的功用不局限于治疗头痛，许多外感邪风的疾病都可以灵活运用。"风为百病之长"，易夹带其他外邪。临床上，如属风寒夹杂，可治以川芎茶调散原方；风热上攻则可选用菊花茶调散，即本方加用菊花、僵蚕等辛凉疏表药；风湿相搏，头身困重，可以用本方合藿香正气散以祛风散湿止痛。

【临床应用】偏头痛、血管神经性头痛、慢性鼻炎所引起的头痛属风邪为患者均可应用。然本方含有大量行气活血药，孕妇忌用，临床要注意询问患者情况，避免引发医疗事故。

关于草药川芎，还有一个小故事。相传，药王孙思邈到四川青城山采药，在混元顶青松林休息时，发现一只雌鹤，带着几只小鹤在小河中嬉戏，不一会儿便低下头来不断地哀鸣，两腿颤抖，翅膀下垂，原来雌鹤生病了。药王一见此状，便带着徒弟去看个究竟，雌鹤在巢内发出呻吟声。过一会儿，看见从混元顶飞来几只白鹤，从它们嘴中掉下几片叶子，像红萝卜叶似的，药王叫徒弟收藏起来。第二天，他们又见白鹤从混元顶飞来，嘴里又掉下几朵小白花，他们都拣起来保存好。原来白鹤是在给病鹤衔药草治病。没过几天，雌鹤病就好了，又带着小鹤在水中嬉戏。药王看到此景，就带着徒弟到混元顶采集这种草药，经过品尝和试验，发现这种草药有活血通经、祛风止痛的作用。药王给这种药起名叫川芎，还吟诗一首，云：川西青城天下幽，神仙洞府第一流，奇草仙鹤衔递，来自穹苍顶上药。可见川芎的行气活血力量极大，甚至可以化瘀疗伤。

牵正散 《杨氏家藏方》

【组成】白附子 5 克，僵蚕 5 克，全蝎 5 克（去毒，生用）。

【用法】上三味，为细末，每服 3 克，热酒调下。或水煎服，服后可饮适量黄酒，以助药力。

【功效】祛风化痰，通络止痉。

【适应证】风痰阻络证。症见口眼㖞斜，肌肉不仁。

【方解】本方所治之证，为风邪伤于头面，痰气阻滞经脉所致。口眼㖞斜，古代又称"口癖""吊线风"，多因人体正气不足，卫外不固，复感邪风而起。正如《金匮要略·中风历节病脉证并治第五》中论述"贼邪不泻，或左或右，邪气反缓，正气即急，正气引邪，㖞僻不遂"，道明了中风口眼㖞斜的病机，即风痰阻络，经腧不利，筋肉失养，缓而失用；无邪之处气血运行通畅，相对而急紧，缓者为急者牵拉，故见口眼㖞斜。

方中白附子性辛温，入阳明，走头面，祛风化痰止痉，为君药。僵蚕、全蝎搜风止痛，全蝎长于通络，僵蚕尤可化痰，共助君药之力，俱为臣药。用热酒调服，可畅血脉，助药势上行于头面，为佐使。方中药味少而性力专，服之风痰得解，经络通畅，则口眼㖞斜自愈。

中医认为"介类潜阳，虫类搜风"，本方中亦用全蝎祛风通络止痉，可见虫类药在治疗风证中使用较为普遍。全蝎始载于《开宝本草》，能祛风定惊，治疗口眼㖞斜、风湿痹病、疮疡肿毒等病症。现代药理研究发现，全蝎的毒性（即毒蛋白）主要集中于尾刺当中，蝎毒能调节机体免疫力，增强细胞活力，对于神经系统、脑血管系统、肿瘤、性病等均有较好的疗效。在我国，全蝎也时常被制成药膳食用，若适当食用，则能活血化瘀、强筋健骨，不过在品尝此类菜肴前，切记要除去蝎的尾刺，且不可妄食无度。

临床上诊治面瘫，若证属风寒型，可加桂枝、川芎、羌活等温散风寒邪气；若属热毒型，可加青黛、大青叶等清热息风。也可以针药并用，取印堂、合谷、四白、承浆、鱼腰、迎香、颧髎、下关、地仓、颊车等穴位，使见效更快。

【临床应用】周围性面瘫、三叉神经痛、偏头痛等属风痰痹阻经络者，亦有临床报道称本方治疗缺血性中风效果显著。不过，若病症由气虚血瘀或肝风内动引起，则不宜选用本方。此外，方中的白附子和全蝎均有毒性，使用宜慎，可从小剂量开始，逐渐加大用量。

苍耳子散 《三因极一病证方论》

【组成】苍耳子9克，辛夷9克，白芷6克，薄荷6克。

【用法】水煎剂，煎药时放茶叶适量，葱白3根，水沸后文火煎煮10～15分钟最宜；或加大剂量共为细末，每服6克，食后用葱、茶清调下。

【功效】疏风止痛，通利鼻窍。

【适应证】鼻渊。症见鼻流浊涕不止，头痛、鼻塞、目胀、嗅觉减退，剧者眩晕、恶呕。

【方解】"鼻渊"一词，系指浊涕下流，如泉下渗，是一类以鼻涕浓稠、量多不止为主要特征的鼻病。《杂病源流犀烛·鼻病》中谓此病："由风寒凝入脑户，与太阳湿热交蒸而成。或饮酒多而热炽，风邪乘之，风热郁不散而成。"

本方所治鼻渊，证属肺经风热，肺开窍于鼻，若风热犯肺，或外感风寒，郁而化热，或胆胃湿热，上蒸于肺，都可导致肺失清肃，风热上犯鼻窍而成鼻渊。方中苍耳子、辛夷均为散风寒，通鼻窍之要药。白芷祛风散寒，升阳明之清气，尤善治由风邪犯表，里气不通导致的鼻塞、前额头痛。薄荷辛凉疏表透热，还可通窍止痛，同时也缓和了其余三药的温燥之性。全方清轻芳香，解表邪，散郁热，宣肺气，通鼻窍，针对鼻渊病机，则邪去正安。

也有医家提出"辛夷耗散，非可常用"的观点。如当代医家凌云鹏认为"辛夷入肺胃气分，助清阳上行，通于头脑，其性走窜……究属耗散精气之品，不宜多服，且不利于久病致虚之辈……"故在日常运用时，应当考虑到患者的正气虚实，合理配伍和调整剂量，避免辛香走窜太过而耗伤正气。

研究发现，苍耳子、白芷、薄荷均有广谱抗菌作用，且薄荷还能麻痹感觉神经末梢从而止痛。辛夷除了有抗过敏、抗炎、抑制中枢、降压作用外，还能产生收敛鼻黏膜、改善局部微循环、促进鼻腔分泌物吸收的功效。自古皆知多服苍耳子会使人中毒，故历代医家都重视通过炮制来减缓其毒性，如"炒令香，捣去刺，使破皮"等方法，一直沿用至今。现代毒理学研究发现，苍耳子具有肝毒性（主要与其中的苍术苷及其衍生物有关），不可常用、过量用，一般以10克为度，同时也可加黄芪、绞股蓝等保护肝脏。

临床上，如遇黄脓涕者，加金银花、黄芩、贝母、鱼腥草清热泻火；遇表证不解，头痛者，加川芎、细辛、鹅不食草疏风解表；肺气不通，鼻塞者，加桔梗、杏仁复肺气宣降之权，畅通气机。

【临床应用】原方用于风热犯肺之鼻渊，临床上的急慢性鼻炎、急慢性鼻窦炎、急慢性副鼻窦炎等证属肺经风热者，均可加减使用。需要注意的是，由于方中辛夷能收缩子宫，孕妇当慎用。

玉真散 《外科正宗》

【组成】天南星 6 克，防风 6 克，白芷 6 克，天麻 6 克，羌活 6 克，白附子 6 克。

【用法】热酒调服。

【功效】祛风化痰，通络止痉。

【适应证】破伤风。症见牙关紧急、口撮唇紧、肢体拘挛、身体强直、甚则角弓反张、咬牙缩舌。

【方解】《外科正宗》有论：破伤风是"因皮肉损破，复被外风袭入经络，渐传入里"所致。即破伤风的病机是外风引动内风，风邪走窜，导致津液输布异常，水聚成痰，风痰搏结，闭阻经络窍道，因此发病。方中白附子、天南星祛风化痰，通络止痉，为君药。羌活、防风疏风通络，白芷通窍止痛，三药共助君药疏散游走于经络中的风邪，共为臣药。天麻可平肝息风，增强全方止痉定搐的作用，是为佐药。以热酒（或童便）送服，能助本品通经络、行气血，使药力达于内外上下，为使药。诸药相合，以疏散外风为主，平息内风为辅，配合除风痰、通血脉之法，正中破伤风之病机，故用之神效。

本方中的天南星为治疗风痰的要药，近年来不断有对天南星药理作用与机制研究的新报道，发现生天南星在镇静、镇痛、抗惊厥、抗肿瘤、抗炎、抗心律失常方面均有明显疗效。天南星科植物如天南星、半夏、白附子等生用都有刺激性，多描述为"味辛辣、麻舌、刺喉"等。动物实验表明，特殊的草酸钙针晶是天南星科植物主要的刺激性成分，服用超过一定浓度时会导致口腔、咽喉等黏膜的暂时坏死，造成人体损伤。虽然炮制可以减缓药物的刺激性，但是生天南星科植物具有更广泛的作用，故临床也可通过控制用量，来减少患者不良反应。

【临床应用】本方在治疗破伤风一病上的疗效有目共睹，临床报道颇多，且可外敷、内服配合使用，治愈率普遍在85%以上。而玉真散的应用也不局限于止痉，如临床有报道称玉真散中加入健脾燥湿药，在治疗脾虚带下中取得验效。另外，本方还可治疗头痛、眩晕、肌肤麻木、癫痫、面肌痉挛等神经运动系统疾病，外用还可治疗腱鞘炎、膝关节创伤性慢性滑膜炎、腰椎间盘突出症等伤科疾病。

羌活胜湿汤 《脾胃论》

【组成】羌活9克，独活9克，藁本3克，防风5克，炙甘草6克，川芎12克，蔓荆子15克。

【用法】水煎，每日1剂，分2次服用。

【功效】祛风胜湿。

【适应证】外感风寒湿邪。症见头项强痛，不可回顾，腰背、四肢酸疼，难以转侧，一身尽重，恶寒发热，舌淡苔薄白，脉浮而紧。

【方解】本方为治疗风湿在表的常用代表方剂。患者多因触冒风冷、久居湿地、露天就寝、涉水淋雨等原因，导致风、寒、湿三气杂至，侵袭四肢百骸而成。《金匮要略》有论："风湿相搏，一身尽疼痛，法当汗出而解……汗大出者，但风气去，湿气在，是故不愈也。"由此可知，治疗此类疾病，当微微发汗，汗出表解，则邪气自去。方中羌活、独活辛温，能散寒解表，祛风胜湿止痛，均为治疗风寒湿病的要药，为君。其中羌活偏上偏表，故多治疗腰以上的风寒湿痹与风湿表证；独活偏下偏里，解表之力不及羌活，而祛风湿力强，长于祛除腰以下即腰膝筋骨间的风寒湿邪，两药各有偏胜，相合则能散越一身上下之邪，药力专雄。然而，历代医家时常将羌、独活混用，如《神农本草经》中将羌活记为独活的别名，直至陶弘景《本草经集注》中才明确指出二者在性味、功效上的区别。方中藁本、防风祛风散寒除湿，为臣。中医有"治风先治血，血行风自灭"之名言，即气血调达充沛，则风邪难入，故佐以活血行气的川芎。另佐川楝子祛风止痛，且制诸药辛温燥烈之气。甘草调和药性，为使药。全方以辛苦温散为主，正合仲景之意，使客于肌表的邪气随汗得解。

近年来对羌活挥发油的研究较为火热，实验表明它可以对抗心律失常、降低体温、显著解热、扩张冠脉、增强心肌血供、对抗心肌缺血；另外羌活还有较好的抗氧化、抗血栓、抗菌、抗炎作用。《神农本草经》中称独活"主风寒所击，金疮止痛，奔豚痫痉，女子疝瘕，久服轻身耐老"，被列为上品。由于独活的植物品种差异大，故各类独活性质有差异。独活有效成分主要为香豆素和挥发油。独活具有良好的镇痛、镇静作用，能短暂降低血压，还能明显抑制海拉细胞生长，有一定的抗癌功效。藁本在中医中常用于治疗外感风寒和风寒湿痹，《新修本草》记载"藁本茎叶根与芎劳小别，今出宕州（今甘肃境内）者佳"。可见自古以来藁本常与芎劳混用。而蔓荆子在解热镇痛、抗炎、抗肿瘤、抗氧化等方面也都有较好的作用。

临床如寒湿阻滞经络，腰膝疼痛者，可加防己、附子等祛湿散寒，重者甚至可纳川草乌；如湿邪较重，肢体酸楚者，可加细辛、苍术等解表化湿；若邪气久郁化火，可加黄柏、知母等滋阴泻火。

【临床应用】本方抗炎镇痛作用显著，临床应用范围广泛，常用于治疗风湿性关节炎、类风湿关节炎、神经性头痛、颈椎病、肩周炎、面神经麻痹、落枕、感冒等属风寒湿袭表者。

独活寄生汤 《备急千金要方》

【组成】独活9克，桑寄生6克，杜仲6克，牛膝6克，细辛3克，秦艽6克，茯苓6克，肉桂心6克，防风6克，川芎6克，人参6克，甘草6克，当归6克，白芍6克，干地黄6克（现代多用熟地黄）。

【用法】水煎，每日1剂，分2次服用。

【功效】祛风湿，止痹痛，补肝肾，养气血。

【适应证】肝肾两亏，气血不足，复感风寒湿邪。症见腰膝冷痛，酸重无力，屈伸不利或麻木不仁，畏寒喜温，迁延日久，舌淡苔白，脉沉细弱。

【方解】本方病机虚实夹杂，既有寒湿实邪，又有正气亏损，故治法宜攻补兼施，方能"祛邪而不伤正，扶正而不敛邪"。方用独活祛风活血，散寒宣痹；桑寄生补肝肾，强筋骨，祛风湿，共为君药。细辛、秦艽、防风、桂心辛苦而温，散寒温肾，祛风逐水，助独活宣散止痛；杜仲、牛膝主入肝肾，祛风湿，强筋骨，助桑寄生补益强健；川芎、当归、白芍、熟地黄即四物汤，养血和血之功尤著；人参、甘草补津液以健中焦，共为臣佐药。诸药相协，扶正祛邪，标本兼顾，诸症悉除。

动物实验表明，本方既能促进软骨细胞增殖，又能抑制软骨细胞凋亡，对软骨组织有较好的保护作用。另外，本方还具有显著的抗炎、镇痛、改善微循环、抑制机体非特异性炎症与提高机体非特异性免疫功能等现代药理作用。

【临床应用】近代，本方被广泛用于各类骨科疾病，如风湿性坐骨神经痛、腰肌劳损、骨质增生症、关节炎等证属风寒湿痹日久，肝肾精血不足者。临床上也常配合推拿、针灸、激素、小针刀以及低温等离子射频消融术等现代医疗手段以辅助治疗。

第二节　平息内风

大秦艽汤 《素问病机气宜保命集》

【组成】秦艽10克，甘草6克，川芎9克，当归10克，白芍12克，细辛3克，羌活6克，防风9克，黄芩10克，石膏30克，白芷6克，白术15克，生地黄15克，熟地黄15克，茯苓15克，独活9克。

【用法】水煎，每日1剂，分2次服用。

【功用】祛风清热，养血滋阴。

【适应证】风邪初中经络证。症见口眼㖞斜，舌强不能语，关节游走疼痛，拘急不利，手足麻木，半身痉挛，牙关紧闭，苔白或黄，脉浮细或弦。

【方解】方中秦艽祛风清热，除湿止痹，为君药；羌活、防风、独活祛风除湿，合秦艽解经络之风邪以治其标；细辛、白芷辛温入肺，散寒解表止痛，上五味共为臣药。熟地黄、白芍、当归、川芎补血活血，使营血畅于周身而筋得濡养，寓以"治风先治血，血行风自灭"之意；茯苓、白术益气健脾，以补气血生化之源；风为阳邪，易郁而化热，故入黄芩、石膏、生地黄以清里热，共为佐药。甘草缓急止痛，调和诸药，为使药。诸药相合，共行祛风除湿止痹、滋阴养血清热之效。

"秦艽出秦中"，以根作罗纹交纠者佳。现代临床发现，其复方治疗风湿病颇有疗效，有报道称秦艽注射液治疗流行性脑脊髓膜炎效果甚佳且无后遗症，对关节痛、牙痛等均有较好止痛效果。

本方刘宗厚与喻嘉言具言其风药太多，不能养血脉益筋骨，各执一见。《医方论》谓其方中四物俱备，不可谓无血药也。并且认为，在临床使用该方，应随症以加减，如患者脉细弱，手足痹感强且关节疼痛较剧，舌红少苔者，则入延胡索、白术、山药、龙眼肉等以增养血活血之效；若舌质红，小便黄赤，大便秘结，可加黄连，火麻仁等泻火通便。

【临床应用】临床用于中风、类风湿关节炎、急性痛风性关节炎、风湿热痹痛、腰椎间盘突出症、坐骨神经痛、膝关节退行性改变、产后关节痛、颈椎病、面神经麻痹、急性脑血管病、脑血管出血性后遗症等病症的治疗。

羚角钩藤汤 《通俗伤寒论》

【组成】羚角片 4.5 克，桑叶 6 克，川贝母 12 克，生地黄 15 克，钩藤 9 克，菊花 9 克，茯神 9 克，生白芍 9 克，生甘草 3 克，淡竹茹 15 克。

【用法】水煎，每日 1 剂，分 2 次服用。

【功用】凉肝息风，增液舒筋。

【适应证】肝热生风证。症见高热不退，眩晕跌仆，项强肢颤，手足麻木，发为痉厥，五心烦热，甚则神昏，舌红绛少苔，脉弦细数。

【方解】此方以清肝热、镇肝风为主，兼以滋阴、安神，为治疗肝热生风，阴液耗损之代表方。

本方羚羊角咸寒入肝，息风清肝泄热；钩藤甘凉平肝，清热息风，共为君药。热极生风，极易伤津耗液，故臣以生地黄、白芍柔肝养血，滋阴生津，酸甘化阴，舒筋缓络，标本兼顾，共增息风止痉之效；桑叶、菊花辛凉清热，二药相须，疏肝泄热，助君药凉肝息风。川贝母、淡竹茹清热化痰，以消邪热所生之热痰；茯神宁心定志，顾护心神，三者俱为佐药。甘草为使，养阴增液，调和诸药。诸药相伍，共奏平肝息风之功、养阴清热之效。

现代药理研究发现，羚羊角具有较好的中枢神经抑制作用和镇静催眠作用，能有效延长的睡眠时间；其对抗癫痫亦有显著效果。同时，临床实践表明，羚羊角对于高热不退患者效果极佳，有较好的抗炎退热作用，其内含有的磷脂成分亦具有增强免疫力、调节机体代谢功能的作用。

【临床应用】临床用于偏头痛、血管性头痛、眩晕、癫痫、老年痴呆、原发性及继发性高血压、面神经麻痹、三叉神经痛、神经衰弱等脑神经性疾病及脑血管病变、眼肌麻痹、儿童眨眼过频等病症的治疗。

近年临床实验发现，中药对戒除阿片类成瘾性有一定的辅助作用。中医认为，毒品成瘾、久吸阿片易引起肝血不足，肝肾亏损，肝风上扰而致肝阳化风等，临床表现为头晕头痛、手足痉挛、肌肉震颤、失眠耳鸣等。钩藤具有平肝潜阳，息风止痉之效。药理研究显示，钩藤对中枢神经系统有镇静、保护脑细胞等作用，一些以钩藤为主的中药复方制剂对阿片类成瘾的治疗具有控制阶段症状、缓解精神依赖、无明显不良反应等特点。

大定风珠 《温病条辨》

【组成】生白芍 18 克，阿胶 9 克，生龟甲 12 克，干地黄 18 克，麻仁 6 克，五味子 6 克，生牡蛎 12 克，麦冬 18 克，炙甘草 12 克，鸡子黄 2 个，鳖甲 12 克。

【用法】水煎，去渣，入阿胶烊化，再入鸡子黄搅拌，温服。

【功用】滋阴息风。

【适应证】阴虚动风证。症见手足瘈疭，魂不守舍，头晕耳鸣，两目干涩，视物模糊，面部颧红，五心烦热，舌绛少苔，脉细弱。

【方解】本方滋阴之品颇多，佐以潜阳药，寓意滋阴以息风，为虚风内动证之常用方。

方中鸡子黄与阿胶属血肉有情之品，其性甘温质润，滋阴以息风，为君药。重用麦冬、白芍、地黄养阴补血，柔肝濡筋，以添养阴息风之效；鳖甲、牡蛎、龟甲重镇潜阳，助君药镇肝息风，共为臣药。火麻仁脂多润燥；五味子收敛固涩、益气生津，合甘草酸甘化阴，俱为佐药。甘草调和诸药，补益脾气为使。以上诸味相合，滋阴养液，平息内动之虚风。

鸡子黄的使用由来已久，早在《神农本草经》就提到其："主除热，火疮，痫痉。"柯琴亦在评述黄连阿胶汤中提到："鸡子黄佐芩、连，于泄心中补心血……"谓鸡子黄可滋心阴养心血；李时珍也用其治疗胃热干呕，意在滋阴养胃。现代药理对蛋黄油的研究较多，认为其对烫伤与疮毒的效果较好。

有临床研究发现，大定风珠治疗肝纤维化具有一定的疗效，可显著降低血清透明质酸、Ⅲ型前胶原、Ⅳ型胶原、层粘连蛋白水平。

【临床应用】临床用于中风、失眠、抽动综合征、慢性乙型肝炎、肝纤维化、帕金森病、荨麻疹等病症的治疗。

镇肝息风汤 《医学衷中参西录》

【组成】怀牛膝 30 克，生赭石 30 克，生龙骨 15 克，生牡蛎 15 克，生龟甲 15 克，生白芍 15 克，玄参 15 克，天冬 15 克，川楝子 6 克，生麦芽 6 克，茵陈 6 克，甘草 6 克。

【用法】水煎，每日 1 剂，分 2 次服用。

【功用】镇肝息风，重镇潜阳。

【**适应证**】肝阳上亢所致类中风。症见头晕目眩，视物模糊，舌强语謇，面红目赤，口眼歪斜，偏身麻木，或手足震颤，甚则眩晕跌仆，昏不识人，失眠多梦，烦躁不宁，舌红苔薄黄，脉弦数有力。

【**方解**】该方以重镇潜阳、滋养肝肾为本，平肝息风为标，本虚标实，标本相合，共奏息风止痉之效。

方中君用牛膝苦则濡润，酸则收涩，重用则阴血下行，《神农本草经》谓其可治"寒湿痿痹，四肢拘挛，膝痛不可屈伸……"；赭石质沉，镇肝降逆，合牛膝以抑其亢阳，标本共济。龙骨、牡蛎、龟甲生用，滋阴潜阳之效更佳，配以白芍养阴柔肝，以益其阴，共为臣药。玄参、天冬养阴降火，滋水涵木；川楝子、生麦芽、茵陈清肝泄热，以调肝气，顺应肝性，此乃肝喜调达而恶抑郁之故，俱为使药。甘草可调和诸药，顾护胃气，免重镇之品咸寒伤胃。上药相合，镇肝清热，滋阴潜阳，则风自止。

值得注意的是，代赭石内有一定量的含砷盐，具有毒性作用，因此不宜长期服用，孕妇应忌用。

【**临床应用**】临床用于高血压、眩晕、帕金森病、月经前期紧张症、血管神经性头痛、癫痫小发作、血管抑制性晕厥、更年期综合征、面肌痉挛、舞蹈症、梦游症等病症的治疗。

天麻钩藤饮 《中医内科杂病证治新义》

【**组成**】天麻 9 克，钩藤 12 克，石决明 18 克，山栀 9 克，黄芩 9 克，川牛膝 12 克，杜仲 9 克，益母草 9 克，桑寄生 9 克，首乌藤 9 克，茯神 9 克。

【**用法**】水煎，每日 1 剂，分 2 次服用。

【**功用**】平肝息风，清热疏络，补益肝肾。

【**适应证**】肝阳上亢证。症见头晕胀痛，耳鸣目眩，失眠多梦，手足麻木，口眼㖞斜，舌红苔黄，脉弦细数。

【**方解**】本方平肝与疏风相合，清热与滋阴相辅，为治疗肝阳偏亢，肝风上扰证之代表方。

方中天麻、钩藤清热平肝，息风止痉，为君药。石决明咸寒质沉，平抑肝阳，兼以益阴，助君药潜降息风之力；杜仲、牛膝补肝肾，强筋骨，以治其本，共为臣药。益母草活血利尿，合牛膝引血下行，以利平肝降阳；桑寄生祛风除湿，助杜仲补益肝肾；山栀、黄芩清心泻火，所谓"实则泻其子"，清心热以泻肝火；首乌藤、茯神养心安神，俱为佐药。

天麻的主要成分为天麻苷，遇热极易挥发，故不可久煎；且临床实验证明，天麻的单用效果不佳或效果不明确，故多配伍以使用。需要注意的是，《本草纲目》虽有天麻无毒的记载，药理实验亦显示短期大剂量用药无明显中毒现象，但曾有报道称单味使用超过 40 克以上易导致中毒，故用量不宜过大。

【临床应用】临床用于偏头痛、神经性头痛、面神经麻痹、三叉神经痛、高血压、脑梗死、高血压性脑出血、中风后遗症、高脂血症、颈椎病、耳聋、儿童多动症、强迫症等病症的治疗。

"绍派伤寒"医家之代表胡宝书在治疗肝火上亢型口臭时，擅用天麻钩藤饮加味龙胆；上海名医方宝华老先生提到，临床上高血压患者单服西药，其血压的控制效果较差，若以天麻钩藤饮合温胆汤随证加减则颇有疗效。

地黄饮子《圣济总录》

【组成】熟地黄 12 克，巴戟天 9 克（去心），山茱萸 9 克，石斛 9 克，肉苁蓉 9 克（酒浸，焙），炮附子 6 克，五味子 6 克，官桂 6 克，白茯苓 6 克，麦冬 6 克（去心），石菖蒲 6 克，远志 6 克（去心）。

【用法】上方为粗末，每服 9 ～ 15 克，水一盏。加生姜三片，大枣一枚，薄荷少许，煎服。每日 1 剂，分 2 次服用。

【功效】补肾益精，宁心开窍。

【适应证】主治喑痱，肾虚弱厥逆，语声不出，足废不用，证属阴阳两虚者。

【方解】本方为金元四大家之一的刘完素独创的治风剂名方。方中熟地黄、山茱萸滋养肾阴；巴戟天、肉苁蓉温补肾阳；附子、肉桂以助温养真元，并可摄纳浮阳，引火归元，共为臣药；石菖蒲、远志、茯苓等交通心肾，宣窍化痰；姜、枣调和脾胃，诸药合用，使水火相济，虚火得清，痰浊可除，喑痱患者可煎服。

京城名医赵锡武指出本方为"金匮肾气丸"变通化裁而成。中医历来有上病下治之大法。本方就是治下为主之剂。金元时代，主痰、主火、主气、真中、类中之说盛行一时。究其实，中风过程中，不仅痰、火、气以标名出现，而且肢废、麻木等也均为病之症状，更无真中、类中之多，而且其本质在脑，故古人以上治下法主治之。

北京名老中医印会河提到其父印秉忠老中医曾原方不动地应用本方，其父指出，别看本方杂乱无章，但其补阳、补阴、治心，又治肝肾，最重要的是它能治四肢不收等怪病。其后，印老曾与皮肤性病研究所合作，用本方治疗晚期梅毒性脊髓炎（中医称脊髓痨）取得了很好的疗效。

值得一提的是，方中地黄滋阴补肾、养血填精，是中医临床最为常用的药物。最早出典于《神农本草经》，称其有"轻身益气不老延年"之功。明代著名的医药学家李时珍非常重视地黄的药用价值，在《本草纲目》中就记载"地黄填骨髓，长肌肉，生精血，补五脏，内伤不足，通血脉，利耳目，黑须发，男子五劳七伤，女子伤中胞漏，经候不调，胎产百病"均可选用。不仅医药大家喜用大黄，连著名的宋代文豪苏东坡对地黄都情有独钟，喜欢在自家的药圃中种植，并经常服之以填精补肾、养生保健，曾写诗称赞："移栽附沃壤，蕃茂争新春。""沉水得稚根，重汤养陈薪。"可见他不但喜爱地黄，而且也关注其鉴定和炮制方法。宋代药学家日华子的《大明本草》中就记载："生者以水浸验之，浮者名天黄，半浮半沉者名人黄，沉者名地黄。入药沉者为佳，半沉者次之，浮者不堪。"历代医家都非常认可地黄防治疾病的功效，对用于补丹田引火归元，生津润肺，清心除烦而言，无疑是一味极其美妙的药食两用之品。

【临床应用】本方主要用于治疗肾虚喑痱。喑指舌缩不能语，痱指足废不能用，口渴不欲饮，其证由下元虚衰，虚火上炎，痰浊上泛，堵塞窍道所致。现代研究认为，本方主要有抗氧化、益智、降脂、抗血栓形成、抑制血小板聚集及改善微循环等作用。临床可用于治疗中风后遗症、老年痴呆症、脊髓炎、梅尼埃病、帕金森病、脑梗死、冠心病心绞痛、性功能障碍、糖尿病、甲状腺功能亢进、免疫功能低下、慢性肾炎、不孕等多种疾病。

侯氏黑散 《金匮要略》

【组成】菊花 300 克，白术 75 克，细辛 23 克，茯苓 23 克，牡蛎 23 克，桔梗 60 克，防风 75 克，人参 23 克，黄芩 38 克，矾石 25 克，当归 23 克，干姜 23 克，川芎 23 克，桂枝 23 克。

【用法】上 14 味药制成散，每次 3～9 克，用酒调服，日 1 次。服药期间，忌一切鱼、肉、大蒜，桃、李、雀肉、胡荽。常宜冷食。孕妇忌服。

【功效】清肝祛风，化痰通络。

【适应证】大风、四肢烦重、风癫、中风、瘫痪等病症。

【方解】本方为张仲景所创立，是治风剂首选的要方。方中主药菊花，用量较大，用之以解心下蕴热；防风、桂枝、细辛、桔梗以升发腠理；人参、茯苓、白术以实脾杜风；川芎、当归以息火；牡蛎、矾石以固涩肠胃，使参、术之性易积不散，助其久功；干姜、黄芩，一热一寒，寒为风之向导，热为火之余末。用温酒服药，以行药势，令药性走表以开痹。

本方历代医家用之甚少，由于各家对此方的观点不同所致。郭雍认为："宣散本为涤除风热，方中反用牡蛎、矾石止涩之味，且令冷食，使药积腹中，然后热食，则风热痰垢与药渐而下之也。"刘完素、喻嘉言俱认为其风药太多，不能养血益筋骨；但汪庵则说用此方者取效甚多，各执其见。所论均属名家，其影响之大，由此可见一斑。

【临床应用】本方在古代一直未被重视。近年来，已广泛应用于临床，治疗高血压、高脂血症、腔隙性脑梗死、血管性头痛、溢脂性脱发、梅尼埃病、颈椎病所致的体位性眩晕、慢性溃疡性结肠炎、精神病、荨麻疹、四肢烦重为主的痹证（痛风、类风湿关节炎、老年性关节炎等），特别是用于治疗高血压及高脂血症，其疗效尤为显著。已故国医大师何任教授用此方治疗高血压，认为如用之得当，可取得满意的效果，并强调用此方，主药菊花的用量必数倍于他药，按原方比例用之，方能捷效；同时指出，仲景创立的方药，疗效极多重在于剂量之比例。

侯氏黑散方中的比例：菊花四十分，白术十分，细辛三分，茯苓三分，牡蛎三分，桔梗八分，防风十分，人参三分，矾石三分，黄芩五分，当归三分，干姜三分，川芎三分，桂枝三分。

风引汤 《金匮要略》

【组成】大黄 12 克，龙骨 12 克，干姜 12 克，桂枝 9 克，甘草 6 克，牡蛎 12 克，寒水石 15 克，滑石 15 克，赤石脂 15 克，白石脂 15 克，紫石英 15 克，石膏 15 克。

【用法】水煎服，每日 1 剂，分温 2 服。

【功效】清热息风，镇惊安神。

【适应证】肝热动风。症见两目上视，昏仆抽搐，癫痫吐沫，头昏头痛，手足麻木，四肢无力，肌肉震颤，半身不遂等，均可应用。但病情反复多变、复杂难辨者，仅用此方则有一定局限性，故须重视合方运用，才能提高疗效。

【方解】本方是用于治疗肝热动风的重要方剂。方中大黄泻热存阴，石膏、寒水石清热益阴，共奏抑阳以息风之功；龙骨、牡蛎平肝潜阳，镇惊安神；滑石清热利尿，引热下出；赤石脂、白石脂养心气，益精补髓；紫石英重镇安神以息风；干姜、桂枝辛散通阳；甘草和中缓急，调和诸药。方中诸药合用，对肝热之证有较好效果。

本方与侯氏黑散一样，出自于《金匮要略》附方，因其记载过简，寒温固下药同用，后人曾怀疑非张仲景方，可能为宋人刻板附上，但经考证确为医圣所创，其组方独特，立意于重镇息风、清热安神，不仅开创了介类潜阳、咸寒养阴的先河，对后世医家颇有影响。近代名家张锡纯的"建瓴汤"及"镇肝息风汤"就是受此启发而创制出用于治疗内风的名方。

【临床应用】中医一直认为，本方是辨治高热性疾病的代表方，也是辨治瘫痪的重要方剂，更是辨治痫证的基本方。本方目前虽无药效学研究，但应用于临床，特别是神经系统疾病或合并有感染的患者，近几年已获得长足的进展。近年，本方已用于高血压、高血脂、中风及中风后遗症、脑炎及农药中毒后遗症、腔隙性脑梗死、头痛眩晕、小儿抽动症、帕金森病、癫痫、手足口病并发神经系统感染、脊髓灰质炎、脑动脉硬化、更年期综合征、小儿高热惊厥及惊风等多种疾病的治疗。已故国家级名老中医焦树德教授对本方更是深为赞赏，一生以本方治疗高血压，认为其疗效颇为理想。近期也有一些研究生论文，其对本方的临床研究结果也非常引人注目。

小续命汤《备急千金要方》

【组成】麻黄9克，防己9克，人参9克，桂心9克，黄芩9克，芍药9克，甘草9克，川芎9克，杏仁9克，防风12克，附子9克，生姜6克。

【用法】水煎，每日1剂，分温2服。

【功效】祛风散寒，补火助阳。

【适应证】阳气虚损，风中经络证。症见中风垂危，身体缓急，口眼歪斜，舌强不能言语，神情闷乱，筋脉拘急，半身不遂，舌淡苔薄白，脉弦细。

【方解】此为六经中风之通剂。方中防己、防风辛温散寒，祛风胜湿，为君药。肉桂、附子补火助阳，助君药散寒止痛；麻黄开腠理，透毛窍，祛表之寒邪，合防己、防风、肉桂等大队入太阳经之品，祛风除湿；芍药、川芎护营而回血；人参生津养血、复脉益气，共为臣药。邪袭于外，则里气不通，易郁而化热，故佐以杏仁宣降肺气，使气道得通；黄芩清里热而护阴液；生姜助温药散寒解表。甘草合人参为四君之二，补脾益气，亦调和诸药，为使药。

吴崐曰："麻黄、杏仁，麻黄汤也，治太阳伤寒；桂枝、芍药，桂枝汤也，治太阳中风……风淫故主以防风，湿淫佐以防己，寒淫佐以附子，热淫佐以黄芩。"此说法亦颇为有趣。

中西医汇通派的清末医家张山雷曾重点批判过该方，认为方中麻黄、附子、桂枝均有升高血压之弊端，故在西医影响之下，小续命汤在现代应用颇少，然大小续命汤的应用历史已有两千多年，是古代治疗中风之经典方。当时孙思邈已过耄耋之年，因过多操劳而中风，自开此方，并嘱其弟子煎汤服之，十日十夜不绝，终愈，故其效可知。李可老中医亦提到，对于中风先兆，或手足麻木，或肌肉痉挛，或为麻木，即可用此方预防，而中风急性期亦可用此方治之，其本人所患中风即是以此方治之。

【临床应用】临床用于治疗面神经麻痹、面神经炎、颈椎病、糖尿病周围神经病变、急性脑梗死、脑梗死后遗症、类风湿关节炎等病症。

近代名医赵锡武治疗中风脑梗死急性期用小续命汤佐桃红四物汤，温通之，重用生地黄，配合再造丸；河南省名老中医张惠五用小续命汤治疗中风偏枯症，颇有疗效，或可参考。

（杨德威、徐哲昀）

凡以止咳、化痰、平喘药为主组成而起到制止咳嗽、消除痰液、降气平喘作用的方剂，统称为止咳、化痰、平喘剂。

咳嗽一证，其病在于肺气的变化。其实，咳嗽是一种正常的生理防御机制，但咳嗽也是疾病的病理性反应。咳嗽之病，其病因病机极为复杂，所以历代医家都普遍认为，咳嗽虽简而繁，是一种难以治疗的病症。《黄帝内经》中就指出"咳嗽在肺"，但又强调："五脏六腑皆令人咳，非独肺也。"由此可见，咳嗽不但是肺之病，而且也是五脏六腑之病，其广泛性不言而喻。后人又将咳嗽分为外感和内伤两大类，外感之咳，重点在肺，由上而下，累及脾、肾，显示病情由轻而重；内伤之咳，病变由内伤脏腑而起，显示病邪由下而上，肺、脾、肾俱病，精气亏虚，为病之根本，颇难为力，最不易治。因此，欲治上者，不在乎于上而在乎于下；要治下者，不在乎于下而在乎于上。其治法因病情不同而异，在于下者可缓治，在于上者应急治，这就是朱丹溪所说"急则治其标，缓则治其本"的观点。

中医一向认为，咳嗽不离于痰，也常不离于喘。所谓："肺不伤不咳，脾不伤不久咳，肾不伤不咳不喘。"可见咳、痰、喘不仅关系密切，而且与肺、脾、肾三脏不无相关。历代医家认为，有声无痰谓之咳，有痰无咳谓之嗽，有声有痰方可谓咳嗽。咳嗽与喘往往同时出现，或咳甚而喘，也有单纯喘者，故古代常咳、喘并提，故止咳剂多伴平喘之功；平喘剂也常有止咳之效。临床经验表明，由咳而喘者病情轻；由喘而致咳者病情重。咳与痰之间常咳嗽而多痰，反之，痰多者又常伴咳嗽，两者往往难以分离，因而止咳剂多祛痰，化痰剂也同样可以止咳。

痰有广义、狭义之分。狭义的痰是指肺部渗出物和气道的分泌物，随咳而出，或呕恶而出，易被观察，故多称外痰；而广义之痰，随气而流转周身，是由于机体气机郁滞或阳气衰微而不能运化津液，聚而成痰，停于体内，呈隐蔽性存在，不易察觉，故常称为内痰。所谓："脾为生痰之源，肺为贮痰之器，肾为成痰之本。"痰之生成和存在，与肺、脾、肾显然是不可分开的。脾生痰，肾失纳，气上逆则咳，故治咳、治痰、治喘不离肺、脾、肾三脏。

现代医学对于咳、痰、喘的认识一般多指呼吸系统疾病。目前，对咳嗽一病又进而分为急性、亚急性及慢性三种类型，其观点已与中医相类似。病理性咳、痰、喘，其病因多为感染、理化刺激、药物、慢性鼻窦炎等因素所致。临床表现为气道炎症而引起的气道痉挛、黏液分泌增多影响纤毛运动、气道的反应性增高及鼻后滴流等。咳、痰、喘可单独出现，也常同时存在，三者互为因果。因此，临床多以止咳、化痰、平喘剂同用，能明显提高疗效，有些病情轻而单一者，也常单用。

三种方剂的不同作用：①止咳剂具有明显的止咳效果，其机制有的是直接抑制延髓咳嗽中枢，有的是抑制局部刺激反应性作用，多用于干咳少痰的病患，或与化痰剂配合使用，与中医认为"治咳先治痰"的观点相符；②化痰剂主要是抑制气道炎症及黏液分泌亢进，稀释痰液，而发挥祛痰作用，也有的是通过分解痰液中的黏多糖及黏蛋白等黏性成分，改善黏蛋白合成，从而降低黏蛋白的黏稠度，使之恢复正常；③平喘剂主要是抑制炎症，其中有的是直接舒张气道平滑肌，有的是降低气道的高反应性，有的是减少肥大细胞的介质释放及抑制变态反应。

综上所述，止咳、化痰、平喘剂，其目的就是通过抗菌、抗炎、调节免疫、改善血液循环和微循环、防止肺受氧自由基损伤所致的胶原沉积和肺泡纤维化等作用而达到改善肺功能、防止肺纤维化。

第一节 止 咳

止咳散《医学心悟》

【组成】荆芥9克，桔梗9克，紫菀9克，百部9克，白前9克，甘草3克，陈皮6克。

【用法】水煎服，每日1剂，分2次温服。

【功效】疏风解表，宣肺止咳。

【适应证】外感风寒咳嗽，咳痰不爽，表邪未尽，脉浮缓，舌苔薄白者。

【方解】本方所治的咳嗽患者，多因风邪袭肺，肺气失宣所致。方中紫菀味苦甘，温而质润，具有温而不燥的特点，能温肺下气、祛痰止咳，是下气之良药；百部温肺止咳，与紫菀相伍，能增强理肺化痰、下气止咳之功效，均属主药；白前长于降气化痰止嗽，桔梗开宣肺气、祛痰利膈，二药合用，辅助主药而起到宣降并施、疏利肺气、化痰止咳的作用；荆芥辛散疏风、透邪解表，使在表之风邪得以宣泄，合陈皮理气行痰，则气顺而痰消；生姜合荆芥以散风邪而祛痰，合陈皮则降逆和中而化痰，共为佐药；甘草调和诸药，为使药。纵观全方，药少而专，药性平和，不偏寒热，具有温而不燥、润而不腻，散寒而不助热，解表而不伤正，宣通开肺之功效，本方的最大特点就是润肺养肺，不论新咳、久咳，都可使用。

【临床应用】本方是治疗咳嗽的良方。凡表现为咳嗽咽痒、咳痰不畅、微恶寒发热、苔薄白、脉浮缓者均为本方的适用指征。临床多用于上呼吸道感染、支气管炎、咽炎、百日咳、咳嗽变异性哮喘等疾病的治疗。

杏苏散 《温病条辨》

【组成】苏叶9克，杏仁9克，半夏9克，茯苓15克，甘草3克，前胡9克，桔梗6克，枳壳6克，橘皮6克，生姜5克，大枣12克。

【用法】水煎服，每日1剂，分2次温服。

【功效】轻宣凉燥，理肺化痰。

【适应证】风邪伤表，肺气失宣。症见头痛咽痒，恶寒无汗，咳嗽痰稀，鼻塞流涕，周身酸疼，脉弦苔白者。

【方解】本方是外感凉燥、邪袭肺卫、痰湿内阻所致咳嗽证的常用方。所谓凉燥是指起于秋风之后，小雪之前，感受风寒之邪。燥病属凉，此为次寒，证与感寒同类。方中苏叶辛温不燥，《滇南本草》记载该药能"发汗，解伤风头疼，定吼喘，下气，宽膨，消胀，消痰"，从而解肌发表、开宣肺气，使凉燥从表而解；杏仁苦泄而微温润，主入肺经气分，《神农本草经》言其能"主咳逆上气雷鸣，喉痹，下气"，功擅降气化痰、止咳平喘，为肺家要药，咳喘不论新久，或寒或热，均可选用，与苏叶相伍，温而不燥，既可清宣凉燥，又可利气止咳，共为君药；前胡疏风降气、化痰止咳，助杏仁、苏叶轻宣达表而兼祛痰；桔梗开宣肺气、化痰利咽；枳壳理气宽胸、消痰除满，与前胡合用，一升一降，辅助杏仁以宣肺气，共为臣药；半夏、橘皮、茯苓燥湿化痰、理气和胃，又得枳壳相伍，更可加强理气宽胸之效，正如前人"治痰先治气，气顺痰自消"之说；甘草合桔梗宣肺化痰，共为佐药；生姜、大枣调和营卫，通行津液，为使药。诸药相辅相成，正合《黄帝内经》"燥淫于内，治以苦温，佐以甘辛"的理论。

【临床应用】本方为传统用于外感凉燥的主要方剂。现代药理研究认为，本方系通过散寒解表、温肺化饮、益气补中以促进肺津生成，调节肠道分清泌浊及黏液纤毛的净化作用而达到治疗的效果。常用于喉源性咳嗽、感冒后咳嗽、咳嗽变异性哮喘、小儿单纯性咳嗽、百日咳、急性支气管炎等疾病的治疗。

参苏饮 《太平惠民和剂局方》

【组成】人参6克，紫苏叶9克，葛根10克，半夏6克，前胡9克，茯苓10克，广木香6克，桔梗6克，枳壳6克，陈皮6克，炙甘草5克，生姜5克，大枣12克。

【用法】水煎服，每日1剂，分2次温服。

【功效】益气解表，理气化痰。

【适应证】内伤体虚，复外感风寒之虚人感冒。表现为恶寒发热，头痛咳嗽，痰多气逆，唾涕稠黏，胸膈胀满，无汗乏力，脉浮弱，苔白者。

【方解】本方适用于治疗肺脾气虚，风寒袭肺所致的咳嗽。方中人参、茯苓、大枣、甘草补中益气；柴胡、葛根、生姜发表散邪；前胡、陈皮、桔梗、半夏理气祛痰、调中止呕；枳壳、木香行气化滞、宽畅胸膈。诸药合用，可起到益气解表、疏风散寒、理气化痰之功效。体虚以人参扶正祛邪，虽为佐药，但不可或缺，故而名为参苏饮。

在参苏饮中，紫苏叶是解表散寒的主药，加上人参，组成参苏饮，是益气解表、理气止咳的常用方剂。紫苏为唇形科植物紫苏的茎、叶，其性味辛、温，入肺脾经，有解表散寒、行气宽中之功。紫苏叶辛香温散，入肺走表而发散风寒，又能走脾行血，对外感风寒、内兼湿滞之证尤为适宜。《本草纲目》对"紫苏"一名释为"苏从酥，音酥，舒畅也。苏性舒畅，行气和血，故谓之苏。曰紫苏者，以别白苏也。苏乃荏类，而味更辛如桂，故尔雅谓之桂荏。"又说："紫苏，近世要药也。其味辛，入气分；其色紫，入血分。故同橘皮、砂仁，则行气安胎；同藿香、乌药，则温中止痛；同香附、麻黄，则发汗解肌；同川芎、当归，则和血散血；同木瓜、厚朴，则散湿解暑，治霍乱，脚气；同桔梗、枳壳，则利膈宽肠；同杏仁、莱菔子，则消痰定喘也。"

紫苏不但是餐桌上的奇特美味，而且也是流传千古的名药，沿用至今不衰。相传华佗有一次在河边采药，忽见河中掀起一层层波浪。一看，原来是一只水獭吃着一条大鱼，食鱼后忽见水獭腹部鼓起，折腾不已。之后，水獭游到岸边一处紫草地，吃了紫草叶，过了一刻，忽然又舒坦自如地游走了。故华佗把这紫草称为紫苏，并将其作为解鱼、虾、蟹之寒性的药物。

【临床应用】本方为虚人感冒的常用方剂。现代药理研究认为，本方具有解热镇痛、镇咳祛痰、抗炎、抗病毒及提高机体免疫功能的作用。临床常用于治疗反复性呼吸道感染、急性或慢性支气管炎、胃肠型感冒，也常用于老年人、小儿或产后脾肺气虚感冒的治疗。

金沸草散《博济方》

【组成】旋覆花9克，麻黄6克，前胡10克，荆芥穗9克，甘草5克，半夏6克，赤芍6克。

【用法】诸药共研粗末，每服9克；也可加生姜3克，大枣12克，水煎，去渣，温服，可不拘时而服。

【功效】发散风寒，降气止咳。

【适应证】风寒咳喘，伤风感冒，症见痰涎不利，或兼头痛、寒热无汗。

【方解】本方适用于风寒束表、肺失宣肃、咳痰不爽等表现为咳嗽者。方中旋覆花味咸性温，散风寒、化痰饮，善治风寒咳喘，为主药。麻黄、荆芥辛温解表、宣肺平喘，为辅药。前胡下气消痰，兼散风寒；半夏燥湿化痰、降气止咳，助主、辅药祛痰止咳；赤芍苦而微寒，可防温燥太过，共为佐药。甘草益气和中，调和诸药；姜、枣调和营卫，为使药。诸药协力，使邪去气顺、痰消咳止而喘自平。

治疗外感咳嗽，应审证求因，病情轻重不同，治法方剂也异。医家陈修园认为治疗伤风咳嗽，应"轻则六安煎，重则金沸草散"。历代名家都对本方情有独钟，常以此为基础，加以化裁，疗验卓著。本方组成看似平淡无奇，但实精妙。中医认为，"诸花皆升，旋覆独降"，用之能肃肺降胃，豁痰化饮，咳逆而喘，尤与芍药、甘草相配使用，具有增效作用，不可轻易更换。

【临床应用】本方既能理气和胃、下气降逆，又能滋养肺津、舒缓肺气，肺脾同治为其特点。现代药理研究证实，本方可解痉止痛、抑酸平喘、缓解支气管平滑肌痉挛。临床常用于反流性食管炎、慢性胃炎、十二指肠溃疡或胃溃疡、反流性咽炎及咳嗽变异性哮喘等慢性咳嗽的治疗。

第二节　化　痰

二陈汤《太平惠民和剂局方》

【组成】制半夏 9 克，陈皮 6 克，茯苓 15 克，炙甘草 5 克。

【用法】水煎服，每日 1 剂，分 2 次温服。

【功效】燥湿化痰，理气和中。

【适应证】湿痰咳嗽。症见咳嗽痰多色白，胸膈胀闷，恶心呕吐，头眩心悸，舌苔白润，脉弦滑者，均可选用，或以本方为基本方，辨证化裁，则更见效验。

【方解】本方系治疗湿痰的主方。方中以半夏燥湿化痰、调脾和中、理气止呕，为主药；陈皮理气化痰，气行则痰消，为辅药；配以茯苓健脾、渗湿利水，因痰由湿生，湿去则痰除，是为佐药；中运失调则痰饮难消，添加甘草和中扶脾，为使药。诸药互相配合，可起到燥湿化痰、理气和中之效，是治疗"湿痰"的良方。

所谓半夏、陈皮二药，贵在陈久，则无过燥之弊，故有"二陈"之名，世称为治痰之通剂。湿痰生成，责之于脾、肺二脏，因脾失健运，肺失宣降所致。

【临床应用】本方是化痰剂中用于治疗湿痰的基础方。其组成极简，方药四味，但涵盖广泛。临床应用于呼吸系统疾病，着重祛痰；用于消化系疾病则又着重于燥湿，增强运脾功能。中医认为，痰生于湿，湿不化，则痰难除，湿与痰密切相关。所以，中医有"治痰不治湿非其治也"之说。现代药理研究结果表明，本方除具有祛痰止咳的作用外，还具有提高血清超氧化物歧化酶（SOD）活性，消除氧自由基而起到抗衰老的作用；改善 IgE 水平，能有效抗过敏；调节血脂，纠正血脂代谢紊乱；改善胰岛素抵抗及肝功能异常。目前，临床常用于慢性咳嗽、支气管扩张、慢性阻塞性肺病、胆汁反流性胃炎、糖尿病性胃轻瘫、咳嗽变异性哮喘、脑震荡、药物性呕吐、腔隙性脑梗死、体位性眩晕、帕金森病、小儿支气管炎、高脂血症、慢性胃炎及肠易激综合征等疾病的治疗，有较好的疗效。

清气化痰丸《医方考》

【组成】胆南星 45 克，制半夏 45 克，陈皮 30 克，茯苓 30 克，枳实 30 克，杏仁

30 克，瓜蒌仁 30 克，黄芩 30 克。

【用法】诸药共为细末，用生姜汁和糊丸，每服 6～9 克，温开水送服，若为水煎剂，用量按比例酌减。

【功效】清热化痰，理气止咳。

【适应证】痰热内结。症见咳嗽，痰黄黏稠，咯而不畅，胸膈痞闷，或惊悸失眠，气急呕恶，舌质红，苔黄腻者。

【方解】本方是治疗痰热互结于肺的重要方剂。方中胆南星、黄芩、瓜蒌仁、半夏清热化痰，为主药；陈皮芳香化湿、理气祛痰，配以杏仁宣降肺气，加入枳实破滞行气、宣肺运脾，共为辅药；茯苓健脾渗湿，以绝痰源，为佐药。诸药合用，显示其化痰为主、清热为辅，运脾为主、宣肺为辅，行津为主、调气为辅的特点。此方重在治脾湿生痰、痰滞气分，并非仅限于痰热蕴肺，凡属痰浊阻遏三焦气分，均可使用。

【临床应用】本方临床可适用于三种见证：①痰热阻肺，咳嗽痰黄，黏稠胶结，胸膈痞闷；②湿热中阻，浊阴上逆之恶心欲吐；③痰随少阳三焦运行，侵犯心胆而致惊悸失眠的患者，是历代用于清热化痰的代表方剂。现代临床常用于治疗慢性支气管炎、慢性阻塞性肺病、声带水肿型息肉样变、中风后遗症、阻塞性睡眠呼吸暂停综合征、反流性食管炎、慢性胃炎、慢性咽炎等多种疾病。

礞石滚痰丸 《泰定养生主论》录自《玉机微义》

【组成】大黄 240 克（酒蒸），黄芩 240 克（酒洗），礞石 30 克（煅金色），沉香 15 克。

【用法】诸药研成细末，水泛为丸，每服 6～9 克，温水送服，也可减量，水煎，每日 1 剂，分 2 次服用。

【功效】攻逐积痰，清热镇惊，止咳平喘。

【适应证】实热积痰。症见心悸，易惊，咳嗽痰饮，目眩耳鸣，呼吸困难，甚则意乱神迷，大便秘结，舌质红，苔黄厚腻，脉弦滑有力。

【方解】本方是逐痰清热，化饮消积的重要方剂。方中礞石攻逐积痰；黄芩清热，大黄清热泻火攻下；沉香降逆平喘，药少力专，具有显著攻逐顽痰的作用。

【临床应用】本方为治疗顽痰，清泻实热的主要方剂，有高效速效的作用。现代药理研究认为，礞石具有祛痰、镇静作用，除痰快速，并能抑制脑兴奋、减轻脑水肿；黄芩则有强烈的解热、镇静、降压、利尿、消炎的效果；大黄泻下，排除积屎，清除肠道毒素；沉香有促进肠蠕动，调节血管运动中枢神经系统等多种作用。临床常用于支气管扩张、慢性阻塞性肺病、胸腔积液、习惯性便秘、中风后遗症、神经官能症、精神分裂症、胆囊结石等疾病的治疗。

本方药力峻猛，老年体弱、脾胃虚弱者慎用，孕妇禁用。本方常需与补益药配伍以扶正祛邪。

值得一提的是，王隐君所创此方，其实是主治实热老痰，发为癫狂惊悸、怔忡神迷、咳喘胸痹、眩晕多痰、腹胀便秘等症，用之得当，可治数十种病种。中医所说的痰，涵盖极广，不止实有其痰，还有所谓"怪病论痰""久病多痰""有瘀必有痰"者。所以不论实痰、隐痰，本方所治非虚。但要关注的是，礞石类似皂角刺，但逐痰之功胜于后者，有咯血、痰血者惧；黄芩其性寒燥，泻火除湿、坚阴清热、凉血止血，还是外感疫毒、湿温专治要药；黄芩兼行冲脉，古方有一子芩丸，治女子血热经水暴下不止者甚效；此外，黄芩又是治疗痰热壅肺的肺病专药，故有清热除痰之效；方中大黄，救人有功，此药又称"将军"，可见其性情暴烈，有如军中之将，将军有功，非俗谓"人参杀人无过，大黄救人无功"之囿论。《经历杂论》曰："善用将军药为医家第一能事。"真为一针见血，指出医家善用大黄的重要性。临床上，擅用大黄的名医很多，有位名家曾认为"大黄、附子，诚阴阳二症之大柱脚也"，诚非虚言。大黄善通顽秘，泻浊排毒，清除腑热，其功颇伟，重在强调辨证施治，盲目应用，必有所失，当为诚言。

苓桂术甘汤 《金匮要略》

【组成】茯苓 25 克，桂枝 10 克，白术 12 克，炙甘草 6 克。

【用法】水煎服，每日 1 剂，分 2 次服用。

【功效】健脾渗湿，温化痰饮。

【适应证】痰饮咳嗽。症见眩晕心悸，胸胁胀满，阳虚水肿，大便溏薄，舌苔白腻，脉沉滑或沉紧等。

【方解】本方是温脾化湿，治疗痰饮的主要方剂。方中茯苓健脾渗湿，祛痰化饮，标本同治为主药；桂枝温阳化饮，茯苓渗湿利水，为辅药；白术健脾燥湿逐饮，为佐药；甘草健脾和中，调和诸药，为使药。《金匮要略》指出："病痰饮者，当以温药和之。"方中诸药合用，既可健脾化饮，又可温阳宁心、利水消肿。用之得当，效果甚佳。

【临床应用】本方为传统用于温化水湿的代表方剂。现代药理研究表明，本方具有改善心力衰竭、心肌缺血、调节免疫功能及降低血脂的作用，还可增强脾阳虚泄泻大鼠水通调蛋白 3（AQP3）的表达。临床广泛用于治疗心脏病、充血性心力衰竭、慢性肺源性心脏病、冠心病、心肌病、心律失常、风湿性心脏病、梅尼埃病、脑供血不足、慢性支气管炎、胆汁反流性胃炎、高脂血症、功能性消化不良、肠易激综合征、糖尿病、神经性呕吐、肥胖症、睡眠呼吸暂停综合征、顽固性带下病、顽固性腹泻、妊娠恶阻等多种疾病。

消瘰丸《医学心悟》

【组成】玄参 120 克（蒸），牡蛎 120 克（煅，刮碎），贝母 120 克（去心，蒸）。

【用法】共研细末，和蜜为丸，每服 9 克，每日 2～3 次开水送服；亦可水煎服，牡蛎改生用，用量酌减。

【功效】清润化痰，软坚散结。

【适应证】痰火郁结之痰核、瘿瘤，症见颈部肿块、瘰疬串串如珠，久而不散，不红不热，按之不痛；或伴有潮热，舌质红，脉弦滑数者。

【方解】本方是治疗瘰疬的代表方。方中玄参清热消肿，贝母化痰散结，牡蛎软坚散结，三药配伍，相辅相成，各有所重，药少而精，临床常以本方为基础，适当加减化裁，能治疗多种疾病。

本方的特点是：化痰散结与清热解毒同用；软坚散结与清热利湿相伍；活血化瘀与清热散结并举。应予强调的是，若肿块大而坚硬者，则重用生牡蛎，配以昆布、海藻、夏枯草，但应避免用于甲状腺功能亢进严重者；肺中停痰，痰量较多者，可酌加瓜蒌、海蛤粉；阴虚潮热，盗汗较甚者，可加知母、地骨皮。近代医史学家陈邦贤所著的《新本草备要》中记载，枸杞的苗叫"天精草"、花叫"长生草"、果叫"地仙草"、根叫"地骨皮"，均有滋补强身、延年益寿的作用。而地骨皮是一味清虚热的佳品，性味甘寒，归肺、肝、肾经，有凉血除蒸、清肺降火之功。金元医家张元素的《珍珠囊》中称此药能"解骨蒸肌热、消渴、风湿痹、坚筋骨、凉血"，常与知母、鳖甲、银柴胡等配伍以治疗阴虚发热。宋代儿科学家钱乙以此药与甘草、桑白皮配伍组成名方"泻白散"，用于小儿肺热咳嗽、气逆不降、肌肤蒸热等症的治疗，效果亦佳。如肝气郁结，胁胀胸闷，可加青皮、陈皮、香附；肝火上炎而见目赤口苦者，可加菊花、夏枯草。辨证施治得当，其效倍增。

近代著名中医汇通派的主要医家张锡纯在本方的基础上新创"消瘰丸"，其组成为煅牡蛎 300 克，生黄芪 120 克，三棱 60 克，莪术 60 克，血竭 30 克，乳香 30 克，没药 30 克，浙贝母 60 克，玄参 90 克；研末为蜜丸，如梧桐子大，每服 9 克，用海带 15 克，洗净，切丝，煎汤送服，日可再服。此方重用牡蛎、海带以消痰软坚，为治疗瘰疬之主药。因恐脾胃虚弱，久服有碍，故用黄芪、三棱、莪术开胃健脾以增强运力，使之以达病所，且此病之根在于肝旺，取三棱、莪术以开郁滞，善消至坚之结，又佐血竭、乳香、没药以畅气血、活血化瘀，瘰疬自易消散；又恐少阳火盛，加用龙胆，以泻肝火之炽，玄参、贝母清润肺之痰热。综观此方，当更善于消散癥瘕积聚。

【临床应用】本方仅有三药，但配伍精妙，虽药味不多，然力专效著，具有清热化痰、软坚散结之功，对肝肾亏虚、痰火郁结、灼津伤肺、痰瘀结块所致的一些疾病，具有较好的防治作用。近年临床研究认为，本方对腺体组织性疾病，尤其是腺体炎症或增生，表现为红、肿、结、块为主要症状的患者，更宜选用。临床最常用于急性淋巴结炎、淋巴结核、前列腺炎、甲状腺结节、单纯性甲状腺肿、支气管内膜结核或增生、甲状腺功能亢进、急性扁桃体炎、肿瘤、霍奇金淋巴瘤及乳腺增生等疾病的治疗。据高氏等临床报道，应用本方为主治疗淋巴结核、支气管内膜结核及乳腺增生共 258 例，208 痊愈，疗效满意。疗程最长者 6 个月，最短者一月半，长服未见不良反应。

温胆汤《三因极一病证方论》

【组成】制半夏 9 克，陈皮 9 克，茯苓 12 克，炙甘草 5 克，枳实 10 克，竹茹 9 克，大枣 10 克。

【用法】水煎服，日 1 剂，分 2 次服用。

【功效】清热化痰，和胃降逆。

【适应证】痰热上扰。症见懊恼不安，睡眠障碍，失眠多梦，心悸易惊，胸脘痞闷，头昏目眩，恶心呕吐，痰饮停滞，舌苔薄白，脉弦滑。

【方解】本方为治疗痰热、失眠的代表方剂，是在二陈汤的基础上加清热化痰的竹茹及理气导滞的枳实而组成。

所谓痰热上扰及痰饮内停，是因精神紧张、脑兴奋性增强、植物神经失调及胃肠功能紊乱而出现的水液代谢障碍。一般认为，心悸易惊也是因痰饮内停而出现的症状。方中半夏、陈皮祛痰化饮，加用清热化痰的竹茹，可加强清热祛痰、镇静止吐的作用；茯苓渗湿利水、消除消化道水饮，与理气的枳实、陈皮、茯苓相伍，能促进胃肠蠕动；甘草、大枣调和诸药，有助于消化吸收，加强脾运，水湿停饮可除，痰热自去。

【临床应用】本方在临床上常用于痰热、心烦不眠的治疗。对植物神经失调、睡眠障碍、更年期综合征、阻塞性睡眠呼吸暂停综合征、心脏神经官能症、脑动脉硬化、反流性食道炎、慢性胃炎、慢性支气管炎、慢性阻塞性肺疾病、慢性咽炎、头痛目眩等疾病的治疗，均有良好的效果。

第三节　平　喘

小青龙汤《伤寒论》

【组成】麻黄6克，白芍9克，细辛3克，干姜5克，炙甘草5克，桂枝6克，制半夏9克，五味子6克。

【用法】水煎温服，每日1剂，分2次服用。

【功效】解表散寒，温肺化饮，止咳平喘。

【适应证】外感风寒，内停水饮证。症见发热恶寒，无汗浮肿，咳嗽咳痰，痰白清稀，气喘，甚则喘息不得卧，身体痛重，或鼻塞流清涕，舌苔白滑，脉浮紧。

【方解】本方为解表、化饮、通窍、平喘的代表方剂。方中麻黄、桂枝发汗解表，宣肺平喘；白芍配伍桂枝以调和营卫；干姜、细辛以温肺化饮；半夏燥湿化痰，蠲饮降浊；炙甘草调和诸药，配白芍酸甘化阴，可缓和麻黄、桂枝辛散之烈，诸药合用，相辅相成，效果显著。

其实，现代临床较少用于解表，多用于平喘，故近代著名医家张锡纯认为，本方是治喘神方。此外，日本学者也常用于治疗鼻渊，也有较好疗效。经方名家刘渡舟认为，从方中药物的组成分析，本方既有温通三焦，通治上、中、下三焦水湿之邪的功能，又有温散寒饮而不伤正的优势。本方治疗咳喘，要强调的辨证要点是：一是咳吐大量白色泡沫样痰；二是咳吐冷痰，自觉痰凉如粉，痰色似蛋清样半透明，并常有气短、憋闷、窒息感，重则咳逆倚息不能平卧，秋冬季节或受寒凉后常易发作而加重。本方麻、桂并用，又配以细辛，虽有芍药、甘草、五味子等药相佐，仍为辛散峻烈之剂。因此，在服法上要求水煎，分三次服用，使其药力不致太猛。对于年高体弱、婴幼儿童，特别是心肾功能虚衰的患者，仍然要慎用为宜，中病即止。

【临床应用】本方历代沿用不衰，主要用于平喘。现代药理研究表明，本方具有平喘、止咳、抗炎、抗菌、抗病毒、解热、抗过敏、抗癌等多种作用。据近年报道，方中富含锌元素，对调节机体各种功能，特别是调节代谢也有一定功效。临床常用于支气管哮喘、咳嗽变异性哮喘、过敏性鼻炎、感冒后咳嗽综合征、上气道咳嗽综合征、急性或慢性支气管炎、肺炎、肺癌、慢性阻塞性肺疾病、病态窦房结综合征等疾病的治疗。

本方自古以来就是治疗咳喘的有效方剂。现已明确，方中平喘的主要药物为麻黄，而起平喘作用的有效成分为其所含的麻黄碱。早在 20 世纪初期，我国的药学家已从麻黄中提取出麻黄碱，并应用于临床治疗支气管哮喘。因此，客观而言，从麻黄到麻黄碱直至当今的异丙肾上腺素、沙丁胺醇、沙美特罗、福莫特罗等 β2 受体激动剂都源于麻黄。说白了，麻黄无疑是 β 受体激动剂的始祖，这应是不争的事实。

应予注意的是，由于麻黄中所含的麻黄碱，与所有的 β 受体一样，不但对支气管 β2 受体有激动作用，而且对心脏的 β1 受体也同样有激动作用，其缺点不具有选择性。因此，所有麻黄类方，对有高血压、快速性心律失常、脑卒中、青光眼和失眠等疾病的患者宜慎用或禁用。此外，在麻黄的用量上要有限制，一般从小剂量开始，逐步酌加。已故名医姜春华教授曾指出，用于平喘，9 克以上方有效，但根据以往的临床经验，一般在 9 克以下就可见效。当今有学者用至 15 ～ 20 克，还有个别甚至用至 50克，远超于古代医学者及《药典》的标准，显然是不智之举。所以，我们在强调麻黄有效平喘的同时，必须关注其不良反应。

射干麻黄汤 《金匮要略》

【组成】射干 6 克，麻黄 6 克，生姜 5 克，细辛 3 克，紫菀 9 克，款冬花 9 克，大枣 10 克，制半夏 9 克，五味子 5 克。

【用法】水煎服，日 1 剂，分 2 次服用。

【功效】宣肺祛痰，下气止咳。

【适应证】咳而上气，喉中有水鸡声者，颇宜选用。

【方解】本方是治疗咳喘的常用方剂。凡因风寒射肺，宣降失常，津聚成痰，或内有痰饮，外受风寒之邪引发而致咳逆上气者，均为适用范围。本方麻黄、细辛温肺散寒；射干开结降逆，生姜散寒行水，半夏祛痰降逆，紫菀、款冬花温润除痰、下气止咳；五味子酸敛纳气，不使肺气耗散，并制麻黄、细辛之宣散；大枣甘润，益气养阴，既可缓和辛散之峻烈，又防温燥之伤阴。本方组成特点在于散中有收，燥中有润，则风寒去而气不耗，痰饮化而阴不伤，逆气平而咳自止。

本方中之射干对治疗喉中水鸣声，或喉中痰堵、咳而不爽者，是一味佳药。《神农本草经》称其："味苦平，主咳逆上气，喉痹咽痛不得消息，散结气，腹中邪逆，食饮大热，一名乌扇，一名乌蒲，生川谷。"现认为其性味并非苦平，而为苦寒，故有泄降及清热解毒之功效，且专入肺经，擅长清肺泻火、利咽消肿。咳喘者咳剧或久咳常易伤咽喉，影响肺气升降出入，此药利咽止咳，用于咳喘则如虎添翼。

【临床应用】本方是温化寒痰、止咳平喘的古方。现代药理研究认为，本方具有祛痰、平喘、解痉止咳、抗菌消炎的作用。临床常用于小儿支气管炎、支气管哮喘、上气道咳嗽综合征、咳嗽变异性哮喘、感染后咳嗽、上呼吸道感染、急性和慢性咽炎、声带小结等疾病的治疗。

麻黄杏仁甘草石膏汤《伤寒论》

【组成】麻黄6克，杏仁10克，甘草6克，石膏20克。

【用法】水煎服，日1剂，分2次服用。

【功效】宣肺止咳，清热平喘。

【适应证】外感风邪，身热不解，咳逆气急，鼻扇，口渴，有汗或无汗，舌苔薄白或黄，脉滑数。

【方解】本方为治疗外感风邪、入里化热、痰壅于肺或热闭于肺的主要方剂。方中麻黄辛苦而温，发汗解表，宣肺平喘；重用石膏辛甘大寒，清泄肺热，生津止渴，石膏用量三倍于麻黄，可相制为用，既能解表宣肺，又能清热，两药虽一辛温，一辛寒，但辛寒量大于辛温，清宣结合，宣肺不助热，清肺不留邪；杏仁降气平喘，与麻黄配伍，一宣一降，宣降协同，可起增强止咳平喘的作用，使肺热得清，咳喘自平，合石膏相伍则清肃协同，其效倍增；甘草调和诸药，益气和中，并与石膏配伍，甘寒生津。本方药少而精，配伍严谨，具有闭者得开，壅者得泄的特点，宣、清、降三法合用，则可达辛凉宣泄、清肺平喘之效。

历代医家用本方，有"有汗用麻黄，无大热而用石膏"之说，称其汗出乃因热壅于肺蒸迫津液而外泄，此药与杏仁相伍的目的在于宣肺平喘，重用生石膏，一变辛温为辛凉，虽有汗也可无禁忌；无大热而用石膏，是指体表发热不甚，而里热颇盛，石膏为清里热之要药，不可不用。本病病机为"肺热"，主症为"喘"，不拘泥于有汗无汗，临床上只以是否属肺热喘咳为其辨证施治之要点，不可不知。

【临床应用】本方是治疗肺热咳喘的专用方剂。现代药理研究表明，本方不仅具有镇咳、祛痰、平喘、解热作用，而且能抗病原微生物、抗变态反应、降低血液黏稠度、改善血液循环、增强机体免疫功能。临床常用于支气管哮喘、急性和慢性支气管炎、上呼吸道感染、肺炎、鼻炎、咽炎、上气道咳嗽综合征、放射性肺炎等疾病的治疗，效果颇佳。

定喘汤 《摄生众妙方》

【组成】白果 9 克，麻黄 6 克，紫苏子 9 克，甘草 5 克，款冬花 9 克，杏仁 9 克，桑白皮 9 克，黄芩 9 克，制半夏 9 克。

【用法】水煎服，日 1 剂，分 2 次服用。

【功效】宣肺平喘，清热化痰。

【适应证】外感风寒，内蕴痰热之哮喘。症见胸闷气急，恶寒发热，痰多黄稠，喉中常伴喘鸣声，或兼表证，苔黄腻，脉滑数。

【方解】咳喘成因很多，本方所治以宣降肺气、定喘化痰为主，清热解表为辅。方中麻黄宣肺平喘、解表散寒，白果敛肺止咳、化痰止喘，两药相伍，一散一收，既可增强止咳定喘之力，又不致耗散肺气；杏仁、苏子、半夏、款冬花以助降气化痰，加强平喘效果；以黄芩配桑白皮，清泄肺热、止咳平喘之力更强；甘草调和诸药，兼以健脾益胃、化痰止咳。诸药各司其职，相辅相成，使外寒解而痰热除，则喘咳自消。

值得一提的是，方中主药之一的白果，其性味甘、苦、涩，归肺、肾经。入肺能敛肺定喘，主咳喘痰嗽；入肾则止带缩尿，可治白浊、带下、遗精、尿频。浙江近代名医叶熙春认为，此药甘苦而涩，能定痰喘、止带下，临证常用于治疗痰饮咳喘、遗精带下；女科名家傅青主常用其治带下；著名医药学家李时珍在《本草纲目》中称此药"入肺经，益脾气，定喘咳，缩小便"，用于老年人尿频、小儿遗尿颇佳。

白果还是药食两用的佳品。据传，汉光武帝刘秀做太子逃难时，曾在浙江长兴烤食此品充饥，并诗赞："深灰浅火略相遇，小苦微甘韵最高。未必鸡头如鸭脚，不妨银杏伴金桃。"银杏的果实为白果，其树供观赏，果和叶则药食俱良。但需注意，此药食虽好，但不宜多吃。由于此果含有氰化物，多吃易中毒，轻者发现早尚可救治，重者或抢救过迟则可致命。因此，一旦食用过量，须及时送往医院抢救。一般来说，小儿吃至 7 颗以上，成人吃至 40 颗以上，就有可能发生中毒事件。故食用要适量，不能生吃，特别是在处理白果时，应将中间的绿色胚芽去除，因其中有毒成分的含量最高。

本方还有另一味药杏仁，也同样含有氰化物，两药合用时也要注意使用是否过量。

【临床应用】本方主要用于治疗咳喘。现代药理研究认为，本方具有祛痰镇咳及松弛支气管平滑肌的作用。此外，还能抗血小板聚集，改善血液循环，防止血栓形成，并可扩张血管，防止动脉粥样硬化及心肌缺血、梗死，提高机体免疫功能，延缓衰老，抗氧化及清除体内自由基，促进皮肤新陈代谢以恢复皮肤弹性而达到美白、防皱的效果。临床常用于治疗支气管哮喘、咳嗽变异性哮喘、肺炎、急性或慢性支气管炎、感染（冒）后咳嗽综合征、小儿支气管肺炎、慢性阻塞性肺病、支气管扩张、鼻窦炎、过敏性鼻炎等患者。以本方增减化裁，还可扩展治疗范围，如用于治疗带下、老年人尿路感染或尿频、遗精等多种疾病。

近年来，巴西圣保罗联邦大学研究表明，产于中国的银杏能畅通血管，在延缓衰老、增强记忆力、改善脑血流量方面具有常规药物难以实现的疗效，有助于治疗老年痴呆症，有防治冠心病、心绞痛、中风、半身不遂等心脑血管疾病的良好效果。

三子养亲汤 《韩氏医通》

【组成】紫苏子 10 克，白芥子 6 克，莱菔子 10 克。

【用法】三味药各洗净，微炒，捣碎，用生绢小袋盛之，煮作汤饮，代茶水啜用，不宜煎熬太过。

【功效】行气消食，豁痰止咳，降逆平喘。

【适应证】痰壅气滞，咳嗽喘逆，痰多胸闷，食少难消，或肢体浮肿。

【方解】本方是行气消痰，用于治疗咳喘的常用方剂。方中苏子，《药性赋》曰："紫苏子兮下涎"，认为此药善于降气消痰、平喘润肠；白芥子味辛，性温，归肺经，此药气锐走散，能通经活络而有利气机、豁寒痰、散寒结、消肿痛之功，既善于祛寒痰，尤长于祛皮里膜外之痰，古有"痰在胁下皮里膜外，非白芥子莫能达"之说。故寒痰喘咳、胸胁支满刺痛，以及痰注关节、肌肤所致的关节疼痛、肢体不利，或发为阴证痰核者均为所宜，可见此药豁痰最佳；莱菔子消食、行气豁痰，气行则火降而痰消。三子均为行气消痰之品。根据"以消为补"的原则，合而为用，各显所长，可使痰消气顺，喘嗽自平。

历代将本方称为中医人的慈爱孝方。据传，有三位士人，其父母年事已高，常年咳嗽不已，整天气喘不止，痰多气逆，咳声不断。眼看双亲被痰所困，但无计可施。三子一直急在心中，甚是苦恼。为治双亲之病，他们决定外出遍访医家，寻求治方。

一日，听闻当地有一位名医善治各种疾病，虽烈日当空仍顶日前往拜访，这位名家就是明代著名医家韩懋。韩氏聆听了三子来意，深被三子孝心所动，推敲再三，就用日常随手可得的三种菜蔬，即紫苏子、白芥子、莱菔子为原料，将其制作成"甘剂"，意即奉养父母的食品，即现今临床常用的"三子养亲汤"。韩氏嘱咐三子，将此三味药分别洗净，微炒后打碎，每剂不超过10克，用绢布小袋盛之，煮为汤饮，代茶水啜用，还叮嘱"若大便素硬者，临服加熟蜜少许；若冬寒，加生姜三片"。因其双亲服后疗效显著，故韩氏将之载在《韩氏医通》之首，本方药少而精，价廉，随手可得，甚易推广，传于四方。本方体现了中华民族崇尚尊老重孝的核心理念。

本方三药各有所长。如用于气喘咳嗽，以苏子为主；痰多以白芥子为主；食痞兼痰以莱菔子为主，因此药有破气消食作用。直至现在，民间食人参多忌吃萝卜及其果实，就在中医治疗中，凡过吃人参者都以莱菔子破解。但也有实验表明，人参与莱菔子同用，并未有减效的作用，不能不令人疑惑。

本方以温化降气消食为先，意在治标。莱菔子、白芥子开破之力较强，应慎久服，待症状消退时，就当以标本兼顾为要。

【临床应用】本方是适用于治疗老年人喘嗽的常用方剂。现代药理研究证实，本方具有平喘、镇咳、祛痰、抗炎、抑菌、抑制甲状腺功能及促进胃肠蠕动等作用。临床常用于慢性支气管炎、支气管哮喘、慢性阻塞性肺疾病、慢性肺源性心脏病、习惯性便秘、功能性消化不良、阻塞性睡眠呼吸暂停综合征、肥胖、高脂血症等疾病的治疗。

葶苈大枣泻肺汤 《金匮要略》

【组成】葶苈子15克，大枣12枚。

【用法】水煎服，日1剂，分2次服用。

【功效】泻肺祛痰，利水平喘。

【适应证】肺痈，支饮，水气凌心。症见痰涎壅塞，胸胁胀满，喘咳不得平卧，甚则一身面目浮肿，鼻塞流涕，不闻香臭。

【方解】本方是泻肺平喘、利水消肿的重要方剂。方中仅两味药组成，葶苈子泻肺利水，恐其性峻猛，配以大枣护脾通津，乃泻而不伤脾之法，意在保全母气以复长肺叶之根本。然肺脾素虚者，则此方亦难轻试，不可不慎。

【临床应用】本方为平喘消肿的常用方剂。现代临床研究认为，本方可用于渗出性胸膜炎、胸腔积液、癌症胸水、心包积液、慢性肺源性心脏病、肺脓肿、急性呼吸紧迫综合征、心力衰竭、过敏性鼻炎、小儿肺炎、肺水肿、脑水肿、慢性肾炎及肾功能不全等疾病的治疗。

在 20 世纪 60 年代，曾有报道，大剂量葶苈子对治疗心力衰竭有良效。近年，以葶苈子和黄芪为主组成的芪葶强心胶囊，经临床和实验研究，发现可抑制高血压引起的心肌肥厚。其作用机制认为是其可明显抑制高血压晚期引起的心肌细胞的凋亡与自噬，还可通过调控转录因子使心肌细胞增殖与分裂增加，长期应用可促使从高血压病理性肥厚向生理性肥厚转化，从而减少心衰的发生，这一作用是其他西药所没有的。目前，经专家评审，此药在二级预防方面在改善病人的生活质量，改善远期预后，减少再住院率，具有良好的效果。

在临床上，葶苈子剂量的使用范围，以往曾认为可高达 30 克，但有个别案例用至 25 克，就可能出现不良反应，大致 20 克以内应属安全。具体情况当应辨证而定，不可拘泥于临床报道。

参蛤散《普济方》

【组成】蛤蚧 1 对（去头足），人参 35 克。

【用法】研末，每次 2 克，每日 2 次。

【功效】补肺肾，定喘嗽。

【适应证】肺肾两虚之咳嗽、气急、言语无力、声音低微。

【方解】本方为"五脏相关""心肺同治"的基本方剂。方中蛤蚧为名贵中药材，属于壁虎科动物，喜欢鸣唱，雄性叫声为"蛤"，雌性叫声为"蚧"，人们便以声名之，雄性为蛤，雌性为蚧，习惯连称为蛤蚧。其味咸，性平，入心、肾二经，具有补肺益肾、定喘止嗽的功能。可用于治虚劳、肺痿、喘嗽、咯血、消渴、阳痿等症。明代名家李时珍在《本草纲目》中称"蛤蚧补肺气，定喘止嗽，功同人参；益阴血，助精扶羸，功同羊肉"，具有益气、益精、壮阳的效果。蛤蚧其貌不扬，其皮粗口大、身小且粗者雄，即蛤；皮细口尖、身大尾细者雌，即蚧。据资料记载："蛤蚧雌雄相呼，屡日乃交，两相抱拥，捕者擘之，虽死不开。"可说忠贞不贰，真好比梁山伯与祝英台、罗密欧与朱丽叶。而方中的人参，已是人人皆知的大补元气之品，具有复脉固脱、益肺气、强心脉的良好作用，素有"百草之王"之美誉。两药相辅相成，相须为用，益气强心、补肺益肾、定喘止嗽，药虽少而力增，故历代沿用而不衰。

本方在临诊中，肾虚性哮喘要因人而异，体质偏阳虚、气虚者可用蛤蚧一对，与红参 25 克研末；体质偏阴虚或血虚者，可用蛤蚧 1 对，生晒参 20 克，研末，每日 2 次，每次 2 克，开水送服；治咯血，用蛤蚧 1 对，生晒参 35 克，仙鹤草、墨旱莲各 60 克，研末，每日 3 次，每次 3 克，开水送服；治阳痿、早泄，用蛤蚧 1 对，加红参 25 克，淫羊藿 125 克，菟丝子 45 克，研末，每日 2 ～ 3 次，每次 2 克，开水送服。

【临床应用】近年来对本方的临床和实验研究颇为活跃，或照此方，或在此方基础上加味，结果表明，对本方定喘止嗽、强心消肿有显著疗效，特别对慢性心力衰竭具有独特优势。方中人参主要成分为人参皂苷和人参多糖。现代药理研究证实，人参是非洋地黄类西药正性肌力药，能明显提高心衰患者心排出量和心脏指数、抗心律失常、增加冠状动脉和外周血管血流量、提高心肌耐缺氧能力、有效抑制多种急性心肌梗死的心室重构、保护心功能、改善心功能不全和强心作用，对心性或肺性哮喘都是难以或缺的佳品，且人参还具有很好的抗衰老、益智等多种功效；而蛤蚧提取物的药理作用则能解痉平喘、抗炎、降低血糖、增强机体免疫功能、提高超氧化物歧化酶水平而起抗自由基的作用，故能延缓衰老，还具有抑制炎症前期血管通透性增加、渗出和水肿等作用。方中两药合用，前者长于补气而益心肺，后者则长于益肾助阳。临床治疗慢性支气管炎、支气管哮喘、慢性阻塞性肺病、慢性肺源性心脏病、间质性肺病、顽固性或激素依赖性哮喘、慢性心力衰竭、性功能障碍、老年痴呆、慢性消耗性疾病、慢性肾病综合征等疾病均可使用。

（蔡宛如、李晓娟）

凡以轻宣辛散或甘凉滋润的药物为主组成，具有清除燥邪或养阴润燥作用，以治疗燥证的方剂，统称为治燥剂。

燥为六淫之一，为秋之主气，故多见于秋季。肺属金主秋，又主津液的输布和通调；而胃为水谷之海，故燥病多与肺胃有关。燥分外燥和内燥，外燥系外感燥邪，易伤津劫液；内燥系内脏津液亏损所致。燥邪，其性燥热，不论外燥或内燥，均易伤津耗液，致使人体水电解质失衡。

中医治燥证，遵循《黄帝内经》"燥淫于内，治以苦温，佐以甘平，以苦下之""燥淫所胜，平以苦温，佐以酸辛，以苦下之""燥者濡之""燥者润之"的理论，临床应用以润燥为主，有时尚须配伍甘寒清热或益气养阴之品，则效果更佳。

燥邪为病，除有内外之分，尚有温凉之异，上中下之别，且常互相并存，互相影响。治疗所用之方，应根据不同病情灵活运用。

润燥剂多甘寒滋润，易影响脾胃运化，凡属湿痰阻滞中焦，或脾胃虚寒，胸闷纳呆者均非所宜，燥证以滋润为主，辛香伤津，苦寒伤气，故用之宜慎。根据治燥剂的组成和功能主治不同，将之分为轻宣外燥及滋润内燥两大类。

现代药理研究认为，润燥剂具有抗菌消炎、解热、促进消化吸收、降血糖、降血脂、增强免疫、延缓衰老等作用。临床常用于扁桃体炎、慢性咽炎、口腔溃疡、牙周炎、萎缩性胃炎、便秘、糖尿病、妊娠恶阻、干燥综合征、白塞病、硬皮症等疾病的防治。

第一节　轻宣外燥

桑杏汤 《温病条辨》

【组成】桑叶 15 克，杏仁 9 克，沙参 15 克，浙贝母 9 克，淡豆豉 9 克，栀子皮 12 克，梨皮 30 克。

【用法】水煎，每日 1 剂，分 2 次服用。

【功效】轻宣燥热，养阴润肺。

【适应证】外感温燥。症见头痛身热，干咳无痰，口干鼻燥，或痰少而黏，口渴舌红，苔薄黄而燥，脉浮数。

【方解】本方适用于外感温燥，肺津受灼而肺气失司之证。方中以桑叶甘寒清肺透邪、外散温燥，杏仁苦温而润、宣肺利气止咳，沙参润肺生津、化痰止咳，均为主药；淡豆豉助桑叶、杏仁理肺透邪，梨皮助沙参生津润肺，共为辅药；栀子皮善清上焦肺热，浙贝母化痰止咳，均为佐使药。方中诸药合用，具有清轻燥热、生津润肺之功。

方中桑叶，临床常用于治疗发散风热，价廉易得，治病范围广泛，且功效颇佳，被誉为"神仙草"。传统中医认为此药可疏散风热、清肺润燥、平抑肝阳、清肝明目及凉血止血。单味桑叶，可治盗汗，效果甚佳。《神农本草经》中早就有所记载，认为桑叶能"除寒热、出汗"；其后，元代朱丹溪的《丹溪心法》也说："青桑第二叶，焙干为末，空心米饮调服，最止盗汗"。尤其是明末清初名医傅青主擅用桑叶止汗，誉之为"收汗妙品"，还拟定了以桑叶为主的"止汗神丹""遏汗丸"等方剂。清代名医陈士铎的《辨证奇闻》将桑叶拓展治汗证范围，不论盗汗、自汗、虚证、实证，均可在配方中加入桑叶。药理研究也证实，桑叶含芸香苷和槲皮素，能保持毛细血管抵抗力，减少其通透性而起到止汗的效果。

据传，宋代有位游僧，身体瘦弱且胃纳极差，最令他难受的是其身患盗汗顽疾，四处求治均无效。后得严山寺的监寺和尚使用桑叶焙干研末，每次给服 6 克，每日 1 次，空腹米汤冲服，连服 3 天后，游僧缠绵多年的盗汗证竟然痊愈，寺中和尚个个称奇。从此桑叶治盗汗的神奇功效饮誉于神州大地。

【临床应用】本方为治疗感受温燥邪热、耗伤肺津的代表方剂之一。凡因燥热伤肺而致口干咽燥、咳嗽、身热汗出、头昏头痛等表现者，均可使用。现代药理研究认为，本方能增加气道抗体含量以增强免疫防御功能及气道纤毛运动，能调节汗腺分泌、镇痛、镇咳、退热、抗感染、降血压、降血糖及降血脂等作用。临床常用于上呼吸道感染、咳嗽变异性哮喘、糖尿病、感冒（染）后咳嗽、上气道咳嗽综合征、肺炎及小儿支气管肺炎、支气管扩张、肺结核之低热盗汗等疾病的治疗。

第二节　滋润内燥

养阴清肺汤《重楼玉钥》

【组成】生地黄 12 克，麦冬 10 克，甘草 5 克，玄参 10 克，贝母 5 克，牡丹皮 5 克，薄荷 3 克，炒白芍 6 克。

【用法】水煎服，每日 1 剂，重者每日 2 次。

【功效】养阴清肺，利咽解毒。

【适应证】白喉。症见喉间起白斑点如腐，不易剥去，病变甚速，初起发热或不发热，鼻干唇燥，呼吸有声，似喘非喘，咽喉肿痛等表现者。

【方解】本方是治疗白喉的重要方剂。白喉之病，多由肺肾不足，肺经蕴热，损伤阴液，或遇燥气流行，感受疫毒而成。方中以生地黄、玄参养阴凉血，清热解毒，壮水制火，为主药；辅以麦冬、炒白芍助生地黄、玄参养阴润肺，牡丹皮助生地黄、玄参凉血解毒；佐以贝母润肺止咳，清热化痰；以生甘草为使，泻火解毒；薄荷疏散风热，宣肺利咽。诸药合用，共奏养阴清肺、凉血解毒之功，"养阴清肺"，确为名副其实。

【临床应用】本方是治疗白喉的基本方。现代药理研究认为，本方对白喉杆菌有极高的抑菌和杀菌能力，有较强的中和毒素的作用；能提高机体的免疫功能；此外，还具有镇咳、祛痰、抗炎的良好效果。临床除主要用于治疗白喉外，还常用于治疗急性扁桃体炎及咽炎、上呼吸道感染、肺炎、小儿支气管肺炎、干燥综合征、间质性肺炎、病毒性角膜炎及口腔溃疡等疾病，其效颇为显著。

百合固金汤《医方集解》

【组成】生地黄 10 克，熟地黄 10 克，贝母 6 克，百合 12 克，麦冬 9 克，玄参 9

克，桔梗 5 克，当归 9 克，炒白芍 9 克，生甘草 5 克。

【用法】水煎剂，每日 1 剂，2 次分服。

【功效】养阴清热，润肺化痰。

【适应证】肺肾阴虚，虚火上炎。症见咽喉燥痛，咳嗽气喘，痰中带血，口干舌燥，手足心热，舌红苔少，脉细数。

【方解】本方为治疗肺肾阴虚、虚火亢盛的常用方剂。方中以百合滋润肺阴，生熟二地以壮肾水，共起滋补肺肾之功，为主药；麦冬助百合以润肺止咳；玄参与二地配伍使其滋阴清热作用更强，为辅药；当归、白芍养血和阴；贝母、桔梗清肺化痰，为佐药；甘草协调诸药，并合桔梗以利咽喉，为使药。诸药合用，使阴液充足，肺肾得养，虚火自平，痰化热消，诸症悉除。

值得称赞的是，方中具有清心安神、滋养肺胃的百合。据说，目前在全世界已发现五千多种百合品种，中国是百合最主要的原发地。其中有 55 种产于我国各地，尤以江苏宜兴、湖南邵阳、甘肃兰州及浙江湖州栽培百合的历史最为悠久，是著名的四大产区。在中药的大家庭中，百合不但是一味良药，而且还是一味养生保健、药膳食疗的佳品。《神农本草经》就已记载其："味甘平，主邪气腹胀，心痛，利大小便，补中益气。"被列为中品。明代的李时珍，在其著作《濒湖集简方》中用生百合捣涂治疗天疱湿疮，疗效确凿。还有明代食疗家汪颖的《食物本草》中也记载："百合新者，可蒸可煮，和肉更佳；干者作粉食，最益人。"百合应用之广泛，由此可见一斑。

现代药理研究认为，百合鳞茎含蛋白质、脂肪、淀粉、多种维生素及微量元素；此外，并富含秋水仙碱等多种生物碱。实验表明，百合煎剂除有止咳平喘、镇静安神的作用外；所含的秋水仙碱可抑制癌细胞生长，并具有降低尿酸的作用，对痛风有较好的治疗效果；同时，有延缓衰老、提高机体免疫、促进营养代谢、抗疲劳、抗溃疡及增强机体耐缺氧等多种功效。

【临床应用】本方由于药理作用广泛，常用于治疗神经官能症、抑郁症、干燥综合征、更年期综合征、睡眠障碍、扁桃体炎及咽炎、肾炎、白塞病、间质性肺炎、病毒性心肌炎、小儿支气管肺炎、肺结核、慢性支气管炎、萎缩性胃炎、消化性溃疡、咳嗽变异性哮喘、感冒后咳嗽等疾病。

麦门冬汤《金匮要略》

【组成】麦冬 18 克，党参 12 克，制半夏 6 克，粳米 15 克，大枣 12 克，甘草

3克。

【用法】水煎服，每日 1 剂，分 2 次分服。

【功效】生津益胃，降逆下气。

【适应证】肺胃阴虚内热，津液不足，气火上逆所致之肺痿。症见咽干口渴，咳吐涎沫，上逆短气，舌光红，脉虚数。

【方解】本方是治疗肺痿的常用方剂之一。方中重用麦冬养阴滋液，生津润燥以清胃中虚热，并复脾胃阴津，为主药；党参、甘草、大枣、粳米补脾益肺、益气养胃生津，使胃阴充足则津液上输于肺，肺得以养，为辅药；配半夏开胃行津、降逆下气、化痰止咳，为佐药；甘草生用能清热利咽，为使药。诸药同用，使胃得滋润，肺得所养，虚热得清，咽利则咳逆自止。

【临床应用】本方是用于治疗肺痿，或肺胃阴虚，气火上逆者的主要方剂。现代药理研究的结果表明，本方具有：①抑制人体中性粒细胞弹性蛋白酶（HNE）所致的黏蛋白分泌过多和降低气道表面液体流动性（减少蛋白质、DNA 等含量）以提高气管黏膜纤毛转运速率（MCTV），从而改善阻塞性肺部疾病；明显抑制呼吸道过敏反应，促进气道净化；减轻肺泡炎和纤维化程度以及镇咳等作用。②保护胃黏膜，提高机体免疫功能，增强机体抗瘤能力，促进癌细胞凋亡。此外，本方还具有抗炎、抗过敏、调节分泌、调节代谢等作用。临床常用于治疗慢性阻塞性肺疾病、支气管哮喘、支气管扩张、感冒（染）后咳嗽、药物性咳嗽、食管反流性咳嗽、上气道咳嗽综合征、咽炎、扁桃体炎、口腔溃疡、干燥综合征、慢性萎缩性胃炎、糖尿病性胃轻瘫及肺间质性纤维化等疾病，均有较好的疗效。

增液汤 《温病条辨》

【组成】玄参 30 克，麦冬 24 克，生地黄 24 克。

【用法】水煎服，每日 1 剂，分 2 次口服。

【功效】养阴生津，润肠通便。

【适应证】温病灼液，热盛伤津，大便秘结，口干咽痛，声音嘶哑，舌红苔少，脉细稍数，或沉而无力者。

【方解】本方为治疗温热病邪耗损津液，或阴虚肠燥便秘的常用方剂。方中重用玄参苦则泻火，甘则增液，咸则软坚，以养阴生津、润燥清热，兼润下通便。辅以麦冬甘寒微苦，滋阴润燥；生地黄甘寒，加强清热、凉血、生津之效。三药均属质润养阴之品，合用能清，能养，能润，能通，既能清热生津、凉血止渴，又能"增水行舟"而起到润肠通便的良好效果。

【临床应用】本方历来应用甚为广泛，凡阴虚津少者，特别是老年人习惯性便秘者，尤为适用。现代药理研究认为，本方具有抗炎、增加唾液分泌、促进肠蠕动及排便、纠正水电解质紊乱、改善血液流变学、抗血液瘀滞、保护细胞、降低血糖及提高机体免疫功能等作用。临床用于治疗老年性便秘、慢性咽炎、慢性扁桃体炎、干燥综合征、糖尿病及代谢综合征、口腔溃疡、妊娠恶阻、鼻衄、老年性皮肤瘙痒、小儿厌食症、急性放射性肺炎、月经失调、三环类抗抑郁剂不良反应等疾病，均有明显效果。

（李晓娟、陈芳）

消导剂主要由消导、化积的药物组成，具有行气宽中、消食导滞、消痞化积和健脾助运的功能，属于中医消法的范围。

消导剂的使用范围非常广泛。凡为肌肉、经络、脏腑之间，因气、血、痰、食、水、湿、虫等壅滞日久，逐渐形成积聚痞块，病势坚固、不耐峻攻者，需应用缓而图之的消导剂进行治疗。因气滞、血瘀、痰浊、水湿等所致的气积、血积、痰积、湿积等已在相关章节中分述，可予参阅。由于致病因素的不同，本章主要阐述食积，即积食。因致病因素的不同，将之分为消食导滞和消痞化积两类方剂。前者常用于饮食停滞成积，此由饥饱失常、饮食不节所致，与脾胃直接相关；后者常用于痞块癥积，与脾虚气滞、寒热互结相关，表现为心下痞满、不欲饮食。

消导剂与泻下剂均有消除体内有形实邪的作用，两者虽易混淆，但毕竟有所区别。一般而言，消导剂多属缓磨渐消之剂，适用于病程较长、病情不急的患者；泻下剂则为荡涤攻逐之剂，适用于病程较短、病情急重的患者。此外，消导剂虽也常常配伍峻猛的泻下药或祛瘀破血药，但用量较小，而且多用丸剂，并以行气药为主，或配伍益气健脾药，使积去而正不伤；泻下剂则用药较猛，以大便快利为度，且以泻下药为主，除非邪实正虚之证，一般不配补益药；同时，消导剂服用时间较长，每次服用剂量不宜过大；泻下剂则务求效速，而且宜一鼓作气，荡平为佳，每次服用剂量不宜过小。

所谓是"药三分毒"，不论是消导剂或泻下剂，都应注意权衡利弊，辨明寒热虚实、轻重缓急，遵循："有者求之，无者求之，盛者责之，虚者责之。"分别论治，或消而不补，或补重于消，切不可以为消导剂不如泻下剂峻猛而误用于无积聚之患者。

现代药理研究认为，消导剂有调节胃肠功能、促进消化吸收、护肝降酶、解痉镇痛、利胆、抗溃疡、调节免疫系统功能等多种作用。临床常用于消化不良、食欲不振、慢性胃炎、胃下垂、胃－食管反流症、肝炎、小儿厌食症、便秘、胃肠神经官能症、胆囊炎、胆囊结石等疾病的治疗，效果颇为显著。

第一节　消食导滞

保和丸《丹溪心法》

【组成】山楂 180 克，神曲 60 克，半夏 90 克，茯苓 90 克，陈皮 30 克，连翘 30 克，莱菔子 30 克。

【用法】共研细末为丸，每服 9 克，日服 2～3 次，开水或炒麦芽汤送服。

【功效】消食导滞，和胃清热。

【适应证】凡食积停滞，胸脘痞满，嗳气吞酸，食欲不振，腹胀腹泻，舌苔厚腻而黄等表现者，均为本方的治疗范围。

【方解】本方是健脾助运、消食导滞的代表方。方中山楂、神曲、莱菔子均善于消食，其中山楂长于消肉食油腻；神曲长于消酒食陈腐之积；莱菔子长于消麦面之积，且兼豁痰下气、宽畅胸膈。根据所致食滞的不同，灵活确定主、辅之药，并以陈皮之芳香醒脾理气，半夏燥湿降逆，茯苓甘淡健脾化湿、和中止泻，由于食积易于化热，故又以连翘清热散结，共为佐药。诸药配合，使食消、胃和、热清、湿化，性味平和，疗效显著，故得"保和"之名。

【临床应用】本方传统用于饮食失节而致食积停滞的治疗，具有疏气、解郁、和中化滞、消积和胃及清热利湿的功能。现代药理研究显示，本方能调节胃肠功能，增加胰酶分泌以助消化，促进小肠吸收功能及减少胃酸分泌而起到抗溃疡等良好作用。因此，多用于功能性消化不良、小儿咳嗽、药物性胃肠不良反应、糖尿病性胃轻瘫、胃石症、反流性食管炎、粘连性肠梗阻、慢性溃疡性结肠炎、老年性便秘、脂肪肝、胆心综合征、小儿厌食症、小儿腹泻及小儿营养不良等疾病的治疗。

木香槟榔丸《儒门事亲》

【组成】木香 30 克，槟榔 30 克，青皮 30 克，橘皮 30 克，莪术 30 克，黄连 30 克（麸炒），黄柏 90 克，大黄 90 克，香附 120 克（炒），牵牛子 120 克。

【用法】共研细末，水泛为丸，每日 2 ～ 3 次，每次服 6 ～ 10 克，食后生姜汤送服。

【功效】清热除湿，利气通腑。

【适应证】饮食失节，饥饱无常，食积于胃，脾失健运，症见痞满腹胀或腹痛、大便秘结；或疫从口入，湿热积滞，症见下痢赤白、里急后重等，均可辨证使用，用之得当，则效如桴鼓。

【方解】此方因其治疗对象不同，则辨证施治也随之而异。食积暴停，病属危急，若用缓消食积，似欠不足；若按"不满者泻之于内"，当用泻药导滞下行，并用行气利水药以通津气运行，才较妥当。本方以通为用，方中牵牛子、槟榔均有消积导滞与下气行水之功；大黄则有泄热荡积作用，配此旨在导滞下行，通利二便。气滞作胀，虽有上述三药，其力犹嫌不足，故用香附、青皮疏其肝气，陈皮、莪术畅其中气，配此四药，旨在疏利气机、消除胀满。复用黄连、黄柏都具有较强的清热解毒作用，可祛除病因；大黄、牵牛、槟榔泻下导滞，"通因通用"，可除毒素；诸药相合，气行则后重自除。

国家级名老中医王会仍教授认为此方中的槟榔一味，用于通便消胀，促进肠蠕动功能，其用量可大；若用于治痢，则用广木香，合黄连，取香连丸之意，如加用葛根、白头翁、马齿苋，加强其化湿解毒以治痢，效果可能会更好。根据现代医学受体学说的理论观点，槟榔含有乙酰胆碱成分，可使心率变慢；但在肠道，则可使胃肠蠕动加快。而中医在《本草经解》一书中就已明确记载此药归经为"入足厥阴肝经、手少阴心经、足阳明胃经、手阳明大肠经"，由此可以认为，槟榔的双向作用在于影响心脏受体则产生抑制作用，影响胃肠道受体则产生兴奋作用。可以设想，本方不仅可以改善胃肠道功能，而且可以用于减缓心率，加上黄连、黄柏，对抗心律失常，可能会有类似于倍他洛克等 β 受体阻滞剂的疗效。

本方治疗便秘尤被历代医家喜用。据传，清代嘉庆元年，被誉为"乾隆三大家"的著名文学家袁枚患便秘之疾，两百多天历经数医久治不愈。这位年逾八旬的老诗翁万般无奈，从江宁的随园来到扬州，求治于新安学派的名家王勋。由于袁枚年高体衰，经治的医家大都慎用攻下导滞法，且药轻量少，才使他的便秘迁延日久。王勋听到病情之后，笑着对他说，先生寿至耄耋之年，又为文坛翘楚，故医者投方用药岂能无所顾忌？《左传》上有"收合余烬，背城借一"之语，腑病以通为补，正可谓用药如用兵也，故他一反年老体弱者慎用通下法的陈见陋识，用大剂量的槟榔和莱菔子组方，治愈了袁枚数月不愈的便秘之疾。

众多周知，槟榔性味辛散苦泄，善行胃肠之气，消积导滞，兼能缓泻通便，常用于治疗食积气滞、腹胀便秘等证；莱菔子性味辛甘平，归肺、脾、胃经，有消食除胀、降气化痰之功效，也常用于饮食停滞、脘腹胀痛、大便秘结、积滞泻痢、痰壅喘咳之疾。对于袁枚的便秘，王勋并未用大黄、番泻叶等苦寒峻下之品，仅用二味缓下通滞，竟收全功，可谓深得中医下法之壶奥，堪称一绝。

【临床应用】本方是泻下性健胃剂。常用于消化功能紊乱、老年性或习惯性便秘、伤食性厌食或便秘、肠炎、痢疾、反流性食管炎，也可试用于窦性心动过速等疾病。

枳术丸《内外伤辨惑论》

【组成】枳实 30 克，白术 60 克。

【用法】荷叶裹饭烧焦为丸，每日 10 克。可做汤剂，即《金匮要略》的枳术汤。

【功效】健脾养胃，消痞除满。

【适应证】脾胃虚弱，运化不良。症见饮食停滞，腹胀痞满，舌苔白腻，脉虚。

【方解】本方常用于脾胃虚弱者的治疗。方中用白术健脾除湿，助脾运化，为主药；辅以枳实，下气化滞，消痞除满；复以荷叶烧饭为丸，取其清升脾胃之气，助白术健脾益胃，且与枳实配伍一升清、一降浊，使清升浊降，脾胃调和，体现了"脾宜升则健，胃宜降则和"的特点，可使脾健积消，邪去正复，则诸症可除。

【临床应用】本方是健胃消食方剂。方中重用白术，其用量为枳实的一倍，后者功于疏肝理气、消滞除积，加强实脾助运、消食和胃的作用。现代药理研究证明，本方具有调节胃肠功能、保肝利胆、增强机体免疫功能、延缓衰老、利尿消肿、提高耐缺氧能力及抗应激反应等方面均有显著的效果。临床常用于治疗消化不良，特别是老年人、体质虚弱者和小儿的消化不良更为适宜；并用于慢性胃炎、胃及十二指肠溃疡、胃下垂、胃神经官能症、反流性食道炎、小儿厌食症、慢性肠炎及肠易激综合征、老年性便秘、胆心综合征、单纯性肠粘连、术后胃肠功能恢复、慢性肝炎、肠胀气等疾病的防治。

保济丸《广东省药品标准》

【组成】天麻，苍术，葛根，橘红，神曲，天花粉，厚朴，白芷，茯苓，菊花，木香，广藿香，薄荷，薏苡仁，谷芽。

【用法】每次 6 克，每日 3 次，温开水送服，病情重者可加倍，3 岁以下儿童减半，研碎冲服；孕妇忌用。

【功效】理气止痛，消食止呕。

【适应证】胸脘痞闷，腹痛吐泻，发热头痛，嗳食泛酸，恶心呕吐，肠胃不适。

【方解】本方为解表祛湿的常用方。方中藿香芳香辛散，解表化湿兼能止呕；苍术、橘红、白芷解表散寒、燥湿宽中；厚朴燥湿除满、下气和中，共为主药。菊花、薄荷解表祛邪；茯苓、薏苡仁淡渗利湿；神曲、谷芽、广木香醒脾健胃；葛根升清止泻；天花粉生津以防阴液受损；另用天麻，既起清透作用，又能防脾肝盛而生风，共为佐使药。诸药互相配合，更有助解表、祛湿和中之功。

【临床应用】本方种类虽多，但药物均为不良反应极小的植物类药组成，加之配伍合理，主次分明，既能治病，又能起到保健防病的作用。现代药理研究认为，本方对胃肠运动具有双向调节作用，并有抑菌抗炎、镇痛止泻功效。可用于婴幼儿消化不良、腹泻、胃肠型感冒、晕车晕船而致的恶心呕吐、食滞口臭及厌食症等疾病的防治。

服用本丸应注意：①忌食生冷、油腻；②不适用于急性肠道传染病之剧烈的恶心呕吐、水泻不止之疾病；③外感燥热者不宜服用；④哺乳期及妊娠妇女慎用或禁用；⑤患儿应在成人监护下使用。

本方价格低廉，疗效显著，广受群众好评，是家庭常备的丸剂，也是旅游常需携带备用的中成药。

第二节　消痞化积

枳实清痞丸 《兰室秘藏》

【组成】人参（党参）9 克，白术 6 克（土炒），茯苓 6 克，炙甘草 6 克，炒麦芽 6 克，厚朴 12 克，炙枳实 15 克，黄连 15 克（姜汁炒），半夏 9 克，干姜 3 克。

【用法】诸药研细末，汤浸蒸饼成糊为丸（或水泛丸），每服 9 克，开水送下，或做汤剂水煎，每日 1 剂，分 2 次服用。

【功效】消痞祛积，健脾和胃。

【适应证】脾失健运，积滞内停。症见胸脘痞满，饮食不振，精神疲倦或腹部胀满，食不消化，大便解而未畅，舌苔白厚，脉弦。

【方解】本方是枳术汤合半夏泻心汤化裁而组成的方剂。根据"结者散之""中满者泻之于内"的治则，方中重用枳实以消痞散结，为主药；以厚朴、半夏、麦芽行气除满、化湿祛痰，干姜、黄连平调寒热之互结，则积滞去而升降调，寒热和而痞满消，共为辅药；以人参、茯苓、白术、甘草与行气散结之药同用，补气健脾，祛邪而不伤正，均属辅药；其中甘草和中，并调和诸药，为使药。诸药合用，消痞除满、健脾和胃。

【临床应用】本方适用于虚实相兼，寒热错杂，热重于寒，实多虚少的患者。若寒邪偏盛、脘腹胀痛者，减少黄连剂量，加重干姜剂量，以温中散寒；若胸中痰饮偏胜，去黄连，加陈皮、砂仁健脾祛痰。现代药理研究表明，本方具有促进胃排空、抑制胃酸和胃蛋白酶的分泌、提高胃泌素和胃动素水平、明显改善功能性消化不良和食管下括约肌的收缩功能等作用，且无明显不良反应。临床常用于治疗功能性消化不良及非溃疡性消化不良、肿瘤术后化疗引起的不良反应、糖尿病性胃轻瘫、胆汁反流性胃炎、浅表性胃炎、萎缩性胃炎、消化性溃疡、儿童厌食症、胆囊炎、便秘等消化系统疾病。

（周忠辉）

开窍剂是一类具有清热解毒、芳香醒神、息风开窍功效，用于治疗"闭证"的方剂。根据其作用不同可分凉开和温开两大类。

所谓凉开，其组方多以清热解毒、芳香开窍、豁痰辟秽类药物为主，适用于温热病邪内陷心包的热闭证。其临床表现特征是高热、神昏、谵妄或痉厥。

所谓温开，其组方多由芳香辛温类药物为主，这类药具有开窍避秽、行气止痛的作用，适用于突然昏倒、牙关紧闭、神昏不语、脉不数、无热象者。凡中风、中寒、或感受时行瘴疠之邪气，以致突发气闭、昏厥不省人事，或心腹猝痛欲死等患者，皆可使用。但须与脱证相鉴别，此类方药毕竟由大量芳香辛散走窜之品配伍而成，用之不当，反会加重病情。若体虚脉细者，可酌加少量人参，煎汤送服为妥。

现代药理研究认为，开窍剂具有镇静、抗惊厥、解热、镇痛、复苏、抗休克、保肝、抗心肌缺血、抗缺氧、抗炎、抗血栓、抗血小板聚集、增强免疫功能、改善微循环、抗溃疡、降血脂等多种效果。临床多用于治疗脑血管意外、颅脑损伤、高血压、癫痫、冠心病、心绞痛、心力衰竭、肝炎及肝性脑病、小儿高热惊厥、恶性肿瘤、精神分裂症、胃溃疡、银屑病、乳腺增生、过敏性紫癜等各种疾病。

使用开窍剂应注意：①首先应辨明病情虚实，如邪盛气实而症见口噤、两手握固、脉象有力者，方可使用开窍剂；对于汗出肢冷、气微遗尿、口开目合的脱证，即使神志昏迷，也不宜使用。②对阳明腑实证而症见神昏谵语者，治宜寒下之剂者，也不宜使用。至于阳明腑实证而兼有邪陷心包者，应根据病情缓急，先予开窍，或先投寒下，或开窍与攻下并用，才能切合病情。③根据闭证热、寒性质，分别应用凉开或温开之剂。④开窍剂中的芳香开窍药物，善于辛散走窜，久服则易伤元气而出现不良反应，故临床多用于急救，中病即止，不可久服。⑤本类方剂多制成丸、散剂或注射剂，不宜加热煎煮，以免药性挥发，影响疗效。⑥本类方剂中麝香、雄黄、朱砂、青木香等药物，不但存在不良反应，并有损胎元，孕妇忌用，年老体弱者慎用。

第一节　凉　开

安宫牛黄丸《温病条辨》

【组成】牛黄30克，犀牛角30克，郁金10克，黄连30克，黄芩30克，山栀子30克，朱砂30克，雄黄3克，珍珠15克，麝香7.5克，冰片7.5克。

【用法】上述诸药共研极细末，蜜炼为丸，金箔为衣，每丸重3克，每日服半丸至1丸，日服2次，小儿减半。脉虚者用人参汤送下，脉实者用金银花、薄荷汤送下。

【功效】清心开窍，泻火解毒。

【适应证】温热病，热邪内陷，热入心包。症见高热烦躁，神昏谵语，甚至痉厥，舌红或绛，脉数；并治小儿由于痰热内闭而致的惊厥；或成人中风，痰热蒙闭出现神志昏迷者。

【方解】本方为祛温热、清心开窍的代表方剂。方中牛黄清心解毒，豁痰开窍；犀角清心、凉血、解毒；麝香开窍安神，共为主药。并以黄芩、黄连、山栀子以助牛黄、犀角泻心火而清热毒；雄黄助牛黄豁痰解毒；郁金、冰片，草木之香，芳香祛秽、通窍开闭，助牛黄、麝香内透包络，均为辅药。诸药合用，使邪火清、热毒除、心神安、心窍开，具有苏醒神志的效果。

【临床应用】本方历来是安神定志，用于各种急症的中医要方。

现代药理研究证明，本方具有镇静、抗惊厥、解毒、抗炎、降低血压及颅内压、降低机体耗氧量等良好作用；还对细菌产生的内毒素性脑细胞损伤也有保护作用。目前，临床常用于中风闭证、脑外伤、重症肝炎、农药中毒、乙型脑炎、流行性脑脊髓膜炎、肺源性心脏病、婴幼儿肺炎以及中晚期肝癌等疾病所致意识障碍而出现的昏迷。其疗效显著，至今仍沿用不衰。

根据近年临床的研究发现，本方已被列入《登革热诊疗指南》中的治疗用方之一；同时，SARS、甲型 H_1N_1 流感以及最近出现的寨卡（小脑病）等疫病均可酌情使用。

紫雪丹 《太平惠民和剂局方》

【组成】石膏 240 克，寒水石 240 克，滑石 240 克，磁石 240 克，犀角（水牛角代）25 克，羚羊角 25 克，青木香 25 克，沉香 25 克，丁香 5 克，玄参 80 克，升麻 80 克，炙甘草 40 克，朴硝 160 克，硝石 160 克，朱砂 15 克，麝香 6.25 克。

【用法】诸药制成，如霜雪而色呈紫色的药末，故名"紫雪"，每服 1 ～ 1.5 克，日服 2 次，凉开水送服。

【功效】清热解毒，开窍镇痉。

【适应证】温热病，邪热内陷心包，热盛动风证。症见高热烦躁，神昏谵语，痉厥抽搐，斑疹吐衄，口渴引饮，唇焦尿赤便秘，小儿热盛惊厥，舌红绛，苔干黄，脉数有力或弦数等。

【方解】本方为治疗热盛惊厥的代表方剂，故本方以高热惊厥为主症。方中石膏、滑石、寒水石甘寒生津，清热泻火；羚羊角清肝息风，镇惊止痉；犀角清心以解热毒；麝香芳香以开心窍，上述各药均为方中主药。辅以玄参、升麻、甘草养阴生津，清热解毒；朱砂、磁石重镇安神；青木香、丁香、沉香行气宣通，再加朴硝、硝石泄热散结通便。诸药合用，主辅协调，有助于提高其清热解毒、开窍镇惊、息风止痉的效果。

应予指出的是，犀牛因是濒危动物，为国家保护动物之列，据相关研究，方中犀角采用水牛角替代，其功效颇为相似；方中朱砂含汞，青木香近年发现有致马兜铃酸的肾毒作用，两药虽能重镇安神、芳香开窍，但其不良反应不可不防。

【临床应用】本方是临床常用于清热、镇惊、止痉、开窍的重要方剂之一。现代临床常用于治疗乙型脑炎、流行性脑脊髓膜炎、猩红热、重症腮腺炎等急性热病，见有高热；还常用于中风、冠心病心绞痛、心律失常、高血压、脑血管痉挛、产后哺乳高热神昏、痉厥抽搐、口渴唇干等表现者及小儿急性中毒性脑病等疾病。

本方药力峻猛，故使用时须注意，凡喃喃自语的虚证，体非强壮，证非实火，则非所宜。

至宝丹 《灵苑方》

【组成】生犀角屑 30 克，生玳瑁屑 30 克，琥珀 30 克（研），朱砂 30 克（研细水飞），雄黄 30 克（研细水飞），冰片 3 克（研），麝香 30 克（研），牛黄 15 克（研），安息香 4 克（黄酒飞过，滤去杂质）。

【用法】慢火熬成膏。金箔 50 片，一半为衣。银箔 50 片（研）。先将犀角、玳瑁为细末，入余药研匀，把安息香膏隔水煮烊，与药末调合为剂，烘干，诸药研细末，炼蜜为丸，每丸 3 克，每服 1 丸，小儿减半，用人参送服。

【功效】清热解毒，化浊开窍。

【适应证】热邪内陷心包，痰迷心窍所致的神昏谵语、痰盛气粗、身热烦躁、舌红、苔厚腻、脉滑数以及小儿高热急症、神昏惊厥等属痰浊内闭之证者。

【方解】本方为治疗卒中昏厥的常用方之一。以热邪内陷为本，痰闭心包为标，表现为标急本缓，根据中医急则治其标的理论，先用化痰开窍药以治标为主，继用清热解毒药以治本为辅。方中以麝香芳香开窍醒神；牛黄豁痰开窍，合犀角清心凉血解毒，共为君药。臣以安息香、冰片辟秽化浊、芳香开窍，与麝香同用，为治窍闭神昏之要品；玳瑁清热解毒、镇惊安神，可增强牛黄、犀角清热解毒之力。由于痰热瘀结，痰瘀不去则热邪难清、心神不安，故佐以雄黄助牛黄豁痰解毒；琥珀助麝香通络散瘀而通心窍之瘀阻，并合朱砂镇心安神。原方用金银二箔，意在加强琥珀、朱砂重镇安神之力。

【临床应用】近年研究报道认为，本方具有保护脑细胞的良好作用，对内毒素及其所致的休克也有一定的拮抗效果。临床常用于脑血管意外、流行性脑脊髓膜炎、乙型脑炎、中毒性痢疾、癫痫等属于痰迷心窍而见昏厥的治疗，对产后昏迷、胎死不下、急性颅内血肿和脑血管性痴呆也有一定疗效。

本方芳香辛燥之药较多，虽善于开窍，但有耗阴劫液之弊，凡中风闭证由于肝阳上亢所致者，不宜使用；且方中朱砂、雄黄，前者含汞，后者含三氯化二砷，均有毒性，只能急用，不能长服，孕妇禁用。

中医历代医家公认，上述安宫牛黄丸、至宝丹、紫雪丹三方均具有开窍之功，是凉开法的常用代表方。但三方的治疗也各有其不同的特点，即：安宫牛黄丸长于清热解毒、开窍醒神，适用于热陷心包、神昏谵语；紫雪丹在于息风镇痉，但清热解毒之效不及安宫牛黄丸，开窍之力不及至宝丹，对热陷厥阴，神昏而有痉厥者较为适宜；至宝丹以开窍安神为主，主治一切痰热内闭心包之证。三方之用法，请牢记：糊里糊涂牛黄丸，乒乒乓乓紫雪丹，不声不响至宝丹。这句口头禅很通俗，也很经典，不可忘却。

行军散 《霍乱论》

【组成】牛黄3克，麝香3克，冰片3克，硼砂3克，珍珠3克，雄黄24克，火硝1克，姜粉2克。

【用法】诸药各研细粉，和匀为散剂；每服0.3克，开水调服，或用少许吹鼻取嚏。

【功效】芳香开窍，辟秽解毒。

【适应证】夏季伤暑，痧气吐泻，腹痛，烦闷欲绝，甚至昏厥等证。

【方解】方中雄黄用量独重，是辟秽解毒的主要药物；辅以硼砂、火硝泄热解毒；麝香、冰片芳香开窍；牛黄清热解毒，珍珠重镇安神；姜粉和胃止呕。诸药合用，有辟秽、解毒、开窍之功。

【临床应用】本方为中医常用于急救的用方之一。虽然其清热之力较小，若在暑月感受秽浊之气，猝然不知人事，或吐泻腹痛，烦闷欲绝者，可作为救急使用；若时疫流行，用之嗜鼻，可防时疫内袭。

本方相传为蜀汉诸葛武侯所创制，因而常称之为"诸葛行军散"。据说，当时诸葛亮行军作战地处在山岚瘴气弥漫，疾病丛生的险恶环境中。军中患有头昏头晕、身热恶心、胸腹胀闷、中恶泄泻者不计其数，甚至有昏厥者，幸得本方及时救治而安，为蜀军防病治病立下了汗马功劳。

清代，王士雄所著的《随息居霍乱论》中记载了本方可用于治疗霍乱痧胀、山岚瘴疠及暑热秽恶等诸邪直干包络、昏厥危急等证，并治口疮喉痛。点目祛风热瘴翳，嗜鼻避时疫之气。

已故国家级名老中医唐福安曾用本方治疗暑兼寒湿而见高热不退的患者，常获显著效果，经其多年临床观察，认为本方不失为治疗急症的良方。

应予指出的是，方中重用含有二硫化二砷毒性成分的雄黄，用之宜慎，只限于救急，不宜久服。但作为吹鼻取嚏获效的方法，当有减弱不良反应的效果，因本方属芳香走窜之品，故孕妇忌用。

第二节 温 开

苏合香丸《太平惠民和剂局方》

【组成】朱砂30克，犀角30克，青木香30克，荜茇30克，沉香30克，檀香30克，生香附30克，丁香30克，白术30克，冰片15克，安息香30克，诃子30克，麝香22.5克，乳香15克，苏合香油15克。

【用法】方中诸药共研细末，再将苏合香油用白蜜适量微温调匀，拌入药末内，炼蜜为丸，每丸3克，每服1丸，温开水送下，小儿用量酌减。

【功效】温通开窍，解郁化浊。

【适应证】寒痰内陷，闭塞心包。症见突然昏倒，不省人事，牙关紧闭；或暴怒气厥，胸闷心痛，痰壅气闭；或时疫霍乱所致的腹痛、胸痞，欲吐泻不得，甚至昏迷，舌苔厚腻。

【方解】本方行气开窍，为温开名方。方中以苏合香、安息香、麝香、冰片芳香开窍为主药；辅以犀角清心解毒；朱砂镇心安神；沉香、木香、檀香、香附、丁香、乳香、荜茇以行气解郁止痛；诃子收涩敛气；白术调和脾胃。诸药合用，具有辟秽化浊、开窍复苏的良好作用。

【临床应用】苏合香丸历代同名方剂约有九首，但以《太平惠民和剂局方》所记载者为常用方。本方既是治疗寒闭，又是治疗心腹疼痛表现为气滞寒凝的有效方剂。

现代药理研究认为，本方具有较强的强心、扩张血管、降血压、抗凝及抗血栓作用；对中枢神经既能镇静、抗惊厥，又能兴奋大脑而"醒脑开窍"，尤为重要的是其能降低脑水肿、改善冠脉血流量及脑循环；同时，既能保肝利胆，又能促进消化及抗溃疡；此外，还有抗病原微生物和抗氧化等多种功效。因此，本方常用于流行性乙型脑炎及脑脊髓膜炎所致的昏迷、肝性昏迷、冠心病、心绞痛、心肌梗死等疾病的治疗，也可用于某些感染性疾病所致的心、脑功能障碍的治疗。

本方用于治疗闭证，不宜用于脱证的治疗；方中药物辛香走窜，有损胎气，孕妇不宜；同时，方中有损肾的青木香，此药有导致马兜铃酸肾毒性的不良反应，并有含汞成分的朱砂，同样可以损伤肝肾功能，故用之宜慎，只能限于急救，不能久服。

令人鼓舞的是，中西医在临床应用及研究中发现温开剂除用于治疗寒闭证外，对气虚血瘀所致的冠心病、心绞痛及急性心肌梗死等具有显著的疗效。20世纪70年代，由复旦大学附属华山医院戴瑞鸿教授牵头的专家组根据中西医结合理论，在本方组方的基础上去芜存精，经过反复的药物筛选，并采用先进的现代科学技术，将之创制成麝香保心丸和微粒化丸剂。该药一问世就广受好评，临床应用至今已超过三十年，积累了大量的应用经验和循证医学证据，不但能明显降低心绞痛的发生率，缓解患者的胸痛症状，而且安全性良好。此外，该药还能抑制急性心肌梗死患者的血小板聚集，降低血脂，改善血管内皮功能及心功能。目前本方已被列入《急性心肌梗死中医临床诊疗指南》中的主要用药之一。

（蔡宛如、骆仙芳）

固涩剂是根据中医"散者收之""涩可固脱"的理论，采用收敛固涩为主的中药配伍组成而具有敛汗、固脱、涩精、止遗、止泻、止带等功能的方剂。按其组成药物功能主治的不同，将之分为敛汗固表、涩精止遗、涩肠固脱、固崩止带四大类型。本类方剂常用于气血津液耗散，滑脱不固之证。在临床上凡表现有自汗盗汗、虚喘久嗽、久痢滑脱、遗精早泄、小便失禁、崩漏带下者均可使用本方。

众所周知，气血津液是营养人体必需的精微物质。这种富有营养的物质不断供养人体，源源化生补充，周而复始以维持正常的生理需求和生命活动。一旦耗伤过度，滑脱不禁，势必导致精枯液亡，甚至危及生命。因此，必须使用本类方剂，不失时机地予以治疗。

从中医标本而论，严格地说，固涩剂只是一类治标之剂，在气血津液滑脱耗失之时，应配伍补益类药以标本同治，方能两全。

应用本方要求要辨证明确，属于纯虚无邪，滑脱不禁者为其适应证。凡属实邪，如热病汗出、痰饮咳嗽、火动遗精、伤食泻痢、血热崩漏等患者，均非所宜，用之反易导致"闭门留寇"之虞。应予指出的是，固涩剂与补益剂均治正虚无邪之证，两者不同的是：前者因具有收敛固涩作用，多用于治疗气血精液滑脱散失之证；后者主治正虚所致的阴阳气血不足之虚衰之证，依据"损者益之""虚则补之"的原则予以选方用药，为治本之剂。一是塞流治标，收敛固脱；一是培源固本，补虚扶正。但两者配合，则可起到相辅相成，相得益彰的效果。应予强调的是，若正虚而滑脱散失较重者，按"急则治标"理论，以固涩为先，然后再补虚治本；若元气大亏，亡阳欲脱之时，则又须救急，大剂补气以回阳固脱。

现代药理研究认为，固涩剂有止汗、免疫调节、解痉、促进造血、止泻、抗炎、抗溃疡、抑制肠蠕动、镇痛、促进骨代谢、抗利尿、抗病原微生物、抗衰老等作用。临床常用于治疗感冒、支气管炎、哮喘、肾炎、滑精、遗精、男性不育、尿频、遗尿、消化道疾病、流涎、小儿佝偻病、带下等疾病。

第一节　固表敛汗

牡蛎散《太平惠民和剂局方》

【组成】黄芪 30 克，煅牡蛎 30 克，麻黄根 9 克。

【用法】三药为粗散，每服 9 克，水一盏半，加小麦百余粒，同煎至八分，去渣热服，不拘时候。现代用法：水煎温服，若做汤剂煎服，小麦可用 30 克，煅牡蛎须先煎。

【功效】敛阴止汗，益气固表。

【适应证】自汗、盗汗证。症见自汗，夜卧尤甚，久而不止，心悸惊惕，短气烦倦，舌淡红，脉细弱。

【方解】本方为治疗气虚卫外不固、心阳不潜之自汗、盗汗的常用方。方中煅牡蛎敛阴潜阳、固涩止汗，为君药；生黄芪益气固表止汗，为臣药；麻黄根甘平，功专收涩止汗，为佐药；小麦甘凉，专入心经，益心气、养心阴、退虚热而止汗，为使药。合而成方，补敛并用，兼潜心阳，使气阴得复，肌表得固，汗出可止。

【临床应用】中医以"牡蛎散"命名的方剂约有十七八首之多，本方载于《太平惠民和剂局方》，是敛汗剂的代表方，流传广泛，迄今应用不衰。现代药理研究显示，方中君药牡蛎含 80% ～ 90% 的碳酸钙、硫酸钙及磷酸钙，并含镁、铝、硅、氧化铁及多种微量元素。煅烧后碳酸盐分解产生氧化钙，煎煮后主要以钙离子形式存在，煅牡蛎可通过给机体补充大量钙离子、镁离子和铁元素等物质而发挥其止汗作用。临床常用于治疗病后、产后、术后、肺结核及植物神经失调之自汗、盗汗。

当归六黄汤《兰室秘藏》

【组成】当归 9 克，生地黄 9 克，熟地黄 9 克，黄连 9 克，黄芩 9 克，黄柏 9 克，黄芪 18 克。

【用法】上药为粗末，每服 15 克，小儿减半；或水煎，用水 300mL，煎至 150mL，于食前空腹服之。

【功效】滋阴清热，固表止汗。

【适应证】阴虚火旺所致的盗汗发热、面赤口干、心烦唇燥、便难尿赤、舌红、脉数等表现者。

【方解】本方为金元四大家之一李东垣所首创的名方。方中当归、生熟地滋阴养血以清热，壮水方能制火；黄连、黄柏、黄芩，清热泻火以坚阴，火去则不伤阴，前人认为，这三药之清热泻火有所侧重，黄芩偏重于上焦、黄连偏重于中焦、黄柏偏重于下焦；但夜寐盗汗常存在肌表卫气不足，故用黄芪以益气固表止汗。七药组合，可达阴平阳秘，火不内扰，肌表可固，津液内存，则盗汗乃止。综观全方，其特点：一是养血育阴与泻火除热并进，既养阴以治本，又泻火以治标，阴固方能壮水治火，热清则耗阴无由；二是益气固表与育阴泻火相配，育阴泻火为本，益气固表为标，方能起到营阴内守、卫外固密的作用。

【临床应用】历来认为，本方只局限于阴虚火旺所致的盗汗或内伤发热之证，使之不能得到很好的推广，实属可惜。其实，李东垣所创此方，组方思维极其缜密、精当，并非仅为盗汗而设。究其根源，应是传承于张仲景的《伤寒杂病论》。方中黄芪、当归，显然是"当归补血汤"无疑；黄芩、黄连、黄柏，应为"三黄丸"或"三黄泻心汤"的范畴；生地黄、熟地黄、当归，也颇似"四物汤"之衍方，如此推敲，其适应证就不止于阴虚火旺盗汗证的治疗。

现代药效学及临床研究表明，本方具有多种功效，除抗感染、抗应激反应、抗耐药、抗毒素、抗疲劳外，还具有镇痛、抗氧化损伤、抗胃溃疡、抗胃黏膜损伤及调节机体免疫功能等作用。特别是方中黄芪，现代不少学者认为其作用更加广泛，可以明显降低柯萨奇病毒对心肌的损害。更加值得关注的是，方中黄连、黄柏降血糖及抗心律失常作用明显，如加上黄芪、当归，不但能改善心肌缺血，更能促进降低血糖。

最近英国学者马丁教授领导的团队，对具有清热作用的中药黄芩最新研究发现，黄芩根部含有多种黄酮类化合物，不仅具有抗病毒和抗氧化作用，而且能够在不影响健康细胞的情况下杀死癌细胞。在活体动物实验中，这些黄酮化合物同样阻止了肿瘤的生长，期待有朝一日能治疗或治愈癌症而造福于人类。

黄酮已是科学家们较为熟悉的一类化合物，但罕见的是黄芩根部的黄酮类化合物，如黄芩素和黄芩苷，含有与众不同的结构，即在化学结构中找不到羟基，这令科学家们大为困惑。

综上所述，组成本方的中药，作用多样，功效突出。现代临床除用于治疗盗汗外，并广泛应用于甲状腺功能亢进、糖尿病、缺铁性贫血、白塞病、慢性骨髓炎、口腔溃疡、结核病、病毒性心肌炎、扁桃体炎、慢性咽炎、急性黄疸型肝炎、更年期综合征、植物神经功能紊乱、月经过多、慢性尿路感染、癌症及癌性发热等多种慢性消耗性疾病的治疗。

玉屏风散 《医方类聚》

【**组成**】黄芪 180 克，白术 120 克，防风 60 克。

【**用法**】三药共研细末，每日 2 次，每次 9 克，开水送服。现代常做汤剂，水煎服，用量按原方比例酌减。

【**功效**】益气健脾，固表止汗。

【**适应证**】表虚卫阳不固，症见自汗恶风，以及体虚易感人群。

【**方解**】本方为治疗表虚自汗，易感风邪的常用方。方中重用黄芪大补肺脾元气，固表实卫为主药；以白术健脾燥湿扶正，以土生金助黄芪固表止汗，为辅药；防风走表而祛风邪，助黄芪益气固表以御风邪，黄芪得防风，固表而不留邪，防风得黄芪，祛邪而不伤正，为佐使药。三药相配伍，益气固表，补中有疏，散中寓补，相辅相成，相互为用，使脾胃得健，肌表充实，则邪不易袭，自汗可止，为表虚自汗，易感风邪者所常用。因本方能补气固表，有似屏风能挡住外感风邪，不使之侵入人体一样，故用玉屏风为方名。

【**临床应用**】本方是防治表虚易感的重要方剂。20 世纪 70 年代，临床对其治疗流行性感冒进行了防治研究，取得了显著的效果。近年有人认为，凡用本方散剂必须按古法使用，且长服才会收效，若作汤剂则欲速而不达。这种观点虽可推敲，但并不尽然。本方用于防治虚人感冒，或卫表不固而自汗者，其疗效是否稳固，主要在于辨证施治是否正确及其服用时间的长短，而不在于散剂或汤剂，具体情况须视病情的轻重程度而定。病情轻者，自当用散剂，以徐图之；病情重者，则宜用汤剂急图之，然后再以散剂巩固之。已故国家级名老中医蒲辅周先生生前就是应用本方少量、长服治疗虚人感冒的高手，且疗效卓著，极受已故知名医家岳美中教授的推崇。

现代药理研究表明，本方主药为益气固表的黄芪，除能兴奋中枢神经，从而加强对下丘脑下部发汗中枢的抑制外，还可通过强心和促进末梢循环以调节汗腺功能而起到营养肌肤的作用。方中白术则通过利尿作用而间接地抑制发汗。同时，黄芪、白术同用除能增强消化吸收及促进代谢和改善机体功能外，还能提高细胞免疫水平及促进抗体的产生；具有祛风效果的防风能缓解皮肤血管的痉挛而调节末梢血管的通透性，并辅助黄芪，加强抗菌、消炎、解热作用，以达到控制感染的目的。

实验证实，本方具有明显抑制胸腺细胞凋亡的作用，能增强机体的免疫功能，活化巨噬细胞功能，抑制肿瘤细胞生长，清除体内过多的自由基损伤及抗脂质过氧化；此外，还具有抗过敏作用，对脾和胸腺亦有一定的保护效果；近年研究认为，本方具有抗黏附作用，从而起到抗菌、抗病毒的效果；此外，本方还有助于改善皮肤营养和末梢血管循环、调节汗腺功能以及增强免疫。临床常用于反复性上呼吸道感染、女性抗精子抗体阳性所致不孕症、过敏性鼻炎、复合性口腔溃疡、慢性荨麻疹及多汗症等疾病的治疗。

在临床中，对自汗明显者，加牡蛎、浮小麦、糯稻根、麻黄根、五味子等收敛止汗药；对患有感冒者，单用防风效果较差，宜加荆芥、紫苏叶等药，或用桂枝汤。

九仙散 《卫生宝鉴》

【组成】人参 30 克，款冬花 30 克，桑白皮 30 克，桔梗 30 克，五味子 30 克，阿胶 30 克，乌梅 30 克，贝母 15 克，罂粟壳 24 克。

【用法】上为细末，制为散剂，每服 9 克，温水送服，嗽住止后服。亦可做汤剂，水煎服，剂量按原方比例酌定。

【功效】敛肺止咳，益气养阴。

【适应证】久咳不愈，以致肺气耗散，肺阴亏损之证。

【方解】本方所治乃久咳伤肺，气阴两亏之证。方中重用罂粟壳，其味酸涩，功专敛肺止咳，为君药。五味子酸甘温，乌梅酸涩平，二药收敛肺气而止咳，配合君药加强敛肺止咳之力，为臣药。人参补益肺气；阿胶滋养肺阴；款冬花、桑白皮、贝母降气化痰，止咳平喘，兼清肺热，并可润肺，以上均为佐药。桔梗宣肺祛痰，载药上行，直达病所，是为使药。诸药合用，敛中有散，降中寓升，共奏敛肺止咳、补益气阴之功。

【临床应用】本方为敛肺益气之剂，是治疗久咳肺虚的代表方。方中罂粟壳有毒，煎服常用剂量为 3～6 克，久服成瘾，故不宜多服、久服。现代药理研究发现，它的主要成分吗啡类生物碱，对中枢神经系统，特别是对呼吸和延髓咳嗽中枢，有着强有力的抑制作用，故止咳作用很强，但同时有呼吸抑制，故用量不宜过大，特别是痰多时不宜使用该方剂，不利于痰液的排出。现代药理研究显示，本方具有抑制平滑肌痉挛、增强机体免疫力、抗炎、镇静等作用。现代临床常用于治疗慢性气管炎、支气管哮喘、肺源性心脏病、肺结核、百日咳、喉源性咳嗽等病症。

第二节　涩精止遗

桑螵蛸散《本草衍义》

【组成】桑螵蛸 30 克，远志 30 克，石菖蒲 30 克，人参 30 克，茯神 30 克，当归 30 克，龙骨 30 克，龟甲 30 克（醋炙）。

【用法】上药研末，每服 6 克，人参汤调下，夜卧服。

【功效】补肾养心，涩精止遗。

【适应证】心肾两虚证。症见小便频数，或尿如米泔色，心神恍惚，健忘食少，或溺后遗沥不尽，或睡中遗尿，或梦遗失精，舌淡苔白，脉细弱。

【方解】本方为治心肾两虚，水火不交的常用方。方中桑螵蛸甘咸平，补肾固精止遗，为君药。臣以龙骨收敛固涩，且安心神；龟甲滋养肾阴，亦补心阴。桑螵蛸得龙骨则固精止遗之力增，龙骨配龟甲则益阴潜阳，安神之功著。佐以人参大补元气，茯神宁心安神，石菖蒲善开心窍，远志安神定志，且通肾气，上达于心，如此则心肾相交；更以当归补心血，与人参合用，能双补气血。诸药相合，共奏交通心肾、补益气血、涩精止遗之效。

【临床应用】本方为治疗遗尿的常用方。方中桑螵蛸是螳螂科昆虫大刀螂、南方刀螂、广腹螳螂的卵鞘。说起螳螂，不得不提到"性食同类"的现象，即在交尾前后甚至交尾过程中，雌性吃掉与之交尾的雄性。对雌螳螂杀夫的首次描述，出现于 1658 年出版的德语著作中。1886 年一位美国昆虫学家向《科学》杂志报告了他在实验室看到的雌螳螂在交配前吃掉雄螳螂的头，而无头雄螳螂仍设法完成交配的奇怪情景。据昆虫学家分析，这是因为雌螳螂为了产下多而饱满的卵，需要更多的蛋白质，雄螳螂的肉正是极好的能量来源。断头的雄螳螂能完成交配，这是已被实验证实的，因为控制交配的神经不在头部，而在腹部，而且，由于某些神经抑制中枢位于头部，头被吃掉反而还有助于增强雄性的性能力。

需要注意的是，入药用的卵鞘需要进行一定的加工，主要是用高温杀死卵鞘里的卵子。若不及时加工，卵子会孵化出幼虫跑出去，就会使药效大为降低。古时称螳螂卵为螵蛸，产于桑树上者则称为桑螵蛸。现代临床上应用的桑螵蛸并非完全采于桑树之上。《名医别录》谓"以桑上者为好，是兼得桑白皮之津气也，惟连枝断取者为真"；而《本草衍义》提到"如无桑上者，及用他树者，以炙桑白皮佐之，桑白皮行水，以接螵蛸就肾经也"。药理学研究表明，桑螵蛸可增强家兔尿道括约肌收缩力，抑制膀胱平滑肌的自动节律性收缩，使平滑肌松弛，基础张力降低。现代常用于治疗小儿遗尿、神经性尿频、尿道综合征、糖尿病肾病、老年糖尿病性便秘、神经衰弱等疾病。

金锁固精丸（汤）《医方集解》

【组成】沙苑子 60 克（炒），芡实 60 克（蒸），莲须 60 克，龙骨 30 克（酥炙），牡蛎 30 克（盐水煮一日一夜，煅粉）。

【用法】莲子粉糊为丸，盐汤下。

【功效】固肾涩精。

【适应证】肾虚精关不固，而表现遗精滑泄、腰酸耳鸣、四肢乏力、舌淡苔白、脉细弱等症者。

【方解】本方为治疗男子精滑不禁之名方。方中沙苑子甘温，补肾固精，为君药。芡实、莲子甘涩而平，俱能益肾固精，且补脾气，莲子并能交通心肾，共为臣药。君臣相配，以补不足为主。佐以龙骨甘涩平，牡蛎咸平微寒，俱能固涩止遗。莲须甘平，尤为收敛固精之妙品。诸药合用，既可涩精液之外泄，又能补肾精之不足。本方配伍特点为集诸"涩精秘气"之品于一方，重在固精，兼以补肾，标本兼顾，而以固涩滑脱治标为主。因其能秘肾气、固精关，专为肾虚滑精者设，犹如贵重的金锁，故美其名曰："金锁固精。"

【临床应用】本方为补肾固精的代表方。说起方中君药沙苑子的来历，还有一段美丽的民间传说。相传唐玄宗有个女儿，人称长乐公主。因自幼多病，长到十五六岁还是个黄毛丫头，经常住在华清宫养病。"安史之乱"时，唐玄宗带着杨贵妃仓皇出逃，永乐公主与奶妈逃亡到一个叫沙苑的地方后便昏了过去，刚好巧遇一位老者，老人急忙拿出随身携带的药葫芦，一边用针扎，一边把配制的蒺藜丹灌入公主口中，不多时，公主苏醒了。老人将她们带回家后，叫女儿天天熬蒺藜茶喂公主饮下，永乐公主身体竟慢慢恢复了。太子唐肃宗李亨即位后接公主回宫，临走时老人将葫芦里装的蒺藜丹送予永乐公主作为礼物。肃宗得了蒺藜丹后连服数月，也渐觉爽心明目，精力充沛，便下旨将白蒺藜改名为"沙苑子"，并下令将此药进贡入宫，这就是贡品蒺藜的来历。

多数方剂学著作认为本方具有益肾固精的功用，主治肾虚精关不固的遗精滑泄。但是，也有一些不同看法，《中医方剂大辞典》与《中国医学大辞典》均认为本方能交通心肾，可用于心肾不交之梦遗滑精。现代临床常用于治疗性神经功能紊乱、男子不育、小儿遗尿、乳糜尿、慢性前列腺炎、精囊炎、重症肌无力、慢性肠炎、慢性宫颈炎、产后尿失禁、糖尿病肾病、慢性肾炎蛋白尿、骨折愈合迟缓等疾病。

水陆二仙丹《洪氏经验集》

【组成】芡实 500 克，金樱子 500 克。

【用法】研末为丸，每服 3 ～ 6 克，盐汤送服，每日 2 ～ 3 服。

【功效】益肾固精。

【适应证】肾虚所致的男子遗精白浊、女子带下，以及小便频数、遗尿等症。

【方解】"水陆"，指两药生长环境，芡实生长在水中，而金樱子则长于山上，一在水而一在陆。"仙"，谓本方之功效神奇。方中芡实甘涩，能固肾涩精；金樱子酸涩，能固精缩尿。两药配伍，能使肾气得补，精关自固，从而遗精、遗尿、带下蠲除。虽然本方药仅二味，但配伍合法有制，用之于临床，其疗效一如仙方，故称之为"水陆二仙丹"。

【临床应用】方中芡实可谓"药食两用"的天然补品。宋代大文豪苏东坡老年仍身健体壮，面色红润，才思敏捷，因为他对养生很有研究，他的养生之道中有一条就是吃芡实，吃法颇为奇异：时不时取刚煮熟的芡实一粒，放入口中，缓缓含嚼，直至津液满口，再鼓漱几遍，徐徐咽下。据说苏东坡还极喜爱吃用芡实煮成的"鸡头粥"，并称之"粥既快养，粥后一觉，妙不可言也"。

现代药理研究表明，金樱子和芡实均具有抗氧化、延缓衰老、提高免疫力、降血脂、抗癌等功效。水陆二仙丹提取物可通过增加精子活力、降低脂质过氧化，从而保护精子的膜功能和结构。临床常用于治疗慢性前列腺炎、精囊炎、慢性肾炎、糖尿病肾病、肾病综合征、阴道炎、宫颈炎等疾病。

孔圣枕中丹 《备急千金要方》

【**组成**】龟甲 12 克，龙骨 12 克，远志 6 克，石菖蒲 6 克。

【**用法**】诸药研细末，每日早晚各服 3 克，亦可水煎，每日 1 剂，分 2 次服用。

【**功效**】益智安神，通心健脑，祛痰开窍。

【**适应证**】心肾亏虚，痰火内扰。症见健忘、失眠、多梦、头目眩晕、痰多、遗精、遗尿、舌红、苔薄白、脉沉细而弦。

【**方解**】本方为历代医家大为推崇的益智健脑效方。方中用量比例为 2∶2∶1∶1，除用于散剂外，也可做丸剂，水煎剂则龟甲、龙骨各用 15～25 克，其他两药各用 10 克，并可随证加减。方中以龟甲滋养肾阴、填精补髓为主药；龙骨平肝潜阳、收魂入肝为辅药，两药互相为用，使神魂得安而达安神定志之效；远志苦能通心肾虚损，辛能散心肝郁滞，使肾气上达于心，强神志，益智能，交通心肾为佐药；石菖蒲开心孔，利九窍、散肝郁、祛痰湿，为使药；诸药合用，相辅相成，可使肾阴足、心肝宁、痰湿去、心肾交通、九窍聪明，脑力充盛而记忆力自强。

本方为唐代著名医家孙思邈所创制，原名为"孔子大圣知枕中方"。据传，当年孔子使用此方屡获奇效，从此历经数代而得以流传至今，但其真实性尚有待查证。按《医方考》作者吴崑之说："其未必有所自，但曰为孔子大圣之奇方，则未敢是非也。"由此推断可能是假借孔子大名而为之。《圣济总录》称本方为"龟甲散"。

【**临床应用**】古人认为，方中所用龟和龙是自然界的灵物，龟为阴类之至灵，龙为阳类动物之至灵，都有"通神"之妙，能助人之灵机，益智增慧。元代朱丹溪认为龟甲补阴，主阴血不足；《本草蒙荃》称其专补阴衰，善滋肾损，阴血得补，精髓充盈，大脑思维才能有充盛的物质基础。龙骨为古代哺乳动物象类、三趾马类、犀牛类等的骨骼化石，既入心经镇惊安神，又入肾经而益智，大凡用脑过度，心阴耗损，心气损伤而出现头晕心悸、失眠多梦、记忆力衰退、不耐思考、反应迟钝等现象，龙骨皆能收敛浮越之气、镇守躁动之心，并可使潜在的智能得到充分的发挥；远志为植物类药，入心、肾经，为古今都十分推崇的益智良药，能够泄热散郁、交通心肾、益智强记、抗衰延年，并有助于改善及延缓老年人痴呆的作用。有人用单药做膏服用，收到益智强记的良好效果。中医认为，记忆思维能力的降低与痰阻有关，因痰浊蒙蔽清窍，会导致耳目失聪、记忆力下降，远志功擅祛痰解郁，凡兼痰者用之，有助于益智强记；石菖蒲为天南星科植物的根茎，入心、肝、脾经，能开窍醒脑、舒脾散肝、豁痰益智，故王学权的《重庆堂随笔》中有精辟的阐述："石菖蒲舒心气、畅心神、怡心情、益心志，妙品也，清解药用之，赖以祛痰秽之浊而卫宫城；滋养药用之，借以宣心思之经而通神明。"综观本方，在祛除痰湿、改善失眠、止遗益智、固经止带等方面均具有良好的效果。其组方用药虽简而配伍精妙，药方平和，极受病家欢迎。《千金翼方》称："治读书善忘，常服令人大聪。"吴崑赞曰："学习易忘，此方与之，令人聪明。"本方与天王补心丹皆能治心悸、怔忡、失眠、健忘，但天王补心丹以养心血、收心神、滋阴降火为主；本方则以填补肾阴、填精补髓、潜阳平肝及收魂安神为主，久服令人聪慧。现代临床常用于神经衰弱、脑供血不足、睡眠障碍、健忘、痴呆、功能性性功能障碍、遗精、滑精、小儿遗尿、月经失调、带下、抑郁症、夜游、小儿多动症等多种疾病的治疗。

第三节　涩肠固脱

真人养脏汤《太平惠民和剂局方》

【组成】人参 18 克，当归 18 克（去芦），白术 18 克（焙），肉豆蔻 15 克（面裹，煨），肉桂 24 克（去粗皮），甘草 24 克（炙），白芍 48 克，木香 42 克（不见火），诃子 36 克（去核），罂粟壳 108 克（去蒂、萼，蜜炙）。

【用法】上锉为粗末。每服 6 克，水一盏半，煎至八分，去滓，食前温服。忌酒、面、生、冷、鱼腥、油腻。现代用法：共为粗末，每服 6 克，水煎去滓，饭前温服；亦做汤剂，水煎去滓，饭前温服，用量按原方比例酌减。

【功效】涩肠固脱，温补脾肾。

【适应证】久泻久痢，脾肾虚寒证。症见泻痢无度，滑脱不禁，甚至脱肛坠下，脐腹疼痛，喜温喜按，倦怠食少，舌淡苔白，脉迟细。

【方解】本方证多在久泻久痢，积滞已去之后，因脾肾虚寒，肠失固摄所致。方中重用罂粟壳涩肠止泻，为君药。臣以肉豆蔻温中涩肠；诃子功专涩肠止泻。君臣相须为用，体现"急则治其标""滑者涩之"之法。然固涩之品仅能塞流，不能治本，故佐以肉桂温肾暖脾，人参、白术补气健脾，三药合用温补脾肾以治本。又佐以当归、白芍养血和血，木香调气醒脾，共成调气和血之功，既治下痢腹痛后重，又使全方涩补不滞。甘草益气和中，调和诸药，为佐使药。

【临床应用】本方原作纯阳真人养脏汤，简称养脏汤，为治疗泻痢日久，脾肾虚寒，滑脱不禁的常用方剂。纯阳真人即吕岩，为古代传说八仙之一，道教最佳形象代言人、社会活动家、道教内丹理论家、诗人吕洞宾先生。吕洞宾在历史上确有其人，真实的吕洞宾其实字洞宾，号纯阳子，名吕岩。本方冠以仙人之名，以示疗效不同凡响。

泻痢一证，有虚有实，初起邪实者，多兼积滞，则当"通因通用"，邪去则痢止，而不可早用收涩之剂，古人所谓"痢无止法"，即指此而言。若泻痢日久，积滞虽去，脾肾已虚，肠失固摄而大便滑脱不禁者，乃虚寒之证，不可固执"痢无止法"。本方证病由泻痢而起，且时久已至滑脱不禁，中虚失固，非固涩则泻痢终不能止，故治宜涩肠固脱为主，兼以温养立法。现代研究表明，本方具有修复细胞因子失衡、中和胃酸、抗溃疡、抑制胃蛋白酶活性、抗炎、镇痛等作用。临床常用于治疗溃疡性结肠炎、慢性结肠炎、糖尿病性腹泻、慢性痢疾、消化性溃疡、脱肛等疾病。

桃花汤《伤寒论》

【组成】赤石脂 30 克（一半全用，一半筛末），干姜 3 克，粳米 30 克。

【用法】上三味，以水七升，煮米令熟，去滓，温服七合，纳赤石脂末 6 克，日三服。若一服愈，余勿服。

【功效】温中涩肠止痢。

【适应证】虚寒痢。症见下痢日久不愈，便脓血，色暗不鲜，腹痛喜温喜按，舌质淡苔白，脉迟弱或微细。

【方解】本方是治疗脾肾阳虚，统摄无权，致大肠滑脱不禁的常用方。方中赤石脂温涩固脱以止泻痢为君；干姜温中祛寒为臣，与赤石脂合用，则有温中涩肠，止血止痢之效；粳米养胃和中为佐使，助赤石脂、干姜以厚肠胃。诸药合用，共奏温中涩肠之效。

【临床应用】本方为医圣张仲景所创，用于少阴病，下痢便脓血的主方。方中君药赤石脂其色赤白相间，别名桃花石，加之本方煎煮成汤，其色淡红，鲜艳犹若桃花一般，故称桃花汤。赤石脂主要含有含水硅酸铝，尚含有相当多的氧化铁等物质，能吸附消化道内有毒的物质、细菌毒素及代谢产物，减少对肠道黏膜的刺激，而起到止泻作用；且对胃肠黏膜有保护作用，能制止胃肠道出血。赤石脂使用时应一半入煎服，另一半筛末冲服，使留着肠中以加强收涩之效。现代药理研究表明，本方具有抑菌、收敛、止血、镇痛、镇静、镇吐等作用。现代临床常用于治疗溃疡性结肠炎、上消化道出血、伤寒肠出血、慢性肠炎、慢性阿米巴痢疾、慢性细菌性痢疾、功能性子宫出血、带下等疾病。

四神丸 《内科摘要》

【组成】肉豆蔻60克，补骨脂120克，五味子60克，吴茱萸30克（浸炒）。

【用法】上为末，生姜240克，大枣100枚，煮熟取枣肉和丸，如桐子大。每服五七十丸，空心或食前白汤送下。

【功效】温肾暖脾，涩肠止泻。

【适应证】脾肾虚寒之肾泄。症见五更泄泻，不思饮食，食不消化，或久泄不愈，腹痛喜温，腰酸肢冷，神疲乏力，舌淡，苔薄白，脉沉迟无力。

【方解】肾泄，又称五更泻，鸡鸣泻，多由命门火衰，火不暖土，脾失健运所致。方中重用补骨脂辛苦性温，能补相火以通君火，火旺乃能生土，故以为君。臣以肉豆蔻温中涩肠，与补骨脂相伍，既可增温肾暖脾之力，又能涩肠止泻。吴茱萸温脾暖胃以散寒；五味子酸温，固肾涩肠，合吴茱萸以助君臣药温涩止泻之力，为佐药。姜、枣同煮，枣肉为丸，意在温补脾胃，鼓舞运化。诸药合用，温热与酸涩并用，而以温补治本为主，水土兼顾，而重在补命门以暖脾土，使火旺土强，"肾泄"自愈。

【临床应用】本方为治疗肾泄的名方。由《普济本事方》的二神丸与五味子散两方组合而成。二神丸（肉豆蔻、补骨脂）主治"脾肾虚弱，全不进食"；五味子散（五味子、吴茱萸）温中涩肠，专治"肾泄"。两方相合，则温补脾肾、固涩止泻之功益佳。

值得一提的是，肉豆蔻生用有滑肠之弊，并具刺激性，临床使用须煨制以减其烈性。肉豆蔻含有多种挥发油，少量使用可增加胃液分泌，增强食欲，促进消化，但大量服用会导致心跳加快，有些还可出现嗜睡，故临床剂量不宜过大，一般是3～10克。

药理学研究显示，本方剂可直接作用于胃肠道，阻断乙酰胆碱和组胺与其受体的结合，从而延缓平滑肌收缩，抑制肠管蠕动；对免疫功能及神经内分泌功能也有强大的促进和调节作用，而且还有抗炎、抗氧化损伤及抗病原微生物作用。现代常用于慢性功能性腹泻、慢性结肠炎、肠易激综合征、糖尿病性顽固性腹泻、十二指肠溃疡、神经性遗尿、经期综合征、肠结核等疾病的治疗。

第四节　固崩止带

固经丸《丹溪心法》

【组成】黄芩 30 克（炒），白芍 30 克（炒），龟甲 30 克（炙），黄柏 9 克（炒），椿树根皮 22.5 克，香附子 7.5 克。

【用法】上药为末，酒糊为丸，如梧桐子大，每服 50 丸，空腹时温酒或白汤送下。亦可做汤剂，水煎服，用量按照原书比例酌定。

【功效】滋阴清热，固经止血。

【适应证】阴虚血热之崩漏。症见月经过多或崩中漏下，血色深红或紫黑稠黏，手足心热，腰膝酸软，舌红，脉弦数。

【方解】本方为治疗阴虚血热崩漏的常用方剂。龟甲咸甘性平，方中重用以益肾滋阴而降火；白芍苦酸微寒，敛阴益血以养肝，共为君药。黄芩苦寒，清热止血；黄柏苦寒，泻火坚阴，共为臣药。佐以椿根皮苦涩而凉，固经止血。又恐寒凉太过止血留瘀，故用少量香附辛苦微温，调气活血，以为佐药。以酒糊丸，并以温酒送服，导引诸药，以行药势，为使药。诸药合用，使阴血得养，火热得清，气血调畅，崩中漏下之疾可愈，故方以"固经"名之。

【临床应用】本方首载于朱丹溪的《丹溪心法》，宋·陈自明《妇人大全良方》中也载一固经丸方，但其药物组成及功效与本方迥然不同。现代药理研究显示，本方具有抗菌抗炎、止血、镇痛、镇静、增强免疫力等作用。临床多用于治疗功能性子宫出血、人流术后月经过多、慢性附件炎、精囊炎、遗精、精液不液化、植物神经紊乱等疾病。

完带汤《傅青主女科》

【组成】白术 30 克（土炒），山药 30 克（炒），人参 6 克，白芍 15 克（酒炒），车前子 9 克（酒炒），苍术 9 克（制），甘草 3 克，陈皮 1.5 克，黑芥穗 1.5 克，柴胡 1.8 克。

【用法】水煎，每日 1 剂，分 2 次服用。

【功效】补脾疏肝，化湿止带。

【适应证】脾虚肝郁，湿浊带下。症见带下色白，清稀如涕，面色㿠白，倦怠便溏，舌淡苔白，脉缓或濡弱。

【方解】本方是治疗脾虚带下的常用方。方中重用白术、山药为君，意在补脾祛湿，使脾气健运，湿浊得消；山药并有固肾止带之功。臣以人参补中益气，以助君药补脾之力；苍术燥湿运脾，以增祛湿化浊之力；白芍柔肝理脾，使肝木条达而脾土自强；车前子利湿清热，令湿浊从小便分利。佐以陈皮之理气燥湿，既可使补药补而不滞，又可行气以化湿；柴胡、荆芥穗之辛散，得白术则升发脾胃清阳，配白芍则疏肝解郁。使以甘草调药和中，诸药相配，使脾气健旺，肝气条达，清阳得升，湿浊得化，则带下自止。著名已故医家岳美中曾言："方中山药、白术用量可谓大矣，陈皮、柴胡、黑荆芥用量可谓小矣。大者补养，小者消散，寄消于升，用量奇而可法，不失古人君臣佐使制方之义。"由此可知，傅青主组方配伍之心思巧妙。

【临床应用】本方为治疗白带的常用方剂。带下病为中医病名，是指带下量明显增多，色、质、气味异常，伴有全身或局部症状的一种疾病。临床表现常见白带增多、绵绵不断、外阴瘙痒、腰痛、神疲等，或见赤白相兼，或五色杂下，或脓浊样，有腥臭味等。引起带下异常的原因有很多，最常见的为阴道炎、宫颈炎、盆腔炎性疾病。带下病有白带、黄带、赤带、青带、黑带等，本方主治病证并非针对所有带下病而设，而是专为白带病证而立。傅氏指出："带下俱是湿证，而以带下名者，因带脉不能约束而有此病，故以名之。盖带脉通于任督，任督病而带脉始病……加以脾气之虚，肝气之郁，湿气之侵，热气之逼，安得不成带下之病哉？故妇人有终年累月下流白物，如涕如唾，不能禁止，若是甚则臭秽者，所谓白带也。夫白带乃湿盛而火衰，肝郁而气弱，则脾气受伤，湿土之气下陷，是以脾精不守，不能化荣血以为经水，反变为白滑之物，由阴门直下，欲自禁而不可得也。治法宜大补脾胃之气，稍佐以疏肝之品，使风木不闭塞于地中，则地气自升腾于天上，脾气健而湿气消，自无白带之患矣，方用完带汤。"可见，白带的生成是因脾虚肝郁，湿浊下注。治须补脾为主，佐以疏肝化湿。这正是创制本方的理法依据。现代药理研究显示，本方主要有抗炎、镇静、镇痛、强壮等作用。妇科临床常用于治疗带下病、阴道炎、盆腔炎、子宫内膜炎、外阴白色病变、经前期紧张综合征；也有报道其可用于治疗慢性前列腺炎、男性不育症、男性勃起功能障碍、慢性结肠炎、肠易激综合征、慢性肝炎、慢性肾炎、慢性疲劳综合征、白细胞减少症、颅内血肿、化脓性中耳炎等疾病。

易黄汤《傅青主女科》

【组成】山药30克（炒），芡实30克（炒），黄柏6克（盐水炒），车前子3克（酒炒），白果10枚（碎）。

【用法】水煎服，每日1剂，分2次服用。

【功效】固肾止带，清热祛湿。

【适应证】肾虚湿热带下。症见带下黏稠量多，色黄如浓茶汁，其气腥秽，舌红苔黄腻者。

【方解】本方是治疗湿热带下的常用方。方中重用炒山药、炒芡实补脾益肾，固涩止带，《本草求真》曰："山药之补，本有过于芡实，而芡实之涩，更有胜于山药。"故共为君药。白果收涩止带，兼除湿热，为臣药。用少量黄柏苦寒入肾，清热燥湿；车前子甘寒，清热利湿，均为佐药。诸药合用，重在补涩，辅以清利，使肾虚得复，热清湿祛，则带下自愈。

傅氏认为，"山药、芡实专补任脉之虚，又能利水，加白果引入任脉中，更为便捷，所以奏功之速也。至于用黄柏清肾中之火也，肾与任脉相通以相济，解肾中之火，即解任脉之热矣"，"若湿久生热，必得清肾火而湿始有去路，方用黄柏、车前子妙。山药、芡实尤能清热生津"。全方平补脾肾，清热化湿，补中有清，涩中有利，标本兼顾。

【临床应用】本方由明末清初著名医家傅青主所创。傅青主对本方的评价是："此不特治黄带之方也，凡有带病者，均可治之，而治带之黄者，功更奇矣。"本方原用于治疗带下病，目前也被用于内科、儿科等其他疾病中，临床多用于治疗湿热类病症，诸如尿路感染、神经性皮炎、乳糜尿、慢性肾炎、慢性结肠炎、慢性前列腺炎、慢性盆腔炎、老年性阴道炎、排卵期出血、婴儿腹泻等疾病。由此可见，"异病同治"的治疗原则在易黄汤的现代临床应用中得到很好的体现。

（周忠辉）

银发霜鬓逾古稀，一生汗水注于医。

杏林漫道勤求索，医海功成自可期。

发皇古义梦长在，融会新知心不移。

继往开来今更盛，中西互补两相宜。

王会仍

2017年2月

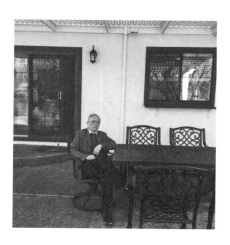

　　王会仍（1938—），主任中医师，1965年毕业于浙江中医药大学（原浙江中医学院），国内著名呼吸内科专家、全国名老中医药专家学术经验继承工作指导老师（国家级名老中医）、浙江省中医药学会理事、浙江省中西医结合呼吸病专业委员会顾问。曾任浙江省中医院肺功能研究室主任。历任浙江省政协第六、七届政协委员，浙江省民盟第七、八届委员，浙江省归侨第二届至第六届侨联委员，浙江省中西医结合学会理事。曾被聘为《中医临床与保健》和《现代应用药学》等杂志的特约编委。先后发表论著、综述和医学科普文章百余篇，参编《中西医结合内科临床》，主审《健康之路从肺开始》和《慢性咳嗽中西医诊治》，在学术上有较高造诣。

　　王老从事中医内科临床工作五十余年，提倡中西医互相走近，取长补短，在中西医结合防治内科疾病方面积累了极为丰富的临床经验，尤其对治疗慢性阻塞性肺疾病、支气管扩张和支气管哮喘等呼吸系统疾病尤为擅长。在临床上主张双重诊断、优化选择的原则来治疗疾病，重视中医气血学说及心肺同治在慢性肺疾病中的作用。同时，他在长期临床实践中总结出数个自验方用于临床内科疾病的诊治，已获良效，其中保肺定喘汤及芪冬活血饮两方已获多项国家基金项目支持。

保肺定喘汤

【组成】猪苓 10 克，炒白术 10 克，茯苓 15 克，泽泻 10 克，桑白皮 12 克，炙桂枝 10 克，葶苈子 10 克，降香 6 克（包煎），广地龙 9 克，淫羊藿 12 克，太子参（或党参）30 克，黄芪 30 克，红景天 6 克，金荞麦 30 克，前胡 10 克，虎杖 15 克，三叶青 9 克，生薏苡仁 30 克，杏仁 10 克，浙贝母 12 克。

【用法】水煎，每日 1 剂，分 2 次服用。

【功效】益气活血，利尿消肿，化痰平喘，补肾固本。

【适应证】慢性阻塞性肺疾病稳定期及慢性肺源性心脏病（肺胀），肺肾两虚，气虚血瘀证。症见慢性咳嗽，咳痰，痰少，气短或呼吸困难，活动后喘息，胸闷，神疲乏力，语音低微，或有腰腿酸软，头晕耳鸣，下肢浮肿，舌暗红，脉沉细弱者。

【方解】以太子参（或党参）、黄芪补益肺气、健脾助运，降香、红景天活血化瘀，四者益气活血，共为君药；猪苓、茯苓、炒白术、泽泻、炙桂枝合为五苓散利水渗湿、温阳化气，为臣药，君臣相伍，共奏益气活血利水之效，气足则血行，气化则利水，瘀化则脉道通畅，从而使慢性阻塞性肺疾病（肺胀）气虚血瘀这一关键病理环节得到改善。地龙性寒、味咸，能清热化痰、舒肺止咳平喘；淫羊藿性温、味辛，温肾纳气，两者一阴一阳以燮理阴阳。桑白皮、薏苡仁、葶苈子配伍黄芪泻肺平喘、利水消肿。金荞麦、前胡、三叶青、虎杖合杏仁、浙贝母共奏苦降泄热、化痰止咳之功。甘草润肺止咳、补益肺脾，而为佐使。诸药相伍，既能益气活血养阴，又能化痰利咽平喘，宣通气血，又能兼顾脾肾，清肺化痰止咳，切中慢性阻塞性肺疾病（肺胀）的病理环节，起到了良好的扶正固本以祛邪的作用。

【临床应用】在临床上可广泛应用于慢性阻塞性肺疾病（肺胀）（COPD）稳定期患者，也可应用于支气管哮喘和慢性支气管炎缓解期等见肺肾两虚，气虚血瘀证候者。

王会仍教授所在课题组研究表明，保肺定喘汤能明显改善致模因素对大鼠肺脏造成的病理损害，对实验性肺气肿大鼠有较好的防治作用，其作用机制可能与内皮素（ET-1）的拮抗作用相关；保肺定喘汤可对体外缺氧条件下，肺动脉平滑肌细胞（PASMC）增殖产生影响，改善模型大鼠肺血管炎性细胞浸润及肺动脉管腔狭窄，减少模型组大鼠肺动脉周围胶原纤维沉积，同时能抑制肺动脉平滑肌细胞血管内皮生长因子（VEGF）的表达；此外，还能减轻 COPD 大鼠气道重塑，增加体重，提高血清瘦素水平，降低肿瘤坏死因子α（TNF-α）水平，从而改善COPD全身慢性炎症反应及脂质代谢；并可通过调节血栓素B（TXB$_2$）、6-酮-前列腺素F1α（6-keto-PGF1α）、一氧化氮（NO）、ET-1的代谢和减轻肺血管重构，在一定程度上防治肺源性心脏病。

临床加减化裁：临证可酌加二到三味，如炙枇杷叶、重楼、肺形草等清肺化痰药物，一则可加强邪去瘀消，二则可起到防止体虚易感的作用；若有口干、舌红少苔或舌苔剥脱，脉细数等阴虚征象明显者，加南北沙参、石斛、制黄精、熟地黄、麦冬等加强养阴作用；若唇紫爪暗、舌暗红等血瘀征象明显者，可酌加当归、丹参等加强活血作用；若有脘腹胀满、纳呆、大便溏烂等脾虚征象，酌加二到三味，如川厚朴、绞股蓝、制半夏、陈皮、制香附、神曲、炒谷麦芽等理气健脾、和胃消导之品；若伴有焦虑、失眠等，加用合欢花、合欢皮等疏肝解郁安神之品；若胸闷显著者，可加用半夏瓜蒌薤白汤。本方应用于COPD，特别合并有心功能不全的患者，已有数十例病例通过长期的治疗观察，疗效较佳，有的已服用5年以上，未发现明显不良反应。

芪冬活血饮

【组成】杏仁10克，浙贝母10克，桑白皮12克，百合15克，太子参20克，麦冬12克，黄芪30克，红景天6克，金蝉花6克，穿山龙15克，金荞麦30克，虎杖15克，化橘红6克，茯苓15克，五味子6克，怀山药15克，白术10克，当归12g，甘草6克。

【用法】水煎，每日1剂，分2次服用。

【功效】清热解毒，祛瘀通腑，益气养阴。

【适应证】急性肺损伤、间质性肺疾病（肺痿），热毒瘀阻，气阴两伤证。症见突然剧烈喘急，呼吸急促，张口抬肩，不能平卧，四肢厥冷，大汗淋漓，唇肢发绀或长期反复咳吐浊唾涎沫，伴有面色㿠白或青苍，形体消瘦，神疲头晕，舌红苔剥，脉细数。

【方解】黄芪、麦冬、太子参、茯苓、五味子、怀山药、白术、百合共起益气养阴、扶正固表之功；虎杖清热解毒、化湿祛瘀、通腑泻下；当归、红景天、穿山龙活血化瘀，润燥滑肠；结合杏仁、浙贝母、金蝉花、桑白皮、金荞麦、化橘红宣肺平喘、化痰止咳；甘草调和诸药。针对中医对急性肺损伤及间质性肺疾病的病机归纳，属于热毒瘀结、气阴两虚证者，其病机为外邪犯肺、邪热传入阳明，以致肠中积滞相结而热结肠燥，气机壅滞，上逆则喘，中阻则满，热迫血瘀，瘀热互结，壅滞于肺，肺通调水道功能失司，水液内停。临床上，中医诊治主要不外乎"通腑泄热法""活血化瘀法""益气扶正法""宣肺利水法"以及"清热解毒法"五种大法。益气养阴可扶助正气，使正旺而邪去；清热祛瘀可消除体内瘀滞，改善肺循环，从而使肺血流量增加，改善通气血流比例，提高肺的通气、换气功能；通腑泻下可降低氧自由基，减轻炎症反应。

【临床应用】本方在临床上可广泛应用于急性肺损伤（ALI）和间质性肺疾病（肺痿）患者。急性肺损伤以弥漫性肺泡－毛细血管膜损伤所致肺水肿和微肺不张等为其主要病理特征，临床表现为呼吸窘迫和顽固性低氧血症等，而间质性肺疾病则以弥漫性肺实质、肺泡炎症和间质纤维化为基本病理病变，以活动性呼吸困难、X线胸片弥漫性浸润阴影、限制性通气障碍、弥散（DLCO）功能降低和低氧血症为临床表现。两者在病理表现及临床症状上有着较多相似之处，故王会仍教授在临床中衷中参西，采用"异病同治"的治疗原则，选用芪冬活血饮治之。

王会仍教授所在课题组已经证实"芪冬活血饮"可减轻急性肺损伤大鼠酸中毒，降低二氧化碳分压（$PaCO_2$）及提高氧分压（PaO_2）；可显著减轻脂多糖（LPS）诱导的 ALI 大鼠肺泡结构的破坏、炎症细胞的浸润，减轻肺泡间隔水肿出血；减少炎症因子 TNF-α 的分泌，增加抗炎因子白介素 10（IL-10）分泌，调节抗炎和促炎因子之间的平衡；减少丙二醛（MDA）含量、增加超氧化物歧化酶（SOD）含量，具有抗氧化作用；抑制 TLR4/NF-κB p65 炎症信号通路，抑制小窝蛋白-1（Caveolin-1）表达，降低促炎细胞因子白介素 1β（IL-1β）的表达。此外，通过体内外实验证明，芪冬活血饮可减轻急性肺损伤小鼠的肺损伤程度；抑制急性肺损伤小鼠血清、肺泡灌洗液及肺组织中粒细胞集落刺激因子（G-CSF）、粒细胞巨噬细胞刺激因子（GM-CSF）、干扰素 γ（IFN-γ）、白介素 1β（IL-1β）、白介素 5（IL-5）、白介素 6（IL-6）、白介素 7（IL-7）、白介素 10（IL-10）、白介素 12（IL-12）、白介素 13（IL-13）、白介素 15（IL-15）、白介素 17（IL-17）、白介素 12p70（IL-12p70）、白介素 1α（IL-1α）、γ 干扰素诱导蛋白 10（IP-10）、KC、单核细胞趋化蛋白（MCP-1）、巨噬细胞炎症蛋白 1α（MIP-1α）、巨噬细胞炎症蛋白 1β（MIP-1β）、趋化因子 RANTES、肿瘤坏死因子 α（TNF-α）等细胞因子的释放；可能通过抑制 Caveolin-1 和 MyD88 的表达从而阻断急性肺损伤 TLR4/Caveolin-1 信号转导通路；芪冬活血饮能明显抑制人肺微血管内皮细胞（HPMEC）的活化，降低内皮细胞选择素（E-selectin）和 IP-10 的释放，减轻炎症损伤，保护内皮细胞。

同时，本课题组已就芪冬活血饮内常见单体进行初步研究，证实当归主要成分藁本内酯可以改善 LPS 造成的大鼠急性肺损伤,其机理可能与降低肺泡灌洗液内的总细胞数、中性粒比值、总蛋白含量及 TNF-α、IL-1β 有关;大黄所含主要成分大黄素可以改善 LPS 造成的大鼠急性肺损伤,其机理可能与降低肺泡灌洗液内的总细胞数及 TNF-α、IL-1β 有关,并可以导致肺泡灌洗液中乳酸脱氢酶(LDH)的升高;黄芪主要成分黄芪多糖可以改善 LPS 造成的大鼠急性肺损伤,其机理可能与降低肺泡灌洗液中总蛋白的含量及 TNF-α 有关;虎杖主要成分白藜芦醇可以改善 LPS 造成的大鼠急性肺损伤,其机理可能与降低肺泡灌洗液中 TNF-α 有关。

复方交泰降糖汤

【组成】肉桂 3 克,黄连 6 克,黄芪 30 克,金银花 15 克,绞股蓝 15 克,泽泻 15 克,杜仲 12 克,枸杞子 15 克,桑叶 12 克,菊花 12 克,益智仁 10 克,麦冬 12 克。

【用法】水煎服,每日 1 剂,分 2 次服用;也可制成丸剂。

【功效】交通心肾,益气养阴,滋肝益肾。

【适应证】消渴,不寐,心烦意乱,口干舌燥,神疲肢倦,脉弦细,苔薄黄质红者。

【方解】本方是名老中医王会仍所创制,用于主要中医消渴及心肾失济所致不寐的自验方。方中肉桂、黄连为中医治疗水火失济而致失眠的历代常用名方,两者一阳一阴,一热一寒,互相为用,水火交融,阳入于阴则寐,阴平阳秘,乃可期也。经药理研究表明,肉桂粉 3 克就可促进胰岛细胞分泌胰岛素,从而达到降低血糖作用,每天只要在粥中加入肉桂粉 3 克,就能见效,且不须加量;黄连降血糖的作用,早就已被确定,两药互相配合,其效更强。以往从《备急千金要方》拆方的研究中已证实,黄芪、金银花、黄连三药配伍,具有良好的降血糖作用,由此组成的金芪降糖片,也早已广泛应用于临床治疗糖尿病。本方加用麦冬、绞股蓝,重在加强益气养阴;加入杜仲、益智仁、枸杞子、泽泻、桑叶、菊花,助以滋肾养肝、清热降火、平肝明目,有益于防治糖尿病所致的并发症及胰岛素抵抗。近年来,上述诸药经药理研究表明,均具有不同程度的降低血糖的效果。因此,可以认为本方中各药能发挥各自不同的作用,合用则能增效,组方平和,无明显不良反应。

王老认为,中医对糖尿病古来早有记述,对其所出现的"三多"症状,即为中医所说的"三消"表现,并将之分为"上消、中消、下消",总称"消渴证",治以滋阴清热为主,视其病情不同,辨证施治也异。阴虚则重在滋阴;火旺则加降火;气虚则加补气；阴阳俱虚，则应阴阳双补。古来治疗糖尿病的方药颇多，选用适宜也甚见效。据传，民国时期，西医界尚无可靠的诸如胰岛素之类的有效降低血糖的西药，当时不相信中医的大文学家胡适身患糖尿病，久治不愈，无奈之下，接受了当时京城名医陆承安的治疗而获得改善，所用的就是以黄芪为主的黄芪汤。可见黄芪无疑具有良好的降血糖作用。近年研究认为，此药具有双向作用，临床应用极为广泛，乃一味极须深入研究而加以推广的好药。

【临床应用】适用于糖尿病、神经官能症、睡眠障碍症、干燥综合征、疲劳综合征等疾病的治疗。

清肺化痰汤

【组成】杏仁 10 克，浙贝母 15 克，甘草 6 克，桑白皮 12 克，前胡 12 克，芦根 30 克，肺形草 15 克，佛耳草 15 克，太子参 20 克，佛手 10 克，竹沥半夏 9 克，茯苓 15 克，皂角刺 9 克，南沙参 12 克，金荞麦 30 克，鱼腥草 30 克，三叶青 12 克。

【用法】水煎，每日 1 剂，分 2 次服用。

【功效】益气养阴，清肺化痰。

【适应证】痰饮、咳嗽、肺痈等症见咳嗽、痰多黏稠色黄、口干咽燥、胸闷气短、舌质红、苔薄黄、脉弦滑或滑数者。

【方解】本方重在清肺化痰。方中杏仁、浙贝母、桑白皮、肺形草、佛耳草、佛手、竹沥半夏、皂角刺等化痰止咳；金荞麦、鱼腥草、三叶青（金线吊葫芦）、芦根等清肺祛邪，肺清则痰无留所；酌加太子参、南沙参以益气化痰。本方的特点是标本兼顾、扶正祛邪相结合，宣清同用，冀以邪去正安之法。如见咽痒多涕，可加用蝉蜕、辛夷以利咽通窍；如见痰中带血，可加茜草、仙鹤草、黄芩以凉血止血。

【临床应用】本方常用于支气管扩张、肺部感染、慢性支气管炎、急性扁桃体炎或咽炎等疾病的治疗，效果良好。

解郁安神汤

【组成】淮小麦 30 克，甘草 6 克，焦山栀子 9 克，柴胡 6 克，炒枳壳 10 克，炒白芍 12 克，香附 10 克，苍术 10 克，神曲 12 克，炒川芎 9 克，合欢花 12 克，制远志 6 克，灵芝 20 克，百合 12 克，茯苓 12 克，灯心草 3 克。

【用法】水煎，每日 1 剂，分 2 次服用。

【功效】疏肝和胃，理气解郁，养心安神。

【适应证】不寐，嗳气吞酸，脘腹胀痛，胸膈痞闷，饮食不消，脾胃不和等。

【方解】本方为甘麦大枣汤、四逆汤（散）和越鞠丸的合方，并在此基础上加用养心安神之品组成的方剂。方中淮小麦、合欢花、远志、灯心草、百合养心安神；香附、山栀子、苍术、神曲、川芎行气解五郁，即气、火、湿、食、血所形成的五郁；柴、芍、枳、甘草等组成的四逆汤，疏肝和胃、理气解郁。诸方合用，互相配合，其行气解郁、宁心安神之力更强，效果明显。

【临床应用】本方适用于抑郁症、更年期综合征、睡眠障碍、慢性胃炎、功能性消化不良、乳腺增生、月经失调、痛经、反流性食道炎、心脏神经官能症等疾病的治疗。

止咳截喘汤

【组成】炙麻黄6克，杏仁10克，黄芩10克，甘草6克，前胡10克，炙枇杷叶15克，浙贝母12克，太子参20克，蝉蜕6克，辛夷10克，地肤子12克，佛手10克，肺形草15克，金荞麦30克，三叶青10克，鱼腥草30克。

【用法】水煎，每日1剂，分2次服用。

【功效】清肺化痰，利咽通窍，降气平喘。

【适应证】咳嗽，鼻渊，哮喘，咳逆上气，痰饮，胸闷气短等。

【方解】本方主旨在于清泄肺热，热清气平而喘咳亦愈。所以方用麻黄、杏仁为君，取麻黄之能宣肺而泄邪热，是"火郁发之"之义，杏仁降肺气，一宣一降，共理肺气。但麻黄性温，故配伍黄芩、三叶青、枇杷叶、浙贝母、金荞麦、鱼腥草、肺形草、前胡、佛手等清肺化痰、止咳平喘，使宣肺而不助热，清肺而不留邪，肺气肃降有权，喘急可平，是相制为用。甘草既能益气和中，又能配伍太子参生津止渴，更能调和于寒温宣降之间，故为佐使药。此外，酌用蝉蜕、辛夷、地肤子利咽通窍，临床疗效显著。

王老认为本方为麻杏石甘汤的加减方，之所以不用生石膏，是因此药过于寒凉，故改用肺热专药黄芩。日本汉方医家认为，此药能抑制过敏介质的释放而起到抗过敏的作用。同时，还指出麻黄应从小剂量开始，王老用之一般不超过9克，特别是老年人及小儿，同时应注意患者是否有心律失常及高血压等疾病，剂量宜酌情掌握。

【临床应用】本方可用于感染后咳嗽、上气道咳嗽综合征、支气管哮喘、咳嗽变异性哮喘、过敏性鼻炎、慢性鼻窦炎等疾病的治疗。

抗痴益智汤

【组成】熟地黄 15 克，怀山药 12 克，陈山茱萸肉 12 克，茯苓 15 克，黄芪 30 克，覆盆子 12 克，益智仁 12 克，红景天 10 克，当归 12 克，太子参 20 克，菟丝子 12 克，炒白芍 12 克，绞股蓝 12 克，泽泻 12 克，炙甘草 6 克，桑葚子 12，制丹参 15 克，枸杞子 12 克，麦冬 10 克，五味子 5 克。

【用法】水煎，每日 1 剂，分 2 次服用。

【功效】益气养血，补肾益智。

【适应证】头晕耳鸣，血少失聪，畏寒健忘，腰肢酸软，肝肾不足怕冷肢凉等。

【方解】本方以六味地黄丸之熟地黄、怀山药、山茱萸、茯苓、泽泻为主，滋阴补肾、填精益髓。并选用五子衍宗丸之枸杞子、菟丝子、覆盆子、五味子及桑葚子补肾益精，取其"异病同治"之功。黄芪、太子参、麦冬、绞股蓝等温脾补肾、补气养阴，其中益智仁对抗痴呆疗效尤为明显。同时选用红景天、当归、制丹参等活血，使益气而无瘀滞，气血顺畅，津液得以流通，痰无以生，从根本上缓解症状。

【临床应用】临床可用于阿尔兹海默病、脑梗死、腔隙性脑梗死、脑出血、血管性痴呆等以记忆力减退、愚笨、智能低下、反应迟钝、行为失常为主要表现的疾病。

痛风截止汤

【组成】独活 6 克，桑寄生 15 克，淮牛膝 10 克，桂枝 9 克，炒赤芍 10 克，车前草 20 克，黄芪 30 克，百合 15 克，苍术 10 克，黄柏 10 克，炒知母 10 克，伸筋草 15 克，制延胡索 10 克，木瓜 10 克，千年健 10 克，当归 10 克，川萆薢 15 克。

【用法】水煎，每日 1 剂，分 2 次服用。

【功效】祛风化湿，舒筋通络，活血止痛。

【适应证】一切风湿痹痛，肢节肿痛者。

【方解】本方由独活寄生汤加减化裁而来，为治疗久痹导致肝肾两虚，气血不足之常用方。独活辛苦微温，善治伏风，除久痹，且性善下行，本方重用独活以祛下焦与筋骨间的风寒湿邪。桂枝入手少阴肾经，起温经散寒、通利血脉之功。桑寄生、牛膝补益肝肾而强壮筋骨，且桑寄生兼可祛风湿，牛膝尚能活血以通利肢节筋脉。赤芍养血和血，黄芪健脾益气。车前草、川萆薢利尿化湿，使湿浊之邪下行而出。苍术、知母、黄柏清热化湿。伸筋草、千年健、木瓜、当归、延胡索养血舒筋、强筋壮骨。方中百合，一为上述诸药偏于温燥化湿，此药有养阴润燥之功，故用之可起调和作用；二者此药含有现代医学用于治疗痛风的秋水仙碱的有效成分，此药又是药食两用之品，其优点是既可长期使用，又安全有效，妙用颇佳。

【临床应用】本方可用于痛风、类风湿关节炎、骨质疏松、腰腿痛、老年性关节炎等疾病的治疗，特别适合于痛风患者。

抗痨养肺汤

【组成】甘草6克，桑白皮15克，炙百部12克，平地木30克，猫爪草15克，太子参25克，百合12克，红景天10克，云芝15克，金荞麦30克，三叶青10克，金蝉花9克，南沙参12克，北沙参12克。

【用法】水煎服，每日1剂，分2次服用。

【功效】滋阴补虚，清肺止咳。

【适应证】痨瘵，肺痿，或虚劳咳嗽，痰中带血，午后潮热，神疲乏力，舌红苔少，脉细数等。

【方解】本方是王老用于虚劳咳嗽的临床常用方，也适用于肺脾两虚所致肺痿、肺胀等证的治疗。方中百部甘润苦降，微温不燥，润肺止咳杀虫；桑白皮性甘寒，泄肺热而平咳喘；平地木镇咳平喘，活血化痰；猫爪草性甘辛温，化痰止咳，能散结治瘰；南北沙参、百合养阴润肺；太子参、金蝉花、云芝、红景天益气健脾，滋肾补肺；金荞麦、三叶青（金线吊葫芦）清肺化痰，解毒祛邪；甘草调和护中。诸药合用，既能滋阴清肺、化痰止咳、杀虫解毒，又能益气健脾益肾，标本兼治，不温不燥，祛邪而不伤正，尤适合于气血虚衰的患者。

【临床应用】肺结核、支气管扩张、慢性支气管炎、非结核分枝杆菌感染，尤其是某些不耐受抗结核药物的患者，本方可作为辅助或替代性治疗，其优势是无明显不良反应。

据有关资料记载，桑白皮、百部、平地木、猫爪草具有较好的抗结核杆菌作用，平地木还可用于矽肺及肝硬化腹水的治疗，具有护肝作用；金蝉花也是一种虫草类药，作为药用比冬虫夏草更早。前者偏寒，据研究认为对改善肾功能尤佳；后者偏温，也补肺肾，是历代治疗痨病的良药，但价格昂贵。金蝉花主要产自江南竹林，寄生于竹蝉，与寄生于柳蝉者颇难鉴别，应予注意。

（徐俪颖）

［1］汪小莉，刘晓，夏春燕，等．防己黄芪汤药理作用及各单味药化学成分研究进展［J］.中草药，2016，47（19）：3527–3534.

［2］朱霁虹，李炜弘，史年刚，等．鸡子黄功效及临床应用探讨［J］.云南中医学院学报，2015，38（06）：48–50.

［3］刘爽．黄芪药理作用的研究进展［J］.北方药学，2015，12（12）：95–96.

［4］周立刚．中药桑菊饮加减治疗支气管炎效果评述［J］.当代医学，2015，27（29）：153–154.

［5］施楚明．加味牵正散治疗面瘫的临床研究［J］.深圳中西医结合杂志,2015,（08）：35–36.

［6］王双，李雁，顾雯靓，等．杜怀棠教授六和汤临证经验分析［J］.环球中医药，2015，08（02）：209–211.

［7］张利．白芍的药理作用及现代研究进展［J］.中医临床研究，2014，06（29）：25–26.

［8］宋广青，刘新民，王琼，等．石斛药理作用研究进展［J］.中草药,2014,45（17）：2576–2580.

［9］吴广文．独活寄生汤对骨性关节炎软骨细胞增殖与凋亡影响的实验研究［D］.福建中医药大学，2014.

［10］张副兴，祝雨田，蔡艳阳．经方防己黄芪汤的应用研究进展［J］.广西中医药大学学报，2013，16（04）：82–84.

［11］潘静．石斛夜光丸治疗足跟痛45例临床疗效观察［J］.中国医药指南，2013，11

（28）：484.

［12］赵洪波．镇肝熄风汤的现代药理研究与临床应用［J］．中国药物经济学，2013，
（05）：297-298.

［13］康庆伟，阎姝．茵陈蒿汤的药理作用及临床应用进展［J］．中国中西医结合外科
杂志，2013，19（04）：473-475.

［14］黄雪莲，叶新苗．玉真散的源流及其应用论析［J］．中华中医药杂志，2013，28
（04）：968-970.

［15］陈璐璐．苍耳子毒性成分的检测及毒代动力学研究［D］．广州中医药大学，
2013.

［16］李加厚．八正散合石韦散加减治疗泌尿系结石200例［J］．中外医学研究，2012，
10（19）：128.

［17］吴凡，贾汝汉．肉桂提取物的药理作用研究进展［J］．医药导报，2012，31（07）：
882-885.

［18］李洪兵．何首乌的现代药理学研究综述［J］．云南中医中药杂志，2012，33（06）：
72-76.

［19］王永慧，叶方，张秀华．辛夷药理作用和临床应用研究进展［J］．中国医药导报，
2012，09（16）：12-14.

［20］黄春晖，曾常青．钩藤对神经系统的药理作用［J］．亚太传统医药，2012，08（04）：
175-176.

［21］吴广文，褚剑锋，许惠凤，等．独活寄生汤的药理作用及其在治疗骨性关节炎中
的应用［J］．中医正骨，2012，24（01）：37-39.

［22］袁晓鸣．甘露消毒丹及其临床应用［J］．河南中医，2012，（01）：95-96.

［23］唐忠．藁本化学成分及药理研究［J］．中国医药指南，2011，09（30）：34-35.

［24］黄茜，祝彼得．八珍汤临床应用及实验研究进展［J］．检验医学与临床，2011，
08（19）：2377-2379.

［25］谢建明．体外冲击波碎石结合石韦散治疗输尿管结石的疗效观察［J］．中医临床
研究，2011，03（11）：83-84.

［26］郝志汉．从葛根的现代药理研究看"中药西用"［J］．中国民间疗法，2011，19
（05）：64.

［27］纪定国.羚角钩藤汤治疗原发性高血压合并高血脂症的临床研究［J］.中国当代医药，2011，18（10）：92-93.

［28］宋群利，曾纪斌，彭俊杰，等.实脾饮配合穴位按压治疗原发性肾病综合征水肿期疗效观察［J］.新中医，，2011，43（04）：40-41.

［29］郭刚，许建华.十全大补汤抑制肿瘤侵袭、转移的研究概述［J］.环球中医药，2011，04（01）：74-76+79.

［30］蔡秋生，张志红，高慧琴.秦艽药理作用及临床应用研究进展［J］.甘肃中医学院学报，2010，27（06）：55-58.

［31］李昌勤，张倩，康文艺.大秦艽汤临床应用概述［J］.中成药，2010，32（06）：1029-1032.

［32］李昌勤，于海林，康文艺.八正散的现代临床应用概述［J］.中成药，，2010，32（05）：840-844.

［33］洪全，陈淼，李雪萍.天麻药理研究进展［J］.中国实用医药，2010，05（11）：249-250.

［34］刘晓霞，刘红珍，霍忠超，等.中药八珍汤对 TGF-β1 抑制下人 T 淋巴细胞功能恢复的研究［J］.现代中西医结合杂志，2010，19（09）：1046-1048.

［35］吴雪荣.麻黄药理作用研究进展［J］.中国中医药现代远程教育，2010，08（05）：173.

［36］向国强.生玉真散药酒外敷治疗腰椎间盘突出症 500 例［J］.中国中医骨伤科杂志，2009，17（10）：50.

［37］张奎，陈红英，马瑜.荆防败毒散药效学研究［J］.河南中医，2009，（06）：601-602.

［38］王朴.生地黄的现代药理研究与临床应用［J］.中国中医药现代远程教育，2008，06（08）：986.

［39］张超，南莉莉，孙志，等.八珍汤物质基础及其药理学研究进展［J］.上海医药，2008，29（06）：273-276.

［40］王景琦，郝毅，尚祖伯.茵陈蒿汤的现代研究概况及临床应用［J］.中国社区医师（医学专业半月刊），2008，10（11）：6.

［41］范盎然，赵晓春，邱彦.麻黄药理作用及其临床应用进展［J］.山西中医，2008，

24（04）：44-45.

［42］吴皓，钟凌云．天南星科有毒中药刺激性作用比较研究［J］．中国中药杂志，2008，33（04）：380-384.

［43］张保国，梁晓夏，刘庆芳．桑菊饮药效学研究及其现代临床应用［J］．中成药，2007，29（12）：1813-1816.

［44］阚士宇．玉真散治疗带下病临床体会［J］．山东中医杂志，2007，26（08）：540-541.

［45］阴继爱，戴岳，安树庞．葛根汤的药理和临床研究概况［J］．中华中医药学刊，2007，25（06）：1275-1278.

［46］郭晓娜，封银曼．八珍汤临床及实验研究进展［J］．光明中医，2007，22（04）：62-64.

［47］毛春华．藿香正气散加减临床应用［J］．时珍国医国药，2006，17（04）：2043.

［48］李淑莲，蒋蕾，赵文静．羚羊角的药理作用及临床应用研究进展［J］．中医药信息，2006，23（05）：36-37.

［49］毛德西．六和汤临证治验心得［N］．中国中医药报，2006-07-14（006）.

［50］高丽．牵正散加减治疗缺血性中风53例［J］．国医论坛，2006，21（01）：26.

［51］杨玉梅．大定风珠治疗肝纤维化临床观察［J］．牡丹江医学院学报，2005，26（05）：45-46.

［52］向国强，王强，刘培舰，等．生玉真散外敷治疗膝关节创伤性慢性滑膜炎的临床研究［J］．中国中医骨伤科杂志，2005，13（05）：37-39.

［53］丁曙晴，丁义江，张苏闽，等．白术水煎液治疗结肠慢传输性便秘36例疗效观察［J］．新中医，2005，37（09）：30-31.

［54］杨春洁．导赤散在儿科临床的运用［J］．河北中医，2005，27（08）：605-606.

［55］吴跃进．乌鸡白凤丸的药理研究概况［J］．中国中医药信息杂志，2005，12（08）：100-102.

［56］伍月红，方锦霞．萆薢的药理作用与临床应用［J］．广东药学，2005，15（03）：69-72.

［57］李智勇，张兴水，王军练，等．羌活的研究进展［J］．陕西中医学院学报，2003，26（06）：56-59.

［58］潘洪平.八珍汤的药理研究和临床应用［J］.中成药，2003，（11）：90-92.

［59］陈巧谋，黄礼杰，王炜.银翘散的临床应用与药理实验研究［J］.湖南中医药导报，2003，09（09）：37-39.

［60］马红梅，张伯礼，徐宗佩，等.关木通肾毒性机制的实验研究［J］.中药新药与临床药理，2001，12（06）：404-409，449-450.

［61］张保伟.刘渡舟应用柴平汤的经验［J］.江西中医药，2001，（06）：6-7.

［62］肖洪彬，夏晓晖，朴赞斗，等.消风散主要药效学及拆方研究［J］.中国实验方剂学杂志，1999，05（04）：23-25.

［63］乔孝伟，李松林.消风散中胡麻仁之考证［J］.中国中药杂志，1997，22（11）：7-8.

［64］赵军宁，王晓东，彭龙玲，等.加味实脾饮治疗肾病综合征的实验研究［J］.中国实验方剂学杂志，1996，02（06）：12-15.

［65］陈荣，唐敏.导赤散临床应用概况［J］.湖南中医杂志，1996，12（06）：49-50.

［66］张明发，沈雅琴.肉桂的药理作用及温里功效［J］.陕西中医，1995，16（01）：39-42.

［67］陆万仁.羚角钩藤汤加减治疗面肌痉挛100例［J］.上海中医药杂志，1994，（09）：34-35.

［68］刘志军，游海华，许一玲.玉真散临床应用举隅［J］.国医论坛，1994，（04）：33-34.

［69］柳江华，徐绥绪，姚新生.独活的化学成分与药理研究进展［J］.沈阳药学院学报，1994，11（02）：143-150.

［70］陈湘萍.《五十二病方》研究概况［J］.中医杂志，1987，26（05）：61-63.

［71］蔡小苏.不孕症证治经验［J］.中医杂志，1986，27（01）：15-16.

［72］项建平.择时服用方法介绍［J］.中医杂志，1986，27（04）：55-56.

［73］马继兴.马王堆汉墓医术的药物学成就（续）［J］.中医杂志，1986，27（06）：59-61.

［74］赵荣俊.运用大黄蟅虫丸治验三则［J］.中医杂志，1986，27（12）：26-27.

［75］熊照阳.大承气汤的临床应用及治疗原理［J］.中西医结合杂志，1984，04（01）：60-62.

［76］徐永福．谈谈关于中药和西药联合应用的一些问题［J］．中西医结合杂志，1984，04（12）：756-757.

［77］陈文为，路雪雅，刘春梅，等．清宫寿桃粉剂对大鼠肝匀浆（体外）生成脂质过氧化物的影响［J］．中西医结合杂志，1984，04（11）：686-688.

［78］陈可冀，周文泉，李春生，等．清宫寿桃丸延缓衰老的临床研究［J］．中西医结合杂志，1984，04（11）：658-660.

［79］徐永昭．谈谈关于中药和西药联合应用的一些问题［J］．中西医结合杂志，1984，04（12）：756-757.

［80］葛彭年，周玉珠，段杰元，等．临床中药及中西药联合应用中若干问题的探讨（专题笔谈）［J］．中西医结合杂志，1987，07（03）：135-139.

［81］倪建伟．从《证类本草》不老药的研究中探讨抗衰老指标及抗衰老原理［J］．中医杂志，1986，27（08）：59-61.

［82］上海中医药大学．近代中医流派选集［M］．上海：上海科学技术出版社，2011.

［83］刘渡舟．刘渡舟伤寒论讲稿［M］．北京：人民卫生出版社，2013.

［84］黄煌．张仲景50味药证［M］．北京：人民卫生出版社，1998.

［85］黄煌，杨大华．经方100药［M］．第2版，南京：江苏科学技术出版社，2012.

［86］中医研究院．岳美中论医集［M］．北京：人民卫生出版社，1980.

［87］姜春华，沈自尹．中医治则研究［M］．第2版，上海：上海科学技术出版社，1983.

［88］陈奇．中药药理研究方法学［M］．北京：人民卫生出版社，2006.

［89］季宇彬．复方中药药理与应用［M］．北京：中国医药科技出版社，2005.

［90］张保国．方剂现代新解［M］．北京：中国医药科技出版社，2011.

［91］颜正华．中药学讲稿［M］．北京：人民卫生出版社，2009.

［92］徐树楠．方剂学［M］．石家庄：河北科学技术出版社，1999.

［93］陈芳，骆仙芳．慢性咳嗽中西医诊治——名老中医王会仍临床经验［M］．北京：中国中医药出版社，2015.

［94］骆仙芳．健康之路从肺开始［M］．杭州：浙江科学技术出版社，2014.

［95］温长路．咳嗽百家百方［M］．北京：中国中医药出版社，2012.

［96］单书健，陈子华.古今名医临证金鉴——外感热病卷（下）［M］.北京：中国中医药出版社，1998.

［97］唐步祺.咳嗽之辨证论治［M］.成都：巴蜀书社，2005.

［98］江杨清.中西医结合临床内科学［M］.北京：人民卫生出版社，2012.

［99］原所贤，暴连英.中医文化论稿［M］.北京：科学技术文献出版社，2012.